国家科学技术学术著作出版基金资助出版

# 骨骼肌病理生理学

肖卫华　编著

科学出版社

北　京

# 内 容 简 介

骨骼肌是运动医学领域研究的重点之一，随着近年来医学的发展，骨骼肌与机体健康的关系越来越密切。骨骼肌的病理改变有多种表现形式，其中以肌肉萎缩最为常见。本书分为上下两篇，共 24 章，系统介绍骨骼肌与健康的关系。上篇为骨骼肌生理，共 6 章，从骨骼肌分泌功能、骨骼肌质量控制信号途径、肌肉因子和激素对骨骼肌功能的调控、骨骼肌的运动适应角度阐述了骨骼肌的生理变化。下篇为骨骼肌病理，共 18 章，其中第七章至第十章从骨骼肌炎症、氧化应激、脂肪沉积、纤维化角度阐述了骨骼肌病理学基础；第十一章至第二十四章阐述了骨骼肌常见病理改变及萎缩性肌病的治疗方法。

本书可作为从事病理学、生理学、康复医学、体育科学等教学、科研人员的参考书。

**图书在版编目（CIP）数据**

骨骼肌病理生理学 / 肖卫华编著. —北京：科学出版社，2021.6
ISBN 978-7-03-069227-6

Ⅰ. ①骨… Ⅱ. ①肖… Ⅲ. ①肌肉骨骼系统-病理生理学 Ⅳ. ①R680.2

中国版本图书馆 CIP 数据核字（2021）第 113377 号

责任编辑：康丽涛 / 责任校对：张小霞
责任印制：肖 兴 / 封面设计：龙 岩

科 学 出 版 社 出版
北京东黄城根北街 16 号
邮政编码：100717
http://www.sciencep.com

**三河市骏杰印刷有限公司** 印刷
科学出版社发行 各地新华书店经销

\*

2021 年 6 月第 一 版 开本：787×1092 1/16
2021 年 6 月第一次印刷 印张：19 1/4
字数：437 000
**定价：118.00 元**
（如有印装质量问题，我社负责调换）

# 作 者 简 介

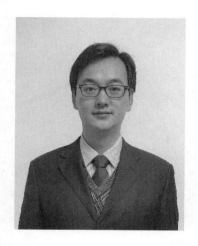

　　肖卫华，上海体育学院教授，博导，上海市曙光学者，上海市人才发展资金获得者，中国生物物理学会运动与公共健康分会理事，中国老年保健协会营养与慢病康复专业委员会委员，国家自然科学基金和中国博士后基金函评专家，*Int J Sports Med*、*Eur J Appl Physiol*、《体育科学》、《中国运动医学杂志》、《生理学报》等期刊审稿专家。主要研究领域：骨骼肌病理生理、慢病运动营养干预。主持国家自然科学基金、上海自然科学基金、教育部博士点基金等多个国家级和省部级项目。获中国体育科学学会科学技术奖二等奖（两次）、三等奖（排名第一）等奖项。近年来，在国内外重点期刊发表学术论文 66 篇，其中 SCI 收录论文 16 篇。

# 序

骨骼肌是运动医学领域研究的重点之一，肖卫华教授在该领域深耕十余年，并不断拓展研究方向，在"骨骼肌与运动""骨骼肌与健康"方面做出了贡献，并取得了丰硕的研究成果。他博士阶段跟随我学习，今天取得这样的成就，我由衷地为他高兴。

骨骼肌功能状态是决定运动能力的关键因素，这在运动医学领域已达成广泛共识。越来越多的研究表明，骨骼肌与健康的关系也极为密切、不容忽视，但至今尚未引起医学界的重视，人们对骨骼肌与健康关系的认识仍严重滞后，对骨骼肌的重要地位也缺乏清晰的认识。

肖卫华教授以其前期研究为基础，借鉴当前最新的研究成果，撰写了《骨骼肌病理生理学》一书。该专著先从骨骼肌分泌功能、骨骼肌质量控制信号通路、肌肉因子和激素对骨骼肌功能的调控、骨骼肌的运动适应等角度阐述了骨骼肌生理变化；再从炎症、氧化应激、脂肪沉积、纤维化等角度阐述了骨骼肌病理学基础；然后从骨骼肌急性损伤、失用性肌萎缩、骨骼肌老化、慢性阻塞性肺疾病所致肌萎缩、糖尿病性肌萎缩、慢性肾衰竭性肌萎缩、心力衰竭性肌萎缩、肿瘤恶病质肌萎缩、炎症性肌病、重症肌无力、进行性假肥大性肌营养不良、肥胖时骨骼肌重塑、骨骼肌胰岛素抵抗等角度系统阐述了骨骼肌病理变化；最后还介绍了萎缩性肌病的治疗方法。

该专著作为系统介绍骨骼肌病理生理学的著作，有助于提高我们对骨骼肌相关疾病的认识，并对理解骨骼肌功能及其与健康关系具有重要意义。该专著还将为病理学、生理学、运动医学、体育科学等学科领域开展相关研究提供借鉴，为康复医学和老年医学临床实践提供重要参考。

陈佩杰

上海体育学院　校长

2020 年 12 月

# 前　言

病理生理学的起源可追溯到 18 世纪，1879 年在俄国首次开设了"病理生理学"课程，我国病理生理学学科创建于 20 世纪 50 年代，经过几十年发展，该学科已取得了长足进展。以最新出版的国家卫生健康委员会"十三五"规划教材《病理生理学》（第 9 版）为例，该书从两个层面进行了论述，一是描述了人体存在的各种病理紊乱现象，二是阐述了心、肺、肝、肾和脑等重要器官功能障碍，涉及面广，但深度有所欠缺。目前从某一个器官/组织角度深入阐述其病理生理现象的专著较少，而这对理解器官/组织功能及临床治疗具有重要意义。

骨骼肌作为人体质量最大的组织/器官（约占体重的 40%），骨骼肌与机体健康的关系也越来越受到关注。多种情况都可使人体骨骼肌出现萎缩，如老年人肌少症、失用性肌萎缩、炎症性肌萎缩、心力衰竭性肌萎缩、慢性阻塞性肺疾病所致肌萎缩、慢性肾衰竭性肌萎缩、糖尿病性肌萎缩、肿瘤恶病质肌萎缩等。当骨骼肌发生萎缩时，可使骨骼肌出现功能障碍，轻则导致患者失去生活自理能力，重则致死。当这些疾病发生时，骨骼肌出现了哪些病理生理变化，本书将尝试予以解答。

骨骼肌的病理改变有多种表现形式，其中以肌肉萎缩最为常见。通常根据诱发因素的不同，将肌肉疾病分为四类：神经源性、遗传性、自身免疫性、肌源性肌肉病变，这四类并不相同却又彼此关联。常见的遗传性肌病有进行性假肥大性肌营养不良、强直性肌营养不良等。自身免疫性肌病常见的有重症肌无力、炎症性肌病。对于神经源性、遗传性肌肉病变目前仍缺乏有效的治愈手段，预后不良。

本书分为上下两篇，共 24 章。上篇为骨骼肌生理，共 6 章，从骨骼肌分泌功能、骨骼肌质量控制信号通路、肌肉因子和激素对骨骼肌功能的调控、骨骼肌的运动适应角度阐述了骨骼肌的生理变化。下篇为骨骼肌病理，共 18 章，其中第七章至第十章从骨骼肌炎症、氧化应激、脂肪沉积、纤维化等角度阐述了骨骼肌病理学基础；第十一章至第二十四章阐述了骨骼肌常见病理改变及萎缩性肌病的治疗方法。本书可作为从事病理学、生理学、康复医学、体育科学等教学、科研人员的参考书。

衷心感谢我的研究生（王银、刘晓光、赵淋淋、郑莉芳、周永战、祖玉佳、石新娟、首健、郭一帆、董高旸、赖明慧、庄曙昭、王文洪、朱丹琳、白丹丹）为本书出版所做的贡献！感谢国家科学技术学术著作出版基金为本书出版提供的支持！

　　因编者水平有限，书中难免存在疏漏和不足之处，恳请广大读者和各位同仁批评指正！

肖卫华

上海体育学院

2020 年 9 月

# 目　　录

## 上篇　骨骼肌生理

# 下篇　骨骼肌病理

上篇

骨骼肌生理

# 第一章　骨骼肌概述

骨骼肌（skeletal muscle）通常附着于骨，可按人的意志进行收缩，故称随意肌（voluntary muscle）。在显微镜下观察时骨骼肌呈横纹状，又称横纹肌（striated muscle）。骨骼肌在人体分布极为广泛，共有639块，占人体体重的35%～45%。骨骼肌是运动系统的动力部分，在神经支配下骨骼肌收缩牵拉骨骼从而产生运动。每块骨骼肌无论大小，都有特定的形态、结构、位置和辅助装置及血管、淋巴和神经分布，执行特定的功能。

## 第一节　骨骼肌的结构

### 一、骨骼肌的基本结构

每块肌肉包括肌腱（muscle tendon）和肌腹（muscle belly）两部分。肌腹一般位于一块肌肉的中间部分，主要由肌纤维构成，具有收缩和舒张功能。肌腹外面是由结缔组织构成的肌外膜。肌外膜发出的若干血管、神经、淋巴管和纤维隔等伸入肌腹内将肌分隔为较小的肌束，构成包裹肌束的肌束膜。此外，肌束内每条肌纤维的表面还有一层薄的结缔组织膜，称为肌内膜。肌腹的两端为肌腱，呈条索状或带状，主要由平行排列的致密胶原纤维束构成，色白而强韧但无收缩功能。骨骼肌借助肌腱或腱膜附着于骨或筋膜。

骨骼肌的形态多样，依据其外形可分为长肌、短肌、扁肌和轮匝肌。长肌多见于四肢，收缩时明显缩短，故能产生大幅度的运动，如缝匠肌。短肌多存在于躯干的深层，具有明显的节段性，收缩幅度较小但持久，如横突间肌。扁肌多分布于胸腹壁，除收缩运动外还有保护内脏的功能，如背阔肌和腹外斜肌。轮匝肌位于孔裂的周围，肌纤维呈环状排列，收缩时可以关闭孔裂，如眼轮匝肌。

此外，还可根据肌腹、肌头数量进行分类和命名，如肱二头肌、股四头肌等；按肌纤维排列方向命名，如腹直肌、腹外斜肌等；按肌肉的主要功能命名，如内收肌、外展肌等；按肌肉所在部位命名，如胸大肌、臀大肌等；按肌肉起始点命名，如胸锁乳突肌；按跨过关节的数量命名，跨过一个关节的肌肉称为单关节肌（如肱肌），跨过两个关节的肌肉称双关节肌（如半腱肌），跨过多个关节的肌肉称多关节肌（如指浅屈肌）。

### 二、骨骼肌的辅助结构

骨骼肌的辅助结构位于骨骼肌的周围，具有保持肌肉位置、减少运动时的摩擦和保护等功能，主要包括筋膜、滑膜囊、腱鞘和籽骨等。

（一）筋膜

筋膜遍布全身，分为浅筋膜和深筋膜两种。浅筋膜位于皮下，包被全身各部，由疏松结缔组织构成，内含脂肪、血管和神经。深筋膜位于浅筋膜深层，由致密结缔组织构成，遍布全身，包裹肌群、血管和神经，并随肌肉的分层而分层。在四肢，深筋膜插入肌群之间，并附着于骨，构成肌间隔，将功能、发育过程和神经支配过程不同的肌群分隔开，保证其单独活动。

（二）滑膜囊

滑膜囊为封闭的结缔组织囊，壁薄，内有滑液，多位于腱与骨面相接触处，以减少两者之间的摩擦。在关节附近的滑膜囊可与关节腔相通。

（三）腱鞘

腱鞘是套在长肌腱外面的鞘管，存在于活动度较大的关节，如腕关节、踝关节、掌指关节等处。当肌腱快速活动时，起着滑车、减少摩擦和约束肌腱的作用。

（四）籽骨

籽骨是由肌腱骨化而成，位于某些关节周围的小骨，直径一般只有几毫米，但髌骨除外，其为全身最大的籽骨。在运动中，籽骨可减少肌腱与骨面的摩擦，改变骨骼肌牵引力的方向，起到增大肌力臂、增强肌力的作用。

## 三、骨骼肌的微细结构

骨骼肌的肌纤维呈圆柱形，长度不等，外面被覆基膜。肌纤维为多核细胞，每条肌纤维有若干个细胞核，呈卵圆形，位于肌膜下方。骨骼肌细胞在结构上的主要特点是肌纤维内含有大量的肌原纤维和肌管系统。

（一）肌原纤维和肌节

每个肌细胞内都含有上千条直径 $1\sim2\mu m$ 的肌原纤维。每条肌纤维沿长轴呈现规律的明暗交替，形成明带和暗带。暗带的中央有一条相对亮的区域，称为 H 带。在 H 带的中央（即暗带的中央），有一条横向的线，称为 M 线。明带的中央也有一条线，称为 Z 线。每两条 Z 线之间的区域称为一个肌节。每个肌节由 1/2 明带+暗带+1/2 明带组成。肌节是肌肉收缩和舒张的基本单位。肌原纤维出现明带和暗带是因为肌节中含有两种不同肌丝（粗肌丝和细肌丝）。

每条肌原纤维由大量的粗、细两种肌丝组成，它们沿着肌原纤维的长轴平行排列。粗肌丝的长度约为 $1.6\mu m$，直径约为 10nm，由肌球蛋白构成，位于肌节中部，中央固定于暗带中央的 M 线。细肌丝长约 $1.0\mu m$，直径为 5nm，由肌动蛋白、原肌球蛋白和肌钙蛋白构成，位于肌节两侧，一端附着于明带的 Z 线，另一端插入暗带的粗肌丝之间，其末端游离，止于 H 带的外侧。所以暗带中除粗肌丝外，也含有来自 Z 线的细肌丝，M 线两侧无细肌丝插入的部分，形成较亮的 H 带。在每个肌节中细肌丝的数量是粗肌丝的两倍。

### （二）肌管系统

肌细胞有两套肌管系统，包括横小管和肌质网。横小管是肌膜向肌质内凹陷形成的管状结构，其走向与肌原纤维长轴垂直，位于明带和暗带的交界处。同一平面的横小管分支吻合，围绕每条肌原纤维，可将肌膜的兴奋迅速传至肌纤维内部。

肌质网是肌纤维中特化的滑面内质网，位于横小管之间。其中部纵行包绕每条肌原纤维，称为纵小管，两端膨大呈囊状，称终池。每条横小管与两侧的终池组成三联体，在此处将兴奋从肌膜传至肌质网膜。

### （三）骨骼肌的纤维类型

哺乳动物骨骼肌纤维依据其最大缩短速度分为快缩型肌纤维（简称快肌纤维）和慢缩型肌纤维（简称慢肌纤维）。不同肌纤维类型的生理性能不同，主要依赖于肌球蛋白重链（myosin heavy chain，MyHC）同工型的表达变化。基于 MyHC 蛋白表达不同，将肌纤维分为 Ⅰ 型肌纤维、Ⅱx 型肌纤维和 Ⅱa 型肌纤维。

Ⅰ 型肌纤维（慢缩型肌纤维）包含 MyHC 的慢型和其他慢型收缩蛋白。Ⅰ 型肌纤维以氧化代谢为主。特点是高线粒体含量、毛细血管密度、葡萄糖和脂肪酸氧化酶含量。Ⅰ 型肌纤维富含肌红蛋白，因此表现为红肌。其收缩速度慢、收缩力量小但抗疲劳能力强。

Ⅱx 型肌纤维（快缩型肌纤维）表达 MyHC 的快收缩亚型和其他收缩蛋白，因此表现出快速收缩的能力。此型肌纤维主要通过糖酵解的方式产生 ATP 提供能量，特点是线粒体含量和毛细血管密度都较低。Ⅱx 型肌纤维肌红蛋白含量较少，因此表现为白色。Ⅱx 型肌纤维表达较低水平的葡萄糖转运体（glucose transporter，GLUT）-4，因此与 Ⅰ 型肌纤维相比有较低的胰岛素敏感性。

Ⅱa 型肌纤维（快缩型肌纤维）具有中间型的特征。该型肌纤维有混合的代谢方式（有氧代谢和糖酵解）。虽然该型肌纤维是快缩型肌纤维，有快速的收缩力，但含有较多的氧化酶。因此，Ⅱa 型肌纤维能快速收缩，因其氧化能力较强，与 Ⅱx 型肌纤维相比更耐疲劳。

啮齿动物同时也表达 Ⅱb 型肌纤维，其与 Ⅱx 型肌纤维相比表现为更快的收缩速度和更强的糖酵解能力。

## 第二节　骨骼肌的功能

骨骼肌的主要功能是收缩牵拉骨骼以产生运动，此外骨骼肌具有产生运动、维持身体姿势、保护内脏器官、产热、血管泵及内分泌功能。

## （一）运动

产生运动是骨骼肌的主要功能。肌肉收缩可做跳跃、旋转、抬足、手臂旋前和旋后及走路时的摆髋动作。人体进行呼吸时，骨骼肌收缩可改变胸廓的容积，有助于吸气和呼气动作的完成。

## （二）姿势

骨骼肌帮助人体克服重力，保持直立姿势。骨骼肌还参与改变身体姿势，如在身体倾斜和由椅子上坐起时的调节反应。

## （三）保护

机体没有骨的部位，骨骼肌发挥保护内部结构的作用，如腹部的腹直肌、腹斜肌等有保护内部脏器的功能。

## （四）产热

肌肉收缩时也能产生热量，参与体温的调节，如寒冷时，机体颤抖，这种不自主的肌肉收缩可产生热量，以维持体温。

## （五）血管泵

肌肉收缩过程中可挤压血管，促进静脉回流，起到血管泵作用。

## （六）内分泌

最新的研究表明骨骼肌还是人体最大的内分泌器官，可分泌多种细胞因子，如白细胞介素（interleukin，IL）-6、IL-8、IL-15、脑源性神经营养因子（brain-derived neurotrophic factor，BDNF）、白血病抑制因子（leukemia inhibitory factor，LIF）和胰岛素样生长因子-1（insulin-like growth factor-1，IGF-1）等，参与机体内环境的稳态调节。

# 第三节　骨骼肌的病理生理变化

骨骼肌是人体质量最大的组织/器官，但其与健康的关系从来都不是临床医学关注的重点，长期受到忽视。然而近年来研究表明，骨骼肌与机体健康有着极为密切的关系，当其出现结构或功能障碍时，轻则使患者失去生活自理能力，带来沉重的经济和社会负担，重则造成死亡的严重后果。

## 一、骨骼肌的生理变化

骨骼肌具有很强的可塑性，但可界定为生理变化的却较少，主要表现为由各种刺激如运动、电刺激等导致的骨骼肌肥大。这种肥大一般是生理性的，是对外界刺激做出的一种适应性反应，以提高肌肉应对刺激的能力。

## 二、骨骼肌的病理变化

骨骼肌病理变化有多种表现形式，有急性的，也有慢性的。骨骼肌挫伤、拉伤等属于骨骼肌急性损伤。而慢性损伤更为常见，最常见的表现形式为肌肉萎缩。

多种病症可导致肌肉萎缩，如运动神经元病、肌营养不良症、周围神经病变、重症肌无力、老年人肌少症、失用性肌萎缩、炎症性肌萎缩、心力衰竭性肌萎缩、慢性阻塞性肺疾病（chronic obstructive pulmonary disease，COPD）所致肌萎缩、慢性肾衰竭性肌萎缩、糖尿病性肌萎缩、肿瘤恶病质肌萎缩等。通过分析各种肌肉疾病，根据诱因的不同，可将肌肉疾病大体分为如下四类：①神经源性肌肉病变；②遗传性肌肉病变；③自身免疫性肌肉病变；④肌源性肌肉病变。虽划分成了四类肌肉病变，但值得注意的是，因肌肉疾病的复杂性，它们并不能截然区分，有的疾病如肌萎缩侧索硬化症（俗称渐冻人症），它既属于运动神经元病，也跟遗传有密切关系；而重症肌无力虽归属于自身免疫性肌肉病变，但神经肌肉接头处传递功能障碍却是其主要表现。

与神经传导密切相关的肌病有运动神经元病（肌萎缩侧索硬化症、进行性肌萎缩、进行性延髓麻痹、原发性侧索硬化）、小儿麻痹后遗症、截瘫、周围神经病变等。这些疾病多由骨骼肌细胞失去神经支配，或者神经信号转导障碍，导致骨骼肌萎缩和一系列功能障碍。遗传性肌病常见的有进行性假肥大性肌营养不良、强直性肌营养不良等。自身免疫性肌病常见的有重症肌无力、炎症性肌病（多发性肌炎、包涵体肌炎和皮肌炎）。神经性或遗传性肌病均属于疑难杂症，对其发生发展尚缺乏清晰认识，目前仍缺乏有效治愈手段，普遍预后不良，结局往往是灾难性的。

这里将肌源性肌病划分为两类：原发性肌病和继发性肌病。骨骼肌急性损伤、失用性肌萎缩、老年人肌少症等因肌肉本身出现了各种病理问题，可归类于原发性肌病。而心力衰竭、慢性阻塞性肺疾病、糖尿病、肾病终末期、肿瘤恶病质、肥胖等都可造成骨骼肌的流失，这些由其他疾病导致的骨骼肌病变，可界定为继发性肌病。值得注意的是，心力衰竭、慢性阻塞性肺疾病等疾病往往造成患者体力活动大幅下降，长此以往，其骨骼肌流失往往带有失用的性质，但从其病理来看又具有一定的差别，如因骨折或太空失重导致的失用性肌萎缩，一般不伴随骨骼肌炎症，而心力衰竭和慢性阻塞性肺疾病所造成的肌肉萎缩，一般会有骨骼肌炎症反应。

# 第二章　骨骼肌的分泌功能

## 第一节　骨骼肌源性因子

细胞间通信是多细胞生物体的基本标志，可通过细胞-细胞直接接触或分泌信号分子物质进行细胞间的交流。近年来研究表明，骨骼肌可以产生和分泌多种细胞因子（肌肉因子）和其他多肽，因此，骨骼肌被认定为机体的内分泌器官。尽管通过蛋白质组学研究已发现数百种肌肉因子，但是对这些肌肉因子的功能还知之甚少。迄今为止，肌肉因子功能的研究大多基于运动模型，因为骨骼肌产生的许多肌肉因子都依赖于肌肉收缩。因此，缺乏运动可能会导致机体肌肉应答反应的改变，这可能可以解释久坐行为和许多慢性疾病之间的关系。除了对运动应激做出反应，骨骼肌也可以对某些内部或外部压力做出应答反应，释放肌肉因子。其中，内部应激信号包括氧化应激或亚硝化应激，蛋白质受损或未折叠，体温过高或能量失衡等。外部应激信号有儿茶酚胺、内毒素、三磷酸腺苷（adenosine triphosphate，ATP）和促炎细胞因子（如肿瘤坏死因子-α 和 IL-1β）等，通常通过膜受体系统来诱导细胞反应。

肌肉因子是由肌纤维产生和释放的细胞因子或其他肽，以自分泌、旁分泌或内分泌的方式与其他器官（如肝脏和脑）进行通信。已鉴定出如 IL-15、成纤维细胞生长因子（fibroblast growth factor，FGF）、IGF、LIF、肌联素和鸢尾素等多种肌肉因子，这些肌肉因子参与了肌肉生成、脂肪氧化、成骨、内皮功能和脂肪褐变等多种病理生理过程，在细胞通信中发挥重要作用。

## 一、正调控肌肉因子

### （一）肌联素

肌联素（myonectin）是补体 C1q/TNF 相关蛋白（complement-C1q/TNF-related protein，CTRP）家族的一种肌肉因子，属于 CTRP 家族的第 15 名成员。它是从骨骼肌中分泌的一种新型营养素反应性肌肉因子，能够促进蛋白质的合成，抑制蛋白质的降解，这提示肌联素可能在增加肌肉质量中起重要作用。研究发现，肌联素的信使核糖核酸（messenger RNA，mRNA）几乎只在骨骼肌中表达，其表达受营养变化和激素因素（尤其是胰岛素）的动态调节。已有研究证实肥胖胰岛素抵抗（insulin resistance，IR）小鼠的骨骼肌中肌联素表达增加，抑制了胰岛素刺激的肌细胞葡萄糖摄取和糖原合成。运动和营养是肌联素表达的主要刺激物，可以通过添加葡萄糖或游离脂肪酸上调培养的小鼠肌管中肌联素的表达。这表明肌联素可能对营养物质做出反应，从而"告知"其他组织细胞养分状况并促进养分吸收和储存。

（二）肌细胞生成蛋白

肌细胞生成蛋白（myogenin，Myog）是一种肌肉特异性转录因子和终末分化的标记蛋白，在骨骼肌的分化中起着至关重要的作用。Myog 的表达发生在肌管形成的开始，是肌胚细胞融合的关键因素。每块骨骼肌在出生前都有其特定的大小，在肌细胞终末分化时，形成具有一定数量的多核肌纤维。Myog 可以调节肌细胞融合从而影响肌纤维的数量和大小，这对于肌发生的初始阶段和功能性肌肉的强壮发育及骨骼肌系统稳态是必不可少的。另外，研究表明 Myog 不是成人来源的肌肉祖细胞最终分化为肌细胞所必需的，而是肌细胞融合所必需的。大多数成肌细胞最终分化为肌细胞不需要 Myog。但是，正常的肌发生需要 Myog，它的丢失会导致肌肉生长不良、肌肉祖细胞中持续功能融合障碍等。

（三）成纤维细胞生长因子-21

成纤维细胞生长因子 21（FGF21）是 FGF 超家族的成员。长期禁食和生酮饮食可诱导啮齿动物中 FGF21 表达，起调节碳水化合物和脂质代谢的作用。肌肉因子 FGF21 的分泌增加与线粒体功能紊乱和骨骼肌的整体应激反应有关。有研究显示，线粒体呼吸链缺乏时，可通过增加肌肉中 FGF21 mRNA 和蛋白的表达水平来增强骨骼肌的代偿反应，通过过氧化物酶体增殖物激活受体 γ 协同激活因子-1α（peroxisome proliferator-activated receptor γ coactivator-1α，PGC-1α）依赖性途径增强线粒体功能。FGF21 还具有内分泌作用，使解偶联蛋白（uncoupling protein，UCP）1 和 PGC-1α 蛋白上调，导致白色脂肪组织褐变增加，这表明肌肉和脂肪组织之间的细胞交流是由这种肌肉因子介导的。除此之外，FGF21 对骨骼肌摄取葡萄糖有直接影响，它增加了肌管中胰岛素刺激的葡萄糖摄取，同时质膜上的 GLUT-1 mRNA 丰度增强，从而提高了葡萄糖的利用率，起到了降低血糖的作用，而没有改变蛋白激酶 B（protein kinase B，Akt）或 AMP 活化蛋白激酶（AMP-activated protein kinase，AMPK）的磷酸化。由此可见，FGF21 具有治疗胰岛素抵抗和 2 型糖尿病的潜力。

（四）白细胞介素-6

细胞因子白细胞介素-6（IL-6）是第一个被发现应答肌肉收缩而分泌到血液中的肌肉因子。由于观察到这种细胞因子的水平以指数形式增加，且与运动的时间长短及参与运动的肌肉量成正比，并且发现其在 I 型肌纤维中高度表达，而将 IL-6 认定为肌肉因子。脂肪细胞也会分泌 IL-6，所以 IL-6 有时也会被归类为脂-肌因子（adipo-myokine）。IL-6 在代谢中的作用主要体现在可以促进胰岛 B 细胞增殖，刺激肠道 L 细胞和胰岛 B 细胞分泌胰高血糖素样肽 1（glucagon-like peptide1，GLP1），同时通过 AMPK 和磷脂酰肌醇 3-激酶（phosphoinositide 3-kinase，PI3K）-Akt 信号通路增强胰岛素的作用，提高葡萄糖的摄取和脂肪酸的氧化，从而来调节血糖血脂的代谢。肌肉因子 IL-6 一方面可减少肿瘤坏死因子（tumor necrosis factor，TNF）和 IL-1 等炎性细胞因子的产生；另一方面，可通过触发抗炎细胞因子（如 IL-10，IL-1 受体拮抗剂和可溶性 TNF 受体）的释放来诱导抗炎的级联反应，减少全身性炎症反应。除此之外，IL-6 对机体也具有多重保护和修复作用，尤其是在急性应激环境中。它是在外界各种刺激（如高热）期间和之后循环中的主要信号，热量可诱导成肌细胞中 *IL-6 mRNA* 的表达，并以依赖温度的方式从成肌细胞中释放 IL-6 蛋白。其中热量诱导 IL-6 的机制取决于热敏性瞬时受体电位香草酸亚型 1（transient receptor potential vanilloid 1，TRPV1）的磷酸化。因此，热疗甚至是低温热疗，都可能增加骨骼肌质量。可以预见在康复训练期间增加体温疗法可能是对肌肉减少症患者的有效辅助治疗。

### （五）白细胞介素-15

白细胞介素-15（IL-15）是一种在骨骼肌组织中新发现的高度表达的细胞因子，可调节脂肪和肌肉的组织代谢。IL-15 属于 IL-2 超家族，在人类骨骼肌中高度表达。IL-15 可以使脂肪组织贮库中脂肪形成减少和脂肪酸动员增加，促进肌卫星细胞的分化，是肌肉细胞和脂肪细胞之间共培养的重要调节剂。越来越多的证据表明，IL-15 不仅是调节肌肉生长的合成代谢因子，而且在脂质代谢中发挥作用。有研究显示 IL-15 可以通过上调 UCP2 和沉默调节蛋白（sirtuin，SIRT）-4 的表达，增加脂肪酸的氧化。IL-15 可抑制分化的 3T3-L1 脂肪细胞中脂质的积累，并通过分化的 3T3-L1 脂肪细胞刺激脂肪细胞特异性激素的分泌，表明 IL-15 直接影响了脂肪的代谢。另外，过表达 *IL-15* 的转基因小鼠脂肪减少，脂肪酸氧化增加，骨矿物质含量增加，促进成肌细胞分化，并增加小鼠骨骼肌成肌细胞系的肌肉质量。IL-15 通过激活 Janus 激酶 3/信号转导及转录激活因子 3（Janus kinase 3/ signal transducer and activator of transcription 3，JAK3/STAT3）信号通路或 AMPK 信号通路增加骨骼肌细胞中葡萄糖的摄取，使胰岛素敏感性和耐力增加，通过刺激蛋白质合成和抑制蛋白质降解引起骨骼肌肥大。综上所述，调节 IL-15 可能具有调节身体成分和胰岛素敏感性的治疗潜力。

### （六）白血病抑制因子

白血病抑制因子（LIF）是一种由腹水肿瘤细胞分泌的蛋白质，该肌肉因子属于 IL-6 细胞因子超家族，具有多种生物学功能，包括促进血小板形成、造血细胞增殖、骨骼形成、神经存活和形成肝细胞急性期产生的刺激物等。LIF 的受体复合物由受体 β 和 gp130 组成，该受体复合物受睫状神经营养因子（ciliary neurotrophic factor，CNTF）、抑癌蛋白 M、心肌营养因子 1（cardiotrophin 1，CT1）和心肌营养因子样细胞因子（cardiotrophin-like cytokine，CLC）调节。即使是通过常用的信号转导机制（JAK/STAT、AMPK 和 PI3K），LIF 在不同细胞类型中也可能具有相反的作用，包括刺激或抑制细胞增殖、分化和存活。此外，LIF 可以诱导肌卫星细胞增殖，这被认为对正常的肌肥大和损伤后肌肉的再生至关重要。研究发现，LIF 在损伤骨骼肌和运动后骨骼肌中高丰度表达，它可能通过 JAK2 和 STAT3 信号通路调节肌卫星细胞和成肌细胞增殖，通过 PI3K 信号通路抑制成肌细胞凋亡，也可能通过 LIF 受体信号通路调节骨骼肌局部炎症反应。因此，LIF 可能成为治疗急性肌肉损伤和促进骨骼肌肥大的一个新靶点。

（七）脑源性神经营养因子

脑源性神经营养因子（BDNF）是神经营养因子家族的成员，在调节神经元的生存、生长和维持方面起着关键作用。对调节突触可塑性，细胞存活和脑细胞的分化有重要意义，被认为是运动诱导神经保护的重要介质。BDNF 是骨骼肌中的一种收缩诱导蛋白，它以自分泌或旁分泌的方式起作用，对外周组织器官代谢产生强烈影响。BDNF 通过激活 AMPK 和乙酰辅酶 A 羧化酶（acetyl CoA carboxylase，ACC）磷酸化来增加脂肪酸氧化，继而影响脂肪组织的大小。研究表明，通过持续的抗阻运动可以提高循环中 BDNF 的浓度并且可诱导神经发生，防止神经变性，对神经可塑性有积极影响，从而改善大脑的学习和记忆能力。肌卫星细胞也表达 BDNF，其在肌肉损伤时上调，可促进肌卫星细胞的活化和增殖，提示 BDNF 可能参与了骨骼肌损伤修复过程。

（八）胰岛素样生长因子-1

胰岛素样生长因子-1（IGF-1）是介导骨骼肌生长和再生的关键调控因子，促使间充质干细胞分化，刺激成肌细胞的迁移、增殖、分化和细胞存活。IGF-1 是参与成肌细胞增殖和分化的生长因子，其与受体的结合激活了两个主要途径。一是 AMPK 途径：通过活化蛋白激酶（activated protein kinase，APK）激活胞外信号调节激酶（extracellular signal-regulated kinase，ERK）和细胞周期蛋白（cyclin）使成肌细胞增殖；二是 PI3K/Akt 途径：通过激活肌肉蛋白的合成和抑制肌肉蛋白的水解来促进肌肉细胞分化和增大。这两种途径都会导致激酶激活或结合蛋白的变化，通过调节核糖体蛋白、真核启动因子（eukaryotic initiation factor，eIF）或真核起始因子（eukaryotic elongation factor，eEF），增强 mRNA 翻译，促进蛋白质的合成。离体时，IGF-1 还可通过活性氧（reactive oxygen species，ROS）的信号转导诱导肌管肥大。临床前研究表明，IGF-1 可增加肌肉质量和强度，减轻肌肉衰退，抑制由损伤导致的过度炎症，并增加肌卫星细胞的增殖潜力。此外，研究发现在胰岛素抵抗性条件下 IGF 和 IGF 结合蛋白的分泌被下调，提示 IGF-1 不仅与骨骼肌的生长有关，还与细胞代谢有关。

（九）饰胶蛋白聚糖

饰胶蛋白聚糖（decorin，DCN）通过与转化生长因子-β（transforming growth factor-β，TGF-β）家族的相互作用来调节各种细胞的生长活性，与肥胖症和胰岛素抵抗有关。DCN 可以锌依赖性方式直接结合并灭活肌生成抑制蛋白，从而产生与之相反的生物学效应。此外，DCN 还可以中和非肌肉来源的肌生成抑制蛋白（如在恶病质肿瘤细胞释放的肌生成抑制蛋白）。因此，DCN 可定位为成肌因子，其可能是治疗肌肉萎缩的治疗靶标。但是，有关 DCN 表达和分泌的调控大部分还是未知的。有研究者提出，训练干预对骨骼肌 DCN 表达的影响取决于血糖状态，不同运动类型是否会影响健康人和血糖代谢紊乱者的血浆 DCN 的水平等，这些都有待进一步研究。

（十）鸢尾素

鸢尾素（irisin）是由骨骼肌产生的新型肌肉因子，含有纤连蛋白Ⅲ型结构域，由 *FNDC5* 基因的产物经过蛋白水解加工而成，然后释放到循环系统中。鸢尾素是具有多效作用的肌肉因子，肥大的肌肉中 *FNDC5* 基因表达增加，可激活肌卫星细胞并增加蛋白质合成。鸢尾素作用于骨骼肌，通过诱导与细胞能量代谢相关的基因表达，导致能量消耗增加和氧化代谢增强。衰老的小鼠中鸢尾素分泌量减少，但是可以通过抗阻训练得以恢复，这可能是抗阻训练可以增加耗能的原因。此外，鸢尾素还可调控脂肪细胞代谢，如鸢尾素可以增加脂联素的分泌，促进白色脂肪棕色化，增强产热作用和能量消耗。因此，鸢尾素可能是治疗肥胖的潜在靶点，但鸢尾素促进白色脂肪棕色化的机制仍有待深入研究。

（十一）神经胶质细胞分化调节因子样因子

神经胶质细胞分化调节因子样因子（Metrnl）是一种新发现的肌肉因子。Metrnl 是与神经营养蛋白 Metrn 同源的新型分泌蛋白，属于神经营养因子，可滋养神经元，并在神经元发育、维持和再生中发挥重要作用，因而被命名为 Metrn 样因子。2014 年，*Cell* 上报道了骨骼肌中 PGC 的表达刺激了一种称为 Metrnl 因子的分泌，发现在运动和冷暴露后，Metrnl 分别在骨骼肌和脂肪组织中诱导分泌，并释放于血液循环中。Metrnl 的增加与白色脂肪褐变和全身能量消耗增加有关，能改善肥胖/糖尿病小鼠的葡萄糖耐量，表明 Metrnl 可能在代谢适应寒冷温度方面有着关键生理作用。另有研究者发现运动诱发的肌肉 Metrnl 可以通过增加脂肪组织中 Metrnl 的含量有效减少脂肪积累，这暗示着脂肪组织中的 Metrnl 可能是人体中天然的胰岛素增敏剂。目前人们普遍认为 Metrnl 在糖脂代谢、脂肪组织棕色化等方面都有积极的影响。但 Metrnl 作为一个新的肌肉因子，其影响周围组织的机制尚未见详细报道，还需研究者们进一步探索。

## 二、负调控肌肉因子

（一）肌生成抑制蛋白

肌生成抑制蛋白（myostatin，MSTN），即生长分化因子-8（ growth differentiation factor-8，GDF-8），简称为肌抑素。它由肌抑素基因编码，被称为 TGF-β 蛋白家族的成员。在骨骼肌中大量表达，心肌和脂肪组织中表达较少，参与肌肉质量的负调控，是第一个被发现抑制肌卫星细胞活化和成肌细胞增殖的肌肉因子。MSTN 的作用是由在细胞中普遍表达的激活素受体ⅡB型（activin receptor type ⅡB，ActRⅡB）介导的。MSTN 的下游介质 Smad2 和 Smad3 被磷酸化并形成 Smad4 复合物。这种复合物反过来刺激依赖于叉头蛋白转录因子 O（ forkhead transcription factor protein O，FoxO）的转录，并调节与骨骼肌前体细胞的增殖和分化及蛋白质降解途径（如泛素-蛋白酶体过程和自噬）相关基因的转录。MSTN 介导的 Smad 信号激活可通过抑制 Akt 介导的哺乳动物雷帕霉素靶蛋白（mammalian target of rapamycin，mTOR）信号转导途径来抑制肌肉组织中的蛋白质合成。从功能上讲，MSTN 是肌肉生长的负调节剂，通过调节肌肉细胞的分化和生长来抑制肌肉的生成。从进化上讲，积极限制肌肉生长可能有助于防止消耗能量的肌肉群积聚超出当前需求。除对骨骼肌的调节作用外，在生长过程中，这种肌肉因子还参与了代谢性稳态的维持及脂肪组织功能和质量的调节，体内 MSTN 的缺失会引起骨骼肌肥大，并减少全身脂肪组织。有研究显示，MSTN 通过核因子 κB（nuclear factor-κB，NF-κB）和 TNF-α 信号转导在骨骼肌细胞中产生 ROS 诱导氧化应激，证实了抑制 MSTN 诱导的 ROS 可以减少肌肉减少症中的肌肉萎缩。因此，MSTN 被认为是有希望治疗肌肉萎缩的靶分子。此外，在快肌和慢肌的成肌祖细胞（成肌细胞）分化成肌管前 MSTN 呈现差异表达，表明在成肌过程中 MSTN 对肌纤维类型的确定具有重要作用。

### （二）肿瘤坏死因子-α

肿瘤坏死因子-α（TNF-α）是一种炎性细胞因子，它通过募集多形核细胞影响多种类型细胞和慢性炎症的过程。目前，在啮齿动物和人类中的研究已经确定了 TNF-α 在骨骼肌胰岛素抵抗发展中的致病作用。TNF-α 可引起肌肉萎缩，并可诱导胰岛素抵抗。在骨骼肌组织中，TNF-α 通过激活 NF-κB 和损害 IGF-1 信号通路来降低成肌分化抗原（myogenic differentiation antigen，MyoD）蛋白和 Myog 的表达，从而在体外抑制成肌细胞的分化。这些结果表明 TNF-α 与 MyoD 蛋白稳定性和丰度降低有关，TNF-α 抑制肌源性分化需要激活 NF-κB，通过 NF-κB 依赖的方式使 MyoD 蛋白不稳定来抑制肌源性分化，并使分化的 C2C12 细胞的细胞周期停止，从而干扰骨骼肌的再生并导致肌肉丢失。此外，TNF-α 通过 TNF 受体，经 TNF-α 信号转导抑制 AMPK 活性，降低乙酰辅酶 A 羧化酶（ACC）磷酸化和脂肪酸氧化，并增加肌内二酰甘油积累，从而引起骨骼肌胰岛素抵抗。

## 三、小结

骨骼肌参与了主要代谢器官之间的信息交流，肌肉因子在组织细胞交流（包括肌肉-肝脏和肌肉-脂肪组织）中发挥了重要作用，如 IGF-1 参与骨形成，卵泡抑素样蛋白-1（follistatin-like protein-1，FSTL-1）可以改善内皮功能和缺血血管的血运重建，鸢尾素在白色脂肪组织"褐变"中起作用，IL-15 参与调节肌肥大和肌病，BDNF 参与 AMPK 介导的脂肪氧化等。但并非所有的肌肉因子都是骨骼肌专有的，其中一些肌肉因子如 MSTN 主要由骨骼肌分泌，而很多肌肉因子也可以由其他组织分泌。但是，骨骼肌可能是循环系统分泌的大多数肌肉因子的主要来源，因为骨骼肌有大量的血管，并且其质量约占人体重的 40%。肌肉因子调节了生物体的代谢和生理稳态，并影响着衰老及许多疾病的发生和进展。干预肌肉则可以调节局部和全身的多种生理过程，如营养感测、压力信号转导、蛋白稳态和代谢稳态等。这些研究表明，肌肉因子可以充当组织间的通信来参与远端组织的协同工作，从而在面对营养缺乏、压力、与年龄相关的退行性变化、疾病和环境变化等多种挑战时保持体内代谢平衡。

虽然现在已经确认了数百种肌肉因子，但是我们对于其中很多因子的功能及其对周围组织器官的调控作用仍不够清楚，肌肉因子的这些自分泌和旁分泌功能目前尚未被充分认识，研究者对于有些分泌蛋白如红细胞生成素（erythropoietin，EPO）是否属于肌肉因子仍存在争议。但是可以明确的是，肌肉因子未来可以发展成为生物标志物，用于预测、诊断和治疗肥胖症、代谢综合征等多种疾病，未来的研究可能会发现具有潜在治疗意义的肌肉因子。这将为人们进一步了解骨骼肌与其他组织细胞间的交流提供新的视角，有望为其他疾病的治疗提供新的治疗靶点。

## 第二节　骨骼肌源性外泌体

许多生物分子都不太稳定，释放入血液循环后容易被各种蛋白酶和核糖核酸（ribonucleic acid，RNA）酶灭活。为了适应这种环境，一种非常复杂的骨骼肌源性外泌体（skeletal muscle-derived exosome）——胞外囊泡（extracellular vesicle，EV）系统产生了。EV 根据大小通常可分为外泌体（exosome，EX）（30～150nm）、微泡（microvesicle，MV）（100～1000nm）和凋亡小体（500～5000nm）。其中外泌体的研究备受关注，而骨骼肌作为人体最大的器官也会以自分泌、旁分泌或内分泌的形式释放外泌体。在运动过程中，骨骼肌收缩会释放大量的外泌体进入血液循环，其中包含的各种活性物质可调节体内各个器官系统的生理功能。

近年来，对骨骼肌细胞释放外泌体的研究表明，骨骼肌源性外泌体成分复杂并且功能多样。骨骼肌源性外泌体不仅含有丰富的蛋白质和各种 RNA，其成分还会受到各种生理或病理因素的影响。它不仅可以调控骨骼肌细胞的增殖、分化和再生，还对神经元、心肌细胞等其他类型的细胞有调控作用。此外，运动时血液循环中存在的外泌体协同各种肌肉因子和运动因子，可以促进骨骼肌与其他各个器官之间的信息交流，参与保护心脏、脑等重要器官，在整体水平上发挥骨骼肌的内分泌调节作用。本节通过追踪国内外最新研究进展，深入探讨骨骼肌源性外泌体的成分、功能及其在运动中的调控作用，有助于提高我们对骨骼肌外泌体功能的认识，以及从外泌体角度理解运动带来的健康效应。

## 一、外泌体简介

外泌体是一种由磷脂双分子层包被、直径 30～150nm 的囊泡，由细胞内的多泡内体（multivesicular endosome，MVE）与细胞膜融合后通过胞吐作用释放到细胞外。它富含蛋白质[如 Alix、TSG101、热休克蛋白（heat shock protein，HSP）70、HSP90 等、膜联蛋白（annexin）、整合素（integrin）、四跨膜蛋白（CD9、CD63、CD81、CD82）等]、核酸[以包括线粒体来源的 mRNA 和微 RNA（microRNA，miRNA）为代表]及脂质（如胆固醇、神经酰胺、LBPA、鞘磷脂等）等多种成分。外泌体的分泌最早被认为是细胞清除自身不需要的物质的一种方式。但近年研究表明，外泌体的作用不仅仅是作为排除代谢废物的载体，更重要的是它通过携带核酸、蛋白质和脂质等方式参与细胞之间的物质交换和信息交流，广泛参与机体病理生理过程。

## 二、骨骼肌源性外泌体成分

在健康非肥胖人体中，骨骼肌质量约占体重的 40%，是人体最大的器官，同时也是人体最大的内分泌器官，分泌许多细胞因子和其他多肽类物质，影响全身代谢，其中就包括外泌体。骨骼肌源性外泌体含有十分丰富的蛋白质、RNA 和脂质。

研究表明，65.3% 的骨骼肌分泌蛋白存在于骨骼肌源性外泌体中，这些蛋白主要与细胞信号转导、膜泡运输、氨基酸代谢、细胞的黏附和迁移及自由基清除等有关，而且骨骼肌还会以外泌体的形式释放肌肉因子。肌肉因子指运动中由收缩的骨骼肌细胞合成并分泌的多肽和蛋白质，以自分泌、旁分泌或内分泌的方式作用于各个器官。这些物质包括 IL-6、FGF21、IGF-1、鸢尾素、MSTN、BDNF 和血管内皮生长因子（vascular endothelial growth factor，VEGF）等。

相比于骨骼肌细胞含有更多的长链 RNA，骨骼肌源性外泌体中短链非编码 RNA 的比例更高，主要包括各种 miRNA 和 Piwi 蛋白互作 RNA（Piwi-interacting RNA，piRNA）。这些 RNA 主要参与调节骨骼肌质量控制信号通路、钙离子信号通路、神经肌肉接头、免疫应答、细胞骨架等功能。去除肌肉的神经支配会导致骨骼肌组织来源的外泌体中 miRNA 含量的改变，如移除小鼠 2mm 坐骨神经后，其骨骼肌组织分泌的外泌体中 miR-206 水平升高 15 倍，miR-1 水平下降，miR-133a 和 miR-133b 水平出现明显下降。

外泌体的脂质成分与其来源的细胞较为相似。骨骼肌源性外泌体富含棕榈酸、棕榈油酸、硬脂酸、油酸和月桂酸。这些脂肪酸主要用于产生能量或者为细胞膜的合成提供磷脂。此外，骨骼肌源性外泌体中还含有线粒体 DNA（mitochondrial DNA，mtDNA），因此外泌体可能作为 mtDNA 的载体，将 mtDNA 从骨骼肌细胞转运至其他远距离的靶细胞。

## 三、骨骼肌源性外泌体的功能

### （一）骨骼肌源性外泌体对骨骼肌功能的调控

骨骼肌源性外泌体可以促进骨骼肌细胞的增殖与分化。研究表明，经棕榈酸酯培养的 C2C12 细胞来源的外泌体可通过下调肌细胞中 Myog 和 MyoD1 的水平、上调周期蛋白 D1 和 Akt 蛋白的表达促进成肌细胞增殖。而来源于轻微氧化应激状态下肌细胞的外泌体可使肌细胞中 Myog 和 MyHC 的表达降低、增殖细胞核抗原（proliferating cell nuclear antigen，PCNA）的表达升高，从而促进成肌细胞增殖。此外，骨骼肌组织来源的外泌体还可通过修饰骨骼肌干细胞微环境促进肌卫星细胞的增殖。骨骼肌源性外泌体不仅可以促进骨骼肌细胞的增殖，还可以促进其分化。C2C12 肌管细胞来源的外泌体可通过下调周期蛋白 D1 和上调 Myog 的表达减少成肌细胞增殖，诱导其分化。外泌体中含有的 miR-133a 也可能通过使 SIRT1 表达沉默，促进成肌细胞的分化。在某些病理状态下，骨骼肌源性外泌体还会抑制其分化。例如，处于炎症状态下的肌细胞分泌的外泌体样囊泡（exosome-like visicle，ELV）就会抑制成肌细胞的分化。ELV 使成肌细胞中与肌生成相关的信号蛋白如 Akt-mTOR-FoxO3a、MyoD 和 Myog 的表达下降，与肌肉萎缩相关的信号蛋白如 AMPK-ACC、p38-丝裂原活化蛋白激酶（p38-mitogen-activated protein kinase，p38-MAPK）、c-Jun N 端激酶（c-Jun N-terminal kinase，JNK）及肌肉萎缩盒 F 基因（muscle atrophy F-box，MAFbx）的表达上调，抑制成肌细胞分化，诱导肌肉萎缩。由上述研究可知，骨骼肌源性外泌体对肌细胞增殖与分化具有复杂的调控作用，产生上述差异的原因可能与肌细胞所处诱导环境不同，导致其分泌的外泌体成分不同有关。

骨骼肌源性外泌体还可促进骨骼肌再生。研究表明，各种干细胞和祖细胞来源的外泌体对各种受损组织都具有治疗潜能，包括肾脏、心肌、肝、肺、皮肤和脑。而骨骼肌源性外泌体也在损伤骨骼肌修复再生中具有重要作用。人骨骼肌成肌细胞（human skeletal muscle myoblast，HSkM）分化为成熟肌管细胞过程中分泌的外泌体含有多种成肌生长因子，如胰岛素样生长因子、血小板源性生长因子和肝细胞生长因子等，尤其是高度表达的肝细胞生长因子被认为参与了肌卫星细胞的激活、分化与迁移，在肌肉再生中具有重要作用。而将 HSkM 来源的外泌体注射到小鼠割伤的胫骨前肌处，可显著减少伤口处胶原纤维的沉积，提高再生肌细胞的数量，促进骨骼肌再生。此外，用这些外泌体孵育人脂肪源性干细胞（human adipose-derived stem cell，HASC）可使细胞出现成肌分化。这些发现证明了 HSkM 在分化过程中分泌的外泌体可以有效促进干细胞的成肌分化。尽管在促进骨骼肌再生过程中外泌体的何种物质发挥了关键作用至今仍不清楚，且用高浓度的外泌体（200μg/ml）孵育 HASC 甚至导致多数细胞死亡这一负面结果，但这并不妨碍外泌体作为一种新型非细胞治疗工具应用于再生医学。

（二）骨骼肌源性外泌体对神经元的调控

骨骼肌源性外泌体可被神经细胞摄取，继而发挥特定功能。研究表明，分化成熟的 C2C12 肌管细胞分泌的 EV（包括外泌体和微泡）不仅可以被 NSC-34 神经元摄取，而且共培养一段时间后，可使单位神经元突起长度、复杂性和细胞大小都明显升高，并呈剂量依赖性。可见正常健康状态下的骨骼肌细胞分泌的外泌体可以促进神经细胞的生长。但是，来源于萎缩骨骼肌细胞的外泌体却会抑制神经细胞的分化，这可能与 miR-29b-3p 在衰老萎缩的肌肉及血液中的表达上升有关。衰老萎缩的骨骼肌含有高水平的 miR-29b-3p，并且会以外泌体的形式被释放入血液，通过血液循环被神经元摄取。miR-29b-3p 通过下调 B 淋巴细胞瘤-2（B-cell lymphoma-2，BCL-2）、RIT1 和层粘连蛋白 γ-1（laminin subunit γ-1，LAMC-1）等一系列与神经元分化相关的基因，以及直接作用于 c-FOS，上调长链非编码 RNA-缺氧诱导因子 1α-反义链 2（long non-coding RNA-hypoxia-inducible factor-1α- antisense strand 2，lncRNA-HIF1α-AS2）的表达，抑制神经元的分化。由此可见，萎缩的肌肉可能会通过外泌体中包含的 miRNA 损害神经元的功能。

（三）骨骼肌源性外泌体对心肌的调控

骨骼肌源性外泌体对心肌具有保护作用。进行性假肥大性肌营养不良模型（mdx）小鼠表现为明显的进行性心肌细胞减少和纤维化，引起心肌病，最终出现心力衰竭。将 C2C12 细胞培养液中离心分离出的外泌体注射到 mdx 小鼠的左心室前壁内，可以在一定时间内提高心肌细胞中肌营养不良蛋白（dystrophin）的基因表达，并且提升小鼠的左心室射血分数（left ventricular ejection fraction，LVEF）和短轴缩短率。可见骨骼肌细胞源性外泌体可通过其含有的肌营养不良蛋白 mRNA 提高心肌细胞中肌营养不良蛋白的表达，改善心脏功能。另一项研究显示，从人和小鼠血浆中分离的外泌体对心肌的缺血再灌注损伤也具有保护作用。外泌体通过其膜表面表达的 HSP70 激活 Toll 样受体 4（Toll-like receptor 4，TLR4）信号通路，进而激活其下游的 ERK1/2 和 p38-MAPK，使心肌细胞中 HSP27 磷酸化而发挥保护作用。HSP27 在心肌细胞中高度表达，不仅参与控制蛋白质折叠，维持肌节结构，还可以保护心肌细胞抵抗氧化应激和细胞凋亡。此外，外泌体也可以通过提高心肌细胞 BCL-2 的表达，降低 Bax 的表达并减少其凋亡。

（四）骨骼肌源性外泌体对其他细胞功能的调控

除了骨骼肌、神经元和心肌，骨骼肌源性外泌体还可被内皮细胞、巨噬细胞、成纤维细胞、胰岛 B 细胞、骨髓间充质干细胞（bone marrow mesenchymal stem cell，BMMSC）、成骨细胞前体细胞、脂肪细胞和肝细胞等摄取，从而发挥多种功能。研究表明，C2C12 细胞来源的外泌体经小鼠尾静脉注射后可以广泛分布于肝、脾、肾、心、脑、肌肉和胰腺等各个重要器官，参与骨骼肌与各个器官间的信息交流和调控。

研究表明，C2C12 细胞分泌的外泌体可通过激活人脐静脉内皮细胞（human umbilical vein endothelial cell，HUVEC）中 ROS/NF-κB 信号通路促进血管生成，提高内皮细胞功能。而这种作用很可能是通过外泌体中含量丰富的 miR-130a 来完成的。miR-130a 可与靶基因 Gax 结合，抑制其转录，调节内皮细胞功能。C2C12 成肌细胞来源的外泌体还可以促进成骨细胞前体细胞（MC3T3-E1）的成骨分化，这种作用主要基于外泌体中 miR-27a-3p 的释放和由此导致的受体细胞中 β-catenin 信号通路的激活。肌卫星细胞分泌的外泌体也会被成纤维细胞摄取，通过其含有的 miR-206 下调 Rrbp1 的表达。Rrbp1 是调节胶原合成的主要物质，参与调控细胞外基质的形成。当肌卫星细胞被去除时，这种调节机制失控，从而导致胶原蛋白的过度生成，引起肌纤维化。此外，经过氧化氢处理，处于氧化应激状态下的肌管细胞分泌的外泌体不仅可以使 RAW264.7 巨噬细胞中 *IL-6* mRNA 的表达增加，也可以使骨髓间充质干细胞的活性明显下降，加快细胞的衰老进程，而这种作用与外泌体中 miR-34a 下调 *SIRT-1* 的基因和蛋白表达有关。

肌肉组织来源的外泌体也可以被肾脏摄取。外泌体中的 miR-23a/27a 可通过下调 Smad3 及其下游信号分子的表达，减少糖尿病肾病小鼠肾脏的胶原沉积和纤维化，从而减缓糖尿病肾病的进程。

## 四、运动对骨骼肌外泌体的调控作用

（一）运动促进骨骼肌分泌外泌体

各种体育运动都可以促进骨骼肌分泌外泌体。运动中产生的一系列急性生理反应会干扰体内组织器官的内稳态，刺激骨骼肌等各个器官组织释放膜性小囊泡进入血液循环。

Fruhbeis 等发现在跑步和骑自行车等有氧运动的早期，机体会释放大量外泌体样 EV 进入血液循环，然而此次研究并没有确定这些外泌体的分泌是否有骨骼肌参与。由于骨骼肌是人类最大的内分泌器官，因此运动时血液循环中升高的 EV 很大一部分可能由骨骼肌分泌。但是骨骼肌源性外泌体在体研究的难点在于无法标记和追踪骨骼肌释放外泌体的整个过程，因此目前的研究主要以检测一些骨骼肌特异性蛋白或 miRNA 来评估骨骼肌组织来源的外泌体在运动中的变化。Safdar 等用免疫组织化学染色法检测了小鼠运动 1h 后比目鱼肌的外泌体标志蛋白 Alix，发现与对照组相比，运动组小鼠比目鱼肌中的 Alix 水平明显下降，表明运动确实会促进骨骼肌释放外泌体。

关于运动促进骨骼肌释放外泌体的机制，目前的研究甚少。有限的研究表明，骨骼肌细胞来源的 EV 中分泌蛋白 N 端缺乏经典的信号肽序列，因而推测由运动诱导的血液循环中 EV 的增加可能与骨骼肌细胞以非经典的蛋白质分泌途径释放肌肉因子有关。此外，外泌体的释放通常与细胞内 $Ca^{2+}$ 水平上升有关。运动神经元刺激骨骼肌细胞，使肌质网中 $Ca^{2+}$ 释放入胞质，因此可以合理推测运动中骨骼肌细胞释放外泌体的速度会比其他器官更快。

（二）骨骼肌源性外泌体成分受运动方式的影响

运动往往会造成骨骼肌损伤。运动方式的不同亦会造成骨骼肌损伤状况的不同，继而改变血液中 EV 及其含有的 miRNA。

研究表明，对于无运动习惯的人群，增强式跳跃（plyometric jump，PMJ）运动和下坡跑（downhill running，DHR）运动相结合可以高效诱导肌肉（股四头肌）损伤。无体育锻炼习惯的青年男性在连续进行中等强度的增强式跳跃运动和下坡跑运动后，其血清肌酸激酶水平和股四头肌自感肌肉疼痛值显著上升（为肌肉损伤提供了间接证据），血液循环 EV 中的 miR-31 在运动后 24h 显著降低。Garner 等对无运动习惯的成年男性进行中等强度的功率自行车运动（有氧运动）结合伸膝抗阻运动后，进行股外侧肌肉活检。结果显示有氧运动结合抗阻运动可以有效提高骨骼肌中 Clathrin 和 Alix（与外泌体的生物发生相关）的 mRNA 水平，促进骨骼肌分泌外泌体，而单纯的有氧运动无此阳性结果。

此外，进行不习惯的上坡跑（向心运动）和下坡跑（离心运动）也会导致肌肉损伤。实验证明上坡跑时腓肠肌和比目鱼肌更容易被募集，而下坡跑时股四头肌更容易被募集。上坡跑等向心运动可以下调 SD 大鼠腓肠肌中 miR-1 的水平和上调 miR-499 的水平，而下坡跑等离心运动则会下调股四头肌和腓肠肌中 miR-1 和 miR-133a 的水平。对其血浆外泌体中 miRNA 的进一步研究表明，下坡跑结束后即刻和 1h 后血浆外泌体中 6 种肌细胞特异性 miRNA（muscle-specific microRNA，myomiR）包括 miR-1、miR-133a、miR-133b、miR-206、miR-208a 和 miR-499 的水平都有所增加，而上坡跑对血浆外泌体中 miRNA 的表达则无明显影响。可见有氧运动与抗阻运动、向心运动与离心运动等不同运动方式可能通过造成不同部位肌肉的损伤，影响骨骼肌及其外泌体的成分。

（三）运动通过骨骼肌外泌体调控其他组织器官功能

进行体育活动时，骨骼肌细胞受到代谢物质和机械收缩的双重刺激，会释放含有肌肉因子和运动因子的外泌体，以类似于激素的内分泌和旁分泌作用与其他器官进行交流

（图 2-1）。同时，其他组织器官也会分泌多种体液因子。这些由运动介导释放的多种生物活性物质，统称为运动因子（exerkine），其不仅包括上述各种肌肉因子，还包括代谢产物（葡萄糖-6-磷酸、甘油等）。这些物质对调节各种运动适应如线粒体形成、心肌重塑、外周肌肉血管生成、肌肥大、肌肉收缩和底物代谢等具有不可或缺的作用。目前已知的肌肉因子和运动因子中，75%存在于外泌体或微泡。肌肉因子和运动因子被外泌体囊泡包裹，免于被体液中的蛋白酶和 RNA 酶灭活，到达外周各个器官组织后被摄取，参与外周多器官之间的交流和代谢调节。

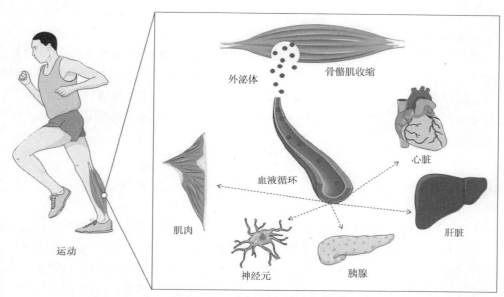

图 2-1　运动通过骨骼肌外泌体调控组织器官功能

外泌体除了通过其含有的肌肉因子和运动因子发挥作用，还可能直接参与心肌和脑的保护作用。游泳运动中生成的外泌体可以显著减少小鼠心肌的缺血再灌注损伤和凋亡，将从更大运动量的小鼠血浆中分离的外泌体注射到小鼠心肌细胞，可以进一步提升这种保护作用。这种作用的机制与运动产生的外泌体激活了 ERK1/2 和 HSP27 信号通路有关，也可能与外泌体中 miR-342-5p 抑制了凋亡信号通路［胱天蛋白酶-9（caspase-9，casp-9）和 JNK2］有关。对于脑，运动经外泌体途径也同样可以发挥保护作用。一些研究表明，血液循环中的外泌体可以穿越血脑屏障。尽管具体机制尚不明确，但目前认为主要是通过穿胞作用（transcytosis）。血脑屏障中内皮细胞可通过大型胞饮作用（macropinocytosis）、网格蛋白介导的胞吞作用（clathrin-mediated endocytosis）和脂筏介导的胞吞作用（lipid raft-mediated endocytosis）介导外泌体入胞。阿尔茨海默病是一种神经退行性疾病，患者大脑中存在广泛的蛋白质折叠障碍，以及某些神经元中热休克蛋白的反应性降低。许多研究证明，HSP70 表达的增加可以提高患者的认知能力，并减少 β 淀粉样蛋白的水平。因此，运动中增加的外泌体含有的高水平热休克蛋白可以穿越血脑屏障，被转运入脑细胞，从而预防和减缓阿尔茨海默病的进程。

除此以外，运动中产生的外泌体还参与糖代谢调节、骨骼肌和线粒体再生。Whitham

等用超高效液相色谱-串联质谱法（ultra high performance liquid chromatography-tandem mass spectrometry，UHPLC-MS/MS）对人体运动前后的血浆 EV 进行了定量蛋白质分析，发现运动中大量产生的外泌体样 EV 含有大量与糖酵解相关的酶蛋白，表明 EV 可能参与调节受体细胞的糖代谢。此项研究也与先前的研究一致，表明外泌体可通过其含有的糖酵解酶改变受体细胞的糖酵解速率。运动中产生的外泌体不仅参与调节糖代谢，还可能参与骨骼肌再生。miR-31 已知可以在 mRNA 水平上瞬时抑制肌卫星细胞激活剂生肌因子 5（myogenic factor 5，MYF5）的翻译，这种抑制作用可使肌卫星细胞保持静息状态。而运动可能通过降低血液 EV 中 miR-31 的水平，减少 EV 中 miR-31 向肌卫星细胞的供给，从而降低 miR-31 对 MYF5 翻译的抑制作用，使肌卫星细胞活化，因而可能参与骨骼肌再生。此外，骨骼肌外泌体还参与促进线粒体再生。研究显示，mtDNA 缺失的积累会导致线粒体功能障碍。随着体细胞不断生成，细胞内 mtDNA 突变的积累会引发年龄依赖的肌纤维减少和少肌症。而有氧耐力训练可能通过促进骨骼肌分泌外泌体、转运 mtDNA 等内含物，促进各个系统的线粒体再生，提高线粒体功能，从而对线粒体功能障碍性疾病产生积极影响。

## 五、小结

综上，骨骼肌源性外泌体富含多种蛋白质、RNA 和脂质，不仅可以调节骨骼肌自身的增殖、分化和再生，还可以调节神经元、心肌细胞、内皮细胞、成骨细胞等细胞的功能。进行体育活动时，不同运动方式会对骨骼肌外泌体的成分产生影响，而骨骼肌源性外泌体中包含的各种肌肉因子和运动因子可参与体内各个器官系统之间的信息交流，参与保护心脏、脑等重要器官，协调运动带来的多系统益处。尽管运动中骨骼肌外泌体含有的肌肉因子和运动因子对体液内稳态的强大作用已经被广泛证实，但其分泌机制仍不清楚。而且目前对于运动中生成的外泌体，许多研究并未确认其是否主要来源于骨骼肌，因此后续需要开展深入研究。相信未来的研究将进一步明确骨骼肌源性外泌体的生物成分、分泌及作用机制，为人类健康带来裨益。

# 第三章　骨骼肌质量控制信号通路

　　骨骼肌由具有收缩功能的肌细胞组成，是机体的主要运动应答器官，能在不同的运动应激下完成收缩功能。成人骨骼肌约占体重的 40%，在支持体重、维持姿势和保持体温中起重要作用，另外，骨骼肌还可调控血糖平衡和机体代谢，因此骨骼肌在机体活动及功能表现中具有重要作用。而骨骼肌的功能依赖于骨骼肌的质量，骨骼肌质量（肌纤维数量和体积）的变化（如肌萎缩）严重影响人的生活质量和寿命。骨骼肌质量的维持受蛋白质合成代谢和分解代谢的精细调节，蛋白质合成率和分解率的动态平衡在骨骼肌含量、质量和功能中发挥重要作用，当骨骼肌细胞内的蛋白质（肌动蛋白和肌球蛋白）合成超过其降解时，骨骼肌细胞发生肥大；当蛋白质降解超过蛋白质合成时，骨骼肌细胞发生萎缩，导致骨骼肌质量丢失。此外，骨骼肌质量的维持还受一些外在条件的影响，如抗阻运动，作为机体的一种刺激可导致骨骼肌单个肌原纤维的增长和胶原蛋白含量增加，引起肌肥大；另外，研究表明，肢体失用或患有肌少症、慢性阻塞性肺疾病、心力衰竭、慢性肾脏病、恶病质、进行性假肥大性肌营养不良均可导致骨骼肌细胞蛋白质合成减少或降解增加，引起肌肉萎缩。

## 第一节　骨骼肌肥大的信号通路

　　骨骼肌肥大是由运动、机械刺激或其他外部因素导致的骨骼肌细胞蛋白质合成大于降解，使骨骼肌内先前存在的肌纤维增加。研究表明，多种关键蛋白质分子和信号转导通路调控骨骼肌肥大过程，IGF-1/PI3K/Akt 是激活蛋白质合成、调控骨骼肌肥大的主要信号通路，MSTN、G 蛋白通过调节相应下游靶分子的表达调控骨骼肌肥大。

### 一、IGF-1/PI3K/Akt 信号通路与骨骼肌肥大

　　研究表明，C2C12 肌管细胞经 IGF-1 处理，可引起肌管细胞体积增加，并伴随着蛋白质降解减少，此外，小鼠骨骼肌特异性过表达 IGF-1，也可引起小鼠肌肉大小增加，这表明 IGF-1 在骨骼肌肥大的发生中起重要作用。另外，有研究表明小鼠骨骼肌特异性过表达 Akt 也可诱导骨骼肌肥大；同样，肥大的骨骼肌中 Akt 表达水平升高，表明 IGF-1 信号通路的下游靶分子 Akt 在骨骼肌肥大的发生中也发挥重要作用。对 IGF-1 作用机制的研究发现，IGF-1 介导的 Akt 信号通路的转导首先由 IGF-1 配体与骨骼肌细胞表面的胰岛素样生长因子受体（insulin-like growth factor receptor，IGFR）特异性结合，引起 IGFR 磷酸化，磷酸化的 IGFR 可将胰岛素受体底物-1（insulin receptor substrate-1，IRS-1）募集到细胞膜上，

并使其发生磷酸化，磷酸化的 IRS-1 可激活 PI3K，活化的 PI3K 又可引起细胞膜上磷脂酰肌醇 4, 5-双磷酸（phosphatidylinositol 4, 5-bisphosphate，PIP2）磷酸化，从而形成磷脂酰肌醇 3, 4, 5-三磷酸（PIP3），而 PIP3 参与 Akt 的募集和活化，从而参与调控蛋白质合成。另外，哺乳动物 mTOR 是 Akt 的靶分子之一，由两种复合物（TORC1 和 TORC2）组成。TORC1 具有雷帕霉素敏感性，可磷酸化和活化 p70S6 激酶（p70S6K），活化的 p70S6K 可使核糖体 S6 蛋白处于高能磷酸化状态，增强 mRNA 翻译，促进蛋白质合成；另外，活化的 TORC1 还可磷酸化真核起始因子 4E 结合蛋白 1（eukaryotic initiation factor 4E-binding protein-1，eIF4E-BP1 或 4E-BP1），从而抑制 eIF4E-BP1 的活性，促进 mRNA 翻译，增加蛋白质合成。另一方面，TORC2 是非雷帕霉素敏感性的，且是 Akt 的上游激活剂，其可磷酸化 Akt 并反馈调节 Akt 活性，从而抑制 FoxO 的活性，减少蛋白质降解，促进肌肥大。由此可见 IGF-1/PI3K/Akt/mTOR 信号通路在调节骨骼肌蛋白质合成中起重要作用，其可能是介导骨骼肌肥大的主要信号通路。不仅如此，IGF-1 还可以 mTOR 非依赖性方式促进肌肉蛋白质合成，即 Akt 磷酸化并抑制糖原合酶激酶 3β（glycogen synthase kinase 3β，GSK3β）的活性，这可引起真核起始因子 2B（eukaryotic initiation factor 2B，eIF2B）活化，从而促进蛋白质合成，因此 IGF-1/PI3K/Akt /GSK3β 途径也可能参与肌肥大过程。

## 二、MSTN 介导的肌肥大信号通路

MSTN 是转化生长因子家族的成员，由骨骼肌产生并负向调节骨骼肌质量。研究表明，抑制 MSTN 可引起哺乳动物骨骼肌质量增加。对其作用机制进行研究发现，MSTN-C 端二聚体可与 ActR Ⅱ B 和 ActR Ⅱ A 结合，磷酸化并激活 Ⅰ 型受体[激活素样激酶受体（activin receptor-like kinase），ALK4 和 ALK5]，并引起 Smad2 和 Smad3 的激活及磷酸化，磷酸化的 Smad2、Smad3 与 Smad4 形成复合物。此外，这些活化的 Smad 蛋白易位到细胞核并与脱氧核糖核酸（DNA）及其他核因子相互作用激活靶基因的转录，抑制 MSTN/ActR Ⅱ B/ALK4/5/Smad2/3 信号途径中的任意部分均可引起成年机体肌肥大。研究表明，抑制 MSTN 可增加 C2C12 肌管细胞 PI3K/Akt 的表达，并抑制 MAFbx 1 和肌肉环指蛋白 1（muscle ring finger protein 1，MuRF1）的表达，这表明 MSTN 抑制可能通过调控蛋白质合成与降解诱导骨骼肌肥大。此外，ACVR2B 是 MSTN/激活素 A（activin A）的抑制剂，可诱导成年小鼠肌肥大，若用雷帕霉素和小干扰 RNA（small interfering RNA，siRNA）抑制 mTOR 信号通路，则可抑制 ACVR2B 诱导的肌肥大，这表明 MSTN/activin A 可能通过干扰 Akt/mTOR 通路介导骨骼肌肥大。另外，还有研究表明，MSTN 与骨形成蛋白（bone morphogenetic protein，BMP）信号通路之间的平衡对骨骼肌质量非常重要，若抑制 BMP 信号通路，则引起肌肉萎缩并且消除了 MSTN 缺失小鼠的肌肥大表型，表明 MSTN 抑制引起的肌肥大表型也可能是由 BMP 信号通路转导引起的。

### 三、G 蛋白介导的肌肥大信号通路

G 蛋白是 GTP 结合蛋白，由 α、β 和 γ 三个不同亚基组成，其可在包括骨骼肌在内的多种组织中表达，Gα 亚基包括 Gαi、Gαi1、Gαi2 和 Gαi3 四种，可调节关键信号分子，如磷脂酶 C 和蛋白激酶 C（protein kinase C，PKC）。研究表明，G 蛋白偶联受体（G protein-coupled receptor，GPCR）β2 肾上腺素能受体 β2-AR 参与调控骨骼肌肥大，并伴随着 Akt 的激活，这表明 G 蛋白和 Akt 信号通路相联系。另外，有人将重组的有活性的 Gαi2 转染离体培养的肌管细胞，结果发现，Gαi2 可促进肌管细胞肥大，若使用雷帕霉素和 PKC 抑制剂进行处理，则可抑制 Gαi2 诱导的肌管细胞肥大表型，若用 PI3K 抑制剂进行处理，则没有这种效果，此外，活化的 Gαi2 还可磷酸化 mTOR 的下游靶标 p70S6K 和 GSK3β，而不能磷酸化 Akt，这表明 G 蛋白可能通过介导 PKC 的表达调节 mTOR，从而调控骨骼肌肥大，而 Gαi2 介导的骨骼肌肥大信号通路与 PI3K 和 Akt 的关系并不大。

综上所述，IGF-1/PI3K/Akt、MSTN、G 蛋白介导的信号通路参与调节肌肥大，IGF-1/PI3K/Akt 主要通过 Akt 下游靶分子 mTOR 促进蛋白质合成、抑制蛋白质分解，从而介导骨骼肌肥大；MSTN 除通过 MSTN/ActRⅡB/ALK4/5/Smad2/3 信号通路负向调节骨骼肌肥大外，还可通过干扰 PI3K/Akt/mTOR 通路及 p70S6K、rpS6 磷酸化调控骨骼肌肥大；G 蛋白可通过 β2-AR 信号调控骨骼肌肥大，还可通过磷酸化 mTOR 的下游靶标 p70S6K 和 GSK3β 调控骨骼肌肥大，这表明上述信号通路在不同的条件下被激活或抑制，可单独调控骨骼肌肥大，也可相互调节，共同调控骨骼肌肥大。

## 第二节　骨骼肌萎缩的信号通路

当蛋白质降解超过蛋白质合成时，骨骼肌发生萎缩，其特征是肌纤维横截面积减小，肌肉力量下降。肌肉萎缩可能是衰老的生理后果，也可能是由长时间卧床休息、久坐不动的生活方式造成的。另外，肌肉萎缩是多种疾病的临床特征，如慢性心力衰竭、慢性阻塞性肺疾病、慢性肾脏病、癌症等。真核细胞中存在两种主要的蛋白质降解途径：泛素-蛋白酶体系统（ubiquitin proteasome system，UPS）途径和自噬-溶酶体途径。大量研究表明，上述两种途径在骨骼肌萎缩的发生和发展中起重要作用。另外，骨骼肌萎缩还受 IGF-1/Akt/FoxO 信号通路、NF-κB 信号通路及糖皮质激素（glucocorticoid，GC）的调控。

### 一、泛素-蛋白酶体途径

正常细胞蛋白质代谢是一个持续降解和再合成的动态过程，UPS 途径是细胞内 ATP 依赖的蛋白质选择性降解的主要途径，可降解细胞内 80%～90%泛素化的蛋白质，为蛋白质合成提供氨基酸底物，而蛋白质代谢异常（如肌萎缩）可导致 UPS 过度活化，引起蛋白质过度降解。另外，泛素激活酶 E1、泛素结合酶 E2 和泛素连接酶 E3 是激活 UPS 的三

种酶，在肌肉萎缩中发挥重要作用。研究表明，MAFbx 和 MuRF1 是骨骼肌特异性泛素连接酶，可调控蛋白质泛素化，在去神经支配、悬挂固定、高剂量地塞米松或炎性细胞因子处理导致的肌肉萎缩模型中均可见 *MuRF1* 和 *MAFbx* 转录增加，抑制小鼠肌肉中 MuRF1 和 MAFbx 的表达，则可减少肌肉丢失，因此，MuRF1 和 MAFbx 可作为肌肉萎缩的重要标志物。

MuRF1 位于肌节，含有四个结构域。MuRF1 的活性需要 N 端结构域的环指结构，这一环指结构还可与调控泛素向底物转移的 E2 蛋白结合。此外，MuRF1 可与 MyHC 结合并使其发生泛素化，若用 siRNA 进行处理，则可抑制 MuRF1 的活性，减少 MyHC 的丢失。研究表明，MuRF1 还可降解粗肌丝中含有肌球蛋白结构域的其他蛋白质，如肌球蛋白轻链和肌球蛋白结合蛋白 C，表明 MuRF1 可能通过介导粗肌丝中肌球蛋白的水解诱发肌肉萎缩。

MAFbx 含有 F-box 结构域，是 E3 泛素连接酶家族中 SCF（Skp1、Cullin 和 Fbox）的基序，其通过 F-box 结构域与 Skp1-Cullin 复合物结合，从而将底物转移至 E2 结合酶，参与蛋白质泛素化的调控。另外，真核起始因子 3F（eukaryotic initiation factor 3F，eIF3F）是蛋白质起始因子，MAFbx 是 eIF3F 的 E3 连接酶，这表明 MAFbx 可能通过下调蛋白质起始因子 eIF3F 的表达抑制蛋白质合成，从而导致肌肉萎缩。研究表明，MyoD 和钙调磷酸酶在骨骼肌生长、发育及质量维持中具有重要作用，MyoD 和钙调磷酸酶是 MAFbx 的底物，但在骨骼肌萎缩条件下 MAFbx 是否通过调节 MyoD 和钙调磷酸酶的泛素化调控肌肉萎缩还有待进一步研究。

## 二、IGF-1/Akt/FoxO 信号通路

肌肥大和肌肉萎缩不是简单的两个反向过程，它们有不同的调节因子及信号转导通路。研究表明，IGF-1 可抑制蛋白质降解，促进肌肉生长，另有实验表明 IGF-1 信号通路在肌肉萎缩中也发挥重要作用。例如，使用电穿孔将重组活化的 *Akt* 转入肌纤维中，可抑制去神经诱导的肌肉萎缩。另外，Akt 转基因小鼠肌肉出现肥大现象，且去神经诱导的肌肉萎缩减轻，表明 Akt 促进肌肉生长的同时亦可抑制蛋白质降解。另外，Akt 还可通过磷酸化 FoxO 转录因子调节 UPS 途径和自噬-溶酶体途径，FoxO 家族成员包括 FoxO1、FoxO3 和 FoxO4，Akt 可磷酸化所有的 FoxO，促进它们从细胞核向细胞质的转运。研究显示，各种肌肉萎缩模型中，Akt 活性及细胞质中 FoxO 的磷酸化水平降低，细胞核中 FoxO 的磷酸化水平显著升高，这表明 Akt 可能通过介导 FoxO 的磷酸化及易位调控肌肉萎缩。对 FoxO 调控骨骼肌萎缩的机制进一步研究发现，肌肉过表达 FoxO3 或肌肉特异性 *FoxO1* 转基因小鼠的肌肉质量显著减少，并出现肌纤维萎缩现象。若抑制 *FoxO* 的转录活性，则可抑制肌肉萎缩期间 MAFbx 和 MuRF1 表达的上调并且减少肌肉丢失。另有研究用 FoxO3 突变体模拟乙酰化作用，结果发现其可导致编码 *MAFbx* 的基因转录能力降低，并出现肌肉萎缩症状。以上研究表明，IGF-1/Akt/FoxO 信号通路可能通过调控 MuRF1、MAFbx 的表达参与骨骼肌萎缩的发生。

### 三、自噬-溶酶体途径

自噬是一种进化上保守的亚细胞过程，破坏大量的蛋白质和细胞器，是促进细胞稳态和适应压力的途径。基础代谢或应激状态下，自噬适应性的激活可引起蛋白质降解，产生供循环利用的氨基酸并运送至全身，对骨骼肌质量维持产生适应性保护作用。但在衰老或疾病状态下，骨骼肌氧化性蛋白含量增加，自噬途径被持续激活，蛋白质降解速度加快，但由于机体能源物质缺乏，蛋白质合成不足，反而引起骨骼肌萎缩。另外，肌肉特异性自噬相关蛋白 7（autophagy-related protein 7，Atg7）缺失可导致严重的肌肉萎缩和肌肉力量下降，这表明自噬在肌肉质量维持中起重要作用。还有研究显示，脊髓性肌肉萎缩动物的骨骼肌细胞自噬功能障碍，这提示肌肉萎缩可引起自噬紊乱，进一步加剧蛋白质降解，加剧肌肉萎缩。

### 四、NF-κB 信号通路

NF-κB 是一种核蛋白因子，可与免疫球蛋白轻链基因的增强子 κB 序列特异结合，其可通过经典途径即 IκB 激酶（IκB kinase，IKK）依赖的 IκB 降解作用激活，IKK 由两个催化亚基（IKKα/IKK1 和 IKKβ/IKK2）及一个调节亚基（IKKγ/NEMO）组成。近年研究显示，NF-κB 通路的激活在糖尿病引起的骨骼肌萎缩的发生中具有重要作用，这表明 NF-κB 通路参与了骨骼肌萎缩的调控。对其作用机制的研究显示，NF-κB 可激活 *MuRF1* 基因的表达。另有研究发现，脂多糖（lipopolysaccharide，LPS）处理组肌肉特异性 E3 泛素连接酶产生的多泛素结合物显著增加，肌肉蛋白尤其是 MuRF1 降解增多，肌肉萎缩加重，而 NF-κB 抑制剂处理组则有效缓解了炎症引起的肌肉萎缩，这表明 NF-κB 可能通过 MuRF1、E3 泛素化连接酶途径诱导肌肉萎缩。还有研究显示，*IKKα* 或 *IKKβ* 显性负突变型小鼠比目鱼肌萎缩程度均比对照组低 50%，而 *IKKα* 和 *IKKβ* 双显性负突变型小鼠比目鱼肌萎缩程度比对照组低 70%，这表明 IKKα 和 IKK β 在调控肌肉萎缩中具有联合和积累效应。但若小鼠过表达 IKKβ，则可引起小鼠体内泛素依赖蛋白降解增加、肌肉萎缩加剧，这表明 NF-κB 信号通路的催化亚基 IKKα 和 IKKβ 在骨骼肌萎缩中发挥重要作用。此外，NF-κB 信号通路还可通过介导泛素连接酶肿瘤坏死因子受体相关因子 6（TNF receptor associated factor 6，TRAF6）调控 FoxO3 和 AMPK 活化及 UPS 和自噬-溶酶体系统的激活，从而调控肌肉萎缩。另外，氧化应激可调控骨骼肌蛋白质降解速率，研究显示，肌肉萎缩综合征、肌少症和恶病质患者的肌肉氧化应激水平升高，而 NF-κB 信号通路的活性与氧化应激密切相关，因此，NF-κB 可能通过氧化应激诱导肌肉萎缩。

此外，笔者团队的研究显示过度训练导致骨骼肌质量流失，并引起炎症因子表达上调，表明炎症因子参与骨骼肌质量的调控。肿瘤坏死因子样凋亡弱诱导因子（TNF-like weak inducer of apoptosis，*TWEAK*）敲除小鼠去神经诱导的肌肉萎缩减弱，NF-κB 的活性和 MuRF1 的表达水平降低，表明 TWEAK 可调控肌肉萎缩；TWEAK 还可通过与成纤维细胞生长因子诱导型 14（fibroblast growth factor-inducible 14，Fn14）（一种小细胞表面受体）

结合发挥作用,研究显示,Fn14 在去神经诱导的肌肉萎缩中表达上调,Fn14 还可诱导 NF-κB 的激活和 MuRF1 的表达,表明 TWEAK-Fn14 可能通过介导 NF-κB 的活性和 MuRF1 的表达调控骨骼肌萎缩。

## 五、糖皮质激素介导的肌肉萎缩

GC 是能量稳态调节剂,调节骨骼肌中碳水化合物、脂肪及蛋白质代谢。研究表明,肌肉萎缩、恶病质、败血症、代谢性酸中毒患者的骨骼肌中 GC 水平升高。外源性 GC 处理骨骼肌细胞可引起肌肉萎缩,若用糖皮质激素受体(glucocorticoid receptor,GR)的拮抗剂 RU486 进行处理,则可减轻脓毒症、恶病质、饥饿诱导的肌肉萎缩症状,这表明 GC 是肌肉萎缩发生的重要调节因子。

### (一)GC 促进蛋白质降解

研究表明,用 RNA 干扰(RNA interference,RNAi)抑制 C2C12 成肌细胞的 *GR* 表达,可引起细胞内蛋白质降解减少,若特异性敲除小鼠骨骼肌 *GR*,则可减轻地塞米松(dexamethasone,Dex,一种糖皮质激素)诱导的小鼠骨骼肌萎缩症状,减少蛋白质降解,这表明 GC 可能通过促进骨骼肌蛋白质降解诱发肌肉萎缩。另外,NF-κB 诱导激酶(NF-κB-inducing kinase,NIK)是一种控制 NF-κB 激活的重要上游调节激酶,可诱导肌纤维横截面积减少、肌肉萎缩基因(*MAFbx* 和 *MuRF1*)表达上调,而 GC 可引起 NIK 表达增加,若敲除 *NIK* 则显著降低了 GC 诱导 NIK 的表达及减轻肌肉萎缩症状。这表明 GC 可能通过调控 NIK 和肌肉萎缩基因的表达介导肌肉萎缩。另有人发现 Dex 可诱导 C2C12 肌管细胞体积减小,并伴随着 MAFbx、MSTN 表达增加,因此 GC 还可能通过介导 MSTN 的表达调控肌肉萎缩。

### (二)GC 抑制蛋白质合成

mTOR 信号通路是调控骨骼肌蛋白质合成的关键信号通路,GDP 与 Rheb 结合可抑制 mTOR 的活性,而 TSC1/2 复合物可促进 GDP-Rheb 的结合。研究表明,TSC1/2 复合物是 GC 的直接靶标,GC 可通过促进 TSC1/2 复合物表达抑制 mTOR,从而抑制骨骼肌蛋白合成。另外,GC 还可通过调控 PI3Kr1 的表达抑制骨骼肌蛋白质合成,研究显示,抑制 C2C12 成肌细胞 PI3Kr1 的表达,可减轻 Dex 诱导的肌管细胞直径的减少,且伴随着 MuRF1 和 FoxO3 表达降低。在体实验进一步研究显示,GC 还可减少 PI3K 与 IRS-1 的结合,从而抑制胰岛素/IGF-1/mTOR 途径,减少骨骼肌蛋白质合成,表明 GC 可能通过调节 PI3K 的活性、抑制胰岛素/IGF-1/mTOR 途径,调控骨骼肌萎缩。另外,Kruppel 样因子 15(Kruppel-like factor 15,KLF15)是一种转录因子,也是 GR 的主要靶标,KLF15 可通过上调支链氨基转移酶 2 对 mTOR 产生负调节作用,从而抑制蛋白质合成,引起肌肉萎缩,表明 GC 可能通过激活 GR 调节 KLF15、mTOR 的表达,从而抑制蛋白质合成,调控骨骼肌萎缩。

综上所述,UPS 途径、IGF-1/Akt/FoxO 信号通路、自噬-溶酶体途径、NF-κB 信号通路、GC 等信号通路均可调控骨骼肌萎缩。UPS 途径主要通过蛋白酶体系统引起蛋白质水解;

IGF-1/Akt/FoxO 信号通路可通过介导 FoxO 的磷酸化及易位调控骨骼肌萎缩，还可通过调节 UPS 途径（MAFbx 和 MuRF1）和自噬-溶酶体途径调控骨骼肌萎缩；自噬-溶酶体途径主要通过自噬基因的过度激活导致肌肉丢失或萎缩；NF-κB 信号通路主要通过调节 UPS 途径（MAFbx 和 MuRF1）和自噬-溶酶体途径调控骨骼肌萎缩；GC 介导的肌肉萎缩可通过介导 NIK、肌肉萎缩基因及 MSTN 的表达促进蛋白质降解，也可通过抑制 PI3Kr1、胰岛素/IGF-1/mTOR 信号通路抑制蛋白质合成。以上研究表明，调控骨骼肌萎缩的信号通路在不同的条件和刺激下被激活或抑制，它们可单独介导骨骼肌萎缩，也可相互调节，共同调控骨骼肌萎缩。

## 六、小结

如前所述，骨骼肌蛋白质的合成与分解受到多条信号通路的调控，总体来说，IGF-1/PI3K/Akt、MSTN、G 蛋白等介导的信号通路在调节骨骼肌肥大中起重要作用；UPS 途径、IGF-1/Akt/FoxO 信号通路、自噬-溶酶体途径、NF-κB 及 GC 等介导的信号通路在调节肌肉萎缩中起重要作用（图 3-1）。这些通路呈网络状相互交错、互相影响，在不同条件刺激下不同的通路被激活或抑制，共同调节骨骼肌质量。例如，Akt 既参与调控骨骼肌肥大，又参与调控骨骼肌萎缩，其转换来源于疾病或运动等外界刺激。骨骼肌在正常状态或运动刺激下，IGF-1 通过与其受体结合激活 PI3K 及其下游靶基因 *Akt*、*GSK1*、*mTOR/pS6K* 等的表达，从而促进蛋白质合成；相反，病理状态下的骨骼肌（萎缩、胰岛素抵抗）中 PI3K/Akt 通路被抑制，Akt 磷酸化降低，进一步引起 FoxO 的活化，进而易位进入细胞

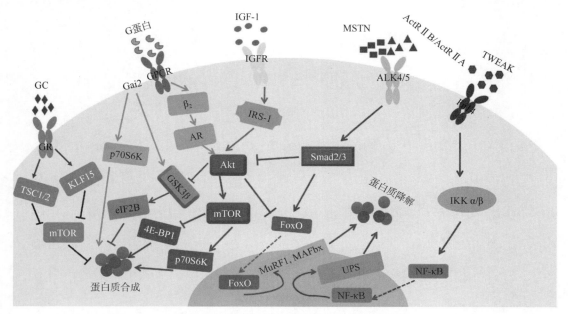

图 3-1 调控骨骼肌肥大与萎缩的信号通路

IGF-1/PI3K/Akt、MSTN、G 蛋白介导的信号通路参与调节骨骼肌肥大；UPS 途径、IGF-1/Akt/FoxO 信号通路、自噬-溶酶体途径、NF-κB 及 GC 等介导的信号通路调控骨骼肌萎缩

核导致 MAFbx 和 MuRF1 的表达增加，引起肌肉萎缩。这表明 Akt 是调控骨骼肌肥大与萎缩的关键因子，但 IGF-1/Akt/FoxO 信号通路是否存在肌纤维特异性，不同训练方式对 IGF-1/Akt/mTOR 的调控机制是否相同尚不清楚。另外，其他信号通路在调控骨骼肌肥大与萎缩中也有类似作用，但其转化机制有待进一步研究。

然而，关于这些信号通路的调节仍有许多问题悬而未决，如运动性肌肥大与自然生长所致骨骼肌质量增长二者所涉及的信号机制是否相同仍不得而知。另外，多种疾病均可导致骨骼肌萎缩，但不同疾病诱发肌肉萎缩过程中所涉及的信号通路是否相同也有待进一步研究。因此，有必要对不同状态下骨骼肌质量维持的信号途径展开进一步的深入研究，并有针对性地开发出改善肌肉萎缩的新策略和新方法，这将为肌肉萎缩临床防治提供新的方向。

# 第四章　肌肉因子对骨骼肌功能的调控

骨骼肌是人体最大的组织/器官，在过去的几十年里，随着对骨骼肌研究的深入，研究人员发现骨骼肌细胞具有很强的分泌功能，和脂肪细胞一样也是一种内分泌细胞。骨骼肌细胞能够分泌上百种分泌蛋白，包括几十种生长因子、细胞因子和金属肽酶等，这些活性蛋白质能有效调节骨骼肌细胞及其他组织和细胞的功能。这些由骨骼肌细胞产生、分泌到细胞外并具有内分泌功能的细胞因子、肽等称为肌肉因子（myokine）。骨骼肌分泌的这些肌肉因子，其中一些可进入血液，通过血液循环到其他组织器官，发挥调控作用。一些肌肉因子则以自分泌或旁分泌形式作用于肌细胞本身，对骨骼肌功能有重要调控作用。

## 第一节　胰岛素样生长因子-1

胰岛素样生长因子（IGF）是一组具有促生长作用的多肽类物质，其分泌细胞广泛分布在人体肝、肾、肺、心、脑和肠等组织中。IGF 族有 IGF-1 和 IGF-2 两种。IGF-1 的产生更依赖于生长激素（growth hormone，GH），其促生长作用强，是儿童期的重要生长因子。各组织中合成的 IGF-1 多以自分泌或旁分泌方式发挥其促生长的作用，而肝脏所合成的 IGF-1 则进入血循环，以内分泌方式作用于靶细胞。体内 IGF-1 水平受 GH 的调控，IGF-1 对 GH 的分泌亦具有负反馈调节作用。近年来研究表明，IGF-1 在骨骼肌损伤修复过程中发挥了重要作用，可调控骨骼肌炎症反应、巨噬细胞活化、骨骼肌纤维化，促进神经和血管再生等。

## 一、IGF-1 概述

### （一）IGF-1 的起源

1957 年，Salmon 等在研究生长激素对大鼠软骨细胞的生长作用时发现，在体外生长激素不能直接刺激软骨细胞的生长，而是通过血清中的一种介质发挥作用，这种介质具有硫酸化因子活性（sulfation factor activity，SFA）。直到 1978 年，Rinderknecht 等才将这种生长介素从人血浆中成功分离纯化出来。因这种生长介素的结构和功能类似胰岛素，故将其命名为 IGF。

（二）IGF-1 的结构

IGF-1 是由 70 个氨基酸组成的高度保守的肽链，分子质量约为 7.6kDa，等电点为 8.6。人的 *IGF-1* 基因位于第 12 条染色体上。编码 *IGF-1* 的基因有 6 个外显子，IGF-1 蛋白主要由外显子 3 和外显子 4 编码，在人类可以转录成两种主要的 mRNA 转录本，在啮齿类动物可以转录成多种 mRNA 转录本。1991 年 Cooke 等采用磁共振的方法对 IGF-1 的结构研究发现，IGF-1 分子有 3 个 α 螺旋：第一个螺旋位于 Ala8～Val17 氨基酸残基，经过 Gly19～Gly22 的 β 转角构象之后是 Phe23～Asn26 的一个延伸结构；位于 Val44～Phe49 氨基酸残基的第二个 α 螺旋；第三个螺旋位于 Leu54～Met59 氨基酸残基之间。体内多种器官、组织、细胞都能合成和分泌 IGF-1，外周血中 IGF-1 主要由肝脏合成和分泌。

（三）IGF-1 受体

IGF-1 受体与胰岛素受体相似，是具有 4 个非同源亚基（α、β）的糖蛋白，2 个 α 亚基和 2 个 β 亚基通过二硫键相连接，其中富含半胱氨酸的 α 亚基含有与 IGF-1 结合的位点，β 亚基横跨细胞质膜，含有酪氨酸蛋白激酶的结构域。IGF-1 受体与配体结合后，刺激酪氨酸激酶，产生一系列生化反应，从而成为信使传递的起始步骤。IGF-1 与受体结合后产生多种生理学效应。其中，IGF-1 作为有丝分裂原介导生长激素的许多特性，促进细胞的代谢变化。这种作用可以分为两类，包括近似胰岛素代谢的作用，如促进葡萄糖的摄取，促进糖原和脂类的合成；此外，还具有促进有丝分裂的作用，如促进蛋白质、DNA 和 RNA 合成，以及促进细胞分裂。

（四）IGF 结合蛋白

IGF 结合蛋白（IGF binding protein，IGFBP）包括 6 个具有高度同源性、与 IGF 具有高度亲和力的蛋白家族（IGFBP-1～IGFBP-6）。IGFBP-3、IGFBP-4、IGFBP-5、IGFBP-6 在骨骼肌中均可表达，且在新生骨骼肌中的表达量显著高于成熟骨骼肌。成人中，IGFBP-4、IGFBP-6 主要在骨骼肌周围的结缔组织中表达，IGFBP-3 主要在损伤骨骼肌附近的巨噬细胞中表达。在骨骼肌再生过程中，成肌细胞可表达 IGFBP-5。IGFBP 与 IGF-1 的亲和力较 IGF-1R 与 IGF-1 的亲和力高，过表达 IGFBP 中的任何一种都会影响 IGF-1 与 IGFR 的结合。IGF 结合蛋白在细胞外液中可以与 IGF 结合，且亲和力较 IGF-1R 高，是一个缓慢释放 IGF-1 的"仓库"。

## 二、骨骼肌损伤后 IGF-1 的表达

安静状态下骨骼肌中 IGF-1 的表达量非常低，损伤后骨骼肌中 IGF-1 的表达量显著增加，且具有一定的规律性。研究发现，比目鱼肌注射太攀蛇毒素后第 2 天，IGF-1 在损伤部位肌卫星细胞中高度表达；损伤后第 3 天，大部分细胞碎片被清除，大量成肌细胞高表达 IGF-1，骨骼肌内毛细血管和神经均有 IGF-1 的表达；损伤后第 4 天，成肌细胞融合到肌管，肌管表现高 IGF-1 活性；损伤后第 6 天，未成熟的肌细胞表达 IGF-1。不仅如此，还有

研究发现，SD 大鼠胫骨前肌注射丁哌卡因诱导损伤后，*IGF-1* mRNA 表达量显著增加，且在损伤后的第 7~11 天表达量达到峰值，之后缓慢下降，在损伤后第 21 天表达量基本达到基础水平；但是，骨骼肌损伤后机械生长因子（mechano growth factor，MGF）（IGF-1 亚型）的表达早于 M-钙黏着蛋白（卫星细胞激活标志物），而 M-钙黏着蛋白的表达早于 IGF-1 的表达。因此认为，骨骼肌损伤后 MGF 可能是激活卫星细胞的因素之一，而随后表达的 IGF-1可能与蛋白质合成有关，促进骨骼肌损伤修复。

## 三、IGF-1 对骨骼肌损伤修复的调控

### （一）促进骨骼肌卫星细胞增殖与分化，调控蛋白质代谢

在损伤骨骼肌中，肌卫星细胞、成肌细胞、肌管均可以表达 IGF-1。在啮齿类动物中，损伤骨骼肌中肌卫星细胞 IGF-1 合成增加，主要通过自分泌途径作用于肌卫星细胞，促进肌卫星细胞增殖、分化，形成成肌细胞，参与骨骼肌损伤修复。研究表明，老龄鼠骨骼肌萎缩后补充 IGF-1 能促进骨骼肌质量恢复到原来的 46%，提高老龄鼠骨骼肌卫星细胞的增殖潜能。IGF-1 既可刺激成肌细胞增殖，也可促进其分化，并且存在量效关系。高浓度的IGF-1 能刺激骨骼肌细胞增殖，低浓度则促进分化。目前认为，IGF-1 介导的骨骼肌细胞增殖、分化、蛋白质合成降解是通过多种信号通路发挥作用的。IGF-1 与 IGF-1R 结合后，作用于 IRS-1，通过 MAPK、ERK1/2 信号途径诱导成肌细胞增殖；通过 ERK1/2、Jun/Fos 信号路径抑制蛋白质降解；同时也可以通过 IRS-1、PI3K、Akt、mTOR、p70S6K 信号途径激活蛋白质合成；通过 PI3K、Akt 促进 MyoD、P21 的产生，诱导成肌细胞分化；通过 PI3K、NF-kB 抑制细胞凋亡等。

### （二）抑制炎症反应，调节巨噬细胞极化

IGF-1 可抑制损伤骨骼肌炎症反应，调节巨噬细胞极化。通过转基因技术使骨骼肌局部表达 *IGF-1*，可显著下调炎症因子 TNF-α、IL-1β、重组人上皮粒细胞激活蛋白 78（recombinant human epithelial neutrophil-activating protein 78，ENA78）的表达，同时调节CC 趋化因子（如 CCL2、CCL3、CCL4、CCL5、CCL8）的表达，CC 趋化因子主要与巨噬细胞的募集有关，提示 IGF-1 抑制炎症的作用可能与 CC 趋化因子及巨噬细胞有关。研究发现，敲除小鼠 *CCR2* 基因，会使单核细胞/巨噬细胞浸润到损伤骨骼肌的功能受损，且野生型小鼠和敲除 *CCR2* 鼠相比，损伤骨骼肌中 IGF-1 的表达量显著增加，在 *CCR2* 敲除鼠损伤骨骼肌处注射 IGF-1 能显著促进骨骼肌损伤修复，因此认为巨噬细胞可能通过 CCR2途径产生 IGF-1 来促进急性骨骼肌损伤修复。有研究者通过单核/巨噬细胞 *IGF-1* 基因敲除小鼠研究发现，基因敲除小鼠损伤骨骼肌中未见 IGF-1 高表达，骨骼肌损伤后再生能力受损，进一步证明了单核/巨噬细胞来源的 IGF-1 在炎症反应和骨骼肌损伤修复中具有重要作用；同时，骨骼肌中巨噬细胞来源的 IGF-1 可通过自分泌作用调节巨噬细胞极化，使促炎型巨噬细胞向促再生型巨噬细胞转化。因此，骨骼肌损伤后单核/巨噬细胞大量表达IGF-1，可下调炎症因子表达，同时使促炎巨噬细胞向抑炎巨噬细胞转化，从而加速骨骼

肌损伤修复。

### （三）下调胶原蛋白表达，减少骨骼肌纤维化水平

骨骼肌损伤再生的后期阶段，形成的瘢痕组织和肌成纤维细胞刺激细胞外基质（extracellular matrix，ECM）的产生，会阻碍损伤骨骼肌再生。骨骼肌损伤后 IGF-1 和核心蛋白多糖共同作用，可以显著促进骨骼肌损伤修复，并减少损伤骨骼肌纤维化水平。有研究者用 α-平滑肌肌动蛋白（α-smooth muscle actin，α-SMA）作为活化的肌成纤维细胞的分子标志物，在注射心脏毒素诱导损伤后第 10 天，通过观察野生型小鼠和 IGF-1 转基因小鼠 α-SMA 阳性区域的大小发现，转基因小鼠损伤骨骼肌较野生型小鼠骨骼肌恢复得更好，激活的肌成纤维细胞数量显著降低（60%）。肌成纤维细胞和纤维组织的形成有关，主要表达 I 型和 III 型纤维胶原蛋白。反转录–聚合酶链反应（reverse transcription-polymerase chain reaction，RT-PCR）分析发现，骨骼肌损伤后第 2 天 I 型和 III 型胶原蛋白表达量显著升高，损伤后第 10 天，转基因小鼠胶原蛋白表达基本回到基础水平，而野生型小鼠损伤后第 10 天仍具有较高的表达量。因此，损伤骨骼肌细胞过表达 IGF-1，可减少肌成纤维细胞数量，下调 I 型和 III 型胶原蛋白的表达，从而减轻纤维化程度，促进骨骼肌损伤修复。

### （四）潜在的神经营养因子，促进损伤神经再生

骨骼肌损伤后神经也会受到不同程度的损伤，神经损伤在一定程度上又影响骨骼肌损伤后修复，包括骨骼肌质量和功能的恢复。IGF-1 也是一种重要的神经营养因子。老龄大鼠和年轻大鼠胫神经损伤后，局部 IGF-1 给药，均能促进神经和骨骼肌再生。IGF-1 给药组和对照组相比，表现为轴突的数量、直径、密度及髓鞘的形成、施万细胞的活性、神经肌肉接头的稳定状态均显著增加。另有研究证明，IGF-1 能显著促进神经肌肉再生。神经微丝是轴突主要的细胞骨架蛋白，神经损伤后 IGF-1 在骨骼肌中局部过表达，可以促进神经微丝的表达，神经损伤后第 2 周 IGF-1 转基因小鼠中神经微丝的表达大约是野生型小鼠的 2 倍。在神经损伤后第 3 周，IGF-1 转基因小鼠中可以检测到神经传导信号，而在野生型小鼠中未检测到。到损伤后第 4 周，IGF-1 转基因小鼠神经传导信号恢复到正常水平的 70%，而野生小鼠只恢复了 34%。这表明，神经损伤后，通过转基因使 IGF-1 过表达，可以提高功能神经恢复的速度和程度。骨骼肌质量在神经损伤后减小，神经移植后质量增加。神经损伤后第 2 周，野生型小鼠骨骼肌质量下降到正常质量的 50%，而 IGF-1 转基因小鼠骨骼肌质量是正常质量的 75%。损伤后第 8 周，IGF-1 转基因小鼠骨骼肌质量是正常质量的 96%，而野生型小鼠骨骼肌质量只有正常质量的 83%。这表明，神经损伤后，通过转基因手段使骨骼肌中 IGF-1 过表达，能减轻骨骼肌萎缩和加速骨骼肌质量恢复。因此，IGF-1 是一种重要的神经营养因子，不仅能促进损伤后神经再生，还能减轻神经损伤后骨骼肌质量的丢失，加速骨骼肌损伤修复。

### （五）促进血管再生，改善局部微环境

骨骼肌急性损伤后，伴随着血管破裂，骨骼肌损伤后再生过程中也伴随着血管再生。

血管再生是骨骼肌损伤修复过程中非常重要的阶段，骨骼肌损伤后血管再生不仅能为新生组织提供充足的氧气和养料，还能维持局部组织内环境稳态，进一步促进损伤骨骼肌再生。研究表明，骨骼肌成肌细胞转基因表达 IGF-1 能促进血管发生和成肌细胞存活。体外实验发现，成肌细胞分泌的 IGF-1 能促进内皮细胞增殖、迁移和融合成脉管类似结构。体内实验发现，将过表达 IGF-1 的成肌细胞移植到正常小鼠皮下，3 周后分析发现，通过转基因手段使成肌细胞过表达 IGF-1 组和对照组相比，能显著促进血管再生，其新生毛细血管相对密度和对照组相比是 55.9∶24，而且移植的成肌细胞的存活率也大幅提升。因此，IGF-1 也可以通过促进血管发生改善损伤骨骼肌局部微环境，促进骨骼肌损伤修复。

## 四、外源性 IGF-1 给药治疗骨骼肌损伤的方法与效果

### （一）IGF-1 治疗骨骼肌损伤的方法

IGF-1 治疗骨骼肌损伤，常通过外源性给药和转基因技术两种方式，以提高损伤处 IGF-1 含量，促进骨骼肌损伤修复。外源性给药的方案通常有 3 种，包括损伤处骨骼肌内注射重组 IGF-1、皮下注射重组 IGF-1 及静脉注射重组 IGF-1。其中，外源性给药方案的给药剂量受实验对象大小和种属影响，一般都需要持续性补充，以维持骨骼肌中特定的 IGF-1 含量。转基因技术通常也包括 3 种，即腺病毒转染 IGF-1、电穿孔法转染 IGF-1 和直接培育骨骼肌特异性过表达 IGF-1 鼠。腺病毒转染 IGF-1 和电穿孔转染 IGF-1 需要特定的载体（如腺病毒、质粒等），将 IGF-1 cDNA 转入特定骨骼肌细胞中，使骨骼肌细胞过表达 IGF-1 而达到实验目的。通常这种方法比较方便、高效，但是有一定的细胞毒性。构建骨骼肌特异性表达 IGF-1 转基因动物模型时，通常需要在骨骼肌特异基因位点插入特定的 IGF-1 cDNA 片段，通过启动子、增强子等元件促进基因的表达。这种方法可在特定部位持续性表达特异基因，但是通常费用较高，而且对操作技术要求较高。

### （二）IGF-1 治疗骨骼肌损伤的效果

大量研究表明，IGF-1 在骨骼肌损伤修复过程中发挥了重要作用。研究发现，IGF-1 基因敲除小鼠在出生后立即死亡，表现为多种组织缺陷，包括骨骼肌萎缩。转基因使骨骼肌局部过表达 IGF-1，能加速骨骼肌损伤后的恢复过程。具体表现为，转基因组和对照组相比，在骨骼肌损伤后第 15 天趾长伸肌强直收缩力量恢复到最大力量的 85%，而对照组只恢复到 65%，并且转基因组和对照组相比损伤骨骼肌纤维化面积显著减少，并能提前完成骨骼肌损伤修复过程。外源性注射 IGF-1 也具有好的效应，如小鼠后肢固定 2 周诱导比目鱼肌萎缩后，注射重组的 IGF-1 cDNA 病毒能减轻骨骼肌萎缩再运动引起的骨骼肌损伤，增加新生肌纤维的数量，促进肌卫星细胞标志蛋白配对盒转录因子 7（paired box gene 7, Pax7）及生肌调节因子 MyoD 的表达。外源性给予 IGF-1，能减轻 mdx 鼠胫骨前肌由离心收缩诱导的骨骼肌损伤，增加肌纤维琥珀酸脱氢酶活性。因此，骨骼肌损伤后，外源性局部给予 IGF-1 或通过转基因技术使损伤骨骼肌中 IGF-1 过表达，均能促进损伤骨骼肌再生，且具有较好的治疗效果。

## 五、小结

骨骼肌损伤是运动医学领域最常见的损伤之一，目前对骨骼肌损伤的治疗手段仍较局限，缺乏进行局部干预的药物疗法。IGF-1 在骨骼肌损伤修复中发挥了重要的作用。局部注射外源性 *IGF-1* 或通过转基因技术使损伤处骨骼肌细胞过表达 *IGF-1*，均能促进损伤骨骼肌再生。IGF-1 促进损伤骨骼肌修复的机制可能与如下因素有关：激活骨骼肌卫星细胞，促进成肌细胞增殖、分化，促进蛋白质合成并抑制蛋白分解；抑制骨骼肌炎症反应，调节巨噬细胞极化；抑制细胞表达胶原蛋白，减少骨骼肌纤维化；作为一种潜在的神经营养因子和生血管因子，促进损伤后的神经和血管再生。因此，IGF-1 作为一种生长因子，在骨骼肌损伤后的治疗中具有重要的临床应用前景，对其作用及相关机制的研究仍需进一步深入。

# 第二节　机械生长因子

IGF-1 能产生几种具有不同功能和不同受体的剪接异构体。这些异构体中一种与肝脏产生的系统型 IGF-1Ea 相同，另一种其 mRNA 仅在肌肉受到机械刺激后才可被检测到，故称为机械生长因子（MGF）。肌细胞可产生 MGF，其对骨骼肌功能具有重要调控作用。

## 一、*MGF* 基因结构

*IGF-1* 基因由 6 个外显子组成，其中 2 个含多个转录起始序列，通过变位剪接可产生 3 种不同的异构体。近来的研究表明，在人体骨骼肌中，这 3 种异构体都会产生表达。一种是肌肉型 IGF-1（IGF-1Ea），与在肝脏中表达的主要异构体相似。另一种是 MGF（IGF-1Ec），在机械敏感性组织中表达。第三种是 IGF-1Eb，在受刺激肌肉中表达增加，但其具体作用仍不清楚。在不同物种和表达受激素调控的非肝脏组织中，IGF 的表达是不一致的。在啮齿动物中 MGF 以 IGF-1Eb 表达，在人类中相应表达的是 IGF-1Ec。变位剪接发生在 *IGF-1* 基因外显子 6 之前的位点，导致 *IGF-1Ea* 缺失外显子 5，而 *MGF* 在外显子 5 这一区域，人类和啮齿动物分别插入了 49 个和 52 个碱基对，这就导致可读框发生转移，因此产生了不同的 C 端序列。然而，*MGF* 和 *IGF-1Ea* 都高度保留了 *IGF-1* 基因中的外显子 3 和 4，能产生相同的成熟肽，却有不同的 E 肽。此外，MGF 没有被糖基化，半衰期更短，还具有不同的结合蛋白与受体亲和力，这可能与其自分泌/旁分泌生长因子作用有关。

## 二、MGF 对骨骼肌功能的调控

### （一）外源性 *MGF* 可促进骨骼肌肥大

为了探明在受刺激肌肉中局部产生的两种异构体即 MGF 和 IGF-1Ea 的生物学功能，有研究者将包含 *MGF* cDNA 的质粒注射入小鼠胫骨前肌中，发现 2 周内肌肉质量增加了

20%。而将含系统型 *IGF-1* cDNA 的病毒载体注入肌肉中，要 4 个月以上肌肉质量才增长 20%。此实验中 MGF 和 IGF-1Ea 似乎对肌肥大都有正调控作用，但 MGF 促进肌肉质量增加的作用要强于 IGF-1Ea，这表明 MGF 与多肽表达有着潜在联系。同时，制备肌肉恒冷切片并测定，发现肌纤维平均体积增加了 25%。此外，将 MGF 肽或其 cDNA 导入正常或疾病肌肉中都能引起肌肉力量的显著增加，表明 MGF 除了能增加肌肉质量外，对肌肉力量增加也有促进作用。

## （二）MGF 含量下降可致肌肉质量流失和失用性肌萎缩

　系统型 IGF-1 对老年阶段整个有机体都有很重要的作用，而此阶段一个显著的变化是 GH 和 IGF-1 循环水平下降。随着年龄的增长，GH 循环水平的减少则意味着更少的 IGF-1 初级转录 RNA 向 MGF 方向剪接，即 MGF 的基础水平会急剧下降，因此维持肌肉质量的能力也越来越差。衰老可能会对肌肉生长与修复的机制造成损害，收缩导致损伤可能是随年龄增长肌肉出现萎缩性变化的主要原因。但转基因小鼠实验证明老龄阶段肌肉质量可在外界干预下加以改善。研究表明，转基因小鼠 6 月龄时肌纤维直径达 32μm，而野生型小鼠肌纤维直径只有 18μm。老龄（20 月龄）转基因小鼠肌肉质量得以维持，而野生型同龄小鼠已发生严重肌萎缩。

随着年龄增长肌肉修复能力降低，但长期阻抗训练能使老年人肌肉中 *IGF-1Ea* 和 *MGF* mRNA 表达水平均提高，且老年组肌肉在承受机械性负荷后上调 MGF mRNA 表达的能力要比青年组低。研究者选取老年男性作为受试者，进行 1 周 3 次，每次以 8～12RM（repetition maximum）进行 3～5 组练习，持续 12 周。经过 12 周循序渐进的阻抗练习，发现甚至在老年个体肌肉中 *IGF-1Ea* 和 *MGF* mRNA 都急剧增加。与训练前相比，*IGF-1Ea* mRNA 在 5 周阻抗训练后快速增加，12 周时持续增加。

## （三）参与骨骼肌损伤修复

肌卫星细胞可能参与了骨骼肌的修复再生过程。卫星细胞一般处于静息状态，一旦激活增殖，其子细胞仍维持未分化状态，从而为受损肌纤维提供额外的核。除此之外，卫星细胞或子细胞也能分化成成肌细胞，然后形成肌纤维。为了确定是何种因子激活了卫星细胞，使其增殖并修复受损肌纤维，学者们进行了大量研究。研究者用电刺激大鼠伸展位肌肉和将肌毒素注射入胫骨前肌的方法建立了两种局部损伤模型，通过使用特定引物的实时 RT-PCR 方法对胫骨前肌中的两种异构体在不同的时间点进行检测。因卫星细胞能表达 M-钙黏着蛋白（M-Cad），卫星细胞的激活通过测定 M-Cad 的表达来确定。实验发现 MGF 和 IGF-1Ea 这两种异构体有不同的表达动力学，即在两种损伤模型中 MGF 先迅速表达，随后几天内表达下降。而系统型 *IGF-1Ea* 表达量增长较慢，*MGF* 表达下降时 *IGF-1Ea* 表达才开始增加。系统型 *IGF-1Ea* mRNA 的表达在 *M-Cad* 基因等目的基因表达后才达峰值。研究者从它们的表达顺序推断 MGF 可能是肌卫星细胞激活的最初因素，而 IGF-1Ea 则参与随后蛋白的合成直至修复完成。比较机械或肌毒素所致损伤时，发现 MGF 剪接异构体都有相当迅速的表达，因此有学者提出，这种生长/修复因子被命名为"机械生长因子"可能是错误的。但反对者认为即使是在肌毒素所致损伤模型中受损组织很可能也承受了机械性牵拉，从而导致了相同的细胞应答。因此，MGF 可能是机械信号和基因表达联系的桥梁，但是其机械化学偶联的本质过程仍然不清楚。

## 三、MGF 发挥作用的方式

### （一）自分泌生长/修复因子

IGF-1Ea 会对外源性 GH 做出应答，而 MGF 相当不敏感，与 IGF-1Ea 相比，MGF 表达水平对训练更为敏感，这都提示两者可能有不同作用和作用机制。垂体切除大鼠实验中，虽 IGF-1 水平会显著降低，但骨骼肌在承受超负荷时仍能发生肌肥大，仅受刺激肌肉而非全部肌肉发生适应，提示可能存在局部的调控机制使肌肉出现适应。系统型 IGF-1 是由肝脏产生的，它必须与 IGFBP 结合后才能被运输到外周组织或循环系统中。已经发现的 IGFBP 有 6 种，可能对 IGF 的功能起调节作用，如使 IGF 从循环系统转移至外周组织，维持组织或循环系统中 IGF 的储量，促进或抑制 IGF 的功能及介导 IGF 独立生物学功效等。也有研究者对 MGF 结合蛋白进行了研究，用肽合成仪合成 MGF 多肽链，并将其导入表达系统，用 MGF 多克隆抗体特异性阻断其反应，运用蛋白组学及使用抗体在双向电泳凝胶中检测出了特异性 MGF 结合蛋白。用质谱仪分析，证明这种结合蛋白仅与 MGF 结合，而不与系统型 IGF-1 结合。该肌肉中特异性结合蛋白使得 MGF 只在部分组织中出现和维持其结构的稳定性。这一证据再次表明 MGF 是一种自分泌生长/修复因子。

### （二）不经过 IGF-1R 途径发挥作用

对 IGF-1 在肌肥大中促进蛋白合成的机制研究得相对比较清楚。其主要作用途径是 IGF-1 与具高亲和性的 IGF-1R 结合，这种受体是一种含两个 α 亚基、两个 β 亚基的跨膜糖蛋白复合体。IGF-1 与受体结合刺激内源性酪氨酸激酶活化 β 亚基和激活 PI3K/Akt/mTOR 信号途径，与蛋白合成紧密偶联。这个过程的关键步骤是激活 p70S6K，使组成核糖体的 S6 蛋白磷酸化，从而调控转录水平及随后的蛋白合成。

也有研究者对 MGF 的作用途径进行了研究。MGF 稳定转染细胞实验表明 MGF 肽能促进成肌细胞增殖但其分化受到抑制，将 MGF 转染细胞后的培养基添加入正常培养的 C2C12 细胞，发现这些细胞的分化也同样受到抑制。但当去除这种肽或培养基后 24h 时，这些细胞又可与正常 C2C12 细胞一样融合形成肌管，即抑制分化作用消失，证实 MGF E 肽如一种独立生长因子般发挥促进生长作用。特别值得一提的是，将 IGF-1 受体抗体添加到培养的成肌细胞时，由 MGF 诱导的细胞增殖没有被抑制，而由 IGF-1 诱导的肌肉质量增加和形成肌管的作用则受到抑制。这个结果明显表明 MGF 诱导成肌细胞增殖是通过另外一种信号通路而非经 IGF-1R 途径发挥作用。

## 四、小结

因为 MGF 在促进肌肉质量和力量增加方面显示了巨大的潜能，在 2005 年《世界反兴奋剂条例》中 MGF 已被作为一种新增肽类激素兴奋剂而被禁用。但大量实验显示 MGF 除了对肌肉质量和力量有促进作用外，还在肌萎缩、老年人肌流失及肌肉损伤修复中发挥重要作用。虽然 MGF 作为兴奋剂而被禁用，但从医学角度看仍有很好的应用前景，有待进一步深入挖掘其临床价值。

# 第三节　肝细胞生长因子

肝细胞生长因子（hepatocyte growth factor，HGF）是 1984 年 Nakanura 等学者从部分肝切除大鼠的血清中分离得到的，被发现对原代培养的肝脏细胞有促有丝分裂活性。HGF 是由一个 69kDa α 链和一个 34kDa β 链组成的异源二聚体，这两条链由一个含有 728 个氨基酸的单链前体蛋白水解而来，位于未损伤骨骼肌纤维的胞外质，连接于细胞外基质上。它还是一种多功能的细胞因子，最初只是发现它可以刺激肝细胞的生长，后来发现它在全身各处均有表达，无种属特异性，但有器官特异性。近年来研究表明，HGF 在损伤骨骼肌修复过程中发挥了重要作用。

## 一、骨骼肌中 HGF 的表达

大量研究报道在骨骼肌再生阶段均能检测到 HGF 表达。有研究者通过原位杂交在再生的骨骼肌中分析得到了长度分别为 6.0kb、3.1kb 的 HGF 两种转录子，通过 RNA 印迹（Northern blot）发现在骨骼肌再生部位有 *HGF* mRNA 的存在。不仅如此，在 3~4 周龄的小鼠骨骼肌中也发现了 HGF 蛋白和 mRNA 的表达，并且 HGF 在 mdx 小鼠中具有更高的表达水平。在成年动物非损伤骨骼肌中也可以检测到 HGF 的表达。HGF 来源广泛，除成肌细胞本身可产生 HGF 外，一些炎症细胞（如肌肉再生中被激活的单核/巨噬细胞）也可产生 HGF。

## 二、骨骼肌中 HGF 的作用方式

对骨骼肌中 HGF 作用方式的研究表明，在新生的肌管和肌卫星细胞中有 HGF 的转录子，表明 HGF 可以自分泌/旁分泌的方式发挥作用。此外，HGF 还可以内分泌形式发挥作用，骨骼肌损伤后，脾和肝中也表达 HGF 蛋白，使 HGF 血清水平增加，即 HGF 通过血液运送到损伤部位，参与骨骼肌再生。

## 三、HGF 通过调控肌卫星细胞功能参与骨骼肌再生

（一）肌卫星细胞在骨骼肌再生中的关键作用

在生理状态下，骨骼肌是一种非常稳定的组织，当骨骼肌损伤后，其能够快速自我修复和再生，而骨骼肌再生的这一过程主要是由肌卫星细胞来完成的。肌卫星细胞位于肌细

胞膜和基底膜之间，一般处于静息状态。肌肉损伤引起肌纤维坏死，处于静息状态的肌卫星细胞即可被激活、增殖，并且最终分化、融合形成多核肌管细胞，从而形成新的肌纤维，取代坏死的肌纤维。肌卫星细胞的增殖和分化不仅能够增加肌纤维的数量，还可以改变肌纤维的类型，而且肌卫星细胞的多潜能还可转变细胞类型，改变肌肉愈合的质量。剔除肌卫星细胞，骨骼肌再生功能会严重受损。大量研究报道，剔除肌卫星细胞会导致肌肉组织丢失和骨骼肌再生能力受损，还会导致成纤维细胞的调节功能受损和结缔组织增生，此外，整个肌肉的功能下降，但单一肌纤维的功能不下降。近年来，一些学者进行了肌卫星细胞移植促进骨骼肌再生的研究，发现这种损伤的再生能力可通过移植肌卫星细胞得到改善。有学者将自体肌卫星细胞移植到冻伤的肌肉中，证实肌卫星细胞可分化为成熟的肌纤维；将体外培养的肌卫星细胞进行移植也得到了相似的结果，将培养的肌卫星细胞移植到冻伤的骨骼肌中，肌肉功能得到改善。这均提示肌卫星细胞在骨骼肌再生中具有中心地位。

### （二）HGF 对肌卫星细胞活化的影响及机制

**1. HGF 对肌卫星细胞活化的影响**　HGF 是一种成熟的肝细胞分裂素，具有有丝分裂活性，与组织再生有关。它是肌卫星细胞潜在的趋化因子、激活子及成纤维细胞分化抑制子。在骨骼肌损伤再生过程中，肌卫星细胞的活化是再生过程的开始，各种因子参与其中，第一个内源性的激活因子是由 Bischoff 提出来的，他从粉碎肌肉中获得了仅含有一种因子的提取物，发现它可以激活静息态的肌卫星细胞的增殖，后来证明这种因子是 HGF，且是从粉碎肌肉的细胞外基质释放的。因此，目前研究的所有因子中，HGF 是唯一一个能够活化肌卫星细胞的因子。众多的研究表明，HGF 主要在肌肉再生过程的早期起作用，能够有效激活肌卫星细胞并促进肌卫星细胞的增殖。*TGF-β1* 能够抑制肌卫星细胞的活性使其处于静息状态，有学者利用这一特性进行了相关研究，向两组骨骼肌中分别直接注射 *HGF* 和 *TGF-β1*，再向另一组中同时注射 *HGF* 和 *TGF-β1*，结果发现，和直接注射 *HGF* 组相比，直接注射 *TGF-β1* 组肌卫星细胞的活化数量减少，同时注射两种物质组的肌卫星细胞活化水平明显低于直接注射 *HGF* 组；体外实验也得到了相同的结论。另外，注射外源性的 *HGF* 可以促进肌卫星细胞的 DNA 合成和细胞增殖，如将 *HGF* 注射到鸡的骨骼肌内，发现外源性的 *HGF* 会导致肌卫星细胞的 DNA 合成增强；他们还发现，将外源性的重组人类 *HGF* 注射到鸡的骨骼肌中，其肌卫星细胞中的阳性标志物主要组织相容性复合体（major histocompatibility complex，MHC）表达增加。

**2. HGF 激活肌卫星细胞的机制**　骨骼肌损伤后，一系列的刺激会导致 HGF 的释放增多。在成肌纤维受到牵张或受损的过程中，会产生氮氧化合物，氮氧化合物酶从基底膜释放出来，从而促进 HGF 的释放。最新研究证明，用转基因手段使巨噬细胞特异性表达尿激酶型纤溶酶原激活物（uPA），可调控损伤肌肉中 HGF 的含量。HGF 除了直接作用于肌卫星细胞，还可以通过它的受体 c-met 在静息态和激活状态的肌卫星细胞中表达来实现肌卫星细胞的激活。c-met 是一种原癌基因编码的蛋白产物，二硫键连接的异源二聚体，是由 50kDa 的 α 亚基和 145kDa 的 β 亚基组成的，其具有酪氨酸激酶活性，与多种癌基因产物和调节蛋白相关，参与细胞信号转导、细胞骨架重排的调控，是细胞增殖、分化和运动的重要因素。HGF 与其受体结合启动了肌卫星细胞的活化和活化肌卫星细胞表达 c-met 的过程。*c-met* 是大鼠骨骼肌损伤后肌卫星细胞激活的一个早期表达基因，也是一个早期反应基因；不仅在啮齿类动物，*c-met* 也是斑马鱼肌肉损伤后肌卫星细胞激活的早期介导基因。对 HGF 作用机制的研究表明，HGF 通过与位于肌卫星细胞质膜上的 c-met 结合、激活 *MAPK* 和 *PI3K* 等有关基因转录和促细胞分裂信号途径而激活肌卫星细胞，使静息态的肌卫星细胞退出 $G_0$ 期进入 $G_1$ 期。同时 HGF 对 MSTN 的表达起负向调节的作用，从而正向调控肌卫星细胞的激活。

### （三）HGF 对肌卫星细胞增殖分化的影响及机制

**1. HGF 对肌卫星细胞增殖分化的影响**　肌卫星细胞的增殖分化是通过一系列因子的正向调控和负向调控实现的。IGF 和生肌调节因子（myogenic regulatory factor，MRF）正向调控肌卫星细胞的增殖分化，而肌生成抑制蛋白（MSTN）负向调控肌卫星细胞的增殖分化。研究发现 HGF 对肌卫星细胞的增殖分化起重要作用，并且以剂量依赖的方式影响骨骼肌再生中成肌细胞的数量。将外源性的 *HGF* 注射到肌肉冻伤模型动物中，发现其可增加再生肌肉中成肌细胞的数量，加快修复进程。有学者用单细胞组和 HGF 给药组来比较成肌细胞的数量，结果发现，与对照组相比，给予 6.25ng HGF 对成肌细胞数量无明显影响，但给予 50ng HGF 时，MyoD 阳性细胞数量是对照组的 3 倍多。还有研究指出 3～50ng/ml 的 HGF 均可促进大鼠骨骼肌成肌细胞和 C2C12 细胞系的增殖。但也有学者发现了不同的结果，如当 HGF 浓度高于 10ng/ml 时会抑制大鼠肌卫星细胞增殖。当给予 20～50ng/ml 的 HGF 时，鸡骨骼肌细胞和小鼠 C2C12 细胞的激活及增殖均减少。这些互相矛盾的结果表明 HGF 对细胞的增殖具有剂量依赖敏感性及种属差异性。

尽管 HGF 在一定程度上可以增加骨骼肌中成肌细胞的数量，但并不等于就能加强骨骼肌的再生修复过程。HGF 在骨骼肌损伤修复过程中起着双重作用，在肌卫星细胞开始分化、融合的早期，HGF 给药 4d，发现会抑制骨骼肌的再生，这种抑制发生在再生的中期，且与剂量呈负相关，一旦停用 HGF，这种抑制作用即可被逆转。有学者做了进一步研究，将不同浓度的 HGF 添加到培养基中，72h 后收获成肌细胞并统计其数量。结果发现，在没有 HGF 的培养基中大约 30% 的成肌细胞和其他肌纤维融合成肌小管，在含有 HGF 的培养基中，成肌细胞的融合指数下降；另外，成肌细胞的数量随 HGF 浓度的升高而增加，含 100ng/ml HGF 的培养基和无 HGF 的培养基相比，细胞数量增加了 3 倍，且无肌小管。这表明 HGF 促进了肌卫星细胞的增殖但抑制了它的分化。

**2. HGF 影响肌卫星细胞增殖与分化的机制**　HGF 在成肌分化过程中调节着 c-met 的表达，且其表达和 HGF 的浓度有一定的关系，在分化的第 1 天给予 2ng/ml 的 HGF，c-met 的表达被显著抑制了 30%，并且持续到第 2 天；然而，在分化的第 1 天给予 10ng/ml 的 HGF，c-met 的表达增加了 20%，表明 HGF 对成肌分化的剂量依赖效应可能是通过 c-met 受体表达水平的变化来调节的。HGF 调节肌卫星细胞增殖分化的细胞内途径还包括 MAPK 和 PI3K，PI3K 在成肌细胞的增殖、分化和存活中具有重要的作用，是通过 Akt 发挥作用的。有学者研究了 LY294002 影响 HGF 对成肌细胞增殖的作用，发现 PI3K 的活性对于 HGF 诱导的 MAPK 活化是必需的。另外，HGF 调节增殖速率是通过介导 MAPK 活性的含 SH2

结构域的蛋白酪氨酸磷酸酶 2（SH2 domain-containing protein-tyrosine phosphatase-2，SHP2）来调节的，并且增殖率具有 HGF 剂量依赖性。另有研究通过成肌细胞和原代培养的肌卫星细胞来测定 SHP2 在 HGF 信号调节中的重要性，结果显示 SHP2 对 HGF 的影响依赖于其下游的 ERK1/2 活性，SHP2 在肌卫星细胞中的异位表达降低增殖率，而且小干扰 RNA 可引起正在分裂的肌源性细胞的比例增加。因此，可以通过 SHP2 的下调来抵消高浓度（50ng/ml）HGF 对肌卫星细胞增殖的抑制作用。另有研究发现，p27 蛋白和碱性螺旋-环-螺旋转录因子也调节 HGF 对肌卫星细胞分化的作用。向细胞中添加一定剂量的外源性 HGF 会抑制螺旋-环-螺旋蛋白体（bLHL）/E 的表达，从而抑制肌卫星细胞的分化。

### （四）HGF 对肌卫星细胞迁移的影响及机制

**1. HGF 对肌卫星细胞迁移的影响**　对肌卫星细胞迁移的研究表明，在骨骼肌再生过程中，肌卫星细胞的迁移非常广泛，不仅坏死部位的肌卫星细胞参与修复反应，整根肌纤维的肌卫星细胞都可迁移到坏死部位参与修复反应，而且坏死肌纤维周围正常肌纤维的肌卫星细胞也会迁移到坏死部位参与修复反应。这表明肌卫星细胞具有一定的趋化性，后来证明 HGF 可以诱导肌卫星细胞的趋化迁移。但 HGF 诱导的肌卫星细胞的这种趋化性具有剂量依赖性，1～10ng/ml 的 HGF 会刺激肌卫星细胞的迁移，高浓度会抑制肌卫星细胞的迁移。另外有研究表明，HGF 还可以刺激 C2C12 成肌细胞和原代培养的成肌细胞的迁移。

**2. HGF 影响肌卫星细胞迁移的机制**　肌卫星细胞在骨骼肌损伤后发生迁移，而这种迁移主要是由未损伤和损伤的骨骼肌分泌释放的 HGF 诱导的。为了进一步探明肌卫星细胞迁移的内部机制，对肌卫星细胞来源的 C2C12 细胞进行 HGF 给药处理，发现 HGF 可以诱导肌动蛋白细胞骨架的重组，导致细胞形态的极化、板状伪足的形成，使肌卫星细胞通过趋化性迁移到损伤部位，对损伤部位进行修复。此外，HGF 还可以通过其受体 c-met 引起肌卫星细胞、成肌细胞、C2C12 细胞的趋化迁移。还有研究表明，c-met 可以启动下游 Gab1-SHP2 信号，从而促进发育过程中肢体形成和成肌细胞的迁移。

## 四、注射外源性 *HGF* 对骨骼肌再生的影响

骨骼肌损伤后，内源性 *HGF* 在修复过程中发挥了重要的作用，而注射外源性 *HGF* 对骨骼肌再生具有多重作用。例如，将外源性 *HGF* 注射到非损伤肌肉中，可以激活静息态肌卫星细胞；注射到损伤肌肉中，能促进成肌细胞增殖，离体状态下注射 *HGF* 具有相同的效应。将 HGF 蛋白注入受损肌肉中，早期的肌前体细胞（myogenic precursor cell，MPC）数量可增加约 3 倍，这表明 HGF 可促进活体内肌卫星细胞的有丝分裂。此外，有人通过交联纤维蛋白微线程支架（EDCn-HGF）探索 HGF 对小鼠肌肉萎缩模型中肌肉再生的影响，结果发现，快速持续的 HGF 释放显著加强了肌肉组织力量的产生，比损伤后立即测量的力量输出增加了 1 倍。

虽然注射外源性 *HGF* 显示出了上述积极效应，但并非所有人都认为注射外源性 HGF 对骨骼肌再生有积极作用。有学者将 HGF 注射到损伤骨骼肌中，发现高浓度的 HGF 会阻

碍修复过程，但仍会引起成肌细胞数量增加。若多次向损伤骨骼肌中注射 *HGF*，也可导致再生肌纤维数量下降，抑制骨骼肌再生，且这种抑制具有剂量依赖性；另外，在再生的早期、中期注射外源性的 *HGF* 对组织结构的修复有不同的影响，在损伤的第 0～3 天进行 *HGF* 处理，再生肌纤维的数量明显减少，在再生中期进行 *HGF* 处理，再生的肌纤维区域明显减少。因此，注射外源性 *HGF* 对骨骼肌再生是利大于弊还是弊大于利，仍需进一步研究。

## 五、小结

骨骼肌损伤后的修复包括炎症反应期、修复期、组织重塑期三个阶段。肌卫星细胞在骨骼肌损伤修复过程中发挥了关键作用。骨骼肌损伤后，HGF 可以自分泌、旁分泌或内分泌的形式参与对肌卫星细胞功能的调控，从而在损伤骨骼肌再生中发挥重要作用。相关机制的研究表明，HGF 可能通过与其受体 c-met 结合，启动相关信号途径，参与骨骼肌卫星细胞激活、增殖、分化和迁移，从而影响骨骼肌再生进程。但外源性 *HGF* 对骨骼肌再生的影响尚存争议，有待进一步研究。

# 第四节　白血病抑制因子

骨骼肌是人体最大的内分泌器官，其分泌的肌肉因子可以通过自分泌或者旁分泌的形式作用于骨骼肌或者其他的组织和器官。白血病抑制因子（leukaemia inhibitory factor，LIF）最早是在 1984 由 Tomida 等研究骨髓样白血病 M1 细胞时发现的。LIF 也属于肌肉因子的一种，因其能诱导分化和抑制单核白血病 M1 细胞系而得名。LIF 有多种生物学功能，如激活血小板的形成、促进造血干细胞的增殖、促进骨的形成和脂肪氧化、促进促肾上腺皮质激素的产生、促进神经元的存活和生成及骨骼肌卫星细胞增殖、促进骨骼肌中葡萄糖的摄取，而且在骨骼肌损伤修复和骨骼肌肥大中也发挥着重要的作用。

## 一、白血病抑制因子的结构

LIF 是一个长链四α螺旋束细胞因子，高度糖基化，相对分子质量 38 000～67 000，属于 LI-6 细胞因子超家族，和 IL-6、IL-11 等同源。LIF 有两种受体，一种是与它亲和力较低的 LIF 受体，另一种是与它亲和力较高的 gp130 受体，gp130 受体同样也是 IL-6、抑瘤素 M（oncostatin-M，OSM）、心肌营养素 1（cardiotrophin-1，CT1）和睫状神经营养因子的受体。

## 二、白血病抑制因子在骨骼肌中的表达

创伤和肌营养不良可影响骨骼肌中 LIF 的水平。在完整未损伤的小鼠和人类骨骼肌中 *LIF* mRNA 的表达量非常低，在创伤和肌营养不良的肌肉中其表达量显著升高。wistar 大鼠腓肠肌挫伤后 3h，*LIF* mRNA 可达非损伤对照组的 7 倍，*LIF* mRNA 在腓肠肌挫伤后 6h

的表达量是非挫伤对照组的 9 倍，之后其表达量缓慢下调。LIF 的表达还与骨骼肌再生的不同阶段相关联，呈现出两次峰值变化。有研究报道发现，骨骼肌损伤后，在炎症阶段和肌形成阶段都伴随着 LIF 的高表达。在注射虎蛇（ *Notechis* sp. ）毒素致伤后骨骼肌的再生过程中 *LIF* mRNA 和蛋白质出现两次表达高峰。第一次表达上调出现在虎蛇毒素注射后的第 1 天，即急剧炎症反应阶段，此时促炎性细胞因子大量表达。第二次表达上调是在损伤后的第 5～14 天，即骨骼肌形成的阶段，此阶段伴有成肌细胞增殖和肌管的融合。骨骼肌损伤后 LIF 高表达，提示 LIF 可能参与了骨骼肌损伤后的修复。

此外，运动也能影响骨骼肌中 LIF 的表达水平，并且其表达量和运动形式密切相关。有研究发现有氧运动能够诱导人类骨骼肌表达 LIF。研究选取了 8 个男性志愿者进行 60% 最大摄氧量自行车运动 3h，在运动后即刻、运动后 1.5h、运动后 3h、运动后 24h 进行骨骼肌活检。结果发现在运动停止后即刻，骨骼肌 *LIF* mRNA 的表达量升高了 4 倍，运动停止后其表达量随着时间的延长逐渐降低。还有研究发现，抗阻力量训练较有氧运动能够诱导骨骼肌产生更多的 LIF。肌肉活检发现，和运动前相比，抗阻训练后 6h *LIF* mRNA 的表达水平增加了 9 倍，抗阻训练后 24h *LIF* mRNA 的水平恢复到训练之前水平。但是抗阻训练并没有显著增加血浆 LIF 蛋白的表达，在血浆没有检测到 LIF 蛋白的表达。随后研究者观察了离体培养完全分化的人类骨骼肌肌管，发现 24h 后培养基中 LIF 的水平显著升高。其他的研究也证明了运动可以促进骨骼肌细胞分泌 LIF，通过体外培养人的肌管并使其模仿耐力运动，发现肌管 LIF 表达量显著增加。

## 三、白血病抑制因子在骨骼肌中的作用

### （一）白血病抑制因子参与骨骼肌损伤修复

LIF 在骨骼肌损伤修复中发挥了重要作用。*LIF* 基因敲除小鼠骨骼肌损伤后，损伤骨骼肌修复能力明显低于野生型小鼠，而且给 *LIF* 基因敲除小鼠和野生型小鼠外源性补充重组 *LIF* 均能促进骨骼肌损伤后的修复再生。通过渗透泵的方式外源性补充 *LIF* 能促进成肌细胞增殖，促进骨骼肌急性损伤后的修复。其他的研究也证明 LIF 能够促进卫星细胞和成肌细胞增殖或者抑制成肌细胞的凋亡。在骨骼肌损伤修复过程中骨骼肌卫星细胞和成肌细胞起着至关重要的作用。

但是也有人对外源性 *LIF* 促进骨骼肌的损伤修复提出了质疑。有学者用布比卡因诱导骨骼肌损伤后，腹腔注射 *LIF*（10μg/kg 体重），每周 3 次，发现在损伤后第 7 天、第 14 天和第 21 天，注射 *LIF* 组和注射生理盐水组骨骼肌损伤修复没有显著差别。产生这一矛盾可能与 LIF 在体内的清除速率较快、半衰期较短有关，腹腔给药和每周 3 次注射 *LIF*（10μg/kg 体重）可能并不能显著提高损伤肌肉中 LIF 水平，因此对损伤修复过程没有产生显著影响。

### （二）白血病抑制因子参与骨骼肌肥大

LIF 参与了机械应力诱导的骨骼肌肥大。研究发现，抗阻力量训练可诱导骨骼肌 LIF 高度表达。野生型小鼠在承受机械负荷后能够显著引起骨骼肌肥大，而 *LIF* 基因敲除小鼠

在承受同等机械负荷后却不能引起骨骼肌肥大。*LIF* 基因敲除小鼠接受外源性重组 *LIF*，承受机械负荷 21d 后，骨骼肌的肥大程度和野生型小鼠相似。另有研究发现，给小鼠外源性补充 *LIF*（10μg/kg），持续 4 周，可使比目鱼肌纤维变粗、力量增强，而外源性补充重组 *LIF* 对趾长伸肌的影响则不大。外源性补充 *LIF* 使骨骼肌肥大，其增大的效果可能受骨骼肌纤维类型的影响，慢肌纤维（比目鱼肌主要成分）相对于快肌纤维（趾长伸肌主要成分）可能对 LIF 更敏感。这与之前的研究一致，在人类未损伤的骨骼肌 I 型肌纤维中可以检测到 LIF 的存在，而在 II 型肌纤维中却检测不到 LIF 的存在。以上研究表明，抗阻训练诱导骨骼肌肥大过程中 LIF 可能发挥了重要作用。

## 四、白血病抑制因子作用于骨骼肌细胞的机制

### （一）LIF 可诱导骨骼肌卫星细胞和成肌细胞增殖

LIF 可诱导骨骼肌卫星细胞和成肌细胞增殖。有学者用无血清培养基培养成肌细胞株并用 *LIF* 干预 24h 后，发现用 *LIF* 干预的成肌细胞和用含血清培养基培养的成肌细胞数量没有显著差异，说明 LIF 有和血清相似的作用，即能够促进成肌细胞增殖。另有学者研究了 LIF 影响肌卫星细胞和成肌细胞增殖的相关机制。他们利用大鼠原代培养肌卫星细胞和 C2C12 成肌细胞进行了相关研究，发现用 *LIF* 干预能明显促进肌卫星细胞和成肌细胞增殖，随后他们对相关机制进行了考察，发现在上述培养的细胞中加入 JAK2 特定抑制剂 AG490 能显著抑制 LIF 诱导的肌卫星细胞增殖，用 LIF（10ng/ml）干预培养细胞能够显著促进 JAK2 磷酸化、STAT3 磷酸化和 STAT3 转录活性，而且 AG490 能抑制 STAT3 的磷酸化。因此，研究者认为 LIF 可能是通过 JAK2 和 STAT3 信号通路调节肌卫星细胞和成肌细胞增殖。

### （二）LIF 可抑制肌卫星细胞和成肌细胞凋亡

LIF 不仅能影响肌卫星细胞和成肌细胞增殖，还能抑制它们的凋亡。研究发现 LIF 干预使成肌细胞数量增多，主要是通过抑制细胞凋亡而非促进细胞增殖，如利用培养的 C2C12 成肌细胞株，发现用 LIF 干预后成肌细胞数量显著增加，但是成肌细胞合成 DNA 的速率却没有显著变化，而且 LIF 干预可明显减少十字孢碱诱导的细胞凋亡 DNA 碎片，减少 caspase-3，而加入 PI3K 抑制剂渥曼青霉素时这种良好的作用被完全消除。因此他们认为 LIF 促进成肌细胞数量增多可能是因为 LIF 通过 PI3K 抑制了细胞凋亡而不是促进了有丝分裂。

### （三）LIF 可调控骨骼肌局部炎症反应

骨骼肌损伤后伴随着炎症反应，炎症反应在骨骼肌损伤修复中起到重要作用。在骨骼肌损伤修复过程中，LIF 受体信号通路通过抑制骨骼肌局部炎症反应来促进骨骼肌损伤修复。有研究者在骨骼肌损伤后急性炎症反应阶段，向损伤骨骼肌外源性补充 LIF 受体抑制剂，发现损伤骨骼肌中促炎性细胞因子 TNF、IL-1β、IL-6 等表达量显著增加，Ly6G 中性粒细胞浸润增加。与此同时，补充 LIF 受体抑制剂的骨骼肌和对照组相比肌细胞生成蛋白

mRNA 表达量显著降低，肌管形成量显著降低。因此，骨骼肌损伤后，LIF 可能通过 LIF 受体信号通路调节局部炎症因子和细胞因子的平衡，从而调节局部炎症反应，促进骨骼肌损伤修复。

（四）LIF 可与细胞因子相互作用，抑制成肌细胞过早分化

LIF 可以与多种细胞因子相互作用，抑制成肌细胞过早分化，参与骨骼肌损伤修复过程和肥大反应。研究发现，LIF 可以下调生肌转录因子 MyoD、Myog 及细胞循环抑制因子 p21，上调早期快反应基因 *c-fos* 表达，进而抑制成肌细胞过早分化。抑制成肌细胞过早分化，可以间接促进成肌细胞增殖，有利于募集更多的成肌细胞参与骨骼肌损伤修复和肥大反应。此外，在骨骼肌损伤后急性炎症反应阶段，LIF 也可能通过 LIF 受体信号通路下调炎症因子 *TNF-α*、*IL-1β*、*IL-6* mRNA 表达，起到抑制炎症反应的作用。同时，炎症因子如 TNF-α可通过 JNK1 途径调节 LIF 分泌，抑制成肌细胞的分化。有学者用 TNF-α干预 C2 成肌细胞系，培养 24h 后，用半定量 RT-PCR 测定细胞因子和趋化因子的表达。研究发现，将 TNF-α添加到 C2 成肌细胞系后在培养过程中 *LIF* mRNA 出现两个表达高峰，而且这个过程和 c-Jun 磷酸化过程相似，研究者猜测成肌细胞 LIF 的表达受 Jun 活性的调控，随后的研究也证明了 TNF-α通过 JNK1 途径调节 LIF 分泌。

因此，在骨骼肌损伤后可能通过 LIF 受体信号通路调节局部炎症反应，通过 JAK2 和 STAT3 信号通路调节肌卫星细胞和成肌细胞增殖，通过 PI3K 信号通路抑制成肌细胞凋亡，同时与多种细胞因子相互作用抑制成肌细胞过早分化，从而促进骨骼肌损伤修复和骨骼肌肥大。

## 五、小结

LIF 能作用于多种组织和细胞，从而发挥多重生物学作用。LIF 作为一种肌肉因子，在损伤骨骼肌和运动后骨骼肌中高丰度表达，它可能通过 LIF 受体信号通路调节骨骼肌局部炎症反应，通过 JAK2 和 STAT3 信号通路调节肌卫星细胞和成肌细胞增殖，通过 PI3K 信号通路抑制成肌细胞凋亡，同时与多种细胞因子相互作用抑制成肌细胞过早分化，从而参与骨骼肌损伤修复或骨骼肌肥大的病理生理过程，并发挥重要作用。外源性补充重组 *LIF* 可促进骨骼肌损伤修复和促进骨骼肌肥大，这具有非常重要的临床应用价值。LIF 可能成为治疗急性肌肉损伤和促进骨骼肌肥大的一个新靶点，有关 LIF 的研究也将会成为一个新的研究热点。

## 第五节　转化生长因子-β

转化生长因子-β（transforming growth factor-β，TGF-β）是一类多功能蛋白质，共有 5 种亚型，其中哺乳动物体内有 3 种：TGF-β1、TGF-β2、TGF-β3，分别位于不同的染色体，由不同的基因编码。另外两种 TGF-β存在于鸟类和两栖类动物体内。在人体内 TGF-β广泛

分布，几乎所有类型的组织细胞均可以分泌 TGF-β。TGF-β 在体内以多种形态存在，包括功能静止态和生物活化态。正常情况下，TGF-β 处于无活性的静止态，以大分子的前体蛋白形式存在，当受到刺激后，在蛋白酶的水解作用下转化为生物活化态，进而发挥生物学功能。其中 TGF-β1 所占比例最高（>90%）、活性最强。近年研究表明，TGF-β 在骨骼肌损伤修复过程中发挥了重要作用。

## 一、TGF-β 的功能

TGF-β 具有多重生物学作用，对胚胎发育、炎症反应、组织修复、细胞生长分化和免疫功能等具有重要的调节作用。具体表现在以下几方面。①TGF-β 与胚胎发育：TGF-β 的过量表达和表达缺陷都会导致胚胎发育异常。②TGF-β 与细胞生长：TGF-β 对细胞的作用表现为促进或抑制，取决于细胞的类型、来源和分化状态等。一般情况下，TGF-β 对大多数上皮细胞、内皮细胞、间质细胞及造血细胞具有生长抑制作用。③TGF-β 和免疫调节：TGF-β 在炎症反应早期对炎症细胞具有较强的趋化作用，而在炎症反应后期则表现为不仅抑制 T 淋巴细胞和 B 淋巴细胞增殖，还抑制 CD4 和 CD8 淋巴细胞分化为成熟的 T 淋巴细胞。④TGF-β 与细胞外基质（ECM）：TGF-β 通过增加 ECM 的合成量抑制降解 ECM 酶的活性，最终大大增加 ECM 的生成量。⑤TGF-β 与血管生成：TGF-β 可以直接刺激血管的生成。

## 二、TGF-β 的信号途径

活化的 TGF-β 释放到细胞外，与靶细胞膜上的受体结合。TGF-β 的受体分为两种，分别是 TGF-β Ⅰ 型受体（TGF-β receptor type Ⅰ，TGF-β R Ⅰ）和 TGF-β Ⅱ 型受体（TGF-β receptor type Ⅱ，TGF-β R Ⅱ）。TGF-β R Ⅰ 和 TGF-β R Ⅱ 为跨膜蛋白。TGF-β 先与细胞表面的 TGF-β R Ⅱ 结合，接着 TGF-β R Ⅱ 募集更多的 TGF-β R Ⅰ，最终形成复杂的 TGF-β 配体受体复合物。TGF-β R Ⅱ 磷酸化，进而激活胞质内的 TGF-β R Ⅰ。Smad 蛋白家族成员是细胞内 TGF-β 信号介导者，负责将 TGF-β 信号从细胞膜转入细胞核内，并激活靶基因的转录。

## 三、TGF-β 对骨骼肌损伤修复的调控

### （一）TGF-β 对肌卫星细胞增殖与分化的调控

TGF-β 可抑制肌卫星细胞的增殖和分化。MRF 是参与骨骼肌修复再生的一类重要因子，包括 MyoD、MYF5、Myog 和 MRF4 等。其中 MyoD 和 Myog 可作为肌卫星细胞增殖与分化的标志物分子，对调控损伤骨骼肌再生具有关键作用。TGF-β 对 MyoD 和 Myog 均具有抑制效应，从其机制来看，TGF-β 可通过重新编码肌肉细胞基因，抑制生肌细胞基因的表达，TGF-β1 可作用于 MRF 的碱性螺旋–环–螺旋（basic helix-loop-helix，bHLH）区域，降低其 DNA 的转录活性。研究表明，TGF-β1 可从基因和蛋白水平抑制 MyoD 的表达活性，并抑制 *Myog* 的转录活性。

### （二）TGF-β 对损伤骨骼肌纤维化的调控

骨骼肌损伤后，TGF-β 表达上调，参与了损伤修复的整个过程。损伤后第一阶段是炎症反应期，TGF-β 可募集更多的炎症细胞，强化炎症反应；在增殖期，TGF-β 可刺激细胞外基质的生成、血管再生和上皮形成；在成熟期，TGF-β 诱导成纤维细胞生成，促进伤口收缩愈合。

TGF-β 的致纤维化效应，已广为人知。TGF-β1 可上调 C2C12 成肌细胞中 SK-1，同时抑制 S1P 受体 S1PR 的表达，在诱导骨骼肌纤维化过程中起到关键作用。当发生较严重急性骨骼肌损伤时，TGF-β1 表达上调，骨骼肌出现纤维化修复，TGF-β 参与了骨骼肌急性损伤纤维化修复过程。另外，进行性假肥大性肌营养不良患者骨骼肌常常出现纤维化，同时伴有 TGF-β1 高表达，表明 TGF-β1 与进行性假肥大性肌营养不良患者骨骼肌纤维化的形成密切相关。其发生过程大致如下：肌肉营养不良发生后，肌肉开始变性，紧接着是肌肉逐渐坏死，炎症反应发生在坏死区域，局部病灶释放 TGF-β1，并通过激活细胞外基质和结缔组织增生引起纤维化。

# 第六节　低氧诱导因子

低氧诱导因子-1（hypoxia inducible factor-1，HIF-1）广泛存在于人和哺乳动物细胞中，是一种调控组织细胞氧稳态的关键性核转录因子，其表达和活性受到细胞氧浓度的严密调控。它能在生理性和病理性缺氧缺血的情况下，通过调控细胞能量代谢、血管发生、红细胞生成、细胞生存、细胞增殖和凋亡等生物学效应，使细胞适应低氧环境，从而得以生存或者走向凋亡。近年来研究表明，HIF-1 在骨骼肌功能调控中发挥了重要作用。

## 一、HIF-1 的结构

HIF-1 的稳定性及转录活性受到细胞中氧浓度的高度调控。HIF-1 是由氧调节性的 α 亚基和 β 亚基［芳香烃受体核转运蛋白（ARNT）］组成的异源二聚体，两种亚基同属 *bHLH* 基因序列和 PER-ARNT-SIM（PAS）家族蛋白。其中 HIF-1β 亚基属于结构性亚基，不受氧浓度的影响，在细胞核内稳定表达。而 HIF-1α（分子质量约 120kDa）亚基属于功能性亚基，位于细胞质中，对氧敏感，因此它的合成和稳定聚集是决定 HIF-1 活性的关键环节。在常氧浓度下，HIF-1α 半衰期很短（＜1min），在细胞内处于不断被合成和降解状态，因此在多数正常组织细胞中难以检测到。

## 二、HIF-1 的功能

缺氧条件下，HIF-1α 的羟基化作用被抑制，使其避免被蛋白酶体破坏，因此 HIF-1α 的稳定性和转录活性显著增加，在受到缺氧刺激时可以从非常低的水平快速积累，半衰期延长。细胞质中的 HIF-1α 稳定后向细胞核内转移并与 HIF-1β 形成异源二聚体，该二聚体与转录辅助激活因子 CBP/p300 形成具有转录活性的复合体，通过反式激活结构域（TAD）识别并结合下游基因启动子区的低氧反应元件（hypoxia-response element，HRE），启动下游基因转录，增加这些基因的蛋白产物，从而发挥多重生物学效应，如参与体内糖的能量代谢，红细胞生成，血管发生，核苷酸、氨基酸、铁、铜代谢，pH 调节，细胞存活及凋亡等。

## 三、HIF-1 对骨骼肌功能的调控

骨骼肌是机体主要的耗氧组织，在缺氧条件下，骨骼肌 HIF-1 表达水平和转录活性增加，从而使骨骼肌从能量代谢、血流动力学、组织学等方面对缺氧产生适应。

（一）调控骨骼肌能量代谢

**1. 抑制线粒体功能和骨骼肌糖脂有氧代谢能力**　HIF-1 可通过抑制线粒体生物合成和活化线粒体自噬来降低线粒体氧耗。离体实验研究表明，低氧引起的线粒体自噬呈 HIF 依赖性。缺氧时，HIF-1 诱导骨骼肌中 BCL-2/腺病毒 E18 19kDa 相互作用蛋白 3（BCL-2/adenovirus E18 19kDa protein-interacting protein 3，BNIP3）表达升高。它能诱导 BNIP3 与 Beclin-1 竞争性结合 BCL-2，促进 BCL-2/Beclin-1 复合体的解离，增加游离 Beclin-1 释放水平，游离 Beclin-1 能与多种蛋白质共同形成 PI3K，即 PI3K 复合体，该复合体能通过 PI3K/Akt 途径调节下游多种自噬相关蛋白在自噬前体结构中的定位，从而激活线粒体自噬的发生。

此外，HIF-1 通过诱导丙酮酸脱氢酶激酶 1（pyruvate dehydrogenase kinase 1，PDK1）限制丙酮酸进入三羧酸循环，从而抑制糖的氧化代谢；丙酮酸脱氢酶复合体可被 PDK1 磷酸化而失去活性，使丙酮酸不能进入线粒体内氧化脱羧生成乙酰辅酶 A。HIF-1 不仅抑制糖的有氧代谢，也可影响脂质有氧代谢能力。例如，HIF-1 可降低过氧化物酶体增殖物激活受体 α（peroxisome proliferator activated receptor α，PPARα）/视黄醇 X 受体复合物的 DNA 结合活性，后者是脂质氧化的一个主要调节因子；而骨骼肌 HIF-1α 缺陷小鼠的脂质氧化分解能力得到增强。缺氧也可抑制 C2C12 成肌细胞肌管 HIF-1 依赖途径中的 PGC-1α 信号通路。PPARα 和 PGC-1α 是脂肪酸代谢的主要调节因子，因此缺氧时 HIF-1 高表达，可减少骨骼肌中脂肪酸活化、转移至线粒体能力和氧化磷酸化能力。

**2. 提高骨骼肌糖酵解能力**　在缺氧情况下，骨骼肌细胞中葡萄糖从有氧代谢转变为不需氧参与的糖酵解。肌细胞缺氧时，呼吸链中多种酶的基因表达水平降低，而糖酵解酶相关基因表达增加，如 HIF-1 可上调 11 种糖酵解酶的表达[醛缩酶 A、醛缩酶 C、烯醇化酶 1、3-磷酸甘油醛脱氢酶、己糖激酶（hexokinase，HK）1、HK2、乳酸脱氢酶（lactate dehydrogenase，LDH）、磷酸果糖激酶、磷酸甘油酸激酶 1、丙酮酸激酶、磷酸丙糖异构酶]，这有助于提高葡萄糖摄取和通过快速糖酵解产能，从而弥补细胞产能的不足。而当细胞处于 1% O$_2$ 时，低氧可诱导多种糖酵解基因如 GLUT-1 和 GLUT-3、HK1 和 HK2、乳酸脱氢酶 A（lactate dehydrogenase A，LDHA）、3-磷酸肌醇依赖性蛋白激酶（3-phosphoinositide dependent protein kinase，3-PDK）等表达，HIF-1 的结合位点和这些酶的启动子转录激活时

被暴露，HIF-1 通过识别结合这些位点来激活这些酶基因，从而诱导糖酵解酶的合成，提高糖酵解的能力以维持能量生成。

（二）调控骨骼肌修复再生

研究表明，HIF-1α 和 HIF-2α 过表达能促进小鼠心脏和兔缺血骨骼肌的血管生成。笔者团队前期研究表明，骨骼肌发生挫伤等急性损伤时，骨骼肌中 HIF-1 表达显著上调，同时氧化应激因子还原型烟酰胺腺嘌呤二核苷酸磷酸（reduced nicotinamide adenine dinucleotide phosphate，NADPH）氧化酶关键亚基 gp91phox 的 mRNA 和蛋白均呈高丰度表达，表明骨骼肌急性挫伤时，血管破裂，骨骼肌处于高度氧化应激状态。骨骼肌损伤后 HIF-1 表达上调有其积极意义，研究显示，HIF-1 与骨骼肌血管生成有密切关系。骨骼肌损伤修复需要毛细血管再生，为受损区域供给养分和氧气，从而完成修复。而 HIF 高表达，常可诱导 VEGF 的转录，VEGF 上调有助于血管重建，从而促进骨骼肌修复再生。

（三）调控骨骼肌胰岛素抵抗

研究表明，HIF-1α 在糖尿病中表达下调，且功能异常。糖尿病骨骼肌病变时异常的 HIF-1α 可能通过调控降低下游靶基因 VEGF 和 bFGF 水平，引起骨骼肌微血管病理变化，导致骨骼肌血流受阻、供氧和底物不足；降低 GLUT-4 和 AMPK 水平，引起糖脂代谢途径紊乱。

# 第七节　肌生成抑制蛋白

肌生成抑制蛋白（myostatin，MSTN），是 TGF-β 超家族的一个分泌型生长因子，因其对骨骼肌质量的负调控作用而得名。研究表明，MSTN 除了对骨骼肌具有负调节作用外，还参与了脂肪细胞的生长、分化和代谢调控。此外，还可以调节哺乳动物骨骼肌生长发育及参与损伤再生。近年来，MSTN 作为一种新的治疗靶标，引起了越来越多的重视。在骨骼肌萎缩过程中，MSTN 起着重要的负调节作用，长期锻炼者骨骼肌中 MSTN 分泌减少，肌肉生长不受抑制，表现为肌肉发达，而缺乏锻炼者则反之，表现为肌肉萎缩。有实验证明较大强度的跑步练习及急性抗阻训练都会减少啮齿类动物和人类的 MSTN mRNA 表达，而抗阻训练会对 MSTN 产生更显著的长期抑制作用。因此，通过运动锻炼抑制 MSTN 是对抗肌肉萎缩的重要方法。然而，对于一些自身活动受限或者先天性遗传肌病患者，无法实现有效的运动锻炼，此时采用一种有效的生物技术干预方法很有必要。研究表明，使用转基因方式或拮抗剂抑制 MSTN 功能，可提高骨骼肌质量，抵抗骨骼肌萎缩，对病情有较明显改善作用。上述研究提示，MSTN 对骨骼肌质量具有重要调节作用，正逐步成为多种肌病的治疗靶标。但骨骼肌中 MSTN 是否还有其他作用，仍不得而知；其作为治疗靶标的安全性和有效性如何，也有待进一步研究。因此，本节对骨骼肌中 MSTN 的作用进行了系统总结，追踪 MSTN 治疗多种肌病的相关进展，以期为骨骼肌相关疾病的临床治疗提供新的思路。

## 一、MSTN 的结构特点

McPherron 等在 1997 年根据 TGF-β 超家族的保守区设计了一对引物,用聚合酶链反应(PCR)的方法扩增出一个约 280bp 的新产物,用该产物作为探针筛选小鼠骨骼肌 cDNA 文库,得到一个 cDNA 序列。分析表明该 cDNA 中只有一个可读框(open reading frame,ORF),共编码 376 个氨基酸,当时称它为生长分化因子-8(growth differentiation factor-8,GDF-8)。随后越来越多的研究人员关注 GDF-8 基因,发现 GDF-8 对骨骼肌生长具有抑制作用,后来人们将其正式命名为肌生成抑制蛋白(MSTN)。

MSTN 主要在骨骼肌中表达,在其他组织中也有少量表达,通过释放到循环系统中发挥其生理功能。MSTN 基因全长 6.7kb,由 3 个外显子和 2 个内含子组成,在不同的物种中具有很高的同源性。MSTN 是 TGF-β 超家族的一个新成员,与其他家族成员间有很低的同源性(最高为 45%),但与 TGF-β 超家族的其他成员一样,MSTN 编码的前体蛋白由三部分组成:N 端信号肽、N 端前导肽和 C 端成熟肽。N 端信号肽可以引导 MSTN 蛋白以自分泌的方式分泌到胞外,由于 N 端前导肽与 MSTN 蛋白以非共价的形式相结合,MSTN 蛋白在血液中通常处于失活状态,但金属蛋白酶可以切掉 N 端前导肽,使 MSTN 蛋白激活。MSTN 前体蛋白要经过两次水解作用才能形成成熟的 MSTN 蛋白;第一次水解去掉 N 端信号序列,第二次水解形成具有与受体结合能力的 C 端片段。水解后,前导肽和双硫键连接的 C 端二聚体仍然以非共价形式结合,蛋白处于失活状态。金属蛋白酶的骨形成蛋白 1 切掉 N 端前导肽后,才产生由 109 个氨基酸组成的成熟 MSTN 蛋白,它可与细胞膜受体结合,从而调节骨骼肌功能。

## 二、MSTN 对骨骼肌的调控作用

### (一)MSTN 可调控骨骼肌质量

啮齿类动物研究发现,MSTN 主要在骨骼肌、肌节发育阶段显著表达。这种独特的表达模式表明,MSTN 可能参与了骨骼肌发育过程及其功能调节。研究发现,与野生型小鼠相比,MSTN 基因敲除小鼠骨骼肌质量显著增加,且肌肉质量的增加主要是由肌纤维肥大和增生引起的。敲除 MSTN 基因引起骨骼肌质量增加这一现象在雌性和雄性动物中都能观察到。此外,通过转基因手段使 MSTN 结合蛋白过表达或诱导 MSTN 突变,都可增加骨骼肌质量,并且研究发现这些小鼠骨骼肌质量增加是由肌肉增生导致的,而非骨骼肌肥大。这些转基因动物数据表明,MSTN 在骨骼肌发育过程中发挥了重要的调节作用。

MSTN 对肌肉质量的影响是持久的,甚至贯穿动物的整个生命周期。MSTN 除了在胚胎发育阶段发挥作用,还能调控成年动物骨骼肌质量。例如,通过给予 MSTN 拮抗剂或部分敲除 MSTN 的小鼠,发现这些方法使肌肉质量增加是由骨骼肌肥大引起的,而非骨骼肌增生。这些数据表明,MSTN 可以在动物的胚胎发育阶段和成年阶段发挥作用,并且主要通过影响肌纤维肥大或增生来调节骨骼肌质量。

### （二）MSTN 调节骨骼肌纤维化

近期研究表明，MSTN 除了可调节骨骼肌质量，还可以诱导成纤维细胞增殖并调节骨骼肌纤维化。骨骼肌纤维化是包括肌营养不良症在内的骨骼肌慢性退行性疾病的主要特征之一。在这些疾病中，肌纤维在变性和再生的连续作用下，由成纤维细胞所产生的 ECM 沉积增多。ECM 的过度积累导致肌纤维与毛细血管及其他肌细胞分离，肌纤维收缩和再生减少。在急性肌肉损伤中，成纤维细胞被激活后进行增殖和产生 ECM，并伴随着损伤的消退而发生凋亡。然而，在慢性肌肉疾病中，损伤修复过程是失调的。活化的成纤维细胞继续增殖和重塑 ECM，通过释放各种细胞因子形成一个渐进性并自我延续的过程，即骨骼肌纤维化，而纤维化治疗则是治疗肌营养不良的重要一环。

MSTN 是肌肉生长的内源性调节器，体内及体外的研究发现，它可以直接刺激成纤维细胞的增殖和 ECM 蛋白的表达。研究表明，肌成纤维细胞分泌功能性 MSTN，通过 ActRⅡB 诱导增殖。这一过程和其他 TGF-β 家族成员一样通过激活 Smad 信号通路，以及延迟 p38-MAPK、PI3K/Akt / mTOR 信号通路的激活，来调节成纤维细胞的增殖。在虎蛇毒素注射引起的胫骨前肌损伤和腓肠肌撕裂伤模型中，*MSTN* 敲除小鼠与野生型小鼠相比不仅肌肉再生更快、更彻底，而且纤维化面积更小。用 MSTN 中和抗体和修饰后的 MSTN 前肽对 mdx 小鼠进行治疗，肌纤维化面积也明显减少。这些急慢性损伤的模型中，在 MSTN 缺失的情况下都观察到了骨骼肌纤维化减少，表明 MSTN 可以调节骨骼肌纤维化。

### （三）MSTN 调控骨骼肌脂肪生成

MSTN 除了调控骨骼肌的生长外，还能够调控脂肪的形成。虽然发现 MSTN 主要存在于骨骼肌中，但在对脂肪组织的研究中也发现 MSTN 的存在，且其对前体脂肪细胞的分化有负调节作用。以 C3H10T（1/2）为代表的多能干细胞系及以 3T3-L1 为代表的前体脂肪细胞系常用于 MSTN 调控脂肪细胞增殖与分化的研究。研究表明 MSTN 可能会诱导 C3H10T（1/2）干细胞系前期向脂肪前体细胞分化，但后期却抑制其向成熟脂肪细胞分化。而 MSTN 则抑制 3T3-L1 前体脂肪细胞系向成熟脂肪细胞分化。

然而，肌肉组织中的脂肪细胞由肌肉中不同干细胞分化而来，其中包括脂肪源性干细胞（adipose-derived stem cell，ADSC）及肌卫星细胞，并且两者都具有成脂分化能力。研究表明，MSTN 抑制肌卫星细胞而不抑制脂肪源性干细胞的脂肪形成能力。但 MSTN 在这两种细胞类型中调节脂肪生成的不同机制还不得而知。PPARγ 和 MyoD 是脂肪和肌肉细胞形成过程中影响脂肪形成的两个关键转录因子。PPARγ 是 PPAR 家族中最具有脂肪专一的亚型，是体内脂肪形成的必需转录因子。到目前为止，在 PPARγ 缺失的情况下，并未发现其他任何可以促进脂肪形成的转录因子。在肌肉组织中，MSTN 则负调节 MyoD，通过下调 MyoD 来调节肌卫星细胞的增殖及阻止成肌细胞向肌管分化。最新体外实验表明，通过 MSTN 对肌卫星细胞和 ADSC 进行诱导，并对两种细胞中 *PPARγ* 和 *MyoD* 的 mRNA 表达、蛋白水平及 CpG 岛甲基化水平进行分析，得出在脂肪形成及 MSTN 分泌的环境中，MSTN 诱导 PPARγ 和 MyoD 的表达使 ADSC 具有形成脂肪的能力。相反，在肌卫星细胞中，

MSTN 抑制 PPARγ 和 MyoD 的表达，因此抑制脂肪形成。由此推测，MSTN 在调控肌卫星细胞和 ADSC 成脂分化中具有不同的作用可能是通过差异调节 PPARγ 和 MyoD 来实现的。

### （四）MSTN 影响骨骼肌能量代谢和运动能力

作为重要的代谢平衡调控因子，MSTN 不仅影响骨骼肌能量代谢，而且对骨骼肌肌力及肌纤维类型的改变也有一定的作用。研究表明，*MSTN* 敲除小鼠趾长伸肌及比目鱼肌中Ⅱa 型肌纤维含量均减少，而Ⅱb 型肌纤维含量增多，这可能是 *MSTN* 敲除抑制肌细胞增强因子 2C（myocyte enhancer factor 2C，MEF2C）的同时增加 MyoD 的表达造成的。与观察到的骨骼肌结构变化相对应的是，骨骼肌中线粒体数目、琥珀酸脱氢酶的活性均降低，运动过程中耗氧量及能量消耗增加，并且极易疲劳，骨骼肌的代谢由有氧氧化类型向糖酵解类型转变。

在 MSTN 缺乏的情况下观察到的骨骼肌代谢失调的分子机制可能是 MSTN 在 PPAR 转录调节的信号级联上游起作用，由 MSTN 的缺失导致骨骼肌氧化代谢类型的转变。实验表明，在野生小鼠中，具有显著氧化特性的比目鱼肌要比具有显著糖酵解型的趾长伸肌的*PPAR β/δ*、*PPARα* 及 *PPARγ* 的 mRNA 表达水平高 2～3 倍。而无论是 *MSTN* 敲除小鼠，还是通过转基因方法使骨骼肌中 MSTN 过表达的成年野生小鼠，其比目鱼肌都出现迅速疲劳的现象，并且比目鱼肌 *PPAR* mRNA 水平降到野生型小鼠趾长伸肌的水平。同时，趾长伸肌的 *PPAR* mRNA 水平降到比野生型小鼠趾长伸肌更低的水平。因此，这些研究表明，抑制 MSTN 可降低骨骼肌氧化代谢水平，且这一作用与肌纤维类型变化无关，而可能是通过 PPAR 信号通路发挥作用的。总之，MSTN 赋予骨骼肌高的有氧代谢能力、抗疲劳能力，并能影响肌肉质量和肌肉力量，即参与调节骨骼肌能量代谢与耐力之间的微妙平衡。

## 三、MSTN 的临床价值

骨骼肌可以对不断变化的环境刺激做出反应，逐步产生一系列的代谢变化和形态适应，使其本身能够更好地满足持续体力活动的需求。研究表明，肌肉萎缩与骨骼肌分解代谢状态紧密相连，其特点是肌原纤维蛋白含量减少，这不仅引起骨骼肌质量下降，而且导致骨骼肌功能衰退。目前公认的观点是 MSTN 在骨骼肌萎缩中具有重要作用，其对骨骼肌质量的控制已被大量实验证明。而越来越多的研究表明，抑制 MSTN 可以增加骨骼肌质量，因此，MSTN 已成为治疗骨骼肌相关疾病的新靶标。

### （一）抑制 MSTN 治疗肌肉退行性疾病

与年龄相关的骨骼肌肌少症常引起跌倒、骨折甚至死亡的严重后果。增加肌肉质量可能是治疗肌少症等肌肉退行性疾病的有效策略，而抑制 MSTN 功能是行之有效的手段之一。研究表明，中年男性和女性血清中 MSTN 水平比年轻的男性和女性更高，肌肉质量与血清中 MSTN 蛋白浓度呈负相关。在人类中，与年龄相关的肌肉流失可能涉及多个信号转导通路，其机制尚未明确。同样，在老年大鼠中，*MSTN* mRNA 及蛋白水平均明显升高。这些研究表明 MSTN 参与了年龄相关的肌肉萎缩。而且无论是成年小鼠还是已经 21 个月的老年小鼠，对其进行 *MSTN* 敲除或者采用 MSTN 中和抗体或 MSTN 抑制剂都可以增加肌肉质量，并且有利于提高肌肉再生能力及减缓肌肉功能的衰退，这为通过抑制 MSTN 治疗肌少症提供了理论依据。当前已有多种用来阻断或抑制 MSTN 功能的方法，如 *MSTN* 基因敲除、使用 MSTN 中和抗体、借助腺相关病毒 8（adeno-associated virus8，AAV8）介导的 MSTN 前肽基因，以及通过将 MSTN 前肽融合到 IgG-Fc 上而使之失活的药理学阻断方法等，这些方法在治疗肌少症方面具有广阔的应用前景。

## （二）抑制 MSTN 治疗遗传性肌病

进行性假肥大性肌营养不良（Duchenne muscular dystrophy，DMD）与肌少症不同，是由抗肌萎缩蛋白突变导致的一种隐性遗传病，其治疗在医学上还是一个难题。研究表明，成肌细胞移植可以促进肌营养不良肌纤维内抗肌萎缩蛋白基因表达，通过拮抗剂卵泡抑素阻断 MSTN 信号可增加成肌细胞移植成功率。但成肌细胞移植后，成肌细胞持续再生时间较短，使细胞移植的成功率大大下降，混合肌纤维的数量也减少。而 ActR Ⅱ B 作为 MSTN 的高亲和力受体，在 mdx 小鼠中利用携带 ActR Ⅱ B 显性负突变体的慢病毒阻断 MSTN 的活性，增加了成肌细胞的增殖和融合，从而提高了成肌细胞移植的成功率。

此外，纤维化是肌营养不良症的重要标志，在以往的试验中，如以 mdx 小鼠作为进行性假肥大性肌营养不良和贝克肌营养不良模型，在 MSTN 缺失或者后天抑制 MSTN 的情况下，发现 *MSTN* 敲除的 mdx 小鼠与 mdx 同窝幼畜相比，肌肉质量增加，膈肌较少出现纤维化。新的研究表明，MSTN 可以调节肌营养不良模型中成纤维细胞的增殖，并通过 Smad 和 MAPK 信号减弱成纤维细胞凋亡。在衰老的 mdx 小鼠中，通过 ActR Ⅱ B-mFc 药理学抑制 MSTN 可以显著增加肌成纤维细胞凋亡的数量，并可逆转骨骼肌纤维化。这一发现不仅有利于理解肌营养不良症的发病机制，也有利于开发治疗这些疾病的新疗法。总之，有效抑制 MSTN 可能是治疗肌营养不良症等遗传性肌病的一个很有前途的治疗方法。

## （三）抑制 MSTN 治疗恶病质造成的肌肉流失

除了肌肉退行性疾病，其他造成肌肉流失的相关疾病，如癌症、艾滋病、慢性阻塞性肺疾病和慢性心力衰竭等可能也与 MSTN 的表达相关。这些疾病伴发的恶病质的共同特点就是 MSTN 表达上调，骨骼肌流失严重。在这些造成肌肉损失的相关恶病质中，通过抑制 MSTN 的表达，都能起到减少肌肉损失的作用。例如，在肿瘤恶病质小鼠中，利用药理学方法阻断 ActR Ⅱ B 通路从而阻断 MSTN 信号，不仅减少了肌肉损失，而且延长了肿瘤恶病质小鼠的生存时间。最近对越来越多恶病质患者的研究表明，无论是通过药理学方法阻断 MSTN 还是通过运动的方法减少 MSTN 的表达，都能够对恶病质造成的肌肉损失产生积极影响。

综上所述，阻断 MSTN 的治疗方法对于治疗肌肉损失相关疾病有积极影响。同时，MSTN 也有抑制肌卫星细胞脂肪形成的能力，并可增加骨骼肌氧化代谢，从而提高机体运动耐力。因此，在研究 MSTN 阻断疗法时，应考虑 MSTN 对骨骼肌能量代谢和运动能力的影响。

## 四、小结

MSTN 是 TGF-β 超家族的一员，主要在骨骼肌中表达，对其功能的研究表明，MSTN 具有抑制骨骼肌质量、促进骨骼肌纤维化和调节骨骼肌中脂肪组织形成、影响骨骼肌能量代谢及运动能力等多重作用。近年来，用转基因或使用阻断剂的方法抑制骨骼肌中 MSTN 的功能，来治疗肌肉退行性疾病、遗传性肌病、恶病质造成的肌肉流失等多种肌病，取得了较理想的效果，表现为骨骼肌质量增加、纤维化减少、生存时间延长等。但其作用机制仍未阐明，对人类是否有同样效应也不得而知。总之，MSTN 已经成为治疗骨骼肌相关疾病的新靶标，在治疗骨骼肌相关疾病上具有广阔的应用前景，深入研究其作用机制及开展临床干预是后续工作的重点。

# 第八节　白细胞介素-6

白细胞介素-6（interleukin-6，IL-6）是一种重要的细胞因子，可由骨骼肌等多个组织或细胞分泌，具有广泛的生物学功能，参与对机体组织细胞生长、分化和功能的调节。作为重要的细胞免疫因子之一，IL-6 在炎症反应中激活与调节免疫细胞，介导 T、B 细胞活化、增殖和分化。近年来研究表明，在骨骼肌损伤和修复过程中，除了炎症细胞外，骨骼肌细胞也能分泌 IL-6，IL-6 除了介导损伤后的免疫反应，还与骨骼肌损伤修复密切相关。

## 一、骨骼肌中 IL-6 的表达

离心运动可促进骨骼肌 IL-6 的产生和释放，早期认为这主要与肌纤维受到机械性牵拉损伤有关。肌肉损伤刺激机体细胞大量分泌和释放 IL-6 等细胞因子，诱导白细胞向局部损伤部位聚集，促进其对异物的吞噬。

此外，笔者团队前期通过使用 16.8g 钢珠从 1m 高处落下造成小鼠腓肠肌挫伤，然后在伤后不同时间点观察受损腓肠肌中 IL-6 表达的变化。结果发现，与未受伤对照组相比，IL-6 在伤后 6h 达到峰值（上调 40 多倍），伤后 12h 和 1d 均处于显著上调阶段，从伤后 5d 开始至伤后 21d 处于较低表达水平阶段，与未受伤时无显著差异。

## 二、IL-6 发挥作用的信号途径

IL-6 通过一个双链系统作用于靶细胞，其受体由两部分组成，分别是 80kDa 的受体 IL-6R 和信号转导分子 gp130，后者是 IL-6 家族共用的受体。IL-6 与受体结合后形成异六聚体模式，通过 gp130 的二聚化引起胞内信号转导。

IL-6 在胞内通过 JAK/STAT 信号转导通路和 Ras/MAPK 级联途径发挥多种生物学效益。在 JAK/STAT 信号转导通路中，JAK 激酶通过激活相应的 STAT，特别是 STAT3 来进一步激活核内相应基因的转录。该信号通路在激活的肌卫星细胞、增殖的成肌细胞和再生的肌纤维中会被激活。骨骼肌受伤后，IL-6 表达上调，再生肌肉中 STAT3 被激活。STAT3 的活化对激活的肌卫星细胞、增生的成肌细胞和已存在的肌纤维起到保护作用，同时防止肌原纤维在增生早期进行分化，从而有助于损伤骨骼肌的修复。

## 三、IL-6 对骨骼肌质量的调控

骨骼肌中 IL-6 对骨骼肌质量有多重作用，这可能与其表达量有关。基因敲除及细胞培养实验表明，IL-6 对于肌卫星细胞调节骨骼肌肥大有重要作用。骨骼肌在受到促肥大相应刺激时，可诱发局部和短暂的 IL-6 的表达和释放。在体研究中，骨骼肌产生的 IL-6 能够调节肌肉生长。而在 IL-6 基因缺失大鼠模型中，IL-6 基因缺失阻碍了肌纤维面积的增加。同时，外源性增加 IL-6 能够减少由 IL-6 基因缺陷导致的不足。更重要的是，生长的卫星细胞产生的 IL-6 同样刺激肌原纤维增殖和移行，说明 IL-6 在肌肉生长过程中以自分泌和旁分泌方式起作用。这些研究表明 IL-6 可能在骨骼肌肥大过程中发挥重要作用。

但值得注意的是，在体注射 IL-6 却能引起正常肌肉的萎缩，表现为肌原纤维蛋白流失 17%，核糖体 p70S6K 的磷酸化水平下降 60%，STAT5 的磷酸化水平下降 33%，而 STAT3 的磷酸化水平提升了 2 倍。同时，恶病质时骨骼肌出现萎缩，且出现全身高水平的 IL-6 表达。这提示非生理水平的 IL-6 对骨骼肌质量有负向影响。

# 第九节 一 氧 化 氮

一氧化氮（nitric oxide，NO）是由血管内皮细胞产生并释放的血管舒张因子，是在一氧化氮合酶（nitric oxide synthase，NOS）催化下，由左旋精氨酸（L-arginine，L-Arg）与活性氧分子作用而产生。NO 作为内皮源性松弛分子首次发现于 1987 年，除了具有舒张血管的作用外，NO 还具有多重生理功能，如参与学习、记忆、内分泌调节、炎症和免疫反应，维持血管稳态和参与神经信号传递等。最近研究表明，骨骼肌也可产生 NO，其作为内源性调节剂，具有多重生物学效应，参与了对骨骼肌代谢与功能的调控。此外，NO 在 2 型糖尿病、肌营养不良症、骨骼肌损伤修复中均具有重要作用，提示其具有重要的临床应用价值。为探索骨骼肌中 NO 的作用及其临床价值，本节对国内外文献进行了梳理，以期为治疗骨骼肌相关疾病提供新的药物靶点，为医学实践提供有价值的参考。

## 一、NO 的理化性质与生物学活性

（一）NO 的理化性质

NO 是一种气态的、无机的、不带电的双原子分子，具有脂溶性，极易通过细胞膜，可在细胞内外自由扩散，因此化学性质十分活跃。它的半衰期很短，不能以自由形式存在，一般根据需要参与特定的生物反应。

（二）NO 的生物学活性

NO 可促进血管舒张，改善血供。正常情况下心血管系统中 NO 主要由内皮细胞合成和分泌，可抑制血小板黏附和聚集，防止血液凝固，还可抑制肾上腺素等物质产生的血管收缩作用，舒张血管平滑肌细胞，扩张血管，改善缺血组织周围的血供。

NO 参与机体非特异性免疫。一般认为 NO 的产生常伴有免疫功能的抑制，表现为淋巴细胞有丝分裂减慢、巨噬细胞功能低下、淋巴细胞增殖减慢、抗体生成及多种细胞因子的分泌受抑等。同时，NO 也可通过非特异性杀灭细菌、真菌及寄生虫等病原体和瘤细胞而增强非特异性免疫功能。

NO 参与大脑的学习记忆过程。海马某些区域在受到重复刺激后可产生一种持续增强的突触效应，称为长时程增强，这是学习和记忆的分子基础。NO 参与了长时程增强，正常生理浓度的 NO 对保持记忆有一定的益处。

NO 既是信使分子，又具有细胞毒性。生理条件下 NO 是机体内多种生理过程的重要信号分子，但过量生成的 NO 却有明显的细胞毒性。NO 可与超氧阴离子（$O_2^-$）生成多种衍生物，如 NO 与 $O_2^-$ 生成 $ONOO^-$ 自由基，$ONOO^-$ 很容易分解成 $\cdot OH$，而 $ONOO^-$、$\cdot OH$ 氧化性极强，具有极大的细胞毒性，可造成细胞膜、蛋白质、酶类、核酸的损伤。

## 二、骨骼肌中 NO 的产生

NO 除了由血管内皮细胞产生外，骨骼肌细胞也可生成，如静息状态下，大鼠趾长伸肌可产生 NO，完整骨骼肌胞液内也可检测到 NO 的存在。骨骼肌中 NO 的产生和分布与活性氧类似，如反复的肌肉收缩可增加活性氧活性，同时也可使 NO 产生量增加 50%～200%。

骨骼肌中 NO 的生成受多种因素影响。NO 易与活性氧发生电子交换反应，并且竞争同一个反应部位，因此骨骼肌内 NO 的生成易受活性氧的影响。此外，运动可促进骨骼肌中 NO 的产生，如单次中等强度运动可促进骨骼肌中 NO 的生成，其原因可能是运动促使 NOS 活性增加，也可能是运动时骨骼肌中血流重新分配，导致骨骼肌内剪切应力增加，从而使内皮细胞和其他细胞产生 NO 增加。长期耐力训练可通过上调 *NOS* 基因表达增强骨骼肌 NO 生成能力。

## 三、骨骼肌中 NO 的功能

（一）NO 可调控骨骼肌血流量

众所周知，运动可促进骨骼肌血流量增加，其机制可能有如下两方面：其一，运动骨骼肌肌肉泵的作用；其二，运动诱导血管 NO 生成增加，扩张血管，保障了骨骼肌的供血。如果用 NOS 抑制剂 L-NMMA 对骨骼肌进行处理，可使安静组骨骼肌血流量降低 40%，使运动组骨骼肌血流量出现更明显的下降。这表明运动促进内皮依赖性舒张可能是通过骨骼肌内源性 NO 介导的，即 NO 在骨骼肌血流量调控中发挥了重要作用。虽然运动可使骨骼肌血流增加，但不同运动强度和不同类型的运动中，骨骼肌中 NO 如何调控血流变化仍不得而知，有待进一步研究。

### （二）NO 可调控骨骼肌代谢状态

骨骼肌代谢状态是影响骨骼肌功能的重要因素。研究表明，NO 可通过影响骨骼肌内的糖转运和氧消耗来调节骨骼肌代谢状态。

**1. 促进葡萄糖摄取**　研究表明，提高体内 NO 水平可增加骨骼肌 GLUT-4 转运，促进骨骼肌对葡萄糖的转运和摄取。例如，从健康人体股动脉中注入硝普钠（SNP，一种血管扩张剂，促进血管内皮细胞释放 NO），可增加骨骼肌葡萄糖的基础摄取水平。此外，从骨骼肌局部注射 SNP 也可提高骨骼肌对葡萄糖的摄取和转运。相反，若在运动期间向股动脉注射 NOS 抑制剂 L-NMMA，骨骼肌摄取葡萄糖的能力则显著下降，但 L-NMMA 并不能抑制胰岛素引起的葡萄糖转运增加。这表明在运动或安静状态下，葡萄糖转入骨骼肌至少有两条途径：NO 途径和胰岛素途径，但 NO 促进葡萄糖转运的具体机制仍不清楚，现有研究表明这两条途径发挥作用的机制并不相同，NO 促进葡萄糖转运并非通过提高骨骼肌血流量来实现，具体机制仍有待深入研究。

**2. 调节耗氧量**　NO 作为一种代谢调节分子，可通过调节组织氧耗来影响组织代谢效率。如给予安静状态的犬 NOS 抑制剂后，其总体摄氧量和耗氧量均增加。对骨骼肌局部的研究显示，使用 NOS 抑制剂 L-NAME 后，骨骼肌耗氧量增加，但并不增加机体总耗氧量。NO 不仅对安静状态耗氧量具有调节作用，同时也可以调节运动状态下氧的消耗，如给予运动中的犬 NOS 抑制剂，可增加运动时外周组织对氧的摄取。但 NO 如何调节氧耗的机制仍不清楚，多数学者认为 NO 可能是通过调控线粒体的功能实现的，其确切机制仍有待进一步研究。

**3. 调节线粒体生物合成**　调节线粒体生物合成的信号通路有多种，它们之间紧密联系、相互协调，形成一套复杂的信号调控网络体系。其中，PGC-1α 在调节线粒体生物合成中具有重要作用。研究显示，NO、cGMP 浓度增加可促进细胞中线粒体的生成，NO 可通过 NO/sGC/cGMP 信号途径调控 PGC-1α 转录，进而调节线粒体生物合成。此外，AMPK 可能也参与了线粒体的生物合成。有人用阿卡地新（AICAR）孵育 L6 肌管，结果发现，L6 肌管中 AMPK 被激活，肌管线粒体合成增加，并伴随着细胞色素 c 氧化酶、PGC-1α 表达的增加。若用 NOS 抑制剂 L-NAME 处理细胞，线粒体生物合成减少。以上研究表明，NO 可能通过调节 AMPK 的活性影响线粒体生物合成。

**4. NO 影响骨骼肌收缩功能**　骨骼肌收缩功能受 NO 的影响。Kobzik 等将离体大鼠膈肌纤维束放在 Krebs-Ringer 缓冲液中（pH=7.4），调整到最适长度后，将肌肉的两端固定，用 15～150Hz 的刺激频率刺激肌肉，使肌肉产生亚极限强直收缩，并用仪器记录肌肉的收缩力量，绘制收缩力量-刺激频率关系曲线。加入 NOS 阻断剂后，收缩力量-刺激频率关系曲线向左移动，即 NOS 阻断剂提高了肌肉亚极量强直收缩的力量；加入 NO 供体后，收缩力量-刺激频率关系曲线向右移动，即 NO 供体能够逆转这种作用。这表明内源性的 NO 对未疲劳的骨骼肌收缩具有较强的抑制作用。对 NO 影响骨骼肌收缩功能机制的研究表明，NO 可通过作用于神经肌肉接头，降低肌肉单次收缩时的最大力量。但运动状态下，NO 对骨骼肌收缩功能的影响不同于安静状态。运动时，持续的肌肉收缩可产生大量的活性氧自由基，NO 与自由基作用形成 $ONOO^-$，自由基远离质膜 cGMP 的金属离子中心，向胞内移动，作用于肌质 $Ca^{2+}$ 通道的还原性巯基，诱发 $Ca^{2+}$ 释放，升高胞质 $Ca^{2+}$ 浓度，进而促进肌肉收缩。因此，NO 对骨骼肌收缩具有多重影响，可能与骨骼肌所处状态有关。

**5. NO 调节骨骼肌中脂肪沉积** 研究表明，NO 可调节骨骼肌内的脂肪沉积，提高 NO 水平可减少血小板源性生长因子受体 α（platelet derived growth factor receptor α，PDGFRα）阳性细胞的数量和骨骼肌中的脂肪沉积。对其作用机制的研究表明，NO 可通过影响 miR-133a（调节胶原 1A1 表达）和 miR-27b（抑制脂肪分化，控制 PPARγ 的表达）表达调控脂肪沉积。上述研究表明 NO 给药可抑制骨骼肌中的脂肪沉积，NO 可能成为阻断骨骼肌脂肪沉积、改善和治疗相关疾病的药物靶点。

## 四、NO 的临床应用价值

随着人们对 NO 在血压血流调控、血小板凝集及神经信号传递等中生物功能的认识，以及对有关 NO 供体药物的进一步研究，NO 已用来治疗多种人类疾病，如硝酸甘油（可促进 NO 生成）是治疗突发性心绞痛的有效药物，临床应用已有多年历史。同时，NO 因具有调控骨骼肌血流、代谢状态及脂肪沉积的作用，通过干预 NO 来治疗多种骨骼肌相关疾病展现出了较好的应用前景。

### （一）NO 与糖尿病

糖尿病是一种以血糖升高为基本特征的代谢紊乱疾病，大体可分为 1 型糖尿病（type 1 diabetes mellitus，T1DM）和 2 型糖尿病（type 2 diabetes mellitus，T2DM）两大类型，其中 90%以上的患者是 T2DM。T2DM 的病因和发病机制目前尚不明确，其主要的病理学特征为胰岛素调控葡萄糖代谢能力下降[胰岛素抵抗（insulin resistance，IR）]伴随胰岛 B 细胞功能缺陷所导致的胰岛素分泌减少（或相对减少）。其中 IR 主要发生于骨骼肌、脂肪、肝脏等外周靶组织，也是葡萄糖代谢的主要部位。因此以骨骼肌为靶点寻找预防或治疗 T2DM 的方法显得尤为重要。

NO 具有复杂的生理功能，且在病理和生理情况下发挥双向作用，其在 T2DM 发病机制中的作用已成为医学领域研究的热点。研究表明，生理浓度的 NO 对维持正常的葡萄糖摄取具有非常重要的作用，但高浓度的 NO 则可促进骨骼肌 IR。例如，高脂饮食诱导的小鼠骨骼肌中诱导型一氧化氮合酶（inducible nitric oxide synthase，iNOS）呈高度表达并发生 IR，而 *iNOS* 基因剔除的小鼠则不发生高脂饮食诱导的 IR，表明高脂饮食诱发骨骼肌 IR 过程中 NO 可能发挥了关键作用。人类的情况类似，T2DM 患者的骨骼肌中 iNOS 蛋白表达上调并伴随 NO 浓度大幅升高。骨骼肌中 NO 浓度过高可通过增强翻译后蛋白质巯基亚硝基化，破坏细胞成分并扰乱新陈代谢过程，从而对胰岛素依赖的葡萄糖摄取产生负面影响。因此有理由认为，NOS/NO 信号通路与 T2DM 的发生、发展密切相关。

基于 NO 在骨骼肌 IR 中的重要作用，有学者尝试通过干预 NO 生成来治疗糖尿病。结果发现，NO 供体可减弱骨骼肌细胞胰岛素刺激的葡萄糖摄取，使健康年长个体发生 IR。相反，iNOS 抑制剂氨基胍（aminoguanidine，AG）则可抑制遗传性肥胖糖尿病（fa/fa）大鼠发生高血糖，以及降低遗传性肥胖糖尿病（db/db）小鼠的血液葡萄糖水平，这表明通过抑制 NO 过量生成可有效改善糖尿病症状。

综上所述，NO 与 T2DM 的发生、发展有着密切关系，因此，深入研究 NO 致糖尿病的机制，并利用 NOS 抑制剂或 NO 清除剂抑制 NO 的过量产生，将为 T2DM 的治疗提供新的契机。但 NO 具有广泛的生物学作用，参与了众多的生理和病理过程，如何区分 NO 的病理和生理作用的界限，从而准确利用 NO 清除剂/NOS 抑制剂或 NO 供体等来进行相应治疗，亟待深入而系统地研究。

（二）NO 与肌营养不良症

肌营养不良症是由肌肉蛋白质缺陷导致收缩时肌纤维结构改变和连续损伤的一种疾病。进行性假肥大性肌营养不良是最严重的形式，较早发病，往往导致快速麻痹和过早死亡。在肌肉营养不良的患者和动物模型中，神经元型一氧化氮合酶（neuronal nitric oxide synthase，nNOS）不存在于肌膜，而是重新定位到细胞质，导致肌肉 NOS 活性降低，功能障碍。

皮质类固醇是主要的治疗药物，虽然可延迟该病的进展，但有严重的副作用。其中应用糖皮质激素治疗的不足在于可引起骨质疏松、毛发过度生长等不良反应。虽然糖皮质激素不能逆转疾病，且存在较明显的不良反应，但它能延缓患儿病程进展的速度，延长患者独立行走的时间，故临床上较多应用糖皮质激素治疗肌营养不良症状。此外，钙通道阻滞剂（钙拮抗剂）和抗氧化剂、蛋白酶抑制剂、对抗肌萎缩蛋白基因表达的化合物等也被尝试使用，可调节肌肉生长，或稳定细胞骨架和细胞外基质之间的联系，但疗效有限。基于外显子跳跃和反义 RNA 策略（抗转录治疗法）的遗传方法也是治疗肌营养不良症的有效方法，但外显子跳跃治疗适用范围小，只针对无义突变，且不能延缓晚期患者病情的进展。干细胞疗法也被尝试使用，但由于干细胞移植的费用高，且易发生免疫排斥反应和出血等并发症，故临床上未得到广泛应用。

近年来研究表明，通过干预骨骼肌 NO 生成来治疗肌营养不良症展现出了较好的应用前景。例如，用 NO 供体萘普生（naproxen）的衍生物萘普西诺（naproxcinod）对 mdx 小鼠进行处理，结果发现与运动未给药组相比，运动给药组小鼠骨骼肌力量显著改善，并且炎症反应减轻。NO 供体 3-吗啉代斯德酮亚胺（SIN-1）的内源性前体吗多明在治疗肌营养不良中也显示出了较好的长期疗效，其原因可能是吗多明增加了肌卫星细胞数，并阻止了存在于肌肉中的间充质成纤维脂肪祖细胞（fibro-adipogenic progenitor，FAP）的成脂分化，从而预防纤维化的发生。NO 供体也可与非甾体抗炎药（nonsteroidal anti-inflammatory drug，NSAID）联合使用来治疗肌营养不良症，如硝酸异山梨酯和布洛芬或使用 CINOD（环氧合酶抑制作用的 NO 供体）类药物对 DMD 患者和 mdx 小鼠均有显著治疗效果，没有产生相关副作用或毒性迹象，且这种影响具有持久性。这些结果表明，通过干预 NO 生成来治疗肌营养不良症具有较好的临床价值，应加大对相关机制的研究，以促进其临床应用。

（三）NO 与骨骼肌急性损伤

正常骨骼肌中 iNOS 呈低度表达，损伤后其表达量明显升高，在某些特定类型骨骼肌损伤（如挤压伤）中，iNOS 表达出现延迟，可加重肌肉的损伤程度，造成横纹肌溶解，表明 NO 参与了骨骼肌损伤修复。骨骼肌损伤后，肌前体细胞（卫星细胞）被激活，并增殖、分化、迁移，与幸存的肌纤维融合，代替损伤的肌纤维。而 NO 可刺激卫星细胞的增殖，促进其活化，从而保持成年骨骼肌的再生能力。肌源性 NO 可以减少中性粒细胞介导的肌细胞裂解和降低超氧化物浓度，以免骨骼肌出现过度的氧化应激和进一步的损伤。此外，NO 还可抑制骨骼肌纤维化和异位脂肪形成。这些研究表明 NO 在骨骼肌损伤修复过程中具有重要作用，是临床治疗骨骼肌损伤相关疾病的潜在靶点。

# 五、小结

NO 是由血管内皮细胞产生的气体分子，具有多种生物学功能。骨骼肌也可生成 NO，可对骨骼肌血流量、骨骼肌代谢状态（葡萄糖摄取、耗氧量）、线粒体生物合成、骨骼肌收缩功能和骨骼肌中脂肪沉积进行调节。此外，NO 与多种骨骼肌疾病相关，如 T2DM、肌营养不良症、骨骼肌急性损伤等，NO 作为治疗上述疾病的潜在靶点，具有较好的临床应用价值，但 NO 治疗这些疾病的机制尚不清楚，仍有待进一步研究。

# 第五章　激素对骨骼肌功能的调控

骨骼肌的结构和功能除了受骨骼肌源性肌肉因子的调控外，还可对多种内分泌激素（如雄激素、雌激素、生长激素、甲状腺激素、糖皮质激素等）做出应答，以适应不同的外界刺激。

## 第一节　雄　激　素

雄激素主要由睾丸产生，肾上腺皮质、卵巢也能分泌少量雄激素。男童进入青春期后，睾丸开始分泌雄激素，它可促进生殖器官的发育，使机体出现第二性征并产生性欲。雄激素还具有刺激食欲、促进骨骼肌蛋白质代谢、减少尿氮排出、促进骨髓造血等功能。雄激素的分泌或生物利用度减少，称为性腺功能减退，其可导致蛋白质分解速率增加，促进肌肉萎缩的发生。例如，人在衰老过程中，性激素水平下降，往往伴随骨骼肌质量减少和体脂增加，其中睾酮水平与身体成分的变化密切相关，可能是导致肌肉质量降低的原因之一。雄激素可调控骨骼肌蛋白质代谢，这已为我们所熟知，但雄激素发挥作用的机制尚未阐明。

## 一、雄激素的来源及其功能

### （一）雄激素的来源

男性的主要雄性激素为睾酮，其 95%由睾丸间质细胞分泌，5%由肾上腺分泌。通常，男性循环总睾酮的正常生理范围为 17～35nmol/L。人体内源性雄激素还有 5α-双氢睾酮（5α-dihydrotestosterone，DHT），DHT 由睾酮转化而来，是睾酮的活性代谢物。在骨骼肌中，睾酮及其代谢产物 DHT 还可由前体雄激素［即脱氢表雄酮（dehydroepiandrosterone，DHEA）］转化而来。

女性的雄激素主要来自肾上腺，少量来自卵巢。卵巢的主要雄激素产物是雄烯二酮和睾酮。雄烯二酮主要由卵泡膜细胞合成和分泌，睾酮主要由卵巢间质细胞和门细胞合成与分泌。女性体内的睾酮含量通常较低，约为男子的 1/10，但在排卵前循环中的雄激素水平会升高，一方面促进非优势卵泡闭锁，另一方面可提高性欲。

### （二）雄激素的功能

雄激素可作用于多个靶组织或器官，具有广泛的生理效应。例如，雄激素在胎儿时期即开始发挥作用，睾酮可促进性腺结构的分化，出生后，睾酮可促进男性第二性征的发育并产生性欲；雄激素可加速机体蛋白质的合成，促进肌肉生长，维持骨骼肌质量和骨密度；雄激素可促进机体合成免疫球蛋白，提高免疫力；雄激素可作用于肾和肾外组织，使红细胞生成素增多，刺激骨髓造血功能；雄激素可调控糖脂代谢，改善胰岛素抵抗，降低血糖水平；雄激素还可调节血管收缩舒张、炎症反应及内皮细胞和平滑肌细胞的增殖与凋亡。正因雄激素具有上述多重生物学效应，其已在临床上得到了广泛应用。

## 二、雄激素对骨骼肌蛋白质代谢的调控

骨骼肌质量取决于肌肉蛋白质合成和分解速率的平衡。蛋白质净合成可导致肌肥大，而蛋白质净降解则可导致肌肉萎缩。雄激素可通过影响蛋白质代谢来实现对骨骼肌质量的调控。

### （一）雄激素促进骨骼肌蛋白质合成

研究表明，雄激素可影响蛋白质合成。例如，短期（即<5d）和长期（即6个月）雄激素治疗均可促进年轻和年老男性受试者过夜禁食后肌肉蛋白质合成速率；对绝经后妇女使用睾酮也可增加过夜禁食后肌肉蛋白质合成速率。临床研究证实，睾酮缺乏（<350ng/dl；12nmol/L）是诱发老年人肌少症和肥胖症的重要因素。给老年人补充适量的睾酮，可使Ⅰ型和Ⅱ型肌纤维的横截面积增大、肌核数量增加，但Ⅰ型和Ⅱ型肌纤维的绝对数量没有变化。

在体和离体实验均表明，骨骼肌蛋白质合成速率受雄激素浓度的影响（图5-1），如睾丸切除可降低小鼠腓肠肌蛋白质合成速率，而通过每周注射癸酸诺龙可恢复雄激素水平，使蛋白质合成速率正常化。同样，用2nmol/L DHT处理分离自老年雌性小鼠（约700日龄）的趾长伸肌和比目鱼肌纤维，可增加蛋白质合成速率。用超生理浓度睾酮

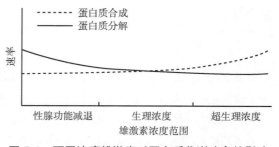

图5-1 不同浓度雄激素对蛋白质代谢速率的影响

（100nmol/L）处理L6成肌细胞，可增加细胞直径和蛋白质含量。但并非所有人都支持抑制雄激素即可抑制骨骼肌蛋白质合成的观点，如有研究发现，睾丸切除不会改变小鼠胫骨前肌或大鼠腓肠肌中蛋白质合成速率，高频肌肉收缩促进蛋白质合成效应也不受睾丸切除的影响。但睾丸切除可阻断亮氨酸诱导的大鼠腓肠肌蛋白质合成，补充一定剂量的雄激素，可提高骨骼肌蛋白质合成速率，增加骨骼肌质量，增强肌肉力量。

### （二）雄激素抑制骨骼肌蛋白质分解

肌少症是老年人常见疾病，其本质是肌纤维数量减少，机体炎症加剧，引起UPS活化，UPS活性增强，加速骨骼肌蛋白质的水解。在人类中，内源性和外源性雄激素在禁食状态下对肌肉蛋白质分解的作用产生了相矛盾的结果，如在老年男性中使用庚酸睾酮（testosterone enanthate，TE）可减少蛋白质分解，绝经后妇女口服睾酮治疗2周后，蛋白质

的分解和氧化减少，但在年轻男性中，单次 TE 注射后第 5 天进行检测并没有发现蛋白质分解速率的变化，推测蛋白质分解速率可能与年龄和内源性睾酮水平有关，如内源性睾酮水平处于性腺功能减退水平的老年（约 67 岁）受试者的蛋白质分解速率显著高于内源性睾酮值处于正常生理范围内的年轻受试者，表明雄激素水平从性腺功能减退范围向生理范围的转变对蛋白质分解的影响可能大于从生理范围向超生理范围的转变（图 5-1）。在动物模型中也观察到雄激素介导的蛋白质分解标志物的变化，在睾丸切除 8 周后的大鼠腓肠肌内及睾丸切除后 7d 的小鼠肛提肌内，发现 20S 蛋白酶体活性增加，给予睾丸切除小鼠外源性睾酮，其蛋白质分解标志物的表达降低。

## 三、雄激素促进骨骼肌蛋白质合成代谢的分子机制

雄激素主要通过与细胞质中的雄激素受体（androgen receptor，AR）结合发挥作用，其生物学效应主要受雄激素浓度、雄激素–受体结合能力和受体活性的影响。雄激素到达靶细胞后，与靶细胞内的 AR 结合，形成雄激素-AR 复合物，然后穿过核膜转移至细胞核内，再与靶基因的雄激素反应元件（androgen response element，ARE）相互作用，诱导或抑制基因转录。阻断 AR 可严重削弱睾酮诱导的肌管形成和直径增加，降低 IGF-1 受体的 mRNA 含量、Akt（Ser473）的磷酸化和 ERK1/2 的磷酸化，即 AR 是介导雄激素发挥其生物效应的重要物质，在 AR 的介导下，雄激素可通过 IGF-1/Akt、ERK/mTOR 和 G 蛋白偶联受体（G protein-coupled receptor，GPCR）等信号通路来调控骨骼肌蛋白质合成。

### （一）IGF-1/Akt 途径

IGF-1 是雄激素发挥生物效应的一个非常重要的效应物。IGF-1 促进肌肥大主要通过 Akt 介导的 PI3K/Akt/mTOR 通路发挥作用。给予雄激素使人体肌肉中 IGF-1 mRNA 和蛋白质含量增加，而 IGFBP-4 mRNA 含量降低。激活 IGF-1/IGF-1 受体信号轴可导致 IRS-1 依赖性 PI3K 的募集，随后通过 PI3K 生成 PIP3，激活 Akt，活化的 Akt 通过抑制结节性硬化复合症 2（tuberous sclerosis complex 2，TSC2）来促进 mTORC1 的活化，进而促进核糖体蛋白 S6 激酶 β1（ribosomal protein S6 kinase β1，S6K1）和 4E-BP1 的 mTORC1 依赖性磷酸化，导致蛋白质合成增加。多项研究表明，将雄激素水平从生理范围下调至性腺功能减退范围时，mTORC1 信号转导减少。例如，小鼠睾丸切除减少了 mTOR（Ser2448）、p70S6K1（Thr389）和 4E-BP1（Thr37 / 46）的磷酸化，而给予雄激素可使这些蛋白磷酸化充分恢复到先前水平。研究还发现，用超生理浓度睾酮（100nmol/L）处理原代大鼠肌管，可使肌管直径呈 mTORC1 依赖性增加。此外，研究表明，PI3K 抑制剂可降低睾酮（100nmol/L）诱导的肌管分化和直径增加。Akt 的另一个下游靶点是 GSK3β，它可被活化的 Akt 抑制，而抑制 GSK3β 可减轻其对启动因子 eIF2B 的抑制，导致蛋白质合成增加。总之，雄激素可通过 IGF-1/Akt 途径促进蛋白质合成。

## （二）ERK/mTOR 途径

研究表明，雄激素还可通过激活 ERK/mTOR 信号分子途径促进骨骼肌蛋白质合成。例如，双氢睾酮处理哺乳动物骨骼肌纤维，可增加快肌纤维收缩能力，并且伴随着 ERK 磷酸化及快肌纤维中调节肌球蛋白轻链磷酸化的增强；在大鼠 L6 成肌细胞中，睾酮通过增加 ERK 的磷酸化来激活 mTOR，促进 p70S6K1 依赖性磷酸化，促进骨骼肌蛋白质合成和肌肥大，而使用 AR 拮抗剂比卡鲁胺和 mTOR 抑制剂雷帕霉素（西罗莫司）则可阻止肌肥大，使用 ERK1 / 2 抑制剂 PD98059 也可阻断睾酮诱导的 S6K1 磷酸化和肌肥大。这些研究结果表明，睾酮通过与 AR 结合刺激 L6 成肌细胞肥大，其机制依赖于 ERK/mTOR 信号级联反应。

## （三）GPCR 途径

雄激素可促进蛋白质合成，其可能是通过 GPCR 途径介导的非基因组机制实现的。研究表明，睾酮类似物可促进骨骼肌细胞 GPCR 的活化，然后激活基质金属蛋白酶 2/9（matrix metalloproteinase 2/9，MMP2/9），导致肝素结合表皮生长因子（heparin-binding epidermal growth factor，HBEGF）的裂解，然后激活酪氨酸激酶受体 2（tyrosine kinase receptor 2，erbB2）和表皮生长因子受体（epidermal growth factor receptor，EGFR），导致 IGF-1 活性和表达增加，促进蛋白质的合成。睾酮可与质膜上的 GPCR 结合，激活三磷酸肌醇（inositol 1, 4, 5-triphosphate，$IP_3$）介导的信号途径，导致肌细胞内储存的 $Ca^{2+}$ 释放增加，其似乎不通过 AR 介导；此外，睾酮与质膜上的 GPCR 结合后，促进 Ras 的磷酸化，并激活 RAF-1 和 MEK，催化 ERK 的磷酸化，促进蛋白质的合成，提高肌肉质量。

# 四、雄激素抑制骨骼肌蛋白质分解代谢的分子机制

蛋白质分解主要有两种方式，即通过选择性蛋白酶介导的泛素-蛋白酶体系统（UPS）及溶酶体自噬促进蛋白质分解，它们都受雄激素的调控，但其分子机制尚不明确。此外，MSTN 也可能参与了雄激素不足所致的蛋白质分解。

## （一）UPS

UPS 的活性与 E3 泛素连接酶表达的变化有关。骨骼肌中有两种特异性 E3 连接酶，分别是 MuRF1 和 MAFbx/atrogin-1。这些 E3 连接酶的表达部分受 FoxO 调节。FoxO 信号转导受到来自上游效应物如 Akt、ERK 和鼠双微体 2（murine double minute 2，MDM2）翻译后修饰（如磷酸化）的调节。Akt 在三个保守的丝氨酸/苏氨酸残基（Thr32、Ser253 和 Ser315）上的磷酸化，阻碍了 FoxO 与 DNA 结合位点的结合，抑制了 FoxO 的转录因子活性，抑制 E3 泛素连接酶、MAFbx / atrogin-1 和 MuRF1 的转录激活，导致这些蛋白促进泛素化和随后蛋白酶体降解的作用受到抑制。此外，ERK 可以直接磷酸化 FoxO3a，使 FoxO3a 与 MDM2 残基（Ser294、Ser344 和 Ser425）结合，诱导其泛素依赖性降解，从而降低其循环水平。在睾丸切除的大鼠和小鼠的肛提肌和腓肠肌中，FoxO3a（Ser253）的磷酸化显著增加，伴

随着 *MuRF1* 和 *MAFbx* mRNA 含量的增加。然而，对睾丸切除小鼠使用睾酮，可通过促进 Akt 和 ERK 的磷酸化抑制 FoxO，从而抑制 E3 连接酶，抑制 MuRF1 和 MAFbx 的表达，进而抑制蛋白质分解。

### （二）自噬

自噬激活的标志物对雄激素的浓度变化十分敏感。小鼠睾丸切除手术后第 50 天，肱三头肌中自噬标志物如组织蛋白酶 L 和微管相关蛋白 1A/1B-轻链 3（microtubule-associated protein 1A/1B light chain 3，MAP1LC3）Ⅱ 与 MAP1LC3 Ⅰ 比例增加，使用庚酸睾酮（TE）不能使 LC3-Ⅱ 与 LC3-Ⅰ 比值正常化，而组织蛋白酶 L 活性恢复到对照值；在小鼠睾丸切除后第 7 天，肛提肌中组织蛋白酶 L 的活性、LC3-Ⅱ 与 LC3-Ⅰ 比值升高，并且使用 TE 可使这些标志物的比例恢复正常。与该研究一致，睾丸切除小鼠过夜禁食后，在胫骨前肌中发现 LC3-Ⅱ 与 LC3-Ⅰ 比值增加，p62 蛋白含量降低，重新喂食后未能将这些标志物恢复至对照值。

自噬受到 mTORC1、AMPK 及其调节蛋白〔如 DNA 损伤反应调节基因-1（regulated in development and DNA damage response-1，REDD-1）〕和 BCL-2/腺病毒 E1B 19kDa 相互作用蛋白 3（BCL-2/ adenovirus E1B 19kDa protein-interacting protein 3，BNIP3）等信号分子的调控。睾丸切除可增加自噬激活剂 AMPK（Thr172）的磷酸化，提高小鼠肛提肌和肱三头肌中自噬相关基因如 *BNIP3*、*Beclin-1* 和转录因子 EB（transcription factor EB，Tfeb）mRNA 水平。另有研究发现，睾丸切除可增加 REDD-1 蛋白含量和 AMPK（Thr172）的磷酸化，睾丸切除小鼠过夜禁食后，其胫骨前肌不协调-51 样激酶 1（uncoordinated-51-like kinase1，ULK1）Ser757 的磷酸化降低。因此，缺乏雄激素会导致多种自噬调节因子活性的改变，使某些特定蛋白或细胞器出现自噬，促进骨骼肌蛋白质的分解。

### （三）MSTN

MSTN 是骨骼肌质量的负向调控因子。睾丸切除可以增加肛提肌和趾长伸肌中 MSTN 的表达，而这一现象可通过使用睾酮逆转。在其他肌肉中也有类似现象，如睾酮可呈剂量依赖性地抑制腓肠肌/跖肌复合体和比目鱼肌中 MSTN 的表达。给予老年小鼠睾酮也可降低 MSTN 的表达。近期研究表明，MSTN 是骨骼肌 AR 的直接靶标，如在 C2C12 肌管中，睾酮对 MSTN 的抑制作用是通过 AR 信号转导介导的，抑制雄激素与 AR 的结合，可增加 *MSTN* 的 mRNA 表达。与睾丸切除的野生型小鼠相比，给睾丸切除的 MSTN 缺失小鼠使用超生理浓度的睾酮或 DHT 可增强雄激素的促肌肉生长效应，这些数据表明，雄激素抑制骨骼肌蛋白质分解过程中，MSTN 可能发挥了介导作用。

## 五、小结

雄激素是一种重要的内分泌激素。在 AR 介导下，雄激素通过 IGF-1/Akt、ERK/mTOR 和 GPCR 等信号途径促进骨骼肌蛋白质合成，促进肌肉质量增长和肌肥大（图 5-2）。而性腺功能减退致雄激素不足时，可通过 UPS、自噬和 MSTN 等途径促进蛋白质分解，导致肌肉质量的流失。这些研究表明雄激素在骨骼肌蛋白质代谢和肌肉质量控制中发挥了重要作用。

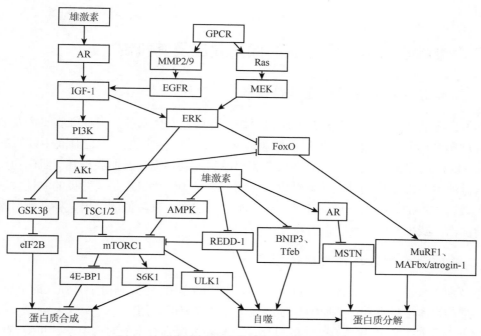

图 5-2　雄激素对骨骼肌蛋白质代谢的调控机制

# 第二节　雌　激　素

雌激素在女性生殖功能的发展和维持上发挥主要作用，同时在心血管、肌肉骨骼、免疫和中枢神经系统中的作用也不可忽视。研究发现老年女性与年龄相当的男性相比，肌肉减少和肌无力严重加速，肌肉结构和功能下降更快。此外，动物研究表明，雌激素雌二醇（estradiol，$E_2$）替代可改善去卵巢（ovariectomized，OVX）小鼠和大鼠的骨骼肌功能，这些发现表明，肌萎缩症、骨骼肌无力和雌激素丢失之间存在联系。近年来，激素替代疗法（hormone replacement therapy，HRT）已被作为绝经后女性的有效治疗方法。雌激素对骨骼肌的作用包括调节肌肉代谢功能、增加肌肉力量、维持和增加肌肉质量及促进损伤后的肌肉修复等。

## 一、雌激素的功能

雌激素是含有 18 个碳原子的皮质类固醇分子，主要由卵巢分泌，男性睾丸也可分泌少量雌激素。雌激素主要功能是维持正常性功能和生殖系统的发育，也有研究证实它对心血管、肌骨系统、免疫和神经系统等具有广泛的生物学作用，如雌激素可以减轻炎症反应和增强皮肤愈合，促进神经和肝脏组织修复，降低缺血再灌注损伤后心肌损伤程度，使肌卫星细胞激活并增殖来修复肌肉损伤。这些生物学作用归因于雌激素具有抗氧化性和保护细胞膜稳定性、抗炎、维持钙离子稳态，激活肌卫星细胞促进损伤修复的作用。

## 二、雌激素对运动骨骼肌的保护效应及其机制

### （一）雌激素可减轻运动性肌肉损伤

不习惯运动和偏心运动常常会使肌肉损伤，之后会发生水肿、炎症细胞浸润及肌卫星细胞的增殖和活化来修复受损组织。肌膜破坏最常见的标志物之一是血液中的肌酸激酶（creatine kinase，CK）。已有研究证明雌激素可减轻运动性损伤及肌膜破坏。肌肉损伤后雄性大鼠血液中 CK 浓度明显高于雌性大鼠，而无论是雄性大鼠还是去卵巢的雌性大鼠，补充雌激素后 CK 的活性均降低。此外，在人类的研究中也有类似的结果，补充雌激素能减轻肌肉损伤，减少 CK 在血液中的释放。

### （二）雌激素减轻运动性肌肉损伤的机制

雌激素在减轻运动性肌肉损伤过程中具有重要的作用，主要是由于其强大的抗氧化性、抗炎、维持钙离子稳态和激活肌卫星细胞促进损伤修复的作用。

**1. 抗氧化性**　自由基具有强大的氧化性，其外价层含有未配对的电子，可对蛋白质、脂质、核酸和细胞外基质产生破坏作用，而抗氧化剂是具有较强还原性的分子，可以猝灭、清除、中和自由基中未配对的电子。早在 20 年前雌激素已被证明具有抗氧化性，与维生素 E 相似，具有清除自由基的能力，可激活某些抗氧化酶的活性，从而减轻氧化损伤。当细胞暴露在应激条件下或损伤状态下时，会发生自由基诱导的过氧化反应，导致细胞膜被破坏。研究发现，雌激素能明显抑制膜脂质过氧化作用，同时雌激素可以保护骨骼肌和心肌免受损伤，其保护效应也是基于雌激素的抗氧化活性。有研究者采用大鼠急性腓肠肌损伤模型发现，不管是正常雌性大鼠内源性雌激素还是去卵巢大鼠外源性补充雌激素都可提高体内抗氧化能力，减少肌肉损伤，促进肌腱肌肉损伤后肌肉再生。

此外，雌激素可通过降低膜的流动性和提高膜的稳定性来保护膜免受过氧化损伤。雌激素可以直接与细胞膜结合，其作用方式与胆固醇非常相似，能插入细胞膜的双层结构，被认为具有保护细胞膜稳定性的作用，雌激素与细胞膜上的成分直接作用来限制损伤后肌膜的破坏。研究证实了膜流动性降低与抗氧化能力之间存在正相关。这些研究都表明雌激素可通过抗氧化作用保护肌肉免受损伤。

**2. 抗炎**　炎症反应是肌肉损伤的第一阶段，在肌肉损伤后的 1～4d，肌肉损伤处出现局部肿胀进而血肿，肌肉组织坏死、降解，中性粒细胞和巨噬细胞浸润增多。白细胞浸润是炎症反应的一个重要步骤，中性粒细胞首先到达损伤部位（损伤后 1～12h 迅速聚集），它们通过产生次氯酸和氧自由基来分解和移除受损组织，并释放大量的化学物质。这些化学物质能吸引更多的白细胞到损伤部位，并启动修复反应。对肌肉损伤反应较晚的白细胞是两种巨噬细胞亚型，M1 型和 M2 型。M1 型巨噬细胞通常在损伤后 12h 内出现在肌肉中，

主要作用是清除受损组织，释放炎症调节因子。在 24~48h 后，肌肉中可发现 M2 型巨噬细胞，这些巨噬细胞主要负责肌肉再生和修复过程的激活，如分泌多种活性因子促进卫星细胞的活化。

运动后肌肉损伤的炎症反应和白细胞过度浸润也可能导致对健康组织的损伤。因此，限制但不消除损伤后的白细胞浸润，可以在不减弱修复功能的情况下，最大限度地减少二次损伤。切除胫骨前肌冻伤小鼠的卵巢，并补充雌二醇 3 周后发现，雌二醇调节骨骼肌损伤后的炎症反应，增加中性粒细胞向损伤部位迁移，促进抗炎性 M2 型巨噬细胞的表达，加速骨骼肌损伤后修复。研究发现，在雄性和卵巢切除的雌性啮齿动物中，雌激素可减少运动后或缺血再灌注损伤后骨骼肌中中性粒细胞和巨噬细胞的浸润，随着损伤后白细胞浸润的减弱，雌激素还可减少溶酶体酶和蛋白酶如葡糖醛酸酶和钙蛋白酶等的活化，避免由炎症细胞过度聚集带来的损伤。此外，研究发现在肌肉损伤和修复期间促炎性细胞因子 IL-6 和 TNF-α 明显增加，在卵巢切除的大鼠中 TNF-α 浓度更高，雌二醇补充后能降低肌肉损伤后血清中促炎性细胞因子的浓度，并促进 IL-10 表达。雌激素可减少白细胞过度浸润，降低血清中促炎性细胞因子的浓度，保护运动后肌肉损伤。

**3. 维持 $Ca^{2+}$ 稳态减轻损伤**　相对较低的 $Ca^{2+}$ 浓度有助于维持细胞正常功能，当 $Ca^{2+}$ 稳态被打破，较高的 $Ca^{2+}$ 浓度会导致细胞障碍，促进细胞死亡。例如，运动可破坏肌纤维膜完整性，引起肌肉损伤，而 $Ca^{2+}$ 的突然增加是运动后细胞损伤一连串事件中的一个重要步骤。$Ca^{2+}$ 超载会导致肌细胞超微结构改变，表现为线粒体肿胀、横小管和肌质网扩张、肌丝被破坏。此外，运动使肌细胞内 $Ca^{2+}$ 突然增加，肌肉钙稳态被破坏，使钙蛋白酶激活，钙蛋白酶作为一种非溶酶体蛋白酶，其活化可选择性降解特定的肌肉蛋白，从而导致肌肉损伤。而雌激素可以影响膜的流动性和功能，有助于 $Ca^{2+}$ 稳态维持并抑制钙蛋白酶活性，从而减少肌膜破坏和肌肉损伤。

**4. 激活肌卫星细胞促进损伤修复**　急剧或不习惯的运动会导致肌肉损伤，损伤肌肉可释放多种趋化因子，激活骨骼肌炎症反应，并将白细胞吸引到损伤部位。这一系列事件也导致卫星细胞的激活和增殖，这是肌肉修复和再生的关键过程。肌卫星细胞是位于基底层和肌纤维与肌纤维膜之间的单核细胞，被认为是具有高再生潜力的肌肉干细胞来源。已经证明，如果没有巨噬细胞的存在和参与，就不会发生肌卫星细胞活化。成人骨骼肌中肌卫星细胞通常处于静止状态，肌纤维出现损伤或超负荷反应后，它们可重新进入细胞周期进行增殖和分化，以提供骨骼肌生长和再生所需的肌肉特异性蛋白质。有研究报道，后肢悬浮一段时间后会引起大鼠肌肉萎缩，大鼠骨骼肌的修复和再生取决于雌激素状态。此外，在人类和动物研究中都观察到肌卫星细胞活化及增殖与性别有关。例如，经过 9 周的阻力训练后，女性腹股沟肌肉中肌卫星细胞数量的增加幅度大于男性。在动物研究中，有学者对 mdx 小鼠（肌营养不良模型，特征是骨骼肌纤维变性和坏死）进行研究，发现与雄性小鼠相比，雌性小鼠骨骼肌的损伤较少。此外，通过对肌卫星细胞进行标记发现，雌性小鼠具有更多的再生肌纤维。这些结果表明，肌纤维再生和卫星细胞数量上的这种性别差异可能直接归因于雌激素的影响，雌激素对运动后肌卫星细胞群体的激活可能是通过对肌卫星细胞上游信号途径的调控来实现的。

## 三、雌激素对骨骼肌肌力和抗疲劳能力的影响

（一）骨骼肌肌力

在分子水平上，肌力的产生是基于收缩蛋白即肌球蛋白和肌动蛋白的相互作用，而且只有肌球蛋白头部处于强结合状态，与肌动蛋白结合时才可产生力。研究发现，雌激素可改善肌肉力量。

**1. 缺乏雌激素对骨骼肌肌力的影响**　骨骼肌力量的丧失，是随着年龄的增长而发生的。研究发现，随着年龄的增长，手臂和腿部肌肉质量会下降，男性和女性下降的速率不同，研究指出性激素是造成这种差异的根本原因。男性在 20～80 岁膝伸肌肌力和握力逐渐降低，而女性在 55 岁之后处于急剧下降状态。另有研究报告称，更年期前男性和女性内收肌的肌力并没有差异，但此后绝经期和绝经后女性的肌力明显下降。此外，在卵巢切除小鼠的比目鱼肌和趾长伸肌中发现，在收缩期间肌球蛋白头部与肌动蛋白的结合被抑制，肌力明显下降。

**2. 补充雌激素对骨骼肌肌力的影响**　有学者对绝经后妇女应用 HRT，以不应用 HRT 做对照，进行肌肉力量测试，研究结果显示，在 HRT 女性中，肌肉强度大约增加 5%。另有学者比较了 15 对年龄在 55～65 岁的同卵双胞胎应用 HRT 和不应用 HRT 之后的肌肉功能，相对于不应用 HRT 的双胞胎来说，应用 HRT 的双胞胎肌肉力量及大腿肌肉群都显著增强，行走速度加快，垂直跳跃高度增加，并且应用 HRT 的双胞胎肌肉含量较多、脂肪含量较少。肌肉发育和生长受肌源性调节因子控制，包括 Myog、MyoD1、MYF5 和 MYF6。另一项研究发现，在对照条件下和离心运动后，HRT 显著增加了绝经后女性肌肉中调节因子 mRNA 表达水平。

此外，雌激素对骨骼肌肌力的潜在影响在动物研究中也得到证实。补充雌激素的动物中，强结合肌球蛋白的比例更高，并且研究表明雌激素可能通过直接结合肌球蛋白影响肌肉收缩。肌球蛋白在骨骼肌中由两条重链和两条轻链组成，在卵巢切除的小鼠中发现轻链减少，肌肉力量下降，补充雌激素可逆转治疗。另有研究发现，卵巢切除小鼠的肌肉和肌球蛋白功能减少了大约 20%，但小鼠服用 17β-雌二醇后，肌肉质量和分子水平的损伤均完全恢复。对大量啮齿类动物研究的 meta 分析也得出了如下结论：雌激素暴露可显著增强肌肉力量。卵巢切除导致小鼠变得不活跃而且体重明显增加，17β-雌二醇激素疗法则刺激小鼠迅速恢复自主活动，并降低体重。此外，雌激素还可防止小鼠出现失用性肌萎缩。这些研究结果表明，雌激素可改善肌肉力量。

（二）骨骼肌抗疲劳能力

雌激素对肌肉抗疲劳能力的影响与运动强度有关。研究表明，与男性相比，在低强度到中等强度的间歇运动中，女性骨骼肌具有更强的肌肉耐力（即抗疲劳时间更长）。高强度离心运动可诱导骨骼肌损伤，这一现象在男性中更为明显，表明雌激素对骨骼肌有一定的保护效应，但在这一运动强度下，男女性在骨骼肌抗疲劳能力方面没有显著差异。

## 四、小结

雌激素对骨骼肌具有保护效应是由于雌激素具有抗氧化性，可抑制脂质过氧化，防止肌膜氧化损伤；雌激素的抗炎作用可减弱白细胞的过度浸润，降低血清促炎性细胞因子浓度，减弱骨骼肌损伤的炎症反应；雌激素可维持 $Ca^{2+}$ 稳态，防止肌细胞超微结构的改变；雌激素可激活肌卫星细胞，促进骨骼肌损伤修复和再生；同时雌激素的补充可增强肌肉力量，防止肌萎缩，延缓肌肉疲劳时间。因此雌激素治疗对绝经后女性人群的健康和生活质量会产生重要的影响。

# 第三节　生　长　激　素

骨骼肌功能受遗传、营养、生活方式和激素等多种因素的调节。近来研究表明，生长激素（growth hormone，GH）、甲状腺激素、睾酮和糖皮质激素等多种激素可对骨骼肌的生长和功能产生重要影响。因 GH 可刺激骨骼肌蛋白质合成代谢，促进肌肉生长，人们普遍认为它能增强肌肉力量和功率，因此 GH 常作为兴奋剂被体育界滥用以提高运动成绩。临床上，GH 作为一种抗衰老药物，可治疗肌肉萎缩导致的虚弱和残疾。尽管 GH 促进蛋白质合成这一特性已被我们所熟知，但骨骼肌的其他功能是否也受 GH 调控尚未阐明。

## 一、生长激素缺乏对骨骼肌的影响

GH 在骨骼肌的结构、功能和代谢方面发挥着重要调控作用，生长激素缺乏（growth hormone deficiency，GHD）可以改变动物骨骼肌纤维类型。GHD 成年人表现出骨骼肌肌力明显下降，最大摄氧量降低导致有氧运动能力下降，以及蛋白质合成和分解速率明显下降（图 5-3）。

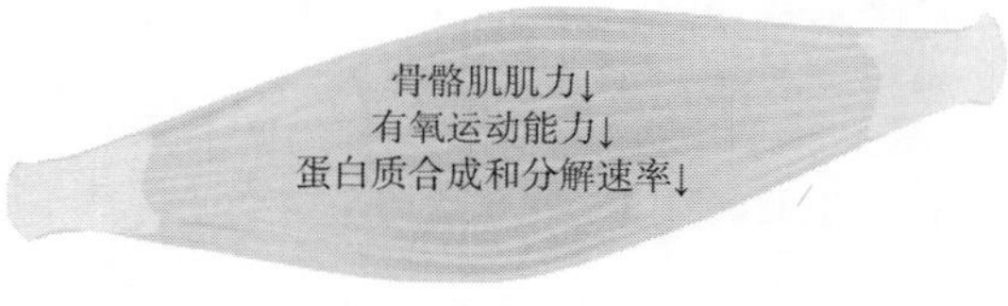

骨骼肌肌力↓
有氧运动能力↓
蛋白质合成和分解速率↓

GHD

图 5-3　GHD 对骨骼肌的影响

### （一）GHD 对骨骼肌结构的影响

骨骼肌由不同性质、不同蛋白质组成的肌纤维组成。根据肌球蛋白重链（MyHC）亚型可把肌纤维划分为两种类型：Ⅰ型纤维（也称为慢缩型肌纤维）和Ⅱ型纤维（也称为快缩型肌纤维）。有报告指出，啮齿动物垂体切除后Ⅰ型肌纤维显著增加，Ⅱ型肌纤维明显减少。另有研究也证实了这些发现，他们观察到大鼠垂体切除术后 MyHCⅠ型纤维的表达显著增加。一项调查大鼠垂体切除后的长期研究报告显示，在垂体切除 33 个月后Ⅱ型肌纤维完全丧失。与这些研究的发现相反，有学者发现在垂体切除术后Ⅰ型纤维减少了 50%。也有学者观察到在垂体切除大鼠中 MyHCⅠ型纤维显著减少和Ⅱ型纤维 mRNA

的表达显著增加。而大多数关于 GHD 成年受试者的研究报告显示，与正常受试者相比，其纤维类型的分布没有显著差异。将儿童期发病和成年期发病的 GHD 患者进行对比发现，GHD 持续时间与肌纤维类型组成之间并无时间依赖关系。有学者发现 IGF-1 的水平与 MyHC 组成之间无相关关系，说明 GHD 严重程度并不影响 MyHC 组成。

### （二）GHD 可致骨骼肌肌力明显减弱

GHD 患者的肌肉力量明显减弱。通常用绝对值（N 或 N·m）表示肌肉力量，通过肌肉面积或体积进行校正，以区分肌肉力量和收缩质量的贡献大小。有研究发现，与年龄和身高匹配的对照组相比，GHD 成年人股四头肌力量和体积明显减小。这些发现表明，GHD 患者肌肉力量下降是由肌肉质量下降而非收缩功能下降所致。有学者发现，在 GHD 成年人中，股四头肌的力量与肌肉质量的减少成正比。这些结果与某些研究结果相反，如股四头肌区域校正时，GHD 患者的股四头肌力量降低。有研究发现在 GHD 状态下，骨骼肌的收缩特性、能量代谢或神经肌肉功能受损。有学者将这一分歧归因于单层计算机断层扫描与核磁共振成像相比可能对肌肉质量评估不够准确。如前文所述，与健康成人相比，对 GHD 患者进行肌肉活检研究也没有发现纤维类型的任何定性差异。因此，GHD 患者肌力下降可能是肌肉质量下降而非收缩质量变化引起的。

### （三）GHD 使骨骼肌有氧运动能力受损

有氧运动能力是评定耐力的一个测量指标，即肌肉维持长时间工作过程中线粒体利用碳水化合物或脂质氧化供能的能力。对 GHD 患者的研究表明，GH 是有氧运动能力的重要正调控因子。有报告称，与基于年龄、体重和身高的最大预测值相比，GHD 患者的最大摄氧量降低了 28%。其他的一些研究与之相似，即 GHD 患者的有氧运动能力也有类似程度的受损。

### （四）GHD 使全身蛋白质周转率降低

在动物体内，组织或细胞中蛋白质被不断更新，它们被降解为氨基酸，而又重新用于合成组织蛋白质的过程称为蛋白质的周转代谢。在 GHD 成人中，瘦体重（lean body mass，LBM）和肌肉质量减少，表明存在潜在的蛋白质代谢紊乱。同位素示踪方法是近些年发展起来的可精确测量全身蛋白质代谢的方法，如亮氨酸周转技术，可追踪标记氨基酸的代谢情况。有学者使用标签亮氨酸比较了 10 例 GHD 患者的蛋白质代谢，发现 GHD 患者的蛋白质合成和分解速率显著降低，表明 GHD 患者全身蛋白质周转率降低。

## 二、补充生长激素对 GHD 骨骼肌的影响

骨骼肌由 GHD 所诱发的不良后果，可通过 GH 干预在很大程度上得到改善。例如，GH 干预可以逆转 GHD 动物骨骼肌纤维类型的改变；GHD 患者经过 GH 治疗后，骨骼肌肌力和有氧运动能力得到改善，氨基酸代谢方向发生变化及骨骼肌中脂质氧化相关基因表达下调（图 5-4）。

## （一）补充 GH 对 GHD 骨骼肌结构的影响

在上述垂体切除的动物研究中，GH 干预几乎完全逆转了垂体切除术后所观察到的肌纤维类型的转变。然而，一些研究报告称在垂体切除大鼠中注入 GH 后，Ⅰ型或Ⅱ型纤维的组成没有变化。产生这些差异的原因尚不清楚，可能与 GHD 的持续时间（21～50d）和 GH 治疗的持续时间（7 天至 33 个月）不

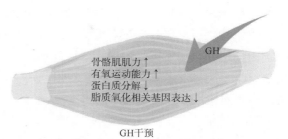

骨骼肌肌力↑
有氧运动能力↑
蛋白质分解↓
脂质氧化相关基因表达↓

GH干预

图 5-4　补充生长激素对 GHD 骨骼肌的影响

同有关。因人类肌肉取材较为困难，GH 调控人类骨骼肌纤维组成的研究较少，其中一项研究发现，长达 6 个月的 GH 补充对 GHD 患者的肌纤维组成无显著影响；另有一项研究也发现，补充 GH 虽可增加肌肉体积，提高其耐力水平，但没有观察到Ⅰ型或Ⅱ型肌纤维数量的变化。因此，目前缺乏足够的证据支持 GH 干预可调节 GHD 人类骨骼肌Ⅰ型或Ⅱ型纤维组成。

## （二）长期补充 GH 可改善 GHD 导致的肌力下降

GH 补充对肌肉力量的影响有较大争议。有研究观察到 22 名 GHD 患者在 GH 补充 4 个月后肌肉力量没有明显变化，而在补充 12 个月后，肌肉力量明显改善，并在 38 个月的治疗结束后持续改善。同样，多个研究也发现短期补充 GH 没有效果，但延长治疗时间后肌肉力量显著增加。在 109 名 GHD 成年人参加的前瞻性研究中，长期 GH 疗法使不同肌群的肌肉力量正常化。超过 12 个月 GH 治疗可使肌力量显著改善，而持续时间少于 6 个月的试验肌肉力量没有改善。在上述长期 GH 治疗所致肌肉力量改善的研究中，肌肉质量也相应增加。这些结果表明，超过 12 个月的 GH 补充能改善 GHD 成年人的肌肉力量，这也是肌肉质量恢复到正常状态所需的时间，提示 GH 可能主要通过增加肌肉质量来增加肌肉力量。

长期 GH 疗法改善肌肉力量过程中，IGF-1 可能发挥了介导作用。IGF-1 可刺激肌卫星细胞增殖和向成肌细胞分化，并形成新的肌纤维。*IGF-1* 敲除的小鼠表现出肌肉发育不全，而 IGF-1 过表达导致肌肥大，并加速失用性萎缩肌肉再生。接受 GH 治疗的野生型小鼠骨骼肌中，肌肉质量显著增加，肌卫星细胞激活，肌纤维肥大，但是骨骼肌中缺乏 IGF-1 受体功能的小鼠，这些效应则不复存在。

## （三）补充 GH 可改善 GHD 患者的有氧运动能力

有氧运动能力决定了马拉松、足球、网球等体育运动的成绩，而在日常生活中，它又与散步等低强度活动有关。有氧运动能力常通过在功率自行车或跑台进行递增负荷试验时的每分钟最大摄氧量来评估。

大量双盲安慰剂对照试验和长期开放性标签试验研究了 GH 对 GHD 患者有氧运动能力的影响。在一项 22 名 GHD 成年人的研究中，GH 治疗 4 个月后有氧运动能力显著增加，并一直持续到 GH 治疗后 38 个月。在一项 24 名 GHD 成年人的研究中，6 个月 GH 补充使

患者最大摄氧量接近正常水平。综合这些研究可知，GH 治疗 4~12 个月后，最大摄氧量和（或）最大摄氧能力输出均有改善。但也有个别研究发现，GH 补充对有氧运动能力无积极影响。这可能与受试者人数较少或统计误差有关。

向运动肌输送氧气取决于心脏功能、肺活量和血液的携氧能力，补充 GH 改善机体有氧运动能力也受这些因素影响。GHD 成年人心脏功能受损、肺活量下降和红细胞数量减少，而补充 GH 可以弥补上述缺陷。在 GHD 成年人中补充 GH 具有如下效应：①提高心率和每搏输出量，使心输出量增加；②GH 补充通过增加呼吸肌力量和肺容量来增加肺活量；③GH 补充增加红细胞数量，它能决定血液的携氧能力。如前所述，人体活检数据表明 GH 并不能增加氧化型 I 型肌纤维数量，即补充 GH 提高 GHD 患者有氧运动能力并不是通过提高骨骼肌 I 型肌纤维数量实现的，而是通过提高氧的输送效率和肌肉质量实现的。

（四）补充 GH 对 GHD 骨骼肌蛋白质代谢的调控

蛋白质代谢平衡状态是决定骨骼肌质量的关键因素：在稳定状态下，蛋白质分解的速率等于蛋白质合成的速率，不存在蛋白质的净合成或降解；当蛋白质合成大于分解时，骨骼肌质量增加；当蛋白质合成小于分解时，骨骼肌质量流失。蛋白质分解释放的氨基酸要么在蛋白质合成中被重新利用，要么在氧化过程中不可逆转地丧失。

**1. 补充 GH 可改变氨基酸代谢方向**    在 GHD 患者体内，补充 GH 通过将氨基酸从氧化分解途径调配至合成代谢途径来改善蛋白质平衡。有研究观察到 GHD 患者经过 2 个月 GH 治疗后，蛋白质合成增加、氧化减少及分解没有任何变化。另有研究在 GHD 患者接受 1 个月 GH 治疗后也观察到了同样的现象，但在 GH 治疗 6 个月后，GH 诱导的蛋白质氧化减少。

**2. GH 对蛋白质代谢的影响具有时间依赖性**    对 GHD 成年人长期研究发现，长期 GH 治疗后促合成代谢效应减弱。在一项研究中，2 周 GH 治疗后蛋白质氧化水平降低，但在 12 周时回到了基线水平，显示随着时间的推移，GH 的作用逐渐减弱。研究表明，最初几个月发生蛋白质氧化减少是预测瘦体重增加的一个指标。因此，GH 引起全身蛋白代谢呈时间依赖性变化，在最初的几周，GH 降低蛋白质氧化速率，导致了蛋白质质量的增加，随着瘦体重的增加开始趋于稳定，以及蛋白质氧化速率逐渐回归到基线，蛋白质平衡达到新的稳态。但 GH 的这种适应性机制尚待阐明。

**3. GH 对蛋白质代谢的影响具有组织差异性**    尽管人们普遍认为蛋白质的合成位点是肌肉，但是全身蛋白质周转相关研究并没有提供有关蛋白质合成位点的信息。为了研究 GH 对骨骼肌蛋白质周转的直接影响，研究人员测量了前臂或腿部标记和未标记氨基酸的动静脉差异。有研究者运用这种技术发现，GH 诱导蛋白质合成增加而不影响前臂肌肉蛋白质分解速率。然而，尽管观察到 GH 注射刺激了全身蛋白质合成，但也有研究发现 GH 在输注过程中并没有对腿部蛋白质合成有明显的刺激作用。另有研究也证实了这一结论，其未观察到 GH 治疗对股四头肌蛋白质合成有任何影响。这些结果表明 GH 促进全身蛋白质合成代谢更可能发生在其他组织和器官，而不是骨骼肌，这可以用来解释补充 GH 对 GHD 患者肌力改善的缓慢作用。此外，缺乏证据支持补充 GH 对不缺乏者有改善作用。

**4. GH 以 IGF-1 依赖性或其他途径调控蛋白质代谢**    根据生长调节素假说，循环中来源于肝脏的 IGF-1 调节 GH 的合成代谢。而目前认为，在 GH 刺激下，局部组织中产生的

IGF-1 介导了 GH 的促生长作用。循环和局部组织中产生的 IGF-1 对组织生长的影响是一个研究热点，结果尚存争议。研究表明，IGF-1 通过降低蛋白质水解速率来增强蛋白质合成代谢，这种作用类似于胰岛素。当把 IGF-1 注入大鼠体内时，IGF-1 会引起蛋白质分解减少而蛋白质合成没有任何变化。因此，全身性施加 IGF-1 的促蛋白质合成代谢作用与胰岛素相似，但其与 GH 的作用有所不同，GH 还将氨基酸从氧化分解途径调配到合成代谢途径。这些研究提示 GH 对氨基酸通量的影响除了由 IGF-1 介导外，还有其他作用途径。

综上所述，GH 可调控蛋白质周转率；GH 可通过 IGF-1 依赖的内分泌和旁分泌机制，以及独立于 IGF-1 的信号通路调节蛋白质代谢；GH 可将氨基酸从氧化分解途径调配到合成代谢途径，从而促进全身蛋白质合成。此外，GH 对骨骼肌和肌外组织的促蛋白质合成效应不同。

（五）补充 GH 对 GHD 骨骼肌能量代谢的调控

骨骼肌的收缩功能依赖化学能的持续供应，在肌肉收缩过程中，化学能转化为机械能，从而产生运动。在人体中，化学能以 ATP 的形式存在，它由两个能量系统产生：无氧代谢系统和有氧代谢系统。在细胞质中，糖酵解产生丙酮酸。在无氧状态下，丙酮酸被还原为乳酸，其中部分可释放进入循环并在肝脏中转化为葡萄糖。在氧气供应充足的组织中，丙酮酸和脂肪酸在线粒体中被转化为乙酰辅酶 A，乙酰辅酶 A 通过三羧酸循环和线粒体呼吸链进行氧化，产生 ATP。

肌肉功能取决于代谢底物的多少及其合成 ATP 的能力。运动肌肉中利用底物产生能量受营养、遗传和激素因素及运动训练的调节。GH 在休息状态下及运动时刺激脂肪分解，引起血浆脂肪酸水平升高。GH 还通过各种机制升高血糖浓度，包括增加糖原分解和糖异生。因此，GH 可能通过增加脂肪酸和丙酮酸作为能量产生的代谢底物来增强肌肉功能。

众所周知，GH 会刺激全身脂质氧化，降低健康成年人和 GHD 成年人的碳水化合物利用率。由于瘦体重占体内底物代谢的大部分，而肌肉几乎占瘦体重总量的 50%，因此，人们普遍认为全身脂质氧化的增加反映了它对骨骼肌的作用。啮齿类动物和人类的研究对这一传统观点提出了质疑，研究表明，GH 的作用具有组织特异性。有研究报道称 GH 抑制老龄大鼠骨骼肌中脂质氧化相关基因的表达。一项对患有 GHD 成年人骨骼肌代谢基因表达的研究表明：GH 可以下调脂质代谢（脂肪酸转运和 β 氧化）、三羧酸循环活性和线粒体呼吸。例如，在三羧酸循环中，氧化戊二酸脱氢酶和琥珀酸脱氢酶复合物 B、ATP 合成酶和还原型烟酰胺腺嘌呤二核苷酸（NADH）脱氢酶在线粒体呼吸链中的表达减少了 40%。

# 三、补充 GH 对正常骨骼肌的影响

补充 GH 对健康成人骨骼肌有一定影响，如补充 GH 可以增强健康成人的无氧运动能力，改变氨基酸代谢方向。但与 GHD 患者不同的是，补充 GH 对健康成人骨骼肌肌力、有氧运动能力无显著影响（图 5-5）。

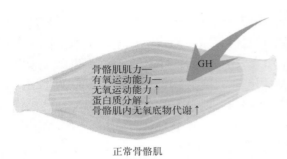

骨骼肌肌力—
有氧运动能力—
无氧运动能力↑
蛋白质分解↓
骨骼肌内无氧底物代谢↑

GH

正常骨骼肌

图 5-5　补充生长激素对正常骨骼肌的影响

（一）补充 GH 对正常骨骼肌结构的影响

如前所述，有研究报告称啮齿动物垂体切除后Ⅰ型肌纤维显著增加，Ⅱ型肌纤维明显减少。但也有与此相反的发现，有研究发现在垂体切除术后Ⅰ型肌纤维减少了 50%。然而，非垂体切除研究表明，正常大鼠在 GH 干预 6 个月后骨骼肌Ⅰ型或Ⅱ型肌纤维的数量并没有明显变化。

（二）补充 GH 不能增加健康成人肌肉力量

只有少数双盲安慰剂对照研究调查了 GH 对健康成人肌肉力量的影响。研究表明，给予 GH 6 周后 8 名健康男性最大肌肉力量没有显著影响。同样，在一项近 100 名休闲体育项目运动员参加的研究中，GH 治疗 8 周后肌肉力量也没有增加。16 名健康男性在接受 3 个月 GH 并结合抗阻练习后，肌肉力量并没有比只接受抗阻训练的受试者更强。对健康老年人的研究也发现，给予 GH 6 个月后肌肉力量无显著增加。这些研究表明：短期 GH 疗法并不能增加健康成人肌肉力量。

（三）补充 GH 不能提高健康成人有氧运动能力，但能增强无氧运动能力

**1. 补充 GH 不能提高健康成人有氧运动能力**　研究发现，补充 GH 对健康成人最大摄氧量无显著影响。有研究者在 30 名健康成人参加的双盲安慰剂对照试验中观察到，给予 28d 低剂量[0.033mg/（kg·d）]和高剂量[0.067mg/（kg·d）]GH 后，试验组最大摄氧量没有显著增加。96 名休闲体育项目运动员在使用 8 周 GH[2mg/（kg·d）]后，最大摄氧量也没有得到改善。因此，GH 不能提高健康成人的有氧运动能力。

**2. 补充 GH 可以增强健康成人无氧运动能力**　除了体育锻炼之外，其他调节无氧运动能力的手段我们知之甚少。有一项双盲安慰剂对照试验研究了 GH 对无氧运动能力的影响，发现经过 8 周 GH 治疗后，休闲体育项目运动员无氧运动能力（Wingate 试验）得到显著提高，但补充 GH 并未增加体重和瘦体重水平，也不增加肌肉力量（测力计）和瞬时功率（跳跃高度）。该研究采用两种手段评估了骨骼肌无氧做功能力，其中跳跃高度代表瞬时功率，而 Wingate 试验则是在自行车测力计上进行 30s 的全力高强度运动。虽然这两种测试都测量无氧能力，但跳跃所需的能量来自磷酸肌酸（phosphocreatine，PCr）储存，而较长时间的 Wingate 试验所需的能量来自 PCr 储存和糖酵解。GH 可提高 Wingate 试验做功能力但对跳跃做功无影响，肌肉的合成代谢不能解释 Wingate 试验的改善（肌肉质量并未增加），可能的解释是 GH 对能量供应的影响主要表现为刺激骨骼肌糖酵解产生 ATP，从而引起骨骼肌无氧运动能力增强。

无氧能量系统为机体活动包括日常生活活动的启动提供能量，并为短时高强度体育活动提供动力。因此，GH 可调节无氧能量系统这一结果不仅对 GHD 人群有潜在的治疗意义，

也可能对加速身体康复和改善虚弱老年人身体功能有潜在的治疗意义，这也为体育运动中禁止使用 GH 提供了更充分的理由。

**3. 补充 GH 可减少健康成人蛋白质氧化**　有研究观察到，健康成人补充 GH 后全身蛋白质氧化急性减少。在禁食和饱食状态下，健康志愿者经过 7d 的 GH 治疗都出现了类似的变化。

**4. 补充 GH 对健康成人能量代谢的影响**　GH 可抑制有氧代谢底物的氧化代谢，并可能促进骨骼肌通过非氧化（厌氧）途径合成 ATP。有学者对训练有素自行车运动员进行了研究，发现 GH 的使用与中等到剧烈运动期间血浆乳酸水平的增加相关联，这意味着丙酮酸的无氧处理速率增加。

## 四、小结

GH 对骨骼肌有重要调控作用。GHD 可影响啮齿动物骨骼肌纤维类型，但不影响人肌纤维类型。GHD 患者可出现骨骼肌肌力和有氧运动能力明显减弱，以及蛋白质合成和分解速率下降。补充 GH 虽不影响 GHD 人类骨骼肌纤维类型，但可改善由 GHD 导致的骨骼肌肌力和有氧运动能力下降，抑制骨骼肌脂质氧化相关基因表达，改变氨基酸代谢方向，将氨基酸从氧化分解途径调配至合成代谢途径来改善蛋白质平衡，而且对蛋白质代谢的影响具有时间依赖性和组织差异性。补充 GH 对正常骨骼肌的影响不同于 GHD 骨骼肌。补充 GH 不影响正常动物骨骼肌纤维类型、健康成人骨骼肌肌力和有氧运动能力，但可以促进健康成人骨骼肌内底物的无氧代谢并增强机体无氧运动能力。

# 第四节　甲状腺激素

甲状腺激素（thyroid hormone，TH）是人体最重要的激素之一，几乎作用于机体所有的组织和器官，对生长、发育和代谢等各方面均有深远影响。TH 包括甲状腺素（thyroxine，$T_4$）和三碘甲状腺原氨酸（triiodothyronine，$T_3$），人体内 $T_4$ 含量较多，但 $T_3$ 活性约为 $T_4$ 的 4 倍，是甲状腺激素的主要生理活性物质。人体骨骼肌约占体重的 40%，是参与机体能量消耗、葡萄糖摄取和维持脂质稳态最重要的组织之一，骨骼肌代谢的异常改变会对机体健康产生重要影响。虽然 TH 可作用于骨骼肌，但 TH 对骨骼肌功能有何影响，我们仍知之甚少。

## 一、TH 对骨骼肌纤维类型的影响

成年骨骼肌主要分为慢肌（Ⅰ型肌纤维）和快肌（Ⅱa、Ⅱx 和 Ⅱb 型肌纤维）。由于快肌和慢肌 MyHC 亚型消耗 ATP 速度具有差异，不同 MyHC 亚型的基因表达被认为是决定肌纤维类型的主要因素。慢肌主要表达 Ⅰ型 MyHC 及部分 Ⅱa 型 MyHC（快 MyHC 型中最慢的一种），在不同的快肌中 Ⅱa、Ⅱx 和 Ⅱb 型 MyHC 则分别以不同比例分布。

TH 对 MyHC 的影响既取决于机体内 TH 水平，又依赖于骨骼肌类型。研究发现，当机体处于高 TH 水平（即甲状腺功能亢进）时，肌纤维出现由慢型向快型的转变：慢肌比目鱼肌中Ⅱa 型 MyHC 比例增加，而快肌趾长伸肌中Ⅱa 型 MyHC 比例减少，Ⅱx 型和Ⅱb 型 MyHC 增加。反之，当机体处于低 TH 水平（即甲状腺功能减退）时，肌纤维出现由快缩型向慢缩型的转变：比目鱼肌和趾长伸肌中Ⅰ型 *MyHC*、Ⅱa 型 *MyHC* 基因表达与其对应的肌纤维含量增加，Ⅱx 型和Ⅱb 型肌纤维含量减少。甲状腺激素受体 α（thyroid hormone receptor α，THRA）的缺失使慢肌和快肌中Ⅰ型 MyHC 含量增加，但甲状腺激素受体 β（THRB）的缺失只影响快肌中Ⅰ型 *MyHC* 的表达。此外，$T_3$ 还可通过诱导 miR-133a 表达改变肌纤维类型。miR-133a 在快肌纤维中高度表达，抑制 miR-133a 可损害 $T_3$ 诱导的慢-快肌纤维类型转化，而敲除 *miR-133a* 的小鼠甚至出现快-慢肌纤维的转变。

## 二、TH 对骨骼肌代谢的影响

骨骼肌质量约占体重的 40%，其能量消耗约占轻体力活动人群一日总能耗的 22%。当甲状腺功能亢进（简称甲亢）时，TH 分泌过多，骨骼肌能量代谢水平提高并加剧机体能量消耗，从而导致甲亢患者出现代谢亢进、进食增多和体重下降等表型特征。

（一）TH 可增强骨骼肌线粒体生物合成和功能

$T_3$ 通过调节核基因组和线粒体基因组编码蛋白质的表达，影响线粒体生物合成及其功能。例如，PGC-1α 是线粒体基因表达和生物合成的中枢调节因子，可通过诱导核呼吸因子 1 表达，激活线粒体转录因子 A，直接调控线粒体的生物合成。$T_3$ 通过 TH 受体在基因启动子上调控 PGC-1α 表达，从而诱导骨骼肌线粒体生物合成。研究发现，对甲状腺功能正常和甲状腺功能减退（简称甲减）小鼠进行长期或短期 $T_3$ 注射均会激活 AMPK，从而上调 PGC-1α 的活性，促进线粒体的生物合成，即 AMPK 是 TH 调节骨骼肌线粒体生物合成的重要介导因子。此外，在利用慢病毒介导的短发夹 RNA（short hairpin RNA，shRNA）敲低 Atg5 的表达从而阻断自噬体形成的 L6 肌细胞中，TH 对线粒体的影响显著减弱，因此 TH 还可通过诱导自噬促进骨骼肌中线粒体生物合成和功能。

（二）TH 可提高骨骼肌静息代谢率

血清中 $T_3$ 增加除了刺激线粒体生物合成，还会使肝脏、骨骼肌和棕色脂肪组织中解偶联蛋白（UCP）的表达增加，从而促进新陈代谢和产热。UCP2 和 UCP3 是线粒体载体家族的成员，UCP2 分布广泛，UCP3 则主要在骨骼肌中表达。其中 UCP3 是 TH 调节基础代谢的关键物质，可促进骨骼肌中线粒体的解偶联，减少活性氧的产生，以热能的形式消耗能量，降低细胞的能量效率。研究发现，在甲减转变为甲亢的过程中，骨骼肌的静息代谢率（resting metabolic rate，RMR）增加了两倍。给啮齿类动物注射 $T_3$ 可使心肌和骨骼肌的 UCP2、UCP3 表达水平增高，线粒体的解偶联活性也随之升高。

对甲状腺激素抵抗综合征患者的样本分析显示，与健康个体相比，其机体 RMR 增强，这是患者对 TH 过量做出的反应。测量患者骨骼肌底物的氧化时，发现三羧酸循环通量增加了 75%，ATP 合成酶通量降低。此外，TH 可增强线粒体电子传递链中细胞色素 c 氧化酶 1 和 4 的活性，增加柠檬酸合酶的表达，并刺激中间代谢关键酶（3-磷酸甘油脱氢酶）的表达，从而提高机体氧化磷酸化能力。然而，健康的年轻男性在接受 $T_3$ 治疗 14d 后，RMR、UCP3 和 UCP2 增加，呼吸商降低，却没有显示细胞色素 c 氧化酶 4 或核呼吸因子 1 的 mRNA 表达增加。以上研究表示 TH 可激活线粒体酶和 UCP3，诱导线粒体活性、氧化磷酸化和耗氧量增加，从而提高机体 RMR。

### （三）$T_3$ 对骨骼肌糖代谢的影响

骨骼肌是机体受到胰岛素刺激时摄取葡萄糖的重要部位。$T_3$ 可提高骨骼肌的胰岛素敏感性，这种效应依赖 II 型碘化甲腺原氨酸脱碘酶（types II iodothyronine deiodinase，D II）将 $T_4$ 转化为 $T_3$，缺乏 D II 时，成肌细胞中胰岛素信号会随之减弱。这种效应一定程度上也与 TH 上调 GLUT-4 的编码基因 *Slc2a4* 表达有关。对 L6E9 肌细胞和活体大鼠骨骼肌研究发现，TH 受体在 *Slc2a4* 基因启动子上形成了 MyoD1 和肌细胞增强因子 2 的复合物，并参与转录调控。此外，小鼠中 TH 可促进 *Slc2a4* mRNA 多聚腺苷酸化的快速转录后效应，增强转录稳定性和 GLUT-4 利用率，并诱导 GLUT-4 转位至肌纤维膜。因此，甲减的小鼠中由胰岛素诱导的葡萄糖摄取减少。值得注意的是，甲亢模型显示糖异生作用增加且胰岛素作用减少，即机体内 $T_3$ 高于正常水平时并不会进一步提高葡萄糖摄取能力。

## 三、TH 对骨骼肌生成的影响

### （一）肌生成基本过程

骨骼肌是一种稳定的组织，在有丝分裂后通常不分裂，但骨骼肌具有可塑性，损伤后可以快速进行修复和再生。损伤后的骨骼肌再生主要依赖于肌卫星细胞的激活、增殖和分化。肌卫星细胞位于肌纤维膜和基膜之间，通常靠近内皮区域，是具有增殖和自我更新能力的肌源性干细胞，以转录因子 Pax7 的表达为特征。Pax7 调控 *MRF* 的表达，*MRF* 基因家族编码 4 种对肌生成起重要影响的转录因子，包括 MYF5、MyoD1、Myog 和 MRF4。

### （二）TH 抑制肌卫星细胞增殖

碘化甲腺原氨酸脱碘酶的表达在肌卫星细胞的成肌过程中受到精细的调控，这种动态表达影响肌卫星细胞的增殖与分化平衡。III 型碘化甲腺原氨酸脱碘酶（types III iodothyronine deiodinase，D III）能降低细胞内 $T_3$ 含量，在肌细胞增殖阶段高表达，在分化阶段表达下降。研究发现，增殖阶段的肌卫星细胞暴露在浓度过高的 TH 中会导致细胞凋亡，在使用不含 TH 的血清培养细胞时，细胞凋亡则不会发生。此外，对受伤的小鼠进行 TH 处理后肌再生过程受到阻碍，Pax7 阳性细胞减少且细胞凋亡增加。这表明在增殖阶段，D III 的表达可保护肌卫星细胞免受细胞内 TH 的影响，这对于肌再生过程至关重要，缺乏 D III 会导致增殖的成肌细胞发生凋亡，但处于静息状态的细胞不受影响。

（三）TH 促进肌卫星细胞分化

增殖阶段需要肌卫星细胞内 TH 保持低水平，但在分化阶段，TH 信号的增加对于卫星细胞的适当分化具有重要意义，此时 DⅢ表达降低而 DⅡ表达增加，DⅡ将 T$_4$ 活化为 T$_3$，增加细胞内 TH 水平。研究表明，敲除 *DⅡ* 基因会抑制分化阶段细胞内 TH 增加及肌管形成，从而抑制 MyoD、Myog、MyHC 表达。MyoD1 和 Myog 参与成肌细胞的终末分化，受 T$_3$ 正向调控，肌肉受损后甲状腺功能正常和甲减小鼠的 MyoD1 表达相似，甲亢小鼠骨骼肌再生部位中肌卫星细胞的 MyoD1 表达最高。

此外，TH 还可通过 THRA 维持肌卫星细胞的细胞池。敲除 *THRA* 的成肌细胞处于增殖和分化早期时，重要的肌生成转录因子如 Pax7、MyoD、MYF5 的表达下调，Wnt/β-连环蛋白信号通路的下游标志物 β-连环蛋白、周期蛋白 D1 表达下降。这一结果证明 THRA 通过激活 Wnt/β-连环蛋白信号通路促进成肌细胞分化，在成肌细胞的增殖分化过程中扮演重要角色。综上所述，在肌生成过程中肌卫星细胞可根据自身功能状态和动态需求调节细胞内 TH 水平，从而维持肌卫星细胞增殖与分化的平衡，影响肌生成进程。

## 四、骨骼肌中 TH 的作用途径及其活性的调控

（一）TH 经典核受体作用途径

TH 的作用由 TH 受体介导，当 TH 受体还未与 TH 结合时，它与核内 DNA 分子局部的 TH 反应元件呈结合状态。当 TH 与靶细胞核内 TH 受体结合后，可启动特异性 TH 应答基因的转录表达，发挥生物学效应，这是 TH 在骨骼肌中作用的经典通路。此外，TH 受体也可作为独立于配体的转录因子发挥作用，骨骼肌中主要存在的 TH 受体亚型是 THRA。

（二）骨骼肌 TH 活性受 TH 转运蛋白调节

TH 转运蛋白介导 TH 易化扩散穿过细胞膜，这对 TH 发挥效应十分重要。TH 转运蛋白通过细胞膜的效率、T$_4$ 和 T$_3$ 的局部活化或失活均可决定 TH 的细胞内效应。人类和啮齿类动物中都存在的单羧酸转运蛋白（monocarboxylate transporter，MCT）10 和 MCT8，是骨骼肌中主要的 TH 转运蛋白。研究表明，*MCT8$^{-/-}$* 小鼠表现出的运动活性与野生型小鼠相同，但其骨骼肌中的 T$_3$ 含量比野生型小鼠高 30%。此外，*MCT8* 与Ⅰ型碘化甲腺原氨酸脱碘酶（types Ⅰ iodothyronine deiodinase，*DⅠ*）双敲除小鼠的细胞内 T$_3$ 浓度下降，但仍高于野生型小鼠，这表示 *DⅠ* 和 *MCT8$^{-/-}$* 小鼠肌肉中 T$_3$ 浓度升高有关。TH 转运蛋白的存在还有助于维持骨骼肌正常生理功能，如人类 MCT8 的编码基因 *SLCI6A2* 突变会导致 Allan-Herndon-Dudley 综合征，临床表现为先天性肌张力减退，进一步发展为痉挛、发育不全和全身性肌无力。

（三）骨骼肌中 TH 活性受脱碘酶调控

DⅠ同时具有外环和内环脱碘作用，可以催化 T$_4$ 转化为 T$_3$、反三碘甲状腺原氨酸（reverse triiodothyronine，rT$_3$），也可催化 T$_3$ 转化为 T$_2$，但有研究发现敲除 *DⅠ* 基因后，小鼠体内血清 T$_3$ 浓度正常，因此 DⅠ的生理作用仍存在争议。而 DⅡ具有外环脱碘作用，是

TH 的主要活化因子，可将 $T_4$ 转化为 $T_3$，主要生理作用是调控细胞内 $T_3$ 浓度和核内 TH 受体饱和度。D II 在肌再生的分化阶段表达，通过增加细胞内 $T_3$ 浓度，促进 MyoD 的表达，以确保肌管完全分化形成多核肌纤维。但 D II 只在肌生成的分化阶段起作用，在骨骼肌发育过程中或在肌纤维分化后，即使将骨骼肌中 *D II* 敲减 40%～50%，血清中的 TH 水平也并无显著改变。D III 则通过内环脱碘不可逆地灭活 $T_3$，将 $T_4$ 或 $T_3$ 转变为无活性的 $rT_3$ 或 $T_2$，其主要的生理功能是预防或限制肌生成增殖阶段中 TH 进入肌卫星细胞，从而确保肌卫星细胞正常增殖。

## 五、小结

甲状腺激素作为一种重要的内分泌激素，对骨骼肌的表型、代谢和发育有重要影响。甲状腺激素可通过刺激 II 型肌球蛋白重链的表达，促进慢-快肌纤维类型转化，还可调控线粒体生物合成和功能，促进机体新陈代谢和产热，促进葡萄糖摄取。此外，甲状腺激素还参与调节肌卫星细胞的增殖与分化，在肌生成过程中发挥重要作用。总之，甲状腺激素对骨骼肌功能有重要调控作用，但相关分子机制目前仍未完全阐明，还需进一步深入研究。

# 第五节　糖皮质激素

糖皮质激素（glucocorticoid，GC）是肾上腺皮质分泌的类固醇激素，内源性 GC 有 3 种：皮质醇（氢化可的松）、皮质酮和可的松。人类主要的内源性 GC 是皮质醇，在啮齿动物中则是皮质酮。GC 主要通过细胞内 GR 进行信号转导，从而发挥相应生物学效应。临床 GC 类药物的使用非常广泛，可用于治疗过敏性反应、炎症反应、变态反应性疾病（风湿性关节炎、系统性红斑狼疮、皮肌炎及硬皮病等）、各种感染性疾病及休克，同时其也是肿瘤终末期、重症肌无力、慢性肾衰竭终末期等重大疾病的常用药物。但要注意的是，GC 类药物有较大的副作用，过量使用常常导致多种疾病的发生，如骨质疏松等。因此，一般只能短期应用。骨骼肌是 GC 的主要靶组织，GC 类药物长期使用可带来骨骼肌萎缩的严重后果。

## 一、GC 对骨骼肌糖代谢的影响及其机制

### （一）GC 对骨骼肌糖代谢的影响

GC 可抑制骨骼肌葡萄糖摄取、利用及糖原合成，并促进儿茶酚胺诱导的肌糖原分解，其可抵消胰岛素促进葡萄糖利用和糖原合成的作用。GC 可抑制小鼠肌细胞胰岛素的作用，抑制 GLUT-4 向细胞膜的转移，从而减少细胞葡萄糖摄取。相反，抑制 GC 信号转导可改善小鼠和人类骨骼肌的胰岛素敏感性和葡萄糖利用率。

骨骼肌中，糖原合酶可将葡萄糖转化为肌糖原，而 GSK3 可抑制糖原合酶活性，抑制肌糖原合成。Akt 可磷酸化 GSK3 并抑制其活性，促进糖原合成。此外，GC 可降低 GSK3

的磷酸化水平，活化 GSK3 蛋白，从而抑制糖原合成。因此，GC 通过抑制骨骼肌葡萄糖摄取及糖原合成实现对骨骼肌糖代谢的调控。

### （二）GC 影响骨骼肌糖代谢的机制

GC 主要通过抑制胰岛素信号转导调节骨骼肌葡萄糖代谢，此外，PDK4 也可能在这一过程中发挥重要作用。

**1. 胰岛素信号通路**　GC 调节骨骼肌葡萄糖代谢的主要途径是抑制胰岛素信号转导。胰岛素受体是一种酪氨酸激酶，胰岛素与细胞表面的胰岛素受体结合后，可磷酸化 IRS。磷酸化 IRS 与胰岛素受体结合后，再激活下游的 PI3K/Akt 信号转导途径，从而促进细胞对葡萄糖的摄取及利用。GC 处理的小鼠骨骼肌胰岛素受体酪氨酸磷酸化水平及 IRS-1 蛋白水平降低，PI3K 和 Akt 的活性也降低。此外，GC 处理后，IRS-1 的 pSer307 水平增加，这种磷酸化破坏了胰岛素受体和 IRS-1 之间的关联，抑制了胰岛素信号转导途径。这些数据表明，GC 通过抑制胰岛素信号转导途径，降低 Akt 磷酸化水平，从而减少 GLUT-4 表达及 GSK3 磷酸化水平，抑制骨骼肌葡萄糖摄取及糖原合成。

在 GC 对胰岛素信号转导途径的抑制过程中，磷酸肌醇 3-激酶调节亚基 1（phosphoinositide 3-kinase regulatory subunit 1，Pik3r1）发挥了重要作用。Pik3r1 可编码 PI3K 的调节亚基，是胰岛素信号转导途径中的关键组分。Pik3r1 可与 Pik3ca（PI3K 的调节亚基）形成异源二聚体，并与 IRS-1 相互作用，激活胰岛素信号转导途径。但过量的 Pik3r1 单体可与 Pik3r1/Pik3ca 异源二聚体竞争 IRS-1 的结合位点，从而抑制胰岛素的作用。Pik3r1 还可激活人第 10 号染色体缺失的磷酸酶及张力蛋白同源的基因（phosphatase and tensin homology deleted on chromosome ten，PTEN），PTEN 可抑制 PI3K 活性，从而进一步抑制胰岛素信号转导途径。此外，小鼠 *Pik3r1* 基因缺失提高了全身胰岛素敏感性，这些数据都说明 Pik3r1 可抑制胰岛素信号转导途径。研究表明，用地塞米松（Dex，人工合成的糖皮质激素）处理 C2C12 细胞后，IRS-1 蛋白水平降低，pSer307-IRS-1 水平增加，并且 pSer473-Akt 水平降低，抑制了胰岛素信号转导途径。但使用 RNA 干扰（RNA interference，RNAi）特异性降低 C2C12 细胞 Pik3r1 表达时，上述作用效果都被减弱。因此，Pik3r1 在 GC 抑制骨骼肌葡萄糖摄取的过程中有重要作用。

**2. PDK4**　GC 还可通过刺激 PDK4 的表达来调节骨骼肌糖代谢。PDK4 可通过抑制使丙酮酸转化为乙酰辅酶 A 的丙酮酸脱氢酶复合物，来调节骨骼肌糖代谢。此外，在人原代肌管中，GC 对糖原合成的抑制随着 PDK4 表达的降低而减弱。同时，GC 可促进肝脏和骨骼肌的 *PDK4* 基因转录，进一步抑制骨骼肌葡萄糖摄取及糖原合成。因此，PDK4 是 GC 抑制骨骼肌葡萄糖摄取和糖原合成的重要靶标。

## 二、GC 对骨骼肌脂代谢的影响及机制

GC 可抑制骨骼肌脂质代谢，引起骨骼肌内的脂质堆积。GC 可引起脂质代谢中间体二酰甘油（diacylglycerol，DAG）和神经酰胺（ceramide，CER）在骨骼肌内堆积，并诱发骨骼肌胰岛素抵抗。GC 处理后，肌内三酰甘油（triacylglycerol，TG）积聚增加，同时 DAG

水平升高。而用 11β 羟基类固醇脱氢酶 1 型（11β hydroxysteroid dehydrogenase type 1,
11β-HSD1，可活化糖皮质激素）的抑制剂干预后，小鼠骨骼肌脂肪生成基因表达降低。因
此，过量的 GC 可抑制骨骼肌脂质分解，促进 DAG、CER 等脂质代谢中间产物积累，并可
诱发骨骼肌胰岛素抵抗。对其机制的研究表明，GC 可通过抑制骨骼肌中 AMPK 活性，抑
制骨骼肌脂肪酸的氧化。此外，GC 还可促进丙二酰辅酶 A（一种脂肪酸合成的中间体）表
达，从而促进骨骼肌脂质合成。因此，GC 通过促进骨骼肌脂质合成，并抑制骨骼肌脂质分
解，实现对骨骼肌脂代谢的调控。

## 三、GC 对骨骼肌蛋白质代谢的影响及其机制

（一）GC 对骨骼肌蛋白质代谢的影响

GC 在骨骼肌蛋白质代谢调控过程中具有重要地位。GC 对骨骼肌蛋白质代谢的影响表
现为促进骨骼肌蛋白质分解，同时抑制骨骼肌蛋白质合成。其带来的结果是蛋白质净降解，
骨骼肌发生萎缩。

**1. GC 促进骨骼肌蛋白质分解**　GC 是骨骼肌肌肉质量的重要调节剂。研究表明，过量
使用 GC 后，动物骨骼肌出现肌萎缩，骨骼肌纤维直径减少，并且肌肉力量降低。此外，
使用 Dex 处理 C2C12 细胞和 L6 肌管后，细胞直径明显减少。其原因可能是长期过度分泌
或外源性给予 GC，可促进骨骼肌蛋白质分解，对大鼠使用 Dex 可使其蛋白质分解增加，
导致骨骼肌肌萎缩。此外，用 RNAi 下调 C2C12 细胞 GR 表达后，抑制了细胞的蛋白质降
解。肌肉特异性 *GR* 敲除可完全消除 Dex 诱导的小鼠骨骼肌萎缩，减弱蛋白质降解。这些
结果都表明 GC 可促进骨骼肌蛋白质分解。

**2. GC 抑制骨骼肌蛋白质合成**　目前关于 GC 对骨骼肌蛋白质调控的研究，主要集中于
其对骨骼肌蛋白质分解的影响，但 GC 也可以抑制骨骼肌蛋白质合成。GC 可增加骨骼肌对
蛋白质合成因子（IGF-1）的抗性，并且 GC 可抑制氨基酸向骨骼肌转运，进一步抑制蛋白
质合成。此外，骨骼肌损伤后，成肌细胞肌分化因子和肌源性因子 5 被激活，从而促进骨
骼肌的修复及再生。而 GC 可促进 C2C12 小鼠成肌细胞中肌分化因子的降解，并下调 Myog，
从而抑制肌源性分化。因此，GC 可抑制骨骼肌蛋白质合成因子，从而抑制蛋白质合成。

（二）GC 影响骨骼肌蛋白质代谢的机制

**1. GC 促进骨骼肌蛋白质分解的机制**　GC 是肌肉质量的重要调节剂，GC 诱导的肌肉
分解主要通过 3 种途径实现：一是泛素-蛋白酶体途径；二是自噬-溶酶体途径；三是氧化
应激途径。此外，CCATT 区/增强子结合蛋白 β（CCAAT-enhancer binding protein β，C/EBPβ）
也可能参与其中。

（1）泛素-蛋白酶体途径：大量研究表明，泛素-蛋白酶体途径在肌萎缩过程中具有重
要作用，其可促进骨骼肌蛋白质分解。泛素化蛋白质可被 26S 蛋白水解复合物降解，该复
合物由 20S 蛋白酶体和两个 19S 调节复合物构成。GC 可调节 26S 蛋白酶体多种成分的表
达。Dex 处理 L6 肌管后，20S 亚单位 C3 表达增加。给予大鼠 Dex 后，19S 复合体中多种

ATP 酶和非 ATP 酶亚基的表达增加。因此，GC 可促进泛素表达，激活泛素-蛋白酶体途径，从而促进骨骼肌蛋白质分解。用 Dex 处理的 L6 肌管中泛素表达增加，蛋白酶体活性增强，同时蛋白酶体依赖性蛋白质分解也增加。此外，调节泛素功能的酶也受骨骼肌 GC 的调节。GR 拮抗剂 RU38486 可抑制泛素结合酶 $E2_{14k}$ 和泛素连接酶 $E3\alpha$ 表达，降低泛素活性，表明 GC 通过促进 $E2_{14k}$ 和 $E3\alpha$ 表达激活泛素-蛋白酶体途径，促进肌肉蛋白质分解。此外，GC 诱导的泛素表达增加具有骨骼肌特异性，在肝细胞、肾细胞、肠上皮细胞及心肌细胞中未观察到。

（2）自噬-溶酶体途径：细胞中蛋白质和细胞器的自噬，在骨骼肌蛋白质分解及肌萎缩过程中起关键作用。线粒体自噬是细胞自噬途径中非常重要的一部分，并且其可通过 $E3\alpha$ 泛素连接酶诱导肌萎缩。用 Dex 处理的肌管 $E3\alpha$ 泛素连接酶表达增加，并诱导线粒体自噬，从而促进肌萎缩。因此，GC 可通过 $E3\alpha$ 泛素连接酶调节骨骼肌线粒体自噬，与泛素-蛋白酶体系统协同作用，促进骨骼肌蛋白质分解。

GC 诱导泛素-蛋白酶体途径及自噬-溶酶体途径过程中，FoxO 家族起到了重要作用。FoxO 是一个转录因子家族，其中有 FoxO1、FoxO3 和 FoxO4，并且在骨骼肌中表达。FoxO3 可激活自噬基因表达，如 *BNIP3*、*LC3* 和 *Atg14*，并通过自噬-溶酶体和泛素-蛋白酶体途径，促进骨骼肌蛋白质降解。FoxO 可激活蛋白质降解基因，如 *MuRF1* 和 *MAFbx*，同时还可抑制蛋白质合成的基因，如 *4E-BP1*。此外，FoxO1 可抑制 IGF-1 促进蛋白质合成的作用。因此，FoxO 可通过促进蛋白质分解及抑制蛋白质合成，来调控骨骼肌蛋白质代谢。此外，FoxO 转录因子对肌萎缩的作用受 GC 的调节。GC 可促进肌肉 FoxO 表达。用 Dex 处理 C2C12 肌管，可使 FoxO1、FoxO3 和 FoxO4 去磷酸化，从而增强其活性；而使 FoxO3 失活后，可使 Dex 诱导的肌管直径减小作用减弱。体内实验也得出了同样的结果，进一步说明在 GC 诱导骨骼肌蛋白质分解过程中 FoxO 起重要作用。因此，这些数据表明 GC 可活化 FoxO1、FoxO3 和 FoxO4，激活自噬-溶酶体和泛素-蛋白酶体途径，从而促进骨骼肌蛋白质分解及肌萎缩。

（3）氧化应激途径：骨骼肌产生活性氧诱导的氧化应激途径，也是引起骨骼肌蛋白质分解及肌萎缩的重要因素。研究表明，使用抗氧化剂后，骨骼肌蛋白质分解及肌萎缩减弱。氧化应激途径主要通过激活 p38-MAPK，随后诱导 MAFbx、MuRF1 及自噬-溶酶体系统的表达，从而促进肌萎缩。研究表明，GC 可能对骨骼肌氧化应激途径有促进作用，从而与自噬-溶酶体系统协同作用，促进骨骼肌蛋白质分解及肌萎缩。

GC 激活氧化应激途径后，可促进 MuRF1 和 MAFbx 表达，从而促进骨骼肌蛋白质分解。MuRF1 和 MAFbx 是两种重要的肌肉特异性肌萎缩因子。在肌萎缩情况下 *MuRF1* 基因表达增加，可促进部分肌原纤维蛋白降解。在 GC 促进骨骼肌蛋白质分解过程中，MuRF1 具有重要作用。研究表明，使用 Dex 处理 *MuRF1* 基因敲除小鼠及 WT 小鼠 14d 后，WT 小鼠三头肌和胫骨前肌肌肉质量明显降低，而 *MuRF1* 敲除小鼠三头肌和胫骨前肌肌肉质量虽然降低，但降低幅度明显低于 WT 小鼠。此外，*MuRF1* 敲除小鼠在 Dex 处理后，腓肠肌纤维横截面积和肌肉张力仍然较大，并且蛋白质降解速率降低。因此，这些数据证实在 GC 促进骨骼肌蛋白质分解过程中，MuRF1 发挥了重要作用。而 MAFbx 对肌萎缩的作用更有争议。小鼠 *MAFbx* 敲除可防止去神经支配诱导的肌萎缩，但不能防止 GC 诱导的肌萎缩。

因此，GC 诱导的骨骼肌蛋白质分解及肌萎缩过程可能与 MAFbx 无关。

（4）C/EBPβ：也可促进骨骼肌蛋白质分解。骨骼肌蛋白质分解增强时，观察到 C/EBPβ 表达及活性上升。肌肉中 C/EBPβ 活性的增加是呈 GC 时间和剂量依赖性的。使用 Dex 干预转染了荧光素酶报告基因的 *C/EBPβ* 启动子的细胞后，细胞荧光量明显提高，表明 C/EBPβ 表达增加。此外，使用 Dex 处理大鼠与 L6 肌管后，大鼠骨骼肌 C/EBPβ 表达水平增加，同时 L6 肌管的 C/EBPβ 表达也增加。而用 GR 拮抗剂 RU38486 处理大鼠后，C/EBPβ 表达及活性被抑制。这些数据说明 GC 可通过促进骨骼肌 C/EBPβ 表达促进骨骼肌蛋白质分解。

**2. GC 抑制骨骼肌蛋白质合成的机制** 骨骼肌蛋白质合成主要依靠哺乳动物 mTOR 信号转导途径。mTOR 信号通路在骨骼肌质量控制中发挥了关键作用。GC 主要通过抑制 mTOR 信号途径诱发肌萎缩，而 MSTN、TSC1/2、Pik3r1、KLF15 等因子在这一过程中发挥重要作用。

（1）结节性硬化复合症 1/2（tuberous sclerosis complex 1/2，TSC1/2）：可调节 mTOR 活性，通过 Rheb 的 GTP 酶活化蛋白起作用。GTP 与 Rheb 结合后可活化 mTOR，而 GDP 与 Rheb 结合后则起抑制作用。TSC1/2 可促进 GDP-Rheb 表达，从而抑制 mTOR。而 TSC1/2 是 GC 的直接靶标，GC 可促进 TSC1/2 表达，从而抑制 mTOR，抑制骨骼肌蛋白质合成。此外，sestrin1 也是 GC 的靶基因，其可增加 TSC1/2 的活性，从而抑制 mTOR 信号转导。因此，GC 主要通过促进 TSC1/2 表达，抑制 mTOR 途径，从而抑制骨骼肌蛋白质合成。

（2）MSTN：是肌肉质量的负调节因子，通过抑制 Akt/mTOR/S6K-β1 蛋白合成途径，来抑制肌肉生长和分化。MSTN 失活后，骨骼肌体积及质量明显增加。GC 抑制骨骼肌蛋白质合成过程中，MSTN 起重要作用。GC 可以增加骨骼肌 MSTN 表达，并且使用 Dex 干预 WT 小鼠 10d 后，小鼠肌萎缩严重；而使 MSTN 失活后，这种肌萎缩效应大大减弱。此外，有研究显示，在 MSTN 缺失小鼠中观察到的肌萎缩减弱是由于肌纤维蛋白质合成的增加，而不是蛋白质分解减少，进一步证明了 MSTN 抑制骨骼肌蛋白质合成的作用。因此，GC 可通过促进 MSTN 表达，抑制 mTOR 信号转导途径，从而抑制骨骼肌蛋白质合成。

（3）Pik3r1：GC 抑制 mTOR 信号转导途径的过程中，Pik3r1 也起到了重要作用。研究表明，C2C12 肌管 Pik3r1 过表达，使细胞直径明显减小。相反，当减少 C2C12 肌管 Pik3r1 表达时，可减弱 Dex 诱导的肌管直径减小。此外，细胞 *Pik3r1* 敲除，可降低 Dex 诱导的 MuRF1 和 FoxO3 的表达。在体实验表明，GR 可与 Pik3r1 蛋白相互作用，减少 PI3K 与 IRS-1 的结合，从而抑制胰岛素/IGF-1/mTOR 途径，抑制骨骼肌蛋白质合成。糖尿病小鼠使用 GC 后，肌肉中 IRS-1 与 PI3K 结合减弱，并导致肌萎缩；而骨骼肌特异性 *GR* 敲除糖尿病小鼠则对肌萎缩具有抗性。因此，GC 可促进 Pik3r1 表达及活性，抑制 IGF-1/mTOR 途径，从而抑制骨骼肌蛋白质合成。

（4）Kruppel 样因子 15（Kruppel-like factor 15，KLF15）：在 GC 抑制骨骼肌蛋白质合成过程中也起到了重要作用。KLF15 是一种转录因子，可抑制 mTOR 活性，从而抑制骨骼肌蛋白质合成。此外，KLF15 还可促进 *MuRF1* 和 *MAFbx* 转录，从而促进骨骼肌蛋白质分解。骨骼肌 KLF15 过表达可导致肌萎缩，说明 KLF15 可调控骨骼肌蛋白质代谢。在骨骼肌中，转录因子 KLF15 是 GR 的主要靶标。因此，这些数据表明 GC 抑制骨骼肌蛋白质合成过程中，KLF15 发挥了重要作用。

## 四、小结

　　GC 类药物可治疗多种疾病，但如果过量或长时间使用可引起严重的副作用，如可诱导骨骼肌萎缩及骨骼肌胰岛素抵抗等，这与 GC 对骨骼肌代谢的调控密切相关。研究表明，GC 对骨骼肌代谢有重要调控作用：GC 可通过促进 Pik3r1 表达抑制胰岛素信号转导途径，或通过上调 PDK4 表达抑制骨骼肌葡萄糖摄取及糖原合成，导致血糖紊乱；GC 可抑制骨骼肌脂质代谢，引起脂质代谢中间体二酰甘油和神经酰胺在骨骼肌内堆积，诱发骨骼肌胰岛素抵抗；GC 可通过促进 FoxO 表达，激活泛素-蛋白酶体途径和自噬-溶酶体途径，以及通过激活氧化应激途径诱导 MuRF1 与 MAFbx 表达，或者通过上调 C/EBPβ 表达促进骨骼肌蛋白质分解；GC 还可通过促进 MSTN 及 Pik3r1 表达抑制 mTOR 途径，或者通过上调 KLF15 表达抑制骨骼肌蛋白质合成。GC 使骨骼肌蛋白质出现净降解，是导致骨骼肌萎缩的根本原因。正因 GC 对骨骼肌代谢有上述诸多影响，临床使用 GC 时应严控剂量和治疗周期。

# 第六章　骨骼肌的运动适应

骨骼肌的运动适应指的是骨骼肌在运动过程中，由于运动带来的刺激而产生的一系列使肌肉更加适合这种运动的适应性变化。这种适应包括肌纤维线粒体合成增强、毛细血管密度增加、细胞氧化能力增强、肌纤维肥大及肌纤维类型的变化等。

## 第一节　骨骼肌肥大

附着于骨骼上的肌肉称为骨骼肌，骨骼肌收缩产生的力是人体运动的主要动力，肌肉收缩牵拉骨骼绕关节转动，实现人体在空间的位移。肌肉横截面积是决定肌肉力量的生理基础，增加肌肉质量是力量型运动项目（如拳击、举重、摔跤、柔道、橄榄球等）运动员艰苦训练的重要目标。同时，骨骼肌肥大对健美类运动项目也至关重要，因为评审者主要根据其肌肉发达程度进行评定。此外，骨骼肌肥大也是许多健身爱好者的追求，他们希望最大限度发展自己的体型。不仅如此，骨骼肌还是重要的内分泌器官，与人体的新陈代谢密切相关，骨骼肌肥大除可提高人体的运动表现外，还能减少疾病和损伤的发生、提高生活质量。

国内学者对骨骼肌肥大的研究多集中在单个细胞因子或基因对骨骼肌肥大的作用，对骨骼肌肥大的深层机制研究仍显不足。从近几年国外最新文献报道发现，除了我们所熟知的肌卫星细胞、Akt/mTOR 蛋白质合成信号通路参与调节骨骼肌肥大过程外，还有多种肌源性祖细胞、核糖体、基质金属蛋白酶、钙调磷酸酶、miRNA、联丝蛋白和辣椒素等参与骨骼肌肥大过程。此外，抗阻训练结合营养补充是诱导骨骼肌肥大、增强肌肉力量的最常用方法，这一方法已在我国训练学界得到广泛应用。而最新研究发现，除了上述方法外，有氧运动、有氧结合抗阻训练、血流限制训练等均可促进骨骼肌肥大、增强肌肉力量，且此类方法适用人群更广，对机体造成损伤的可能性更小。因此，为了加深对骨骼肌肥大机制的认识，了解诱导骨骼肌肥大的最新方法，本节对近年的国内外文献进行了总结和梳理，以期为专业运动员与健身人群促进骨骼肌肥大提供理论基础及应用参考。

## 一、骨骼肌肥大的发生

骨骼肌肥大时肌纤维增粗、肌肉质量增加，而肌纤维数量基本不变。骨骼肌肥大的发生过程同骨骼肌微损伤后修复过程相似，肌卫星细胞及一些肌源性祖细胞激活，然后增殖、分化，与现存肌纤维融合。此外，在各种外部和内部刺激下，细胞外基质重塑，骨骼肌蛋白质合成代谢和分解代谢加强，但合成代谢远强于分解代谢，使蛋白质净合成增加，肌纤维增粗、肌肉质量增加、骨骼肌肥大。

## 二、骨骼肌肥大的生物学机制

骨骼肌由异质性肌纤维组成，根据其组成，骨骼肌可分为快肌纤维为主型（如胫骨前肌）、慢肌纤维为主型（如比目鱼肌）和介于二者间为混合型（如趾肌）。从肥大的机制上看，肌源性祖细胞、核糖体、哺乳动物雷帕霉素靶蛋白、基质金属蛋白酶、miRNA 和 MSTN等均参与了快肌纤维和慢肌纤维的肥大，此外，慢肌纤维肥大过程中，钙调磷酸酶也可能发挥了重要作用（图 6-1）。骨骼肌肥大是一个复杂而巧妙的过程，上述因子相互协调配合，以促进蛋白质合成，抑制蛋白质降解，最终促进骨骼肌肥大。

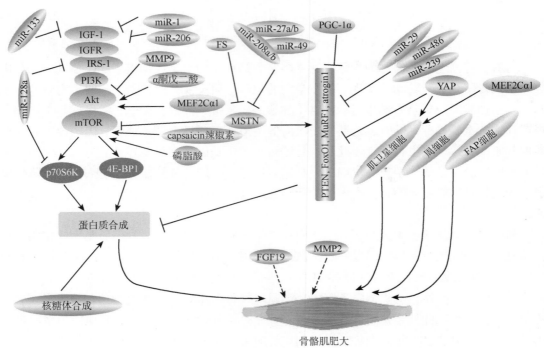

图 6-1　骨骼肌肥大的生物学机制

FS，卵泡抑素；YAP，Yes 相关蛋白

### （一）肌源性祖细胞与骨骼肌肥大

肌卫星细胞是一种肌前体细胞，存在于肌细胞膜与基底膜之间。在正常情况下肌卫星细胞处于静息状态，但当骨骼肌进行较大强度运动时，肌卫星细胞可被激活。肌卫星细胞激活后，可增殖、分化，与现有肌纤维融合，以促进骨骼肌再生和负荷诱导的骨骼肌肥大。

有多项研究关注肌卫星细胞在骨骼肌肥大中的作用，如通过外源性给予选择性敲除 *Pax7* 肌卫星细胞三苯氧胺，然后通过外科手术切除趾肌的协同肌，建立超负荷诱导骨骼肌肥大模型，发现野生型小鼠在超负荷诱导后趾肌和趾长伸肌（快慢肌混合型，包含慢肌纤维和快肌纤维）均显著性肥大，而肌卫星细胞敲除小鼠骨骼肌则无显著变化；大负荷训练可通过募集肌卫星细胞增加肌细胞核数量，促进骨骼肌肥大；敲除骨骼肌祖细胞特异性融合蛋白，可显著抑制超负荷诱导的骨骼肌（趾肌）肥大并伴随 Akt 和 p70S6K 磷酸化水平下降；敲除骨骼肌血清应答因子（serum response factor, SRF）可抑制肌卫星细胞增殖并向肌纤维融合，抑制超负荷诱导的骨骼肌肥大。以上结果提示，肌卫星细胞在负荷诱导骨骼肌（包括慢肌纤维和快肌纤维）肥大中发挥了重要作用。

除肌卫星细胞外，还有多种骨骼肌源性祖细胞参与负荷诱导的骨骼肌肥大。PDGFRα 和 PDGFRβ，分别是骨骼肌中 FAP 细胞和周细胞（pericyte）的标志物。在手术切除腓肠肌和比目鱼肌跟腱建立小鼠趾肌肥大模型中，外源性给予 PDGFR 抑制剂，发现 PDGFR 抑制剂处理组与对照组相比显著抑制了骨骼肌肥大，且 Akt 和 p70S6K 磷酸化水平较低。此外，在向心和离心抗阻训练后，人类骨骼肌中 PDGFRα 阳性细胞增殖显著增加。这些结果提示，除肌卫星细胞外，FAP 细胞和周细胞等肌源性祖细胞也可能参与了负荷诱导骨骼肌肥大的过程。但骨骼肌肥大过程中，上述肌源性祖细胞通过何种方式参与骨骼肌肥大仍不清楚，还需进一步探究。

（二）核糖体合成与骨骼肌肥大

骨骼肌蛋白质合成速率高于降解速率时，骨骼肌出现肥大。而决定蛋白质合成速率的一个主要因素是核糖体的量及其翻译能力。核糖体是决定翻译能力的主要因素。大量动物和人体实验证明，在骨骼肌肥大过程中核糖体合成增加。例如，有研究者让 14 名年轻男性进行 8 周抗阻训练后，发现骨骼肌明显肥大，mTOR 信号通路激活，核糖体合成显著增加。此外，有研究者认为超负荷诱导骨骼肌肥大过程中核糖体合成增加可能与肌肉所受负荷强度有关。他们用一个改良的协同肌切除模型诱导骨骼肌肥大。通过不同程度地切除协同肌使趾肌接受不同的负荷，结果发现，随着负荷量增加骨骼肌肥大程度增加，18S 和 28S 核糖体 RNA（ribosomal RNA, rRNA）含量也随之增加，且 rRNA 含量与肌肉质量增加呈强相关性。同时，进一步的研究表明，骨骼肌肥大过程中核糖体的合成受 Wnt 和 mTOR 信号通路共同调节。

（三）mTOR 与骨骼肌肥大

哺乳动物雷帕霉素靶蛋白（mammalian target of rapamycin, mTOR）是一种保守的蛋白激酶，在骨骼肌肥大中起至关重要的作用。mTOR 有两种复合物，mTORC1 和 mTORC2。mTORC1 主要包括 mTOR 调节相关蛋白，mTORC2 主要包括非敏感组分，其中，mTORC1 对雷帕霉素敏感，参与指导骨骼肌肥大过程中的蛋白质合成。通过药物抑制 mTORC1，可显著抑制负荷诱导的蛋白质合成及骨骼肌（包括快肌纤维和慢肌纤维）肥大反应，而上调 mTORC1 活性则可促进骨骼肌肥大。对其机制的研究表明，mTORC1 可调控下游核糖体蛋白 p70S6K 和 4E-BP1，进而促进蛋白质合成和骨骼肌肥大。mTOR 作为蛋白质合成信号通路中的一个靶点，受多种上游信号分子的调节，如 IGF-1 可通过 PI3K/Akt 激活 mTOR，促使骨骼肌发生肥大。此外，mTOR 还可被其他因子活化，如磷脂酸可直接与 mTOR 结合而促进其激活。通过外源性补充或转基因技术提高磷脂酸合成酶活性，促进磷脂酸的生成，可使 mTOR 活性增加，蛋白质合成增强，骨骼肌发生肥大。因此，mTOR 在骨骼肌肥大过程的调控中起桥梁作用，既可以接受上游其他信号的传导，也可作用于自身下游信号，参与调控骨骼肌肥大过程。

（四）钙调磷酸酶与骨骼肌肥大

骨骼肌中钙离子作为第二信使，可对环境做出反应与适应。机体内钙离子水平提高将激活钙调磷酸酶，而钙调磷酸酶作为一种调节激酶，具有重要的生物学功能。

离体实验表明，钙调磷酸酶参与了骨骼肌肥大的调控。例如，用 IGF-1 或胰岛素干预 C2C12 成肌细胞，可激活成肌细胞内钙调磷酸酶，促进肌管肥大，而添加钙调磷酸酶抑制剂则可抑制肌管肥大。

在体时，钙调磷酸酶也具有相似的作用。例如，有研究者将成年雄性 ICR 小鼠切除腓肠肌构建超负荷诱导骨骼肌肥大模型，然后用钙调磷酸酶抑制剂处理，结果发现，未处理对照组比目鱼肌（慢肌纤维）的湿重和横截面积均显著增加（超负荷进行诱导），而钙调磷酸酶抑制剂处理组则未见显著变化，提示在体抑制钙调磷酸酶活性也可抑制超负荷诱导的骨骼肌肥大。此外，上调钙调磷酸酶活性，则可促进慢肌纤维发生肥大。通过转基因技术使小鼠持续性表达有活性的钙调磷酸酶，结果发现，和野生小鼠相比，转基因小鼠慢肌纤维（比目鱼肌）出现显著性肥大，快肌（腓肠肌和胫骨前肌）质量却显著降低，而快慢肌混合型（趾肌和趾长伸肌）未见显著变化。上述研究提示，钙调磷酸酶参与了慢肌纤维肥大的调控。

（五）基质金属蛋白酶与骨骼肌肥大

细胞外基质有助于维持内环境稳态和骨骼肌功能完整性，骨骼肌肥大的发生，伴随着细胞外基质的重塑。基质金属蛋白酶（matrix metalloproteinase，MMP）是一种细胞外蛋白酶，参与了多种生理和病理状态下组织重塑。研究表明，在超负荷诱导趾肌（快慢肌混合型）肥大过程中 MMP2 活性显著上调，敲除小鼠 *MMP2* 基因可显著抑制超负荷诱导的趾肌肥大，且同野生型小鼠相比，*MMP2* 敲除小鼠未见显著的细胞外基质重塑，但未影响骨骼肌中蛋白质合成速率及 Akt/mTOR 蛋白质合成信号通路。此外，有研究通过转基因手段使小鼠骨骼肌持续性高表达激活的 MMP9，结果发现，与对照组相比，MMP9 转基因小鼠胫骨前肌（快肌）和比目鱼肌（慢肌）肌纤维横截面积均显著增加，肌肉收缩力量增强，肌纤维肥大，Akt/mTOR 蛋白质合成信号通路激活，且 mdx 小鼠骨骼肌中 Ⅰ 型和Ⅳ型胶原蛋白的沉积减少。这些结果提示，MMP9 和 MMP2 可能通过不同的方式参与骨骼肌细胞外基质的重塑，从而参与骨骼肌（包括快肌和慢肌）肥大这一过程。

（六）MSTN 与骨骼肌肥大

MSTN 又称为生长分化因子 8（growth differentiation factor-8，GDF-8），属于转化生长因子-β（transforming growth factor-β，TGF-β）超家族中的一员，对骨骼肌生长和再生起负向调节作用。大量研究发现，负荷诱导骨骼肌肥大过程中 MSTN 表达降低，敲除或抑制 *MSTN* 基因表达均可促进快肌和慢肌纤维肥大，外源性补充 MSTN 则抑制骨骼肌肥大和再生。对其机制的研究表明，MSTN 可通过负向调控 Akt/mTOR 蛋白质合成信号通路抑制蛋白质合成，通过正向调控泛素-蛋白酶体系统诱导骨骼肌萎缩，从而抑制骨骼肌肥大。而 MSTN 的功能也受其他因子调控，如卵泡抑素（follistatin，FST）是 MSTN 的负向调控因子，可抑制 MSTN 的表达，当 FST 表达上调时，可促进骨骼肌肥大。

（七）与骨骼肌肥大相关的其他因子

PGC-1α4 在负荷诱导骨骼肌肥大中表达上调，且转基因小鼠超表达 PGC-1α4 可促进骨骼肌肥大，使肌肉力量增强，并能抑制癌症等恶病质引起的骨骼肌萎缩。同 PGC-1α4 相似，Yes 相关蛋白（Yes-associated protein，YAP）也在超负荷诱导骨骼肌肥大过程中表达增加，转基因超表达 YAP 可通过上调 MyoD 和 c-Myc 表达、降低 Smad2/3 和 MuRF1 表达而诱导骨骼肌肥大。此外，还有多种因子，如转录因子 JunB、维生素 D、α 酮戊二酸、联丝蛋白、辣椒素、MEF2C、FGF19 等均在骨骼肌肥大过程中发挥调节作用。因此，骨骼肌肥大过程是一个极其复杂而精妙的过程，不仅需要各种肌源性祖细胞和蛋白质合成信号通路的激活，还需要各种细胞因子的参与协调。

# 第二节　骨骼肌纤维的运动适应

前文对骨骼肌纤维肥大的机制和诱导方法进行了详细阐述，但骨骼肌纤维对不同运动（主要指耐力训练和抗阻训练）产生适应性变化的具体机制尚不清楚，近来研究表明，miRNA 在这一过程中发挥了重要作用。

miRNA 是一类在各物种间高度保守的非编码 RNA。miRNA 通过与其靶 mRNA 的 3′ 非翻译区碱基配对来抑制靶 mRNA 翻译，实现对基因表达的调控。已在人体中发现多种 miRNA，它们在人的生长发育及各种代谢过程中起着重要的调控作用。最近研究发现它们也参与了骨骼肌纤维运动适应。因此，笔者团队对骨骼肌纤维运动适应过程中 miRNA 的作用进行了深入研究，这有助于提高我们对 miRNA 功能、骨骼肌运动适应等方面的认识，具有重要的生理意义。

## 一、骨骼肌纤维类型

肌纤维类型主要由 4 种特定的 MyHC 决定：MyHC Ⅰ、MyHC Ⅱa、MyHC Ⅱb 和 MyHC Ⅱx。人体肌纤维主要有称为 Ⅰ 型、Ⅱa 型和 Ⅱx 型三种亚型的 MyHC，啮齿动物还含有 Ⅱb 型肌纤维。Ⅰ 型肌纤维是慢肌纤维，其收缩速度缓慢，有氧氧化能力高，毛细血管密度大，适合耐力运动。Ⅱb 型肌纤维和 Ⅱx 型肌纤维属于快肌纤维，其收缩速度快，糖酵解能力强，适合抗阻运动。Ⅱa 型肌纤维也属于快肌纤维，其同时具有良好的有氧氧化能力和糖酵解能力，但收缩速度比 Ⅱb 型肌纤维和 Ⅱx 型肌纤维慢。研究表明，年龄、环境、营养、运动等都可以改变骨骼肌纤维类型的组成。

## 二、骨骼肌纤维的运动适应

骨骼肌的运动适应存在肌纤维类型特异性。慢肌纤维主要对耐力训练产生适应，比如线粒体合成增强、细胞氧化能力增强，同时使肌纤维变为更慢的表型（由收缩速度较快的表型转变成收缩速度较慢、有氧氧化能力更强的表型）。而快肌纤维主要对抗阻训练产生适应，比如肌纤维肥大等。

（一）耐力训练促进肌纤维表型转换

从 MyHC 组成的角度来看，耐力训练能够增加Ⅱa型肌纤维，同时减少Ⅱb型肌纤维。但其中的转换机制是从Ⅱb型肌纤维到Ⅱx型肌纤维，或从Ⅱx型肌纤维到Ⅱa型肌纤维，并不是直接从Ⅱb型肌纤维到Ⅱa型肌纤维。大鼠研究显示，腓肠肌白肌区域的肌纤维类型为62%Ⅱb型、35%Ⅱb～Ⅱx混合型和1%Ⅱx型肌纤维，其余为Ⅰ型肌纤维。进行10周，每周5d，每天2h的耐力训练后，Ⅱb型肌纤维下降到19%，Ⅱb～Ⅱx混合型肌纤维增加到55%，Ⅱx型肌纤维增加到18%。当运动时间从2h增加到3.5h时，Ⅱb型肌纤维保持不变，Ⅱx型肌纤维增加到36%，而Ⅱb～Ⅱx混合型纤维下降到37%。这些数据表明，在大鼠中，耐力训练可使Ⅱb型肌纤维转化成Ⅱb～Ⅱx混合型肌纤维，再转化成Ⅱx型肌纤维，即耐力训练可使肌纤维表型发生转换。但运动是否可以使Ⅱa型肌纤维转换为Ⅰ型肌纤维仍然存在争议。有研究表明，耐力训练可增加大鼠跖肌和股外侧肌的Ⅰ型肌纤维并减少Ⅱ型肌纤维。也有研究表明，耐力训练组Ⅰ型肌纤维的百分比与对照组相比没有显著变化。

（二）耐力训练增强慢肌纤维氧化能力

小鼠、大鼠和人类的研究表明，耐力训练通过增加慢肌纤维肌球蛋白、线粒体、毛细血管的生成来增加肌纤维的氧化能力。耐力训练可促进线粒体合成，改善线粒体功能，这些效应与耐力运动刺激骨骼肌后产生的细胞代谢物浓度的变化有关。例如，6周的耐力训练可使骨骼肌线粒体含量增加50%～100%。PGC-1α是一种转录共激活因子，在骨骼肌中高度表达。PGC-1α能调节线粒体合成、血管生成、氧化酶活性等。研究表明，耐力训练可增加 PGC-1α 表达，而 PGC-1α 肌肉特异性过表达可增加线粒体合成及氧化能力，并且 *PGC-1α* 敲除小鼠中运动诱导的线粒体合成被抑制。这些数据说明耐力训练可促进 PGC-1α 表达而增加骨骼肌线粒体合成，提高骨骼肌氧化能力。

人类骨骼肌线粒体含量在Ⅰ型肌纤维中最高，其次是Ⅱa型和Ⅱx型纤维。运动6周后3种肌纤维均显示PGC-1α表达增加，但每种肌纤维增加PGC-1α表达所要求的运动强度不同，较低强度的运动（小于50%最大摄氧量）主要增加Ⅰ型肌纤维细胞的线粒体密度和体积，较高强度的运动则主要增加Ⅱ型肌纤维细胞的线粒体密度和体积，但活化水平并没有低强度高。因此，PGC-1α主要被低强度运动，如耐力运动活化，进而增加慢肌纤维氧化能力。

（三）抗阻训练促进快肌纤维肥大

众所周知，抗阻训练能够增加肌肉质量和力量，引起骨骼肌肥大，提高基础代谢率，但抗阻训练的效果也受到肌纤维类型的影响。研究表明，Ⅱ型肌纤维在体积上与Ⅰ型肌纤维相比具有更大的可塑性，抗阻训练使Ⅱ型肌纤维优先肥大，并且肥大程度和抗阻训练强度呈正相关。这种现象在短期（6～10 周）抗阻训练中更加明显，短期抗阻训练只导致Ⅱ型肌纤维肥大。而长期的抗阻训练使Ⅰ型肌纤维和Ⅱ型肌纤维体积均增加，但Ⅱ型肌纤维的横截面积和肌力比Ⅰ型肌纤维增加更多。因此抗阻训练主要促进快肌纤维肥大。

快肌纤维肥大是由骨骼肌蛋白质净合成增加引起的。快肌纤维主要的合成途径是 IGF-1/PI3K/Akt/mTOR/p70S6K 途径。IGF-1 是促进骨骼肌生长和再生的因子。IGF-1 与其受体 IGF-1R 结合，并通过 IRS-1 激活 PI3K。活化的 PI3K 产生 PIP3，然后激活 Akt。随后，Akt 激活 TORC1 和 TORC2 组成的哺乳动物 mTOR，mTOR 再调节下游效应蛋白 p70S6K 和 4E-BP1，进而促进肌肉蛋白质合成。此信号转导途径也有肌纤维类型特异性，其在Ⅱ型肌纤维中表达水平更高。研究表明，抗阻训练后 mTOR 磷酸化水平在Ⅱ型肌纤维中优先增加，并且Ⅱ型肌纤维与Ⅰ型肌纤维相比，S6K1 具有更高的磷酸化水平。因此，抗阻训练主要通过激活 IGF-1/PI3K/Akt/ mTOR/p70S6K 途径促进快肌纤维肥大。

## 三、miRNA 的合成与作用机制

人类大部分 miRNA 从非编码区（基因间）或蛋白质编码区（基因内）转录。但也有部分 miRNA 由外显子编码。miRNA 的合成分为 4 步。首先，miRNA 基因通过 RNA 聚合酶Ⅱ转录成由 300～1000 个碱基组成的初级 miRNA（primary miRNA，pri-miRNA），并添加 5'帽和 3'多 A 尾，形成发夹结构。随后，DroshaRNase Ⅲ核酸内切酶及辅助因子将 pri-miRNA 切割成长度为 60～70 个碱基组成的小发夹 RNA，称为前体 miRNA（precursor miRNA，pre-miRNA）。然后，exportin-5 蛋白将 pre-miRNA 以 RanGTP 依赖性方式从细胞核转移到细胞质中，通过 RNAse Ⅲ Dicer 将 pre-miRNA 加工成由 20～25 个碱基组成的双链 RNA（double stranded RNA，dsRNA）。最后，双链 miRNA 其中一条链优先与 RNA 沉默诱导复合物（RNA-induced silencing complex，RISC）结合，另一条链通常被降解，从而使 miRNA 具有与 mRNA 结合的能力，发挥基因转录后调控作用。

miRNA 通过与靶 mRNA 的 3'非翻译区（untranslated region，UTR）碱基配对来调节靶 mRNA 的翻译。单个 miRNA 可以调控多个 mRNA 靶标。研究表明，miRNA 有两种作用机制。第一种是 miRNA 与 mRNA 完全匹配，miRNA 可直接切割 mRNA，使 mRNA 降解从而抑制靶基因的表达。第二种是 miRNA 与 mRNA 不完全匹配，miRNA 通过抑制 mRNA 翻译或使 mRNA 去腺苷酸化抑制靶基因表达，较多 miRNA 属于此结合方式。

## 四、慢肌纤维对耐力训练的适应——miRNA 在其中的作用

### （一）耐力训练通过促进 miR-208b、miR-499 表达增强慢肌纤维肌球蛋白基因表达

不同的 MyHC 亚型基因可编码不同的 miRNA，进而影响肌球蛋白表达和肌纤维类型。慢肌纤维的肌球蛋白由 *Myh7* 和 *Myh7b* 基因编码，它们的内含子分别编码 miR-208b 和

miR-499。研究表明，*miR-208b*、*miR-499* 双敲除（double knockout，dKO）小鼠比目鱼肌的慢肌纤维严重萎缩，同时伴随着 β-MyHC（*Myh7* 编码的 MyHC 亚型）的表达降低。而 miR-499 肌肉特异性过表达比目鱼肌中慢肌纤维肌球蛋白基因表达增加。*miR-499* 转基因小鼠的胫骨前肌和趾长伸肌的Ⅱb 型肌纤维也部分转换成更慢表型的Ⅱx 型肌纤维和Ⅱa 型肌纤维，而快肌纤维肌球蛋白基因则都被抑制，并且 *miR-499* 转基因小鼠的运动时间比对照小鼠长 50%。这些结果都表明 miR-208b 和 miR-499 可促进慢肌纤维肌球蛋白基因表达。

*Sox6*、*Purβ* 和 *Sp3* 基因都可抑制 β-MyHC 表达，而 HP-1β 可抑制慢肌纤维基因激活因子 MEF2 的表达。*Sox6* 基因过表达可消除 Myh7b/miR-499 的作用效果，并通过与 *β-MyHC* 基因启动子的直接结合强烈抑制 *β-MyHC* 基因表达水平。*Sox6* 转基因小鼠中Ⅰ型肌纤维完全消失。而 Purβ 是一种单链 DNA 结合蛋白，与 Sp3 共同抑制 β-MyHC 表达。研究表明，*Sox6* 和 *Purβ* 的 mRNA 3′UTR 含有 *miR-499* 的结合位点，*HP-1β* 和 *Sp3* 的 mRNA 3′UTR 含有 miR-208b 的结合位点。*miR-499* 转基因小鼠骨骼肌中 *Sox6* mRNA 水平降低。相反，当 miR-208b 和 miR-499 缺失时，上述抑制基因表达增强，从而抑制 β-MyHC 和其他下游靶标表达。

研究表明，耐力训练可增加骨骼肌及血浆中 miR-208b 和 miR-499 表达。从蛋白层面来看，miR-208b 和 miR-499 可抑制 *Sox6*、*Purβ*、*HP-1β* 和 *Sp3* 基因表达，促进 *β-MyHC* 基因表达，进而增强慢肌纤维肌球蛋白表达。而从肌纤维类型角度来看，慢肌纤维肌球蛋白表达增加可使肌纤维转化成更慢的表型。因此，耐力训练使肌纤维转变成更慢表型过程中，miR-208b 和 miR-499 等 miRNA 可能起到了重要作用。

（二）耐力训练抑制 miR-23a 增强慢肌纤维氧化能力

miR-23a 能与 *PGC-1α* mRNA 的 3′UTR 结合。miR-23a 过表达可抑制小鼠骨骼肌 PGC-1α 表达，并降低骨骼肌线粒体氧化能力。研究表明，miR-23a 的表达和效应存在肌纤维类型特异性。小鼠内源性 miR-23a 表达在比目鱼肌（慢肌）中比跖肌（快肌）更高，并且小鼠 miR-23a 过表达仅抑制比目鱼肌的 PGC-1α 表达，而对跖肌中 PGC-1α 并无明显影响。同时，线粒体呼吸链蛋白，如细胞色素 c 氧化酶Ⅳ亚型（cytochrome c oxidase Ⅳ，COXⅣ）和细胞色素 c（cytochrome-c，Cyt-c）也仅在比目鱼肌中下调，跖肌中并无明显改变。因此 miR-23a 主要影响慢肌纤维氧化能力。

耐力训练可抑制 miR-23a 表达，并促进小鼠和人骨骼肌 PGC-1α 表达。研究表明，*miR-23a* 转基因小鼠进行 4 周自主转轮运动后，比目鱼肌毛细血管密度增加，并且 *miR-23a* 转基因小鼠的耐力运动能力与普通个体相比已无差异。结合前文所述，耐力训练可抑制 miR-23a 等 miRNA 表达，促进 PGC-1α 表达和线粒体合成，从而增强慢肌纤维氧化能力。

## 五、快肌纤维对抗阻训练的适应——miRNA 在其中的作用

（一）抗阻训练抑制负向 miRNA，促进快肌纤维肥大

miR-1、miR-133：上文提到，快肌纤维肥大主要依靠 IGF-1/Akt/mTOR 途径，而抗阻

训练能激活大鼠与人类的 IGF-1/Akt/mTOR 途径，从而促进快肌纤维肥大。同时，抗阻训练后小鼠和年轻男性的骨骼肌 miR-1 和 miR-133 表达降低，肌肉重量增加，肌纤维肥大。研究表明，miR-1 和 miR-133 可抑制 C2C12 细胞中的 IGF-1/Akt/mTOR 途径，阻碍肌纤维肥大。结合前文所述，说明抗阻训练可抑制 miR-1、miR-133 表达，激活 IGF-1/Akt/mTOR 途径，进而促进快肌纤维蛋白质合成，使快肌纤维肥大。

（二）抗阻训练活化正向 miRNA，促进快肌纤维肥大

miR-27：MSTN 是属于 TGF-β 家族的细胞因子。与 IGF-1/Akt/mTOR 途径相反，MSTN 信号途径能抑制骨骼肌蛋白质合成。长期使用 MSTN 可使小鼠骨骼肌萎缩。MSTN 通过丝氨酸/苏氨酸激酶受体，如 ActRⅡB 和 ALK4 或 ALK5 在细胞内传递。MSTN 与其受体结合后，使 ALK4 / ALK5 的 C 端结构域磷酸化，并激活 Smad2 和 Smad3。磷酸化的 Smad2/3 与 Smad4 形成复合物，并移动到细胞核调控靶基因表达，抑制骨骼肌蛋白质合成。MSTN 也具有肌纤维特异性，其 mRNA 主要在快肌纤维中表达，慢肌纤维表达较低，说明快肌纤维比慢肌纤维有更大的肥大潜能。miR-27 能与 *MSTN* mRNA 的 3′UTR 结合，并抑制其翻译，进而促进骨骼肌蛋白质合成，使肌纤维肥大。研究表明，小鼠抗阻训练后，胫骨前肌（快肌）miR-27 表达增加，结合前文所述，说明抗阻训练可促进 miR-27 表达，抑制 MSTN，从而促进快肌纤维蛋白质合成。

miR-486：PTEN 可使 Akt 失活，抑制 IGF-1/Akt/mTOR 途径，进而抑制快肌纤维肥大。miR-486 可与 *PTEN* mRNA 的 3′UTR 结合并抑制其表达，从而激活主要促进快肌纤维肥大的 IGF-1/Akt/mTOR 途径，促进快肌纤维肥大。研究表明，miR-486 可降低人成肌细胞和肌管中 PTEN 的蛋白质水平，进而提高 Akt 的磷酸化水平，有助于增加骨骼肌肌肉质量；年轻成人进行 3×14、60%最大力量的急性抗阻训练之后，骨骼肌 miR-486 表达上升，结合前文所述，说明抗阻训练可促进 miR-486 表达，抑制 PTEN，从而促进快肌纤维肥大。

miR-29：除此之外，miR-29 也能抑制 *PTEN* mRNA 翻译，进而激活 IGF-1/Akt/mTOR 途径，促进快肌纤维肥大。研究表明，年轻成人进行 3×10、80%最大力量的抗组训练后，骨骼肌 miR-29 表达上升。结合前文所述，说明抗阻训练可促进 miR-29 表达，抑制 PTEN，从而促进快肌纤维肥大。

# 六、小结

骨骼肌纤维可对运动产生适应性变化，miRNA 在这一过程中发挥了重要作用。研究表明，耐力训练可促进 miR-208b 和 miR-499 等 miRNA 表达，使肌纤维表型发生转换，如从Ⅱb 型肌纤维转换为Ⅱx 型肌纤维，或从Ⅱx 型肌纤维转换为Ⅱa 型肌纤维。耐力训练还可抑制 miR-23a 等 miRNA，进而促进 PGC-1α 表达和线粒体合成，增强慢肌纤维氧化能力。抗阻训练则可抑制快肌纤维肥大负向 miRNA（miR-1、miR-133 等）表达，促进快肌纤维肥大正向 miRNA（miR-27、miR-486、miR-29 等）表达，从而激活 IGF-1/PI3K/Akt/mTOR/p70S6K 途径并促进快肌纤维肥大。

# 第三节　骨骼肌线粒体的运动适应

骨骼肌主要是由具有收缩功能的肌细胞组成的，成人骨骼肌占体重的 40%，其在支持体重、维持姿势和保持体温中起重要作用，另外，骨骼肌对血糖平衡和机体代谢极为重要。骨骼肌为机体的主要运动应答器官，能在不同的运动应激下完成收缩功能。运动训练可引起骨骼肌产生多种积极变化，如肌纤维类型的转化、血管再生，其对运动的积极适应有利于维持血糖、机体能量代谢平衡，提高运动成绩，改善机体健康。骨骼肌收缩时需要大量的能量用于离子泵、横桥摆动、细胞信号传递等，ATP 为肌纤维收缩的直接能源物质，而线粒体是营养物质氧化产生 ATP 的主要场所，是骨骼肌能量代谢的核心，因此，运动也可引起线粒体产生适应变化，以适应运动对能量需求的改变。研究表明，线粒体生物合成可产生新的线粒体，线粒体融合与裂变可使线粒体结构重构，线粒体自噬可清除受损或老化的线粒体，运动训练可引起骨骼肌线粒体生物合成、线粒体动力学及线粒体自噬发生适应性改变。为探索骨骼肌线粒体运动适应的分子机制，了解国内外最新进展，本节对国内外大量文献进行了系统梳理，从骨骼肌线粒体生物合成、线粒体动力学及线粒体自噬等方面阐述线粒体运动适应的分子机制，这将有助于我们了解骨骼肌线粒体与能量代谢之间的关系，提出改善线粒体功能、提高运动成绩的策略，为抑制或治疗线粒体功能障碍相关疾病提供新的方向，为医学实践提供有价值的参考。

## 一、骨骼肌线粒体对运动训练的适应

骨骼肌线粒体可分为肌膜线粒体和肌原纤维间线粒体，其占骨骼肌体积的 4%～8%，运动后，线粒体体积可增加大约 40%，Holloszy 最早发现，与家养型动物骨骼肌相比，野生型动物骨骼肌线粒体含量更高，这表明，运动可引起线粒体体积、数量发生适应性改变。但不同运动强度和运动类型对骨骼肌线粒体的影响不同，小强度运动可改变线粒体膜的面积，大强度运动可引起线粒体结构、数量等发生适应性改变，以 83%最大摄氧量的强度进行运动时，线粒体内膜和嵴发生改变，急性运动也可导致线粒体结构发生改变和转移，运动不仅诱导骨骼肌线粒体形态结构、体积、数量发生改变，也可导致线粒体功能发生改变。研究证明，大鼠经过长期跑台训练后，其骨骼肌线粒体有氧氧化能力显著升高。进一步研究发现，耐力运动可使线粒体酶活性和骨骼肌有氧代谢能力及线粒体蛋白质的表达增加，跑台训练可显著增加大鼠骨骼肌肌膜线粒体呼吸态 3 和呼吸控制率（respiratory control ratio，RCR），若将其后肢固定，肌膜线粒体呼吸态 3 和 RCR 明显降低。以上研究表明，运动不仅使线粒体数量增多、体积增大，也可提高线粒体网络结构的效率，这种改变可能是由于线粒体合成速率加快，以及清除受损或老化的线粒体效率提高，主要与线粒体新生、线粒体动态平衡及线粒体降解有关。

## 二、运动对骨骼肌线粒体生物合成的影响及机制

### （一）运动促进骨骼肌线粒体生物合成

骨骼肌中线粒体的数量和质量与机体健康、运动能力息息相关，衰老和糖尿病等慢性疾病总是伴随着线粒体功能障碍，而运动诱导的线粒体生物合成有助于肌肉功能和机体能量代谢的改善。线粒体生物合成是指在细胞的生命周期中，线粒体的增殖及线粒体的系统合成和个体合成过程。该过程只需先前存在的线粒体进行脂质、蛋白质及 mtDNA 的合成。研究表明，持续性和间歇运动均可诱导骨骼肌线粒体生物合成。在电镜下观察，多次运动后骨骼肌线粒体网络结构膨大，这是运动促进线粒体生物合成的形态学标记。但运动也导致线粒体 DNA、核编码和线粒体编码蛋白质表达水平的改变。健康成年人进行运动训练，其骨骼肌线粒体 DNA 复制和 mRNA 转录水平增加，这可能是运动训练促进了线粒体转录因子 A（mitochondria transcription factor A，Tfam）的表达；后来又发现，持续运动也可引起骨骼肌、线粒体内 Tfam 蛋白质水平增加，蛋白质输入线粒体的速度增加；不仅如此，耐力运动也可增加 Tfam 含量，使 DNA 拷贝数显著增加，线粒体编码蛋白、核编码线粒体蛋白（如 COXⅣ、Cyt-c）水平明显提高。此外，一次急性运动可引起骨骼肌线粒体蛋白质含量及核呼吸因子（nuclear respiratory factor，NRF）-1 和 NRF-2 活性升高，诱导骨骼肌线粒体生物合成，但过大负荷运动则造成线粒体数量减少、结构受损，生物合成受到抑制。以上研究表明，一次急性运动、耐力运动及持续和间歇运动均可促进线粒体生物合成，而大负荷运动易造成线粒体生物合成受损。

### （二）运动促进骨骼肌线粒体生物合成的分子机制

运动可在一定程度上诱导骨骼肌线粒体生物合成发生适应性改变，其涉及核编码和线粒体编码蛋白及蛋白质翻译和输入等过程。但这种表型适应需要一系列复杂细胞信号的协同调控，如 PGC-1α、p38-MAPK、AMPK 等，它们均参与运动诱导的线粒体生物合成。

**1. PGC-1α 与骨骼肌线粒体生物合成** PGC-1α 是一种多功能转录共激活因子，可上调编码线粒体呼吸链核基因，诱导线粒体 DNA 复制，调控并促进线粒体生物合成，因此，PGC-1α 是线粒体生物合成的标志物。研究表明，PGC-1α 与其下游基因 NRF-1、NRF-2 结合，共转录激活 Tfam、线粒体转录因子 B1（mitochondrial transcription factor B1，TFB1M）和线粒体转录因子 B2（TFB2M）的表达，调节线粒体呼吸基因的转录。雌激素相关受体 α（estrogen-related receptor α，ERRα）是氧化代谢的重要调节因子，PGC-1α 还可通过 LLKYL 与雌激素受体相互作用，增强线粒体核基因转录。此外，小鼠全身 PGC-1α 基因敲除会导致耐力训练诱导的骨骼肌线粒体生物合成迟钝，骨骼肌特异性 PGC-1α 基因敲除会损害运动表现，并伴随着线粒体呼吸链蛋白、ATP 合成酶 mRNA 和（或）蛋白质表达的降低。相反，骨骼肌特异性过表达 PGC-1α 的转基因小鼠，骨骼肌氧化表象明显增强，肌纤维中线粒体蛋白表达显著增加，同时伴随着 COXⅡ、COXⅣ、ATP 合成酶 mRNA 表达升高，

Cyt-c、肌红蛋白和 COX I 蛋白含量及柠檬酸合酶活性提高，以上研究表明，PGC-1α 在骨骼肌线粒体生物合成中起重要作用。

研究表明，一次急性运动提高了骨骼肌 *PGC-1α* mRNA 和蛋白质表达，运动后 18h，*PGC-1α* mRNA 表达增加更多，游泳运动也可促进 *PGC-1α* mRNA 和线粒体相关蛋白的表达，6h 低强度游泳运动可引起 SD 大鼠骨骼肌 *PGC-1α* mRNA 表达增加大约 8 倍，连续 5d 的游泳训练可引起线粒体呼吸链相关酶含量提高。但不同运动类型和运动强度对 *PGC-1α* 表达的影响不同，中等强度的运动可显著提高 *PGC-1α* mRNA 表达，大强度运动虽可使骨骼肌内 *PGC-1α* mRNA 表达在短时间内有所增加，但明显小于中等强度的增幅。以上研究表明，运动可能通过调控 *PGC-1α* mRNA 的表达影响线粒体生物合成，但这种调控作用与运动类型和运动强度有关。

**2. p38-MAPK 与骨骼肌线粒体生物合成**  p38-MAPK 是 PGC-1α 的上游激酶，通过调节蛋白质降解上调 PGC-1α 的活性。研究表明，p38-MAPK 磷酸化能够激活转录因子 2（activating transcription factor-2，ATF2），ATF2 可与 PGC-1α 上的 cAMP 相结合，诱导 *PGC-1α* 转录，从而促进线粒体生物合成。另外，p38-MAPK 的过表达可引起上游激酶 MAPKK6 上调糖酵解型肌纤维中 PGC-1α 的表达和线粒体呼吸链蛋白的含量，若将骨骼肌中的 *p38-MAPK* 剔除，则小鼠骨骼肌线粒体生物合成被抑制。同样，p38-MAPK 也调控运动中的 PGC-1α 的表达和线粒体生物合成，运动中骨骼肌的反复收缩会导致细胞溶质中 Ca²⁺ 增加，引起 p38-MAPK 活化及其下游基因磷酸化，促进 PGC-1α 的表达和骨骼肌线粒体生物合成。以上研究表明，p38-MAPK 通过调控 PGC-1α 表达和转录参与线粒体生物合成。

研究表明，大鼠骨骼肌负重运动后，骨骼肌细胞中 p38-MAPK 被激活，耐力运动后，骨骼肌中 p38-MAPK 发生磷酸化，并伴随着 MEF2 和 ATF2 的激活及 PGC-1α 表达的增加，另有研究发现，一次力竭性游泳运动可引起 p38-MAPK 诱导 ATF2 磷酸化，导致 PGC-1α 向细胞核易位，并伴随着 *Cyt-c* mRNA 表达的升高。这提示，运动可能通过促进 p38-MAPK 的活化和磷酸化，启动 *PGC-1α* 等相关基因的转录，促进线粒体生物发生，介导线粒体运动适应变化。

**3. AMPK 与骨骼肌线粒体生物合成**  腺苷—磷酸活化蛋白激酶（AMP-activated protein kinase，AMPK）是由一个催化亚基 α 和两个调节亚基 β 和 γ 组成的异源三聚体，AMPK 激活剂 5-氨基咪唑-4 酰胺核苷（5-aminoimidazole-4-carboxamide riboside，AICAR）和二甲双胍均促进 PGC-1α、Tfam 的表达，同时提高线粒体酶活性，这表明，活化的 AMPK 参与骨骼肌线粒体生物合成。而运动时，肌纤维中 ADP 和 AMP 大量堆积，其可与 AMPKγ 亚基结合引起 N 端激酶区域 α 亚基构象改变，磷酸化的 Thr172 及活化的激酶[如钙调蛋白依赖性蛋白激酶激酶（calcium dependent protein kinase kinase，CaMKK）、肝激酶 B-1（liver kinase B-1，LKB-1）]可激活 AMPK。活化的 AMPK 刺激 cAMP 反应元件结合蛋白及 *PGC-1α* 基因转录中的 GATA4，来增强 *PGC-1α* mRNA 的表达和 *PGC-1α* 启动子活性，活化的 AMPK 也可通过磷酸化 Thr177 和 Ser538 促进 *PGC-1α* 的表达和转录，从而促进线粒体生物合成。以上研究表明，运动可激活 AMPK，活化的 AMPK 作为能量感受器调节 PGC-1α 表达，促进骨骼肌内线粒体生物合成。

### 三、运动对骨骼肌线粒体动力学的影响及其机制

#### （一）线粒体动力学

线粒体是一种动态细胞器，在不同的生命过程和外界刺激下，持续融合和裂变，使其形态、分布和数量发生改变。线粒体融合是指两种不同的线粒体或不同线粒体网络区域中线粒体内膜和外膜的连接，其主要是由线粒体融合蛋白 1 和 2（mitofusin，分别为 Mfn1 和 Mfn2）、视神经萎缩相关蛋白 1（optic atrophy 1，Opa1）调控的，Mfn1 和 Mfn2 在 N 端含有保守的催化 GTP 结合的结构域，利用 C 端跨膜结构域锚定到外膜，通过 GTP 水解的同型和异型相互作用介导外膜融合；若将这些调节蛋白敲除，则导致线粒体内外膜融合受到抑制。裂变是由部分膜电位损失引发的，其将损伤的线粒体与健康的线粒体分离，主要是由线粒体裂变蛋白 1（fission protein 1，Fis1）和动力相关蛋白 1（dynamin-related protein 1，Drp1）调节的，分裂蛋白从细胞质移动到外膜，在分裂位点上聚成环状，调控内外膜的分裂，对维持线粒体质量至关重要。通常情况下，线粒体融合与裂变保持动态平衡，此动态平衡过程通常称为线粒体动力学，但各种刺激，如运动可诱导线粒体动力学发生改变。

#### （二）运动影响骨骼肌线粒体动力学的机制

研究表明，运动可诱导线粒体动力学发生适应性改变。健康男性进行一次 10km 自行车运动后，其股外侧肌 Mfn1 和 Mfn2 逐渐增加，随时间的延长显著高于运动前水平。耐力运动也有相似的效应，大鼠在进行耐力运动后，其骨骼肌内 Opal 和 Mfn2 蛋白表达显著提高，而长期失用的骨骼肌中，Opal 和 Mfn2 表达显著降低。这表明，骨骼肌线粒体融合蛋白对运动训练有升高适应，即运动训练可促进骨骼肌线粒体融合。但不同运动类型对骨骼肌线粒体动力学的影响不同，3h 的急性运动可使小鼠骨骼肌线粒体形态发生适应性改变，但骨骼肌中 Opal 和 Mfn2 蛋白无显著变化，这表明，急性运动对线粒体融合影响不大，而力竭运动可使小鼠氧化型肌纤维中 Drp1 Ser616 位点的磷酸化水平明显增加，使线粒体更多处于分裂状态，有利于线粒体重新分布，以适应细胞能量的需求。另外，耐力训练也可导致骨骼肌线粒体分裂、融合发生适应性改变，与一般健康成年人相比，经过训练的健康成年人的最大摄氧量和线粒体呼吸功能显著增加，骨骼肌内 *Mfn2* 和 *Drp1* mRNA 表达也显著升高，这提示，更高水平的线粒体动力平衡是骨骼肌线粒体运动适应的重要组成部分。因此，运动可能通过影响融合蛋白和分裂蛋白的表达调控线粒体动力学，但其具体机制还有待进一步研究。

### 四、运动对线粒体降解的影响及机制

#### （一）线粒体降解途径——线粒体自噬

自噬是指一种双层膜的自噬体包裹胞质、细胞器和蛋白质聚合物，并将其运送至溶酶体进行分解代谢的过程。线粒体自噬是一种选择性的细胞自噬途径，通过自噬将受损或老

化的线粒体降解，对维持线粒体质量及其正常功能起重要作用。线粒体自噬过程包括不协调-51样激酶1（uncoordinated-51-like kinase 1，ULK1）复合体的形成、Beclin-1复合体的磷酸化、轻链蛋白3（light chain 3，LC3）对自噬体膜的标记。ULK1与Atg13及黏附激酶家族蛋白FIP200相互作用，形成ULK1-Atg13-FIP200复合物，此复合物可激活Atg6，产生自噬体膜，LC3通过与MAP1LC3相互作用调节靶线粒体周围自噬体的伸长和闭合，并将自噬体留在线粒体上，自噬体成熟后，自噬体与溶酶体融合，降解受损或老化的线粒体。运动中骨骼肌对线粒体能量代谢需求升高，肌纤维中线粒体的应激水平升高，氧化损伤增加，为了维持内环境稳态，运动促进线粒体自噬水平的升高，选择性清除衰老或损伤的线粒体，维持健康线粒体的数量和功能。

### （二）运动对线粒体降解的影响

运动不仅增强线粒体生物合成，影响线粒体动力学，还调控线粒体降解，研究发现，衰老小鼠骨骼肌线粒体自噬水平显著降低，若让其进行8周的跑台训练，其骨骼肌内线粒体自噬水平明显升高，提示运动可促进骨骼肌线粒体自噬。耐力运动也可激活骨骼肌线粒体自噬，受试者在进行一次200km的超长跑后，其股外侧肌 *LC3b*、*Atg4*、*Atg12* 的mRNA表达显著增加，并伴随着线粒体自噬受体 *BNIP3* 和 *Nix/BNIP3* 的mRNA表达显著升高，但不同运动强度对线粒体自噬的影响不同，有学者发现，小鼠以较低强度（10m/min）运动90min，其腓肠肌中LC3-Ⅱ的表达及Drp1 Ser616位点的磷酸化显著升高，但BNIP3和Parkin蛋白表达没有显著性变化，这提示一定强度的运动才能激活骨骼肌线粒体自噬过程。

### （三）运动影响线粒体降解的分子机制

**1. AMPK与线粒体自噬**　研究表明，AMPK的激活剂AICAR可以有效激活自噬，并清除有缺陷的线粒体；抑制AMPK的活性可导致线粒体自噬受损，并伴随着受损线粒体的堆积，表明活化的AMPK参与线粒体自噬的调节。AMPK可能通过两种机制激活线粒体自噬，首先，AMPK抑制TORC1被Rag-GTPase复合物定位到溶酶体上，避免TORC1在溶酶体上堆积，保持溶酶体的活性；其次，mTORC1可与ULK1-Atg3-FIP200复合物相互作用，在Ser757位点磷酸化ULK1以抑制ULK1的活性，进而促进线粒体自噬。另外，AMPK可磷酸化上游抑制剂，如TSC-2肿瘤抑制因子和mTORC1组分激活因子来抑制mTORC1；AMPK还可直接磷酸化ULK1，形成非常稳定的ULK1和AMPK复合物，引起线粒体自噬。研究表明，耐力训练可引起自噬和AMPK的激活，男性受试者在进行200km的超长跑3h后，其股外侧肌中AMPK磷酸化被激活，同时Atg4b、Atg12和LC3b的表达明显增加。以上研究表明，AMPK在调节线粒体自噬中起重要作用，运动可能通过调节AMPK的活性促进线粒体自噬。

**2. 线粒体动力学改变参与线粒体自噬**　在应激状态下，线粒体相遇会先融合再分裂，若分裂过程中出现功能障碍的线粒体，则其无法与线粒体网络融合，就会进入线粒体自噬途径，故线粒体分裂在线粒体自噬中起重要作用。研究发现，抑制Drp1的表达可导致线粒体自噬受损，提示线粒体分裂参与了线粒体自噬；另外，分裂基因 *Fis1* 可诱导线粒体片段化，增加自噬小泡的形成，上调线粒体自噬。线粒体分裂调控线粒体自噬在运动中也有所体现，研究发现，小鼠在进行低强度跑步运动后，骨骼肌中 Parkin 表达增加的同时 Drp1 也增加。但不同运动方式对线粒体自噬的影响不同，长跑运动员进行极限耐力运动后，其骨骼肌内 Drp1 的磷酸化水平显著增加，但 Mfn1 和线粒体自噬信号 Parkin、Pink1 无变化，这可能是长跑运动员骨骼肌已达到一定的适应状态，故在运动前后线粒体自噬水平无明显变化。同样，线粒体融合也参与线粒体自噬过程，给老年雄性小鼠补充睾酮，并让其进行低强度运动训练，结果发现，小鼠肌肉中 Pink1、Mfn2、Opa1 均显著增加，因此推测，线粒体融合可能参与了线粒体自噬过程。以上研究表明，线粒体分裂融合参与线粒体自噬过程，因此，运动可能通过调控融合蛋白和分裂蛋白的表达促使线粒体自噬发生适应性改变，但其具体调控机制还有待进一步研究。

## 五、小结

运动训练可对骨骼肌产生深刻影响，长期反复刺激可使骨骼肌发生适应性改变。而骨骼肌线粒体作为骨骼肌的动力来源，为骨骼肌行使正常功能提供保障，其对运动产生的适应性变化表现为适宜的运动可促进骨骼肌线粒体生物合成，加速受损或老化线粒体的降解，改变线粒体动力学，重构线粒体网络。对骨骼肌线粒体运动适应机制的研究表明，运动可通过调控 PGC-1α、p38-MAPK、AMPK 等因子及其相关信号通路促进线粒体生物合成；运动还可通过影响线粒体融合蛋白、分裂蛋白及 AMPK 的表达，促进线粒体自噬，以清除损伤或老化的线粒体。通过线粒体新生与损伤线粒体降解，可使线粒体功能增强、线粒体网络结构重构，从而满足运动需求。

## 第四节　运动对骨骼肌胰岛素抵抗的改善效应

运动的本质是骨骼肌收缩牵引骨骼运动，因此，运动改善机体胰岛素抵抗过程中，骨骼肌发挥了重要作用。虽然运动疗法对糖尿病的改善效应已得到全球公认，但不同运动方式对骨骼肌胰岛素抵抗的影响及具体机制，至今仍未阐明。笔者团队对此进行了深入研究，相关规律的揭示将为糖尿病患者运动疗法的应用提供更充足的依据，具有重要的临床意义。

## 一、骨骼肌胰岛素抵抗的发生

骨骼肌胰岛素抵抗表现为骨骼肌胰岛素敏感性下降、葡萄糖摄取率降低。引起骨骼肌胰岛素抵抗的因素主要有线粒体功能障碍、DAG 和 CER 在肌细胞内的堆积及过量 ROS 生成等。它们可使胰岛素级联信号受损，导致骨骼肌胰岛素抵抗的发生。

## 二、耐力训练和抗阻训练是改善骨骼肌胰岛素抵抗的主要运动方式

2016 年美国糖尿病学会（American Diabetes Association，ADA）体力活动/运动与糖尿

病立场声明中推荐了多种改善糖尿病的运动方式，如耐力训练、抗阻训练、高强度间歇训练（high-intensity intermittent training，HIIT，一种新型有氧运动）、综合性训练等，并且其改善效应不同。耐力训练可增加线粒体密度、胰岛素敏感性，增强氧化酶活性、血管功能、心肺功能和免疫功能，改善胰岛素抵抗。抗阻训练可促进糖原合成、增加肌肉质量，改善胰岛素抵抗。灵活性和平衡性训练则可减弱高血糖诱发的糖基化终产物对关节活动的限制，但不能改善血糖调控，因此不能替代其他训练。

## 三、耐力训练对骨骼肌胰岛素抵抗的影响及机制

### （一）耐力训练对骨骼肌胰岛素抵抗的影响

耐力训练是适合绝大多数糖尿病患者的运动方式，较短时间（如 30～60min）的中等强度耐力训练（如 50%最大摄氧量）可显著提高运动后一天胰岛素敏感性和血糖控制。研究表明，耐力训练可增加骨骼肌胰岛素和非胰岛素介导的葡萄糖摄取、增加线粒体生物合成、促进血管生成，改善胰岛素敏感性。此外，不同的训练时长具有不同的效应，短期耐力训练可增加 GLUT-4 转移，促进葡萄糖摄取，长期耐力训练则增加线粒体数量和毛细血管密度，提高最大摄氧量并改善胰岛素敏感性和葡萄糖耐量。但胰岛素敏化效果在运动后 2～7d 会消失，因此必须定期运动以保持胰岛素敏感性。

### （二）耐力训练改善骨骼肌胰岛素抵抗的机制

#### 1. 耐力训练增强骨骼肌线粒体功能

（1）耐力训练促进线粒体合成：PGC-1α 可促进线粒体氧化磷酸化基因和线粒体 DNA 表达，增强线粒体合成及氧化能力。研究表明，耐力训练后人类骨骼肌 PGC-1α 表达增加、PGC-1α 磷酸化水平升高，从而促进线粒体合成，改善骨骼肌胰岛素敏感性。

（2）耐力训练调节线粒体融合与裂变：线粒体融合指损伤的线粒体与完整线粒体 DNA 进行融合交换，线粒体裂变指受损线粒体去除受损部分。营养过剩可促进线粒体裂变，导致线粒体功能障碍，引起 C2C12 骨骼肌细胞胰岛素抵抗。而 Mfn2 可促进线粒体融合，克服营养过剩引起的裂变增加，改善胰岛素敏感性。研究表明，抑制 Mfn2 使葡萄糖氧化减少、葡萄糖稳态受损，而促进 Mfn2 使线粒体增多、葡萄糖氧化增强，改善胰岛素敏感性。耐力训练可降低线粒体 Fis1 磷酸化水平，增加 Mfn1、Mfn2 表达（促进线粒体融合），从而提高胰岛素敏感性。

#### 2. 耐力训练促进骨骼肌摄取葡萄糖
骨骼肌葡萄糖转运有两条途径：一是胰岛素依赖性途径，二是非胰岛素依赖性途径。非胰岛素依赖性葡萄糖摄取途径主要有两种：一是 AMPK 途径，二是 CaMK 途径。

（1）胰岛素依赖性途径：指的是通过 IRS-1/ PI3K/ Akt 信号转导途径，促进 GLUT-4 表达与转移，进而促进骨骼肌摄取葡萄糖的过程。研究表明，进行 45～60min、最大摄氧量的连续耐力训练能促进 IRS-1 的酪氨酸磷酸化，增加 PI3K 的活性，从而促进 GLUT-4 表达与转移，增强骨骼肌对葡萄糖的吸收。

（2）非胰岛素依赖性途径

1）AMPK途径：运动促进葡萄糖摄取过程中AMPK具有重要作用。DNA及组蛋白的甲基化会降低GLUT-4表达，AMPK可抑制*GLUT-4*启动子甲基化，促进GLUT-4表达。此外，AMPK可使组蛋白脱乙酰酶5（histone deacetylase 5，HDAC5）磷酸化，抑制其活性，促进转录因子PGC-1α复合物与*GLUT-4*启动子的结合，增强GLUT-4表达。研究表明，骨骼肌与AICAR（AMPK激活剂）共孵育，可促进非胰岛素依赖性葡萄糖摄取，而骨骼肌*AMPK*敲除可消除AICAR促进葡萄糖摄取的效应，进一步说明AMPK促进葡萄糖摄取。研究表明，最大摄氧量的耐力训练使*AMPKα1*和*AMPKα2*（AMPK的两个α亚型）的mRNA表达增加2.7倍、AMPK活性增强，从而促进非胰岛素依赖性葡萄糖摄取。

2）钙/钙调蛋白依赖性蛋白激酶（$Ca^{2+}$/calmodulin-dependent protein kinase，CaMK）途径：$Ca^{2+}$/CaMK途径在运动促进葡萄糖摄取过程中具有重要作用。$Ca^{2+}$/CaMK抑制剂KN-93可减少骨骼肌葡萄糖转运。CaMK可抑制HDAC，促进MEF2与*GLUT-4*启动子结合，增强GLUT-4表达。研究表明，运动可使胞质$Ca^{2+}$浓度和CaMK表达增加，促进葡萄糖摄取，改善胰岛素抵抗。

**3. 耐力训练抑制骨骼肌胰岛素敏感性负向调控因子**

（1）耐力训练抑制ROS过量产生：糖尿病患者棕榈酰辅酶A产生增加，棕榈酰辅酶A可减少肌细胞线粒体腺苷二磷酸（adenosine diphosphate，ADP）内流，使ADP转运受到抑制，ROS产生增加。研究表明，12周耐力训练后线粒体ROS产生减少，过氧化氢酶活性增强，DNA氧化损伤降低，胰岛素敏感性增强。同时，耐力训练在ROS产生增加的条件下可保护骨骼肌不易氧化损伤。其部分原因是耐力训练可增加过氧化氢（hydrogen peroxide，$H_2O_2$）代谢酶类——谷胱甘肽过氧化物酶（glutathione peroxidase，GPX）及谷胱甘肽还原酶（glutathione reductase）活性，降低线粒体$H_2O_2$释放速率，增强骨骼肌抗氧化应激能力，改善骨骼肌胰岛素抵抗。

（2）耐力训练抑制炎症途径：IκB激酶（IκB kinase，IKK）/核因子κB（nuclear factor-κB，NF-κB）途径是重要的炎症相关信号途径。NF-κB可促进T2DM患者胰岛素抵抗及肌肉萎缩。TLR可激活NF-κB通路，并引起胰岛素抵抗。研究表明，耐力训练可抑制肥胖小鼠TLR表达，并抑制IKK/NF-κB途径，改善胰岛素抵抗。

TNF-α是一种促炎性细胞因子，可抑制胰岛素受体活性，降低AMPK和GLUT-4表达，从而减少葡萄糖摄取，对胰岛素抵抗有直接作用。研究表明，耐力训练，特别是游泳或跑步等慢性耐力训练可以降低TNF-α水平，减少JNK磷酸化，抑制炎症途径，改善骨骼肌胰岛素敏感性。

（3）耐力训练调节脂肪酸分配：胰岛素敏感性下降并非单纯由肌细胞内三酰甘油（intramyocellular triacylglycerol，IMTG）增加引起，而是由TG的中间产物DAG和CER引起的。将过量脂质储存为IMTG能抑制有害脂质中间体（如长链酰基-CoA、CER、DAG）合成，保护胰岛素敏感性，这被称为"脂肪酸分配假说"。研究表明，单次耐力运动可促进脂肪酸储存为IMTG，减少DAG、CER生成，防止脂质诱导的胰岛素抵抗。对静坐受试者进行脂质注射后，胰岛素敏感性降低约30%。而对单次耐力运动受试者进行同样注射，IMTG含量增加约50%，但DAG和CER减少，胰岛素敏感性显著增强。

## 四、抗阻训练对骨骼肌胰岛素抵抗的影响及机制

### （一）抗阻训练对骨骼肌胰岛素抵抗的影响

抗阻训练可促进葡萄糖代谢，增强线粒体功能，改善代谢灵活性（细胞能量底物灵活地在脂肪酸和葡萄糖之间转换，胰岛素抵抗个体经常利用脂肪而非利用糖供能），增加脂质清除率，并增强胰岛素信号转导级联组分（如 PI3K、Akt）的活性，从而提高胰岛素敏感性。

### （二）抗阻训练改善骨骼肌胰岛素抵抗的机制

**1. 抗阻训练对骨骼肌结构和功能的改造**

（1）抗阻训练增加肌肉质量：骨骼肌蛋白质合成的主要途径是 IGF-1/PI3K/Akt mTOR 信号转导途径。抗阻训练可使 IGF-1 上调，随后激活 mTOR，促进 mRNA 翻译，增加骨骼肌蛋白质合成。运动过程中，mTOR 信号通路下游组分的磷酸化被抑制，进而抑制骨骼肌蛋白质合成，运动后 1~2h，抑制被解除，mTOR 才能促进肌肉蛋白质合成，即抗阻训练促进骨骼肌质量增加主要通过促进运动后蛋白质合成实现。研究表明，16 周抗阻训练可使 T2DM 患者的肌肉力量提高 33%，肌肉质量显著增加。而胰岛素敏感性与肌肉质量成正比，因此，抗阻训练可通过增加肌肉质量来提高胰岛素敏感性，改善胰岛素抵抗。

（2）抗阻训练增强线粒体氧化能力：不仅耐力训练能增强骨骼肌线粒体功能，抗阻训练也有相似效应。但两种训练方式带来的影响并不相同，耐力训练主要通过 PGC-1α 促进线粒体合成，增强机体代谢能力。而抗阻训练对骨骼肌细胞内线粒体密度影响较小，主要通过 PPAR 或 NDUFB6 等因子增强线粒体氧化能力，从而提高胰岛素敏感性。

**2. 抗阻训练促进骨骼肌摄取葡萄糖及增强运动后肌糖原合成**

（1）葡萄糖摄取：抗阻训练能够降低糖基化血红蛋白的百分比，促进葡萄糖摄取，增加葡萄糖清除率，降低 T2DM 患者的骨骼肌胰岛素抵抗。正常喂养和高脂喂养的啮齿动物进行抗阻训练后，骨骼肌总 GLUT-4 蛋白浓度增加，骨骼肌葡萄糖转运速率增强。因此，抗阻训练可能通过增加 AMPK 活性促进 GLUT-4 转移，从而增强骨骼肌葡萄糖摄取。

（2）肌糖原合成：抗阻训练的另一个作用是促进运动后肌糖原合成，调控葡萄糖代谢。骨骼肌是人体糖原的最大储存库，糖原合成酶（glycogen synthase，GS）可促进糖原合成，抗阻训练能通过 Akt 促进 GS 表达，增强运动后肌糖原合成。此外，肌糖原的合成也受 PI3K/Akt 的另一个蛋白激酶靶标——GSK3β 的调节。GSK3β 可促进骨骼肌胰岛素抵抗，而抗阻训练可激活 Akt，进而磷酸化 GSK3β 丝氨酸残基，使其失活，增强 GS 的活化水平，促进运动后肌糖原合成，改善机体糖代谢状况及骨骼肌胰岛素抵抗。

**3. 抗阻训练促进胰岛素敏感性正向调控因子表达**

（1）抗阻训练促进甘丙肽表达：甘丙肽是一种氨基酸肽，在神经、骨骼肌、脂肪等组织中广泛表达。甘丙肽抑制胰岛素释放，但能提高胰岛素敏感性。甘丙肽过表达肥胖小鼠的胰岛素敏感性增强，而甘丙肽敲除小鼠葡萄糖摄取减少，且 M35（甘丙肽抑制剂）处理

的肌细胞 GLUT-4 表达水平及质膜 GLUT-4 与总 GLUT-4 的比值都显著降低，表明甘丙肽在提高 GLUT-4 表达水平和转移率、增加胰岛素敏感性上具有重要作用。

进一步研究发现，运动对糖尿病带来的改善效应也与甘丙肽有关。运动可促进甘丙肽表达，其表达水平随运动强度增加而增加。抗阻训练后甘丙肽表达显著上调，GLUT-4 表达和转移增强，骨骼肌胰岛素敏感性得到改善。相反，M35 可消除运动诱导的糖尿病患者葡萄糖摄取增加，减弱运动诱导的 GLUT-4 的表达与转移。这些结果均表明甘丙肽是运动改善胰岛素抵抗的重要因子。

（2）运动促进 HSP 表达：热休克蛋白（heat shock protein，HSP）是一种高度保守的蛋白。胰岛素抵抗患者骨骼肌 HSP72 表达显著降低，而运动可促进 HSP72 表达，其表达程度与运动强度呈正相关。因此，抗阻训练改善骨骼肌胰岛素敏感性过程中，HSP 可能发挥了重要作用。

HSP 主要通过如下三种方式改善胰岛素抵抗。第一，抗炎效应：HSP72 可抑制 JNK，减少炎症途径对胰岛素级联反应的损害，改善骨骼肌胰岛素抵抗。第二，调节线粒体数量和功能：HSP72 可促进脂肪酸氧化，增强线粒体酶活性，增加线粒体生物合成，调节线粒体自噬，缺乏 HSP72 将导致线粒体功能障碍和胰岛素抵抗。第三，重折叠作用：HSP72 失活导致错误折叠的蛋白向线粒体转运增加，使线粒体损伤及 ROS 产生增加，促进胰岛素抵抗，而 HSP72 可重折叠错误折叠的蛋白质并维持蛋白质稳态。

## 五、小结

耐力训练和抗阻训练作为适合糖尿病患者的主要运动方式，都能改善骨骼肌胰岛素抵抗，但其改善效应不同、机制各异。耐力训练主要通过增强线粒体功能（增强线粒体合成、调节线粒体融合与裂变）、促进胰岛素依赖性和非胰岛素依赖性葡萄糖摄取、抑制胰岛素敏感性负向调控因子（ROS、炎症因子、CER 及 DAG 等有害脂质）的过量合成来改善胰岛素抵抗。而抗阻训练则主要通过增加肌肉合成、提高线粒体氧化能力、促进葡萄糖摄取及运动后肌糖原合成、增强胰岛素敏感性正向调控因子（甘丙肽、HSP 等）的合成来改善骨骼肌胰岛素抵抗。总之，两种训练方式各有其自身特点，糖尿病患者可根据自身情况合理选择，并且联合训练的效果优于任何一种单独训练，因此，糖尿病患者可将耐力训练和抗阻训练相结合，以使运动获益最大化。

# 第五节　运动对老年骨骼肌的改善效应

随着生活条件的改善及医疗条件的进步，人们的寿命和老龄化人口都大大增加。全球 60 岁及以上的人口预计将从 2018 年的 9.62 亿增加到 2050 年的 20 多亿。中国 60 岁以上人口也达到了 2.4 亿。因此，人口老龄化已成为全球面临的公共卫生难题。由于衰老，机体会出现不可避免的功能下降，这属于原发性衰老。而由疾病和生活方式等有害因素引起的身体功能的再次下降则属于继发性衰老，继发性衰老会加剧原发性衰老所造成的机体功能下降，但其并不是不可避免的。因此，应采取措施尽量避免继发性衰老的产生，以实现"健康老龄化"。

骨骼肌是人体质量最大的组织（约占体重的 40%），其与健康的关系长期被医学界忽视。但近年来研究表明，骨骼肌对维持机体正常功能有重要作用。老年骨骼肌形态与功能的紊乱是引起继发性衰老的重要因素，因此，增强骨骼肌功能是延缓衰老的重要举措，而运动作为提高骨骼肌功能的重要手段，对老年骨骼肌结构与功能具有显著的改善效应。

## 一、老年骨骼肌形态与功能改变

### （一）老年骨骼肌线粒体结构与功能的改变

骨骼肌线粒体结构与功能的改变是骨骼肌老化的重要特征。在形态结构上，老年骨骼肌线粒体融合与裂变失衡，线粒体更大、更圆，并出现基质空泡化和更短的嵴。在功能上，老年骨骼肌线粒体合成能力及氧化能力显著降低，线粒体 ROS 产生增多，抗氧化能力下降，自噬能力也相应减弱。研究表明，骨骼肌最大摄氧量及安静状态下的氧摄取都会随着年龄的增长而下降。同时，老年骨骼肌最大 ATP 产生率及安静状态下的 ATP 生成率也会降低，并且在慢肌纤维中下降更明显。此外，老年骨骼肌线粒体蛋白质合成率也下降了 40%。

### （二）老年骨骼肌端粒长度缩短

端粒是染色体上特有的 DNA 帽结构，可防止细胞分裂期间染色体 DNA 碱基对丢失，有助于维持细胞 DNA 的完整性。但随着时间的推移及分裂次数的增多，端粒长度逐渐减小，最后由于端粒太短细胞不能分裂，导致细胞衰老。研究表明，端粒长度是生物衰老的潜在标记，端粒长度与年龄成反比，并在成年之后开始减小。这些研究说明，骨骼肌老化过程中端粒长度缩短。

### （三）老年骨骼肌抗氧化能力下降

ROS 是线粒体氧化分解的副产物，在骨骼肌中有非常重要的生理作用。生理浓度的 ROS 可激活 MAPK，在氧化还原信号转导和细胞正常生命活动中发挥重要作用。而高水平的 ROS 则可损害 DNA、蛋白质和脂质，诱导细胞氧化应激，并刺激细胞凋亡，不利于机体维持正常功能。研究表明，老年骨骼肌氧化应激水平增加，并且骨骼肌线粒体 DNA 损伤也随着年龄的增长而增加。引起 ROS 升高的原因有多种，其中抗氧化酶（超氧化物歧化酶、过氧化氢酶和谷胱甘肽过氧化物酶）活性降低引起的细胞抗氧化能力下降，是导致 ROS 产生增加的重要原因。研究表明，在骨骼肌老化过程中，抗氧化酶的活性也逐渐降低。这些研究说明，骨骼肌老化过程中抗氧化酶活性降低、氧化能力下降，使 ROS 水平升高，从而导致骨骼肌氧化损伤。

### （四）老年骨骼肌自噬能力下降

如前文所述，骨骼肌氧化损伤会随着年龄的增长而加剧，而自噬-溶酶体途径可降解大量的骨骼肌蛋白，从而清除骨骼肌的氧化损伤。研究表明，老年大鼠骨骼肌自噬标志物 p62 水平、LC3-Ⅱ与 LC3-Ⅰ比值都升高，说明骨骼肌自噬能力减弱，从而导致骨骼肌功能受损，随年龄增长这一现象更为明显。此外，小鼠骨骼肌及大鼠骨骼肌蛋白水解能力也随年龄的增长而减弱，其可能与溶酶体蛋白酶活性降低有关。研究发现，老年大鼠骨骼肌溶酶体腔内脂质沉积，同时溶酶体功能受损，溶酶体蛋白酶活性降低，骨骼肌自噬能力下降。这些研究表明，老年骨骼肌自噬-溶酶体途径活化水平减弱，从而导致老年骨骼肌自噬能力下降及功能受损。

（五）老年骨骼肌胰岛素敏感性下降

2 型糖尿病患病风险也随着年龄的增长而增加。有研究表明，美国 20～39 岁人群患病率（含糖尿病患者、空腹血糖异常、糖耐量受损患者）为 20.9%，40～59 岁人群患病率为 46.9%，60～74 岁人群患病率为 67.4%，≥75 岁以上人群则为 75.6%。年长的人更易患 2 型糖尿病，这可能因为随着年龄的增长，机体葡萄糖调节能力下降及肌萎缩导致了代谢障碍，这可能与骨骼肌 GLUT-4 表达减少有关。研究表明，相比年轻（30 岁）男性，年龄较大（65～70 岁）的男性葡萄糖代谢能力降低，骨骼肌 GLUT-4 表达减少。这些研究都说明骨骼肌老化可引起胰岛素敏感性下降、葡萄糖代谢能力减弱。此外，衰老对骨骼肌胰岛素敏感性的下调还受到肌纤维类型的影响。研究表明，老年大鼠比目鱼肌（慢肌）胰岛素刺激的葡萄糖摄取降低，但股四头肌（快肌）中并没有胰岛素敏感性降低现象。

（六）老年骨骼肌卫星细胞活力下降

肌卫星细胞是肌源性干细胞，可在肌细胞损伤后增殖，并分化为成肌细胞，从而对受损肌细胞进行修复。老年骨骼肌中肌卫星细胞活力下降及其数量减少，阻碍骨骼肌再生，延缓老年人受伤后的恢复。研究表明，将老年小鼠和年轻小鼠骨骼肌卫星细胞分别移植到受伤小鼠体内后，老年小鼠肌卫星细胞增殖速率只有年轻小鼠的 2/3，表明老年骨骼肌卫星细胞活力下降。其原因与 p38-MAPK 磷酸化（phosphorylation-MAPK，p-MAPK）信号转导途径活化水平有关。研究表明，老年骨骼肌卫星细胞 p38-p-MAPK 信号转导途径过度激活可损害肌卫星细胞功能，导致肌卫星细胞活力急剧下降。此外，通过药理学手段抑制 p38-p-MAPK 途径后，肌卫星细胞活力得到提高。这些研究说明，老年骨骼肌卫星细胞 p38-p-MAPK 信号转导途径被过度活化，从而使其活力下降。

## 二、耐力训练和抗阻训练是改善骨骼肌老化的有效运动形式

骨骼肌老化是一种正常的生理现象，但可通过一些干预方法加以改善，延缓骨骼肌衰老。研究表明，运动是改善骨骼肌衰老的一种有效措施。运动可改善骨骼肌老化引起的肌肉质量减少，也可改善由衰老引起的一些疾病，增强骨骼肌能力。运动具有多种多样的形式，应用最广泛、最常见的为耐力训练和抗阻训练，这也是改善骨骼肌老化的两种有效运动形式。耐力训练为低负荷长时间的运动，每周进行 3～5 次耐力训练，可增强骨骼肌氧化能力，改善胰岛素敏感性并减少肌内脂肪堆积。抗阻训练为高强度短时间的运动，每周进

行 3～5 次抗阻训练，可减缓骨骼肌质量和力量的下降。耐力训练和抗阻训练改善骨骼肌老化的作用效应侧重点和机制有所不同，但都是改善骨骼肌老化的有效运动形式。

## 三、运动对老年骨骼肌的改善效应及其机制

（一）运动对老年骨骼肌线粒体结构与功能的改善效应及其机制

**1. 运动可改善老年骨骼肌线粒体结构与功能**　耐力训练对老年骨骼肌线粒体结构与功能有显著改善效应。研究表明，8 周耐力训练后，老年大鼠骨骼肌线粒体酶活性增强。长期进行耐力训练的老年人骨骼肌线粒体数量增加、线粒体合成增强，且线粒体蛋白质的分解减弱。这些研究都表明，耐力训练可增强老年骨骼肌线粒体合成及氧化能力。

此外，抗阻训练也具有显著改善效应。研究表明，抗阻训练可增强老年骨骼肌质量及线粒体氧化能力，可减轻老年骨骼肌线粒体的萎缩，减缓其数量的减少。另一项研究发现，6 个月的抗阻训练减轻了衰老引起的线粒体功能失调，同时还可以增强老年人骨骼肌线粒体 ATP 产生和线粒体蛋白表达。这些研究都表明，抗阻训练可增强老年骨骼肌线粒体合成及氧化能力，改善老年骨骼肌线粒体结构与功能。

**2. 运动改善骨骼肌线粒体结构与功能的机制**

（1）PGC-1α：过氧化物酶体增殖物激活受体 γ 协同激活因子-1α（peroxisome proliferator-activated receptor γ coactivator-1α，PGC-1α）是促进线粒体合成、维持线粒体功能的重要因子，骨骼肌老化可引起 PGC-1α 表达降低。研究表明，耐力训练可促进 34 月龄大鼠和 59～76 岁人群骨骼肌 PGC-1α 表达，同时 mtDNA 含量增多，线粒体数量增加。此外，耐力训练后，PGC-1α 的靶因子 NRF-1 表达也增强，NRF-1 是增强线粒体氧化能力的重要因子。这些研究表明，耐力训练可促进 PGC-1α 表达，从而改善老年骨骼肌线粒体结构与功能。

抗阻训练也有类似机制。研究表明，抗阻训练可显著增加老年男性骨骼肌中 PGC-1α 表达。抗阻训练后，老年人和动物的骨骼肌 PGC-1α 表达大量增加。这些研究说明，与耐力训练类似，抗阻训练也可通过促进 PGC-1α 表达增强老年骨骼肌线粒体功能。

（2）AMPK、$NAD^+$ 与 mtDNA：AMPK、烟酰胺腺嘌呤二核苷酸（nicotinamide adenine dinucleotide，NAD 或 $NAD^+$）与 mtDNA 都是维持骨骼肌线粒体结构与功能的重要因子，骨骼肌老化可引起 AMPK、$NAD^+$ 与 mtDNA 表达降低。研究表明，耐力训练可促进老年大鼠和人类骨骼肌线粒体中 AMPK 表达。进行 6 周耐力训练后，老年大鼠骨骼肌线粒体中 AMPK 磷酸化（phosphorylation-AMPK，p-AMPK）水平显著增加，并且耐力训练还可促进老年骨骼肌线粒体中 $NAD^+$ 的表达，减缓老年骨骼肌线粒体中 mtDNA 含量的下降。

抗阻训练也可促进 AMPK 与 $NAD^+$ 表达。研究表明，老年大鼠进行 9 周抗阻训练后，骨骼肌 AMPK 表达水平及磷酸化水平都升高。12 周抗阻训练后，男性骨骼肌 $NAD^+$ 产生也增多。

这些研究表明，耐力训练可通过促进 AMPK、$NAD^+$ 与 mtDNA 表达增强老年骨骼肌线粒体功能，而抗阻训练则可通过促进骨骼肌 AMPK 表达、AMPK 磷酸化及 $NAD^+$ 产生，增强老年骨骼肌线粒体功能。

（3）线粒体融合与裂变：线粒体融合与裂变的平衡是维持骨骼肌线粒体功能的重要机制。骨骼肌老化可引起线粒体裂变增加，而耐力训练可使老年骨骼肌融合与裂变蛋白表达发生同向变化。研究表明，6 周耐力训练可同时增加老年动物骨骼肌线粒体 Fis1 和线粒体 Mfn1 表达。12 周耐力训练后，老年人骨骼肌线粒体 Mfn1、Mfn2 和 Fis1 表达都增加。此外，大鼠进行 4 周、每周 3 次的抗阻训练后，Mfn1、Mfn2 和 Fis1 表达也增加。虽然耐力训练和抗阻训练对 Fis1 和 Mfn1 都具有促进作用，但并不能说明耐力训练和抗阻训练对 Fis1 和 Mfn1 具有同等强度的促进作用。因此，耐力训练和抗阻训练可能都可促进老年骨骼肌线粒体融合与裂变，并使其达到一个更高的平衡点，从而更好地维持老年骨骼肌线粒体功能。

### （二）运动对老年骨骼肌端粒长度的改善效应及其机制

**1. 运动可增加老年骨骼肌端粒长度**　耐力训练可增加老年骨骼肌端粒长度。研究表明，与久坐不动的老年人相比，喜欢有氧运动的老年人骨骼肌端粒更长，且其端粒长度与运动次数呈显著正相关，运动次数越多，骨骼肌端粒长度越长。老年人中，以有氧运动为主的运动员骨骼肌端粒明显长于非运动员。然而，有氧运动并不改变年轻成人的端粒长度。此外，抗阻训练也可增加骨骼肌端粒长度，研究表明，举重运动员骨骼肌平均端粒长度大于普通人。因此，耐力训练和抗阻训练都可增加骨骼肌端粒长度。

**2. 运动增加老年骨骼肌端粒长度的机制**　端粒酶是一种具有催化作用的酶，被称为蛋白质反转录酶，可通过延长端粒来对抗 DNA 末端复制问题，减少端粒长度的缩短。据报道，从 4 岁到 39 岁，端粒长度和端粒酶活性逐渐下降。40 岁以上的个体中，65% 的个体具有很低的端粒酶活性，其余 35% 的个体没有端粒酶活性。这说明端粒酶活性在老年骨骼肌端粒缩短过程中有重要作用。研究表明，与久坐个体相比，经常长跑的活跃个体端粒酶活性较高，端粒稳定蛋白表达增加，端粒重复序列结合因子 2（保护端粒免于缩短的蛋白质）表达升高，细胞周期抑制因子下调。此外，老年骨骼肌氧化应激的增强也可导致端粒长度缩短，而耐力训练可改善老年骨骼肌氧化应激，增强其抗氧化能力，从而增加老年骨骼肌端粒长度。这些研究都说明，耐力训练可增强老年骨骼肌端粒酶活性及抗氧化能力，从而增加老年骨骼肌端粒长度，维持老年骨骼肌功能。

目前尚未有报道明确阐明抗阻训练对骨骼肌端粒酶活性的影响。因此，耐力训练可通过增强老年骨骼肌端粒酶活性及抗氧化能力，防止老年骨骼肌端粒长度缩短。而抗阻训练可能通过增强老年骨骼肌抗氧化能力，减少骨骼肌氧化应激，从而防止老年骨骼肌端粒长度缩短。

### （三）运动对老年骨骼肌抗氧化能力的改善效应及其机制

老年骨骼肌 ROS 产生增多，而过量 ROS 将危害骨骼肌功能。研究表明，超过一定强度或时间的一次性运动，将增加老年骨骼肌线粒体 ROS 产生，并导致脂质、蛋白质和 DNA 的氧化损伤。而有规律的耐力训练虽然也增加老年骨骼肌线粒体 ROS 产生，但同时细胞抗氧化能力也得到增强，可防止细胞氧化损伤。研究表明，耐力训练可增加老年人骨骼肌酶促及非酶促抗氧化能力，增加过氧化氢酶表达。8 周耐力训练后，老年人骨骼肌抗氧化能力增强，骨骼肌氧化应激水平降低。这些研究表明，耐力训练可增强老年骨骼肌抗氧化能力，防止骨骼肌氧化损伤。

虽然一次性高强度运动会增加骨骼肌氧化损伤，但长期的抗阻训练可减少老年骨骼肌氧化损伤。研究表明，老年妇女进行 12 周，每周 2d 的抗阻训练后，骨骼肌肌肉力量增强，同时氧化损伤减少，抗氧化能力增强。因此，耐力训练与抗阻训练都可增强老年骨骼肌抗氧化能力，防止骨骼肌氧化损伤。

### （四）运动对老年骨骼肌自噬能力的改善效应及其机制

老年骨骼肌自噬能力减弱，而耐力训练可增强老年人骨骼肌自噬能力。研究表明，耐力训练可使老年骨骼肌 Atg7 和 Beclin-1 表达增强，这些因子对骨骼肌自噬能力有重要作用，即耐力训练可促进 Atg7 和 Beclin-1 等自噬相关蛋白表达，从而增强老年骨骼肌线粒体自噬能力，更好地维持骨骼肌功能。

抗阻训练也对自噬有重要作用。研究表明，抗阻训练后，老年人骨骼肌线粒体 LC3-II 与 LC3-I 的比值降低，说明自噬能力增强。6 周爬梯训练后，老年大鼠骨骼肌线粒体 LC3-II 与 LC3-I 的比值及 p62 表达都降低。此外，Beclin-1、Atg7 和溶酶体组织蛋白酶 L 等自噬相关蛋白表达均上调。这些研究都表明，与耐力训练相似，抗阻训练也可增强老年骨骼肌自噬能力，以维持骨骼肌稳态。

### （五）运动对老年骨骼肌胰岛素敏感性的改善效应及其机制

**1. 运动可增强老年骨骼肌胰岛素敏感性**　运动对老年骨骼肌胰岛素敏感性有显著改善效应。研究表明，年龄较大（67 岁）的女性进行 1h 快走运动后，第 2 天胰岛素敏感性升高。27 月龄大鼠游泳运动后，第 2 天全身胰岛素敏感性也上升；并且，24～30 月龄大鼠运动后，所分离的肌组织对胰岛素刺激的葡萄糖摄取增加。除了一次性运动，耐力训练与抗阻训练也可改善老年骨骼肌胰岛素敏感性。研究表明，各种耐力训练（骑自行车、跑步、行走等）都可提高老年人（60～87 岁）胰岛素敏感性。抗阻训练后，老年男性与女性骨骼肌葡萄糖摄取及胰岛素敏感性也增强。这些研究都表明运动对老年骨骼肌胰岛素敏感性具有显著改善效应。此外，研究发现，以单腿形式进行运动，只有运动腿骨骼肌胰岛素敏感性得到改善，不运动腿效果不明显，进一步说明运动对骨骼肌胰岛素敏感性具有直接效应。

**2. 运动增强老年骨骼肌胰岛素敏感性的机制**　研究表明，运动改善老年骨骼肌胰岛素敏感性过程中，GLUT-4 发挥了重要作用。30 月龄大鼠在一次性耐力运动后，肌组织胰岛素刺激的葡萄糖摄取增加，同时 GLUT-4 表达增加，并且胰岛素刺激的 Akt 在 Thr308 和 Ser473 上的磷酸化水平及 Akt 底物（AS160）在 Thr642 和 Ser588 上的磷酸化水平都增加，表明胰岛素信号转导途径活化水平上升。因此，一次性耐力运动可通过激活胰岛素信号转导途径促进老年骨骼肌 GLUT-4 表达，增强老年骨骼肌胰岛素敏感性。

耐力训练也具有类似机制。研究表明，老年人（60～65 岁）进行耐力训练后，骨骼肌 GLUT-4 表达增加；16 月龄大鼠和 24 月龄大鼠进行耐力训练后，骨骼肌 GLUT-4 表达也增加；69 岁的女性和男性进行耐力训练后，骨骼肌葡萄糖摄取增多，Akt 底物（AS160）在 Thr642 和 Ser588 上的磷酸化水平升高，并且老年人（60～80 岁）进行耐力训练后，骨骼肌己糖激酶和糖原合酶表达增加，肌糖原含量增加，毛细血管生成增多。这些研究都表明耐力训练可通过促进老年骨骼肌的 GLUT-4、己糖激酶及糖原合酶表达，增强老年骨骼肌葡萄糖摄取及糖原合成，从而改善老年骨骼肌胰岛素敏感性。

此外，抗阻训练也可改善老年骨骼肌胰岛素敏感性。研究表明，抗阻训练可提高老年骨骼肌葡萄糖摄取，并增强 Akt 底物（AS160）在 Thr 642 上的磷酸化水平，从而提高老年骨骼肌胰岛素敏感性。因此，耐力训练和抗阻训练都可提高 Akt 磷酸化水平，从而促进老年骨骼肌葡萄糖摄取，增强骨骼肌胰岛素敏感性。

（六）运动对老年骨骼肌卫星细胞活力的改善效应及其机制

运动对老年骨骼肌卫星细胞活力及其数量具有显著改善效应。研究表明，老年大鼠进行 4 周耐力训练后，骨骼肌卫星细胞活力及数量显著上升，并且肌纤维数量增多，说明卫星细胞再生能力也得到提高，其机制与 PI3K/Akt 途径有关。研究表明，抑制大鼠骨骼肌PI3K/Akt 途径后，耐力训练对大鼠比目鱼肌及腓肠肌的肌卫星细胞并无明显改善效应。这些研究表明，耐力训练可通过促进 PI3K/Akt 途径增加老年骨骼肌卫星细胞再生能力及其数量。此外，抗阻训练也可增加骨骼肌卫星细胞的活力及数量。研究表明，老年男性进行 12 周、每周 2 次的抗阻训练后，骨骼肌卫星细胞数量及活力增加。因此，耐力训练和抗阻训练都可增加老年骨骼肌卫星细胞活力及其数量。

## 四、小结

骨骼肌老化过程中可出现多种形态与功能的改变，主要包括骨骼肌线粒体结构与功能紊乱、骨骼肌端粒长度缩短、骨骼肌抗氧化能力减弱、骨骼肌自噬能力下降、骨骼肌胰岛素敏感性降低及骨骼肌卫星细胞活性减弱。耐力训练和抗阻训练是主要的运动形式，它们对老年骨骼肌均有显著改善效应。运动可通过促进 PGC-1α、AMPK、NAD$^+$ 与 mtDNA 表达，调节线粒体融合与裂变，从而改善老年骨骼肌线粒体结构与功能；运动可通过促进端粒酶表达增加骨骼肌端粒长度；运动可通过增强骨骼肌抗氧化酶表达加强骨骼肌抗氧化能力；运动可通过上调骨骼肌自噬相关蛋白表达提升骨骼肌自噬能力；运动可通过增强胰岛素信号转导途径促进 GLUT-4 表达，从而增强老年骨骼肌胰岛素敏感性；运动还可激活PI3K/Akt 途径，从而提高老年骨骼肌卫星细胞活力。本节总结有关运动对老年骨骼肌改善效应及相关机制研究成果，以期加深人们对运动的理解与认识，帮助老年人通过运动手段实现"健康老龄化"，提高国民健康水平。

下篇

骨骼肌病理

# 第七章　骨骼肌炎症

炎症与多种慢性疾病的发生发展密切相关，炎症也是多种肌肉疾病的共同病理学基础。多种肌病都可出现高炎症反应，如骨骼肌急性损伤、老年人肌少症、慢性阻塞性肺疾病所致肌萎缩、心力衰竭性肌萎缩、炎症性肌病、肥胖所致骨骼肌重塑等。高炎症状态可损害肌肉稳态和肌肉生成，导致肌肉萎缩。

## 第一节　骨骼肌炎症的发生

### 一、骨骼肌局部炎症反应

（一）骨骼肌急性损伤

急性骨骼肌损伤后，第一阶段即为损伤期，一般是损伤后的第 1～4 天，肌肉损伤处局部肿胀，血肿形成，肌组织坏死、降解及出现明显炎症反应，T 淋巴细胞和巨噬细胞浸润增多。常表现为中性粒细胞和巨噬细胞向损伤处浸润，多种促炎性细胞因子如 TNF-α、IL-1β、IL-6 等在伤后即开始上调，一般在骨骼肌损伤后第 3 天达到峰值。多种与炎症细胞趋化相关的趋化因子如趋化因子 CXC 基序配体 10（chemokine CXC motif ligand 10，CXCL10）、CC 基序趋化因子配体（C-C motif chemokine ligand，CCL）2、CCL3、CCL5、CCL8 等一般也在伤后上调，且在骨骼肌损伤后的第 3 天达到峰值。

（二）肥胖

肥胖是一种全身性的慢性低度炎症性疾病，表现为机体中的炎性分子长期处于较高水平，炎症信号持续激活，但几乎观察不到传统炎症的特征，因而又被称为"代谢炎症"。骨骼肌可作为靶器官接受外周血中炎症因子的调节，同时，肥胖时骨骼肌细胞的脂质积聚又会诱导自身炎症的发生。即便只给予小鼠 3 周或 4 周的高脂饮食喂养，也会激活骨骼肌中炎症信号通路，上调 NF-κB 诱导激酶（NF-κB inducing kinase，NIK），激活 IKK，使 IκB 磷酸化并与 NF-κB 解聚，NF-κB 进入细胞核调节目的基因的转录，增加骨骼肌炎症水平。

（三）炎症性肌病（肌炎）

特发性炎症性肌病是自身免疫性肌肉疾病，涉及肌肉或周围组织（如向肌肉供血的血管）的炎症。这些肌病被认为起源于自身免疫，因为在受影响的肌肉中有较多的 T 细胞和

B 细胞, 肌肉细胞可过度表达主要组织相容性复合体 (MHC) I 类和 II 类分子, 并可与肌炎特异性自身抗体相结合。然而, 介导这些肌病的抗原的确切性质仍有待确定。炎症性肌病分为三种主要类型: 多发性肌炎 ( polymyositis, PM )、包涵体肌炎 ( inclusion body myositis, IBM ) 和皮肌炎 ( dermatomyositis, DM )。

**1. PM 和 IBM**    PM 通常被认为是原型 T 细胞介导的自身免疫性肌病, 而 IBM 是一种更为特殊的肌肉萎缩模式, 与肌纤维变性相结合。PM 和 IBM 中, CD8$^+$ T 细胞被认为是导致肌肉损伤和无力的主要效应细胞。PM 和 IBM 是通过 T 细胞分泌单核细胞趋化蛋白-1 ( monocyte chemoattractant protein-1, MCP-1 ) 以募集单核细胞而发生的, 单核细胞又表达促炎细胞因子如干扰素-γ ( interferon-γ, IFN-γ )、TNF-α 和 IL-1 以诱导对骨骼肌细胞的毒性作用。

**2. DM**    特征在于面部[向阳性皮疹 ( heliotrope rash )]、手、肘 ( Gottron 丘疹 ) 和躯干上存在典型的 DM 皮疹。DM 可以基于其童年或成人形式 ( 青少年 DM 或成人 DM ) 分类为多个亚组, 或基于其是否与恶性肿瘤或重叠综合征 ( 癌症相关 DM ) 相关联进行分类。DM 被认为是由补体途径的激活引发的, 可导致肌纤维的消耗。然而, 补体途径如何在 DM 中被激活仍然是未知的。一种观点是免疫球蛋白在肌内毛细血管上累积, 导致补体级联的激活, 进而引发促炎细胞因子和趋化因子的产生。这些促炎分子上调内皮细胞上的黏附分子, 继续刺激 B 细胞、T 细胞和树突状细胞, 导致肌肉坏死。血管周围和内膜周围的炎症级联反应细胞包括 B 细胞和 CD4$^+$ T 辅助细胞、产生 IFN-γ 的 Th1 细胞、分泌 IL-17 的 Th17 细胞和产生 IFN-α 的树突状细胞。

## 二、系统性炎症反应诱发骨骼肌萎缩

多种萎缩性肌病的发生并非骨骼肌局部炎症反应上调所致, 而是与外周血中高炎症状态有关, 外周血中高水平炎症因子可通过血液循环作用于骨骼肌, 对骨骼肌功能产生负面影响, 如老年人肌少症、COPD 所致肌萎缩、心力衰竭性肌萎缩、慢性肾衰竭性肌萎缩和肿瘤恶病质肌萎缩等, 少见骨骼肌局部炎症上调的报道, 大量报道显示系统性炎症是诱发肌萎缩的重要机制。

### (一)老年人肌少症

老年人机体多种炎症标志物如 IL-6、TNF-α、IL-1β、C-反应蛋白 ( C-reactive protein, CRP ) 等循环水平显著升高, 且与老年人肌肉质量和力量降低直接相关。TNF-α 可促进肌肉分解代谢, 还可激活 NF-κB, 显著增强 UPS 活性, 加速骨骼肌蛋白质水解。血清中 CRP 水平升高也与蛋白质合成减少及蛋白质分解代谢增加有关。IL-6 参与肌蛋白更新调控, 被认为是分解代谢细胞因子。炎症还可通过间接降低机体 GH 和 IGF-1 浓度, 对骨骼肌产生负面影响, 诱发肌少症的发生。

### (二)COPD 所致肌萎缩

COPD 是一种呼吸系统疾病, 根据肺功能异常、呼吸困难和慢性咳嗽产生等症状进行

诊断。然而，伴随上述症状，COPD 呈现低度全身性炎症，导致骨骼肌功能障碍。大约 40%
的 COPD 患者由于腿部疲劳症状而表现出提前终止运动的现象，表现为运动能力降低、健
康状况和肌肉功能下降。肌肉萎缩是 COPD 发病率的决定因素。COPD 中的肌肉萎缩已被
证实为全身水平和四肢水平的肌肉质量减少，而且纤维类型从 Ⅰ 型转换为 Ⅱ 型，导致肌肉
氧化能力降低，耐力降低，同时也加快肌肉萎缩。在过去的 20 年中，研究重点是确定 COPD
中肌肉萎缩的潜在诱因。

　　基于生物化学和免疫组织化学研究，已经确定许多因素是 COPD 中肌肉萎缩的潜在原
因，包括营养不良、低氧血症、失用和炎症，这里着重强调炎症因素。研究结果表明，COPD
的特征在于炎症因子如 IL-6、TNF-α、IL-8 和 CRP 水平的升高。此外，COPD 患者还显示
出血浆和支气管肺泡液中黏附分子表达升高及 ROS 的产生增加。COPD 中的肌肉萎缩可能
是由 ROS 与炎性细胞因子的结合而引起的。COPD 动物模型的结果同样证明了 NF-κB 的激
活与急性肺部炎症相关。

## （三）心力衰竭性肌萎缩

　　许多临床研究已经证明，心力衰竭患者有全身炎症的迹象。心力衰竭患者血清 TNF-α
和 IL-6 水平升高，炎症水平升高的患者具有更高的死亡率。血清中 TNF-α 和 IL-6 水平可
作为预测心力衰竭发展的指标。

　　炎症因子水平上升可触发 ROS 中间体的产生，引起骨骼肌细胞损伤和肌肉萎缩，如
TNF-α 可诱导 NF-κB 的活化，激活 UPS 通路，促进骨骼肌蛋白质降解。肿瘤坏死因子样凋
亡弱诱导因子（TWEAK）（TNF 超家族的成员）则通过与 Fn14 受体结合并激活 NF-κB 信
号而诱导类似的表型。TNF-α 还促进肌细胞凋亡，抑制编码肌球蛋白重链基因的转录，通
过旁分泌的方式诱导多种前炎症因子的合成，抑制血管内皮 NOS 的活性，诱导氧化应激过
程等。

　　此外，IL-6 也与骨骼肌质量相关。IL-6 长期处于升高状态，可诱导蛋白质的降解。心
力衰竭时，循环中 IL-6 水平显著上升，加强了机体的炎症反应，骨骼肌中 IL-6 水平也显
著升高。这些研究表明，炎症因子参与了心力衰竭所致骨骼肌萎缩的过程。

## （四）慢性肾衰竭性肌萎缩

　　慢性肾衰竭（chronic renal failure，CRF）患者特别是血液透析患者中常表现为微炎症
状态，如 CRF 早期阶段循环中多种炎症标志物如 CRP、TNF-α、IL-6 等水平即处于上升状
态。研究表明，透析患者骨骼肌质量与循环中 IL-6 和 CRP 水平呈负相关。这些炎症因子
可通过多种机制促进骨骼肌萎缩的发生，如 TNF-α 可诱导 NF-κB 通路活化，激活 UPS 蛋
白质降解途径，使肌肉蛋白质降解并出现萎缩。IL-6、IL-1β 等也具有相似的促骨骼肌蛋白
质分解效应。

## （五）肿瘤恶病质肌萎缩

　　TWEAK、IL-6、IL-1 和 TNF-α 等多种炎症因子都可以激活泛素-蛋白酶体途径
（ubiquitin-proteasome pathway，UPP）这一蛋白质分解系统，在肿瘤恶病质中扮演了重要角

色。例如，TWEAK 除了可激活 NF-κB 和 UPP 蛋白质分解通路外，还可抑制 PI3K/Akt 信号通路，促进骨骼肌萎缩的发生。IL-6 也同样具有激活 UPP 系统的生物效应，从而促进骨骼肌蛋白质分解。TNF-α 可通过类似蛋白水解诱导因子（PIF）方式或 AA 和 LOX 代谢物途径促进 ROS 过量合成，引起肌肉蛋白质降解。TNF-α 还可通过 NF-κB 通路激活 UPP 蛋白质分解通路，并诱导 MyoD 降解，从而抑制肌肉生成。

值得注意的是，炎症虽然是诱发多种骨骼肌疾病的重要因素，但有些疾病如失用性肌萎缩发生时，却不伴随有明显的系统性或骨骼肌局部炎症，其骨骼肌萎缩是其他多种因素共同作用的结果。

## 第二节　炎症对骨骼肌功能的损害

骨骼肌是人体质量最大的组织，并且参与多种生理功能。骨骼肌损伤后，有多种炎症介质参与调控修复过程。

### 一、炎症损害肌肉稳态和肌肉生成，导致肌肉萎缩

骨骼肌质量是其物理性能的决定因素，并且肌肉大小根据生理刺激和病理状况的变化而变化，这反过来又调节参与控制蛋白质周转的信号转导途径的活化状态。当蛋白质降解和蛋白质合成之间的平衡趋向于降解时，发生肌肉萎缩，导致肌原纤维蛋白质的损失，并引起纤维横截面积减小，最终导致收缩能力受损和肌无力。肌肉质量的丧失是慢性疾病的共同特征，通常与促炎细胞因子如 TNF-α、IL-1、IL-6 和 IFN-γ 的产生增加有关。慢性炎症可能取决于促炎介质的表达增加，但也取决于抗炎细胞因子水平的降低。IL-10 基因敲除小鼠显示出无力和肌肉损失加速，可以通过补充富含抗炎作用的物质如富含白藜芦醇的葡萄籽提取物来改善。

### 二、炎症引发蛋白质分解代谢并削弱骨骼肌中的合成代谢反应

众所周知，促炎细胞因子会影响肌肉蛋白质的代谢。在实验模型和人类病理学中获得的数据已经证明全身性炎症与蛋白质合成的降低速率相关。然而，炎症调节蛋白质周转率的确切机制仍然很少被研究。在临床研究中获得的数据显示出多样化的情况，在恶性脓毒症受试者中蛋白质合成率降低，而在患有恶病质的癌症患者中，蛋白质周转率被描述为增加、减少或不变。例如，暴露于促炎细胞因子如 TNF-α、IL-1 或 IL-6 的健康动物会发生与泛素表达和蛋白酶体酶活性增加相关的肌肉萎缩。一直以来，很少有研究证明细胞因子在肌肉萎缩的发生过程中起着至关重要的作用。实际上，通过用针对 IL-6、TNF-α 或 IFN-γ 的抗体治疗荷瘤动物，可以预防肌肉耗竭，促进蛋白质分解和增加泛素蛋白。促炎细胞因子也导致非癌症慢性疾病中的肌肉萎缩。最近的一份报告显示，糖尿病大鼠的肌肉萎缩与 TNF-α 的表达增强有关，而运动可降低骨骼肌中的 IL-1 和 IL-6 水平。

## 三、炎症损害骨骼肌功能的介质——炎症因子

### （一）TNF-α

TNF-α 也称为恶病质素，是 TNF 超家族的原型配体。它在炎症、细胞凋亡和免疫系统发育中起重要作用。TNF-α 由多种免疫和上皮细胞产生并激活许多特异性细胞。TNF-α 激活至少 3 种主要途径，包括激活 JNK 和激活蛋白 1（activator protein 1，AP1），通过 TNF-α 受体复合物刺激细胞凋亡，以及 Fas 相关死亡结构域蛋白（Fas-associated death domain protein，FADD）和 NF-κB 的激活，其中 NF-κB 是转录控制和分解代谢信号转导的主要介质。TNF-α 信号转导可由肿瘤坏死因子受体（tumor necrosis factor receptor，TNFR）1 或 TNFR2 介导。TNF-α 与其受体结合，启动 IKK-γ 依赖性信号级联，激活无活性的 p50/p65 异源二聚体并导致其易位至细胞核，其中 TNF-α 降低肌源性转录因子 MyoD 的表达。在骨骼肌中，TNF-α 影响卫星细胞增殖并加速 $G_1$ 至 S 期的转变。研究表明，对 mdx 小鼠使用针对 TNF-α 的中和抗体可增加 Pax7[+ve] 细胞的数量，并且可减少基于炎症的 p38-MAPK 信号转导激活。

TNF-α 刺激分解代谢细胞因子的产生并诱导厌食。在营养不良的肌肉中，TNF-α 水平升高通过表观遗传学上沉默 Notch 1 抑制卫星细胞的再生潜能。许多炎症性疾病如 COPD 归因于 TNF-α，且 TNF-α 与 COPD 患者的肌肉量减少相关。

### （二）TWEAK

TWEAK 是 TNF 超家族的成员。最初合成的 TWEAK 为 249 个氨基酸的蛋白质，包含 C 端细胞外结构域、跨膜结构域和 N 端细胞内结构域，其 C 端结构域被水解切割成可溶形式。已经在 IFN-γ 活化的人单核细胞和人 CD4[+] 淋巴细胞中检测到 TWEAK 作为膜锚定蛋白。TWEAK 与 Fn14 受体结合，该受体也属于 TNFR 超家族，其特征在于缺乏细胞质死亡结构域的 I a 型跨膜受体。未加工的 TWEAKR / Fn14 含有 27 个氨基酸的 N 端信号肽序列和高度疏水区域，起到跨膜结构域的作用。TWEAK-Fn14 轴调节许多生理过程，如细胞凋亡、增殖、分化、细胞存活和血管生成。在包括骨骼肌在内的各种细胞类型中，已显示 TWEAK 可激活 NF-κB、p44/p42 MAPK、JNK 和 AP-1。TWEAK 的表达增加还与纤维化的诱导和广泛的促炎及细胞死亡/组织损伤活性有关，这可能是基于其对成纤维细胞及其祖细胞的直接作用，或 TWEAK 与在各种疾病状态期间上调的其他细胞因子的协调作用。

### （三）TGF-β

TGF-β 超家族包括各种信号转导分子包括 TGF-β（1～3）、BMP（1～20）、GDF、激活素 A（activin A）、激活素 B（activin B）、抑制素 A（inhibin A）和抑制素 B（inhibin B）。TGF1-β 作为前体分子被合成，最终形成切割成熟但无活性的形式，与前体肽的一部分复合物称为潜伏相关肽（latency associated peptide，LAP）。这种无活性的 TGF1-β-LAP 复合物

与潜在的 TGF-β 结合蛋白（latent TGF-β binding protein，LTBP）结合，后者从细胞外基质（extracellular matrix，ECM）释放 TGF1-β。为了启动信号转导，TGF1-β 与其受体 TGF1-βR Ⅱ 型或 ALK1 或 ALK5 结合，导致两种受体相关 Smads-Smad2 和 Smad3 的磷酸化。然后磷酸化的 Smad2 和 Smad3 蛋白与常见的介体 Smad、Smad4 发生异源二聚化，Smad4 作为 Smad2/3-Smad4 复合物，通过与其他转录因子和共激活因子协同关联，易位至细胞核以激活其靶基因的转录。除了这种规范的信号转导途径外，TGF-β 还以非规范的方式发出信号，这与 Smad 无关。

研究表明，TGF-β 抑制骨骼肌分化并调节肌卫星细胞的增殖。Smad3 是 TGF-β 抑制肌细胞生成作用的关键介质，与 MyoD1 相互作用，抑制 MyoD1 依赖的反式激活。此外，TGF-β 不仅抑制 MyoD1 的反式激活特性，还抑制 MyoD1 的转录。TGF-β 也被证明可以阻断肌细胞生成蛋白的转录活性，从而抑制肌肉分化。研究还表明，TGF-β 在损伤后或运动后的骨骼肌中上调。TGF-β 被认为参与肌肉修复中涉及的炎症反应，并且在促进成肌细胞向纤维化组织的转化中起关键作用。TGF-β 作为纤维化驱动剂，在特发性肺纤维化中导致肺泡结构的丧失。来自这些患者的肺活组织检查显示活化的成纤维细胞表达胶原蛋白和纤连蛋白及过量的 TGF-β 蛋白和 mRNA。GDF-11 和 MSTN 是两个高度相关的 TGF-β 家族成员，其中 MSTN 在发育过程中负向调节骨骼肌质量。MSTN 基因在心脏、骨骼肌和脂肪组织中表达。MSTN 基因敲除小鼠显示脂肪减少，肌肉力量增加，纤维类型分布变化更倾向于 Ⅱ b 型纤维。

（四）IFN-γ

IFN-γ 属于 Ⅱ 型 IFN，由 CD4+ T 辅助细胞、CD8 细胞毒性 T 细胞和自然杀伤细胞（natural killer cell，NK 细胞）分泌。最近的证据表明，巨噬细胞、树突状细胞、B 细胞和专门的抗原提呈细胞（antigen-presenting cell，APC）也可分泌 IFN-γ。

IFN-γ 作为抗病毒因子起作用并影响很多细胞的生理过程。IFN-γ 通过上调 MHC Ⅰ 类和 Ⅱ 类抗原来提供细胞毒性免疫；刺激吞噬细胞中 IL-12 的产生并抑制 IL-4 的分泌；通过调节 LPS 水平的快速升高来响应巨噬细胞和 TLR 激动剂，并且有助于多种 M1 型巨噬细胞依赖性活动，包括增强胞饮作用，增加微生物杀灭活性，诱导 NADPH 依赖性吞噬细胞氧化酶（NADPH 氧化酶）系统，以及引发 NO 产生。大量研究表明 IFN-γ 影响骨骼肌的体内平衡和修复，损伤后外源性 IFN-γ 的瞬时给药可改善愈合并限制纤维化。研究表明，IFN-γ 基因敲除小鼠表现出肌肉再生缺陷和纤维化。肌肉再生的早期阶段，肌肉中 IFN-γ 表达上调，随着再生阶段从增殖转变为分化，其表达水平下降。IFN-γ 通过上调趋化因子和黏附分子，包括 CCL5（RANTES）来调节损伤部位特异性免疫细胞的迁移，从而改善肌肉修复。IFN-γ 对骨骼肌分化的影响似乎是剂量依赖性的，当在体外以高剂量使用时，IFN-γ 能够阻止肌生成。此外，在巨噬细胞介导的肌肉损伤中，mdx 小鼠肌肉中的 IFN-γ 表达升高，可改善肌肉功能并增强肌肉力量。

（五）IL-17

IL-17 主要来源于 Th17 细胞的特化 T 细胞，其他来源如淋巴细胞和中性粒细胞也可产生 IL-17。IL-17 主要通过刺激促炎细胞因子 TNF-α、IL-6、IL-1β、CXCL1、CCL2、CCL7、CCL20 及 MMP3 和 MMP9 的产生来介导免疫功能。虽然其在保护宿主免受侵入性病原体感染方面的重要性类似于 IFN-γ，但是 IL-17 过量产生可导致慢性炎症、组织损伤和自身免疫。IL-17 家族涉及多种自身免疫性疾病，包括多发性硬化症（multiple sclerosis，MS）、类风湿关节炎（rheumatoid arthritis，RA）和炎症性肠病。最近的研究表明，进行性假肥大性肌营养不良患者的肌肉活检组织中 *IL-17* mRNA 升高，提示可能的致病作用。

### （六）IL-6

IL-6 是一种多效细胞因子，可控制和协调多种免疫反应。与其他细胞因子不同，IL-6 具有发挥促炎和抗炎作用的独特性质，这取决于免疫细胞的微环境。IL-6 家族细胞因子包括 IL-11、IL-31、IL-27、LIF、OSM、CNTF 和 CT-1。在经典的 IL-6 信号转导中，IL-6 通过结合靶细胞膜上的白细胞介素-6 受体（IL-6R）发挥其信号转导活性。随后，IL-6 / IL-6R 复合物与膜糖蛋白受体和信号转导亚基 gp130 结合，发生同源二聚化以激活信号起始和 JAK-STAT3、PI3K 和 ERK 信号转导途径。膜结合的 IL-6R 在特定的细胞如中性粒细胞、巨噬细胞、肝细胞和一些 T 细胞上表达。IL-6 信号转导也可以通过 gp130 和可溶性 IL-6R 以反式发生。反式信号转导对于炎症期间淋巴细胞运输、内皮细胞上黏附分子表达的调节及结肠癌期间 T 细胞增殖至关重要。

越来越多的证据表明肌肉细胞是 IL-6 的来源，IL-6 也被认为是肌肉干细胞介导肥大的必需调节因子，如在运动 30min 后，在收缩的骨骼肌中可检测到 IL-6 上调表达。在肌肉损伤时，IL-6 水平显著增加，提示其可能参与了损伤肌肉修复过程。缺乏 IL-6 的小鼠表现出严重的肌肉萎缩，IL-6 的缺失导致成肌细胞的增殖和迁移缺陷可能与 STAT3 的活化减少有关。但过度增加的 IL-6 对骨骼肌功能有损害作用，研究表明 IL-6 与 mdx 小鼠的肌肉萎缩和慢性炎症有关。IL-6 影响骨骼肌功能的作用机制仍有待阐明，已有的研究显示，IL-6 可通过作用于肝脏和肌肉降低 IGF-1 表达，从而影响骨骼肌功能。

### （七）IL-4

IL-4 可由 NK 细胞、活化的 T 细胞、肥大细胞、嗜碱性粒细胞和嗜酸性粒细胞产生。IL-4 可调节多种免疫功能，包括 B 细胞中的同种型转换和 T 细胞的分化。IL-4 还诱导 MHC Ⅱ 分子的表达，下调促炎性细胞因子 TNF-α 和 IL-1 的表达。IL-4 利用 JAK-STAT 信号转导途径进行信号转导。首先，IL-4Rα 与 JAK1 和 JAK3 结合，然后在信号启动期间，IL-4 与其受体 IL-4Rα 结合，IL-4Rα 被自身磷酸化，这导致 JAK 的磷酸化，并激活 STAT6。磷酸化的 STAT6 二聚化，迁移到细胞核，并结合到位于 IL-4 靶基因的启动子共有序列。IL-4 通过 IRS 蛋白家族激活的第二信号转导途径是 PI3K 途径。IL-4 与 IL-4Rα 的结合导致 IL-4Rα 的自磷酸化。IRS 蛋白质被募集到 IL-4Rα，然后被磷酸化。酪氨酸磷酸化的 IRS 蛋白又与含有 SH2 结构域的细胞质信号分子（包括 PI3K 的 p85 亚基）结合，导致 PI3K 的催化亚基的激活。

IL-4 在肌肉损伤的早期阶段表达，并且是 M2 型巨噬细胞激活的显性调节剂，其在肌肉损伤的后期阶段增加并促进有效的肌肉再生。IL-4 还通过控制 FAP 的功能来促进肌肉再生。用 IL-4 刺激 FAP 作为成纤维细胞增殖并通过清除坏死碎片来支持肌生成。在没有 IL-4 的情况下，FAP 分化成脂肪细胞，导致骨骼肌的脂肪变性。

（八）IL-10

IL-10 也称为细胞因子合成抑制因子（cytokine synthesis inhibitory factor，CSIF），通过 IL-10R1 和 IL-10R2 传递信号，这些受体属于干扰素家族。IL-10R1（IL-10Rα）在大多数造血细胞上表达，并可在非造血细胞中被诱导表达，而 IL-10R2（IL-10β）可在大多数组织中表达。与 IFN-γ 一样，IL-10 主要通过 JAK-STAT 途径传导信号，STAT3 对 IL-10 信号转导是必不可少的。

IL-10 以其抑制促炎细胞因子如 IFN-γ、TNF-α 和 IL-6 的功能而闻名，IL-10 还可抑制集落刺激因子（colony stimulating factor，CSF）、IL-1α、IL-1β、IL-12、IL-18 及 CC 和 CXC 细胞因子的产生。肌肉细胞可表达 IL-10，且不依赖于肌肉中的骨髓细胞群。在受伤的肌肉中，IL-10 是促进 M1 型向 M2 型巨噬细胞转换的关键因子，IL-10 将细胞溶解性 M1 型巨噬细胞转化为更具再生能力的 M2c 表型（表达 CD206、精氨酸酶、IL-4α 和 CD163 等标志物）。IL-10 在抑制促炎细胞因子中的作用被认为对机体有保护效应，如 IL-10 可促进肌细胞生成蛋白的产生，IL-10 还可以阻止 TNF-α 诱导的 JNK 磷酸化，并阻止成肌细胞中 TNF-α 对 IL-6 表达的上调，而 TNF-α 和 IL-6 一般被认为是抑制成肌作用的信号分子。

# 第八章　骨骼肌氧化应激

活性氧（reactive oxygen species，ROS）是一类氧的衍生分子，包括过氧化物、超氧化物、氢氧自由基、活性氮氧化物（reactive nitrogen oxide species，RNOS）等。生理范围的ROS是细胞生长、增殖、分化和适应的重要调节器。ROS生成量过多时，可氧化疏基引起膜脂质过氧化，破坏细胞。机体内也存在抗氧化物，可清除过量的ROS，维持机体的正常生理功能。还原型谷胱甘肽可增强锰超氧化物歧化酶、谷胱甘肽过氧化物酶、谷胱甘肽还原酶、谷胱甘肽 S-转移酶等的活性，促进ROS降解，阻止体内ROS的过度产生或抑制它们对线粒体内膜的损伤。正常情况下，由于机体的调控，体内的ROS不会过量产生，机体处于动态平衡。机体在各种有害刺激的作用下，产生的 ROS、活性氮（reactive nitrogen species，RNS）等高活性氧化分子超过机体抗氧化能力时的应激状态被称为"氧化应激"，其可导致细胞损伤或死亡。高氧化应激水平是多种肌肉疾病的病理学基础。

## 第一节　骨骼肌氧化应激的发生

多种肌病如骨骼肌急性损伤、失用性肌萎缩、老年人肌少症、慢性阻塞性肺疾病所致肌萎缩、糖尿病性肌萎缩、心力衰竭性肌萎缩等都可出现高氧化应激状态。高水平氧化应激参与了骨骼肌病理发展。

### 一、骨骼肌急性损伤

骨骼肌发生急性损伤时，常伴随毛细血管破裂、红细胞渗出，骨骼肌血供障碍，常处于缺氧和高氧化应激状态。例如，笔者团队前期研究发现，骨骼肌挫伤后，介导ROS产生的主要酶NADPH氧化酶的关键亚基gp91phox在伤后第1天显著增加，伤后第3天达到峰值，伤后第7～14天仍处于高表达水平，即氧化应激反应可能伴随了损伤骨骼肌修复的早期及中晚期过程。

### 二、失用性肌萎缩

在失用和许多病理条件下，氧化应激都会增强，而且氧化应激被认为是蛋白质合成和降解失衡并导致肌肉萎缩的主要触发点。氧化还原是调节蛋白质水解和蛋白质合成非常重要的途径，由于ROS产生的增加和抗氧化能力的下降，机体氧化还原信号被扰乱，从而加速了由失用引起的肌肉萎缩。黄嘌呤氧化酶和 NADPH 氧化酶可促进失用骨骼肌中 ROS 的产生，且研究发现长时间的肢体固定时，线粒体是非活动骨骼肌产生 ROS 的主要部位。

在失用（如瘫痪、骨折等）的开始阶段，由于氧化应激的作用，体内产生的 ROS 和自由基可使膜内不饱和脂肪酸大量氧化，形成过氧化脂质，从而破坏膜系统的正常功能，导致线粒体肿胀、溶酶体膜通透性增强等。线粒体功能减退使氧化磷酸化出现障碍，能量产生不足，因而蛋白质合成降低；溶酶体膜破坏释放各种水解酶，使蛋白质分解加强。二者共同作用，使肌肉蛋白质净含量减少，导致肌肉萎缩。

## 三、老年人肌少症

随着年龄增长，细胞内氧化应激增强，引起骨骼肌 ROS 产生增加。ROS 增加还可激活天冬氨酸特异性 caspase-3，引起细胞凋亡。骨骼肌内 ROS 水平升高还可降低细胞膜内 $Ca^{2+}$-ATP 酶活性，引起细胞质 $Ca^{2+}$ 浓度及钙蛋白酶活性升高，促进细胞内蛋白质水解。此外，ROS 还可以抑制肌卫星细胞功能，促进肌萎缩素 1（*atrogin-1*）和 *MuRF1* 基因表达，增强 UPS 活性，加速蛋白质水解。因此，氧化应激损伤可能参与了肌少症的发生和发展。

## 四、COPD 所致肌萎缩

COPD 患者在遭受缺氧、炎症等有害刺激后，体内 ROS、过氧化物产生增加，超过清除的速度，氧化和抗氧化系统失衡，蛋白、脂肪及核酸受到氧化损伤。COPD 患者骨骼肌抗氧化物含量处于下降状态，如低体重指数 COPD 患者运动后的谷胱甘肽水平下降，线粒体电子传递链异常，抗氧化能力减弱；UCP3 的解偶联会引起 ROS 下调，而低体重指数 COPD 患者股外侧肌中 *UCP3* mRNA 表达减少，抗氧化力下降。同时，COPD 患者股四头肌线粒体中过氧化物 $H_2O_2$ 含量增加；中、重度 COPD 患者股四头肌中蛋白羰基化明显增加，并与肌力呈负相关；COPD 患者外周骨骼肌细胞中 4-羟基-2-丙烯醛和脂褐素（为膜蛋白脂质过氧化物）增加，即 COPD 患者存在氧化/抗氧化失衡，骨骼肌处于高氧化应激状态。

## 五、糖尿病性肌萎缩

糖脂代谢紊乱是糖尿病的主要病理特征，糖脂超载可引起骨骼肌线粒体产生过多的氧负离子，其进一步被还原生成 $H_2O_2$、羟自由基等 ROS，当 ROS 产生超过机体抗氧化能力时，可引起机体氧化应激。研究表明，T2DM 小鼠骨骼肌中 ROS 产生增加，而 ROS 过量生成是引起骨骼肌萎缩的重要因素。

## 六、心力衰竭性肌萎缩

大量的临床和实验研究证实氧化应激反应在心力衰竭时显著增强。心力衰竭时炎症、血管紧张素Ⅱ（angiotensin Ⅱ，Ang Ⅱ）水平升高，诱导大量的 ROS 在心肌细胞、血管内皮细胞、骨骼肌细胞中生成。在萎缩的骨骼肌中，线粒体和 NADPH 氧化酶功能异常，导致 ROS 过量生成。过量 ROS 可激活钙蛋白酶、caspase-3 及泛素连接酶，导致蛋白质降解和骨骼肌萎缩；过量 ROS 还可加速脂质过氧化和 DNA 损伤，参与细胞的损伤和凋亡。但另有研究表明，心力衰竭时抗氧化系统并没有显著改变。因此，增强机体的抗氧化能力、抑制 NADPH 氧化酶活性可能是改善心力衰竭时骨骼肌萎缩的可行手段。

# 第二节　氧化应激对骨骼肌功能的损害

## 一、氧化应激诱发骨骼肌萎缩

ROS 与线粒体膜上心磷脂结合，降低呼吸链复合体 I、III、IV 及腺苷酸转位酶、ATP 合成酶等活性，导致线粒体膜流动性下降，酶活性减低，并对呼吸链产生一定影响。ROS 引起线粒体内膜非特异性通透孔道开放、细胞色素 c 释放，激活 caspase 的级联反应，导致肌细胞损害、凋亡，肌细胞数量减少，肌肉萎缩。此外，氧化应激还可通过激活 NF-κB 信号途径、MAPK 通路等方式参与 UPP 介导的蛋白质水解作用，促进肌肉蛋白降解，诱发肌萎缩。

## 二、氧化应激损害骨骼肌收缩功能

ROS 与生物膜上的不饱和脂肪酸结合形成过氧自由基及脂氢过氧化物，释放过多的自由基，攻击其他双键，导致脂质过氧化损伤，损害生物膜的流动性，破坏细胞膜。ROS 不仅直接氧化蛋白质，还可硝化蛋白质中的酪氨酸、丝/苏氨酸，影响蛋白质的功能。ROS 可损伤质膜上的 $Na^+$，$K^+$-ATP 酶和 $Ca^{2+}$ 泵，导致肌细胞的兴奋和肌质网释放 $Ca^{2+}$ 障碍，抑制肌球蛋白 ATP 酶活性，引起肌肉收缩障碍。

## 三、氧化应激损害骨骼肌代谢功能

ROS 可引起 mtDNA 突变、异位、缺失，改变所编码的氧化酶的活性。ROS 还可引起线粒体呼吸链功能异常、改变氧化磷酸化，导致细胞内 ATP 浓度降低和细胞内酸中毒，降低肌肉的氧化能力，导致肌肉氧化功能障碍。

## 四、氧化应激诱发骨骼肌纤维化

骨骼肌损伤后，NADPH 氧化酶介导产生 ROS，ROS 可进一步增强炎症反应，参与清除坏死组织及损伤骨骼肌再生。但氧化应激水平过高会对损伤骨骼肌修复产生不利影响，如损伤骨骼肌中 gp91phox 过度增加，可使骨骼肌氧化应激加强，损害骨骼肌修复过程，同时伴随较严重的骨骼肌纤维化。离体时，骨骼肌细胞 NADPH 氧化酶活性增加，ROS 生成增加，可促使成肌细胞产生较多的胶原蛋白和纤连蛋白，导致纤维化发生。

## 五、氧化应激诱发骨骼肌胰岛素抵抗

过多的 ROS 可扰乱线粒体 DNA 和 RNA 复制、氧化线粒体蛋白质和呼吸链酶复合物；过量 ROS 还可引起线粒体肿胀、破裂、释放细胞色素 c，破坏线粒体结构，导致线粒体功能障碍，线粒体功能障碍进一步导致 ROS 的产生，形成恶性循环；过量 ROS 可损害线粒体 ATP 合成和氧化磷酸化等功能，使骨骼肌胰岛素敏感性下降。

# 第九章　骨骼肌脂肪沉积

动物体内脂肪组织的主要功能是储存脂质和参与能量代谢，脂肪组织大部分由白色脂肪组成，以三酰甘油（TG）的形式存在，除白色脂肪外，还发现了棕色脂肪存在。通常情况下，骨骼肌中只有少量脂滴存在，而当游离脂肪酸（free fatty acid，FFA）产生过多，超过了组织的氧化能力时，FFA 储存于脂肪组织以外的组织，如肝脏、骨骼肌、心脏及胰腺等，并在这些非脂肪细胞内被酯化为 TG，堆积在细胞质内，导致异位脂肪沉积增加。在骨骼肌中脂肪沉积有两种方式，一是骨骼肌纤维内的脂肪沉积，二是骨骼肌纤维间的脂肪沉积。骨骼肌纤维内的脂肪沉积以脂滴的形式存在，而骨骼肌纤维间的脂肪沉积是指肌纤维之间脂肪细胞聚集成大理石纹状的形状。这两种沉积方式都会随年龄的增长而增加，同时都会对骨骼肌的代谢与功能产生不利的影响。骨骼肌纤维间的脂肪沉积会导致其力量和质量的丢失，致使骨骼肌功能下降，尤其对老年人的行动造成障碍，严重影响他们的正常生活。另外，骨骼肌是胰岛素依赖的糖原摄入组织，当骨骼肌内的脂肪沉积过多时，会影响骨骼肌对糖原的摄入。大量的研究表明，骨骼肌纤维内的脂肪沉积与外周性胰岛素抵抗和2 型糖尿病的发生发展密切相关。不仅如此，骨骼肌脂肪沉积还与损伤肌肉的修复、肌肉营养障碍、炎症性肌病、由失用或神经受损或老化引起的肌少症，以及肥胖和其他新陈代谢疾病的发生息息相关。

## 第一节　骨骼肌脂肪沉积的发生

骨骼肌脂肪沉积的相关研究多集中在骨骼肌急性损伤、肌营养不良症、肌萎缩、肥胖症和糖尿病等。

### 一、骨骼肌急性损伤

成年骨骼肌损伤后虽有一定的再生能力，但当发生严重损伤时，损伤的肌纤维会被脂肪和纤维化的组织代替。研究表明，骨骼肌损伤后，肌内可发生脂肪沉积，在冻伤后第 3～7 天，再生区域油红 O 染色显示脂滴显著增加，并且 C/EBPα、PPARγ 及终末分化标志物瘦素等的表达显著上调，在注射心脏毒素（cardiotoxin，CTX）诱导的腓肠肌损伤模型中也发现了相似的结果，这表明肌肉损伤诱导脂肪沉积和生脂信号的激活。另外，注射甘油诱导肌纤维损伤，肌质膜破损，损伤 2 周后，肌纤维之间有明显的脂肪沉积，损伤 4 周后脂肪沉积仍在持续，且甘油诱导的损伤肌肉表现出再生延迟，这可能与脂肪沉积和坏死肌纤维的清除延迟有关。上述结果表明，肌肉损伤可导致肌内脂肪沉积和生脂信号的激活。

## 二、肌营养不良及肌萎缩

进行性假肥大性肌营养不良（DMD）是一种遗传性的肌肉萎缩性疾病，脂肪浸润是该病骨骼肌内常见的磁共振成像（magnetic resonance imaging，MRI）改变。在最严重的 DMD 中，肌内脂肪可达到男孩肌肉质量的 50%。DMD 发展的每个阶段骨骼肌脂肪浸润的程度存在很大的差异，股四头肌和半膜肌在 5～6 岁时开始出现较为明显的脂肪浸润，在 7 岁以后，股薄肌、缝匠肌和大收肌中的脂肪浸润加速发展，因此，年长小孩骨骼肌中有更多的脂肪浸润。用质子磁共振光谱对正常人腓肠肌和患有 DMD 的小孩腓肠肌内脂肪进行定量分析，结果发现，正常腓肠肌的质子光谱中含有较大的水峰和一个很小的脂肪峰，而在 DMD 腓肠肌中，脂肪峰为主要的峰，水峰是一个很小的峰。这提示 DMD 肌肉中，脂肪浸润显著增加。

此外，由多种原因引起的肌萎缩中也有相似的结果，如由脊髓灰质炎引发的肌萎缩，可出现脂肪沉积增多；在失用性肌萎缩中，也可见较多脂肪沉积。上述研究表明，肌营养不良及萎缩肌肉中有大量的脂肪沉积，它们可能参与了这些疾病的发生和发展。

## 三、肥胖症

肥胖症是威胁人类健康的主要杀手，其发病率在世界各国尤其是发展中国家迅速增长。在肥胖个体内，大量的脂肪堆积不仅发生在脂肪组织中，也发生在非脂肪组织如骨骼肌中，骨骼肌是一个重要的调节糖脂代谢的器官，骨骼肌中的脂肪沉积影响其生理功能。Ruan 等用长期的高脂高糖饮食（high-fat and high-sugar diet，HFHSD）构建了巴马瑶族猪肥胖模型，结果发现，与对照组相比，HFHSD 组猪骨骼肌纤维排列松散，一些肌纤维被脂肪细胞浸润，一些肌束上有脂滴沉积，还有一些肌纤维由于过度的脂肪沉积变成尖形；对脂肪沉积相关基因的研究表明，HFHSD 组中 PPARγ 和 C/EBPα 的表达水平增加。这表明长期 HFHSD 诱导的肥胖可导致骨骼肌内脂肪沉积及相关基因表达的增加。另外，将雄性肥胖 2 型糖尿病 ZDF 大鼠与实验同期的正常大鼠进行骨骼肌内 TG 含量（通过核磁共振波谱法检测骨骼肌内 TG 含量）进行比较发现，ZDF 大鼠骨骼肌内 TG 含量明显高于正常组；另外还发现，ZDF 大鼠骨骼肌内脂滴相关蛋白如脂滴包被蛋白、亲脂素的表达较高。这些研究表明，肥胖个体骨骼肌内有大量的脂肪沉积，他们可能是肥胖症及其并发症的原因。

## 四、糖尿病

2 型糖尿病发生的两个重要环节是胰岛素抵抗（IR）和胰岛细胞功能障碍。IR 是指胰岛素作用的靶器官和组织对胰岛素生物学效应的反应性降低或丧失，从而产生的一系列病理和临床表现。骨骼肌是胰岛素的靶器官，也是葡萄糖代谢的主要部位，国内外大量研究表明，IR 与骨骼肌中的脂肪沉积有关。有学者根据股外侧肌脂肪含量分层将 20 例没有糖尿病家族史的健康人群平均分为两组，高胰岛素-正糖钳夹实验表明胰岛素敏感性较低的一组骨骼肌脂肪含量显著高于另一组，这可能与胰岛素刺激的胰岛素受体酪氨酸磷酸化程度的显著降低有关。动物实验表明，对糖尿病大鼠进行饮食控制后，骨骼肌内 TG 含量显著减少，同时糖尿病症状显著改善。这些研究表明，糖尿病患者骨骼肌内有大量脂肪沉积，这些沉积的脂肪可能参与了糖尿病的发生和发展。肌内脂肪沉积可作为研究糖尿病发病机制的新切入点和治疗的新靶点。

# 第二节　骨骼肌脂肪沉积的来源

研究表明，成肌细胞、周皮细胞、成纤维细胞和肌内皮细胞及侧群细胞在体外诱导条件下可形成脂滴或直接形成脂肪细胞，而对于肌卫星细胞分化为脂肪细胞的研究尚存争议。

## 一、肌卫星细胞的成脂分化

肌卫星细胞位于基膜与肌膜之间，是异质细胞群体，它一般处于静息状态，骨骼肌损伤后，肌卫星细胞即可被激活、增殖、分化，与已有的肌纤维融合或与其他肌源性细胞一起形成新的肌纤维。与此同时，肌卫星细胞表达一系列肌源性转录因子，如 MYF5、MyoD 等。另外，肌卫星细胞也表达非肌源性标志物，如 CD34。这表明肌卫星细胞至少有两种亚群存在，一种进行肌源性分化，另一种进行非肌源性分化。研究表明，肌卫星细胞能够进入间充质干细胞途径，朝着成脂、成骨和平滑肌细胞系分化。Asakura 等发现，来源于大鼠肌肉单一肌纤维的肌卫星细胞能够自发地进行成脂分化。用成脂培养基培养人的肌卫星细胞，发现肌卫星细胞能够转化为脂肪细胞，并伴随着特异生脂标志物的表达，如 PPARγ2、瘦素和脂联素等。以上研究提示，肌卫星细胞可进行成脂分化。

肌卫星细胞的分化潜能受多种因素影响，如肥胖会改变肌卫星细胞进入生脂或生肌途径的比例。有学者研究了消瘦大鼠和肥胖大鼠肌卫星细胞的生脂潜能，发现在相同的生脂条件下，来自消瘦大鼠的 30%±4%的肌卫星细胞逐渐改变它们的形态（变成圆形），2 周后，用油红 O 染色发现脂滴充满细胞，而肥胖大鼠中有 60%±7%的肌卫星细胞参与成脂分化。他们还发现，肥胖大鼠肌卫星细胞中瘦素表达明显高于消瘦大鼠。此外，肌卫星细胞的成脂分化还受血糖浓度影响，有学者将猪骨骼肌卫星细胞用成脂分化培养基诱导培养，结果发现，高糖可诱导更多的脂肪细胞生成。这些均表明，肌卫星细胞可分化为脂肪细胞，并且其分化潜能受多种因素调控。

最近，有些学者对肌卫星细胞成脂分化的理论提出了质疑，因为他们发现胞质内虽然堆积脂质，但生脂程序未被激活，也不表达成熟脂肪细胞终末分化标志物。还有研究用 Cre-loxp 跟踪系统检测腿部肌肉 Pax3 的表达，结果显示，腿部肌内脂肪是由 Pax3 阴性的非肌卫星细胞谱系衍生的。因此，肌卫星细胞在损伤和代谢条件刺激下生成脂肪细胞的功能还有待进一步研究。

## 二、成肌细胞的成脂分化

研究证实，肌肉干细胞包括 C2C12 成肌细胞等具有向脂肪细胞分化的潜能。在一定诱导条件下，成肌细胞可转分化为成熟的脂肪细胞，且肌源性表达因子、MyoD、Myog、MYF5 和 MRF4 的表达水平显著降低。有研究将 C2C12 成肌细胞分别在生肌和生脂培养基上培养，结果显示，两种培养基中均有成熟肌纤维的形成，但只在生脂培养基中观察到脂滴的存在。另外，用 AD-ADIG 腺病毒原液诱导转分化初生荷斯坦牛的成肌细胞，并在诱导分化后进行油红 O 染色，发现培养基中有脂滴形成，并且成脂相关基因表达明显高于对照组。国内也有学者做了相似的研究，用胰岛素处理分离培养的牛原代成肌细胞，胰岛素处理组中脂滴的油红 O 染色明显，且生脂特异基因 *C/EBPβ*、*PPARγ* 相对表达量明显增加。以上研究提示：在一定的诱导条件下，成肌细胞可分化为脂肪细胞，因此，成肌细胞可能是骨骼肌中脂肪沉积的来源之一。

## 三、周皮细胞的成脂分化

周皮细胞是一种血管壁细胞，位于微血管系统的内皮细胞基底膜侧。在生脂培养基中培养时，发现它可表达 PPARγ2 并且形成脂滴。有研究用双转基因巢蛋白 GFP/NG2-DsRed 小鼠的骨骼肌证明了周皮细胞有两个亚型，用流式细胞仪对从损伤骨骼肌中分离出来的细胞进行检测，发现 I 型周皮细胞表达 PDGFRα。离体实验证明，I 型周皮细胞可分化为脂肪细胞，但不能分化为肌源性细胞。与此相反，II 型周皮细胞不表达 PDGFRα，也不能分化为脂肪细胞，但可形成肌小管。因此，I 型周皮细胞可能是骨骼肌中脂肪沉积的来源之一。

## 四、成纤维细胞的成脂分化

成纤维细胞又称纤维母细胞，功能活动旺盛，能够合成细胞外基质蛋白，包括弹性蛋白、纤连蛋白，通过重塑细胞外基质，在肌肉修复中发挥关键作用。在慢性功能障碍的肌肉中，成纤维细胞的持续增殖，导致细胞外基质沉积，并伴随着脂肪沉积。在 1974 年即有学者证明成纤维细胞可直接转化为脂肪细胞。后来，研究人员将 3T3 成纤维细胞在生脂培养基中培养，结果发现，这些细胞的内容物、脂肪酸、脂肪酸合成酶的活性均增加。上述研究表明成纤维细胞具有成脂功能，可能是骨骼肌中脂肪沉积的来源之一。

## 五、其他细胞的成脂分化

除上述几种细胞可分化为脂肪细胞外，有研究发现，剔除骨形成蛋白受体 1（bone morphogenetic protein receptor 1，BMPR1）的肌内皮细胞在骨骼肌损伤后，生肌活性降低，成脂分化却明显增加，说明肌内皮细胞中的 BMPR1 信号是肌细胞和脂肪细胞生成的关键调节者，同时也说明肌内皮细胞可分化为脂肪细胞。另外，分布在肌纤维间隙中的一种细胞——侧群（side population，SP）细胞也可分化为脂肪细胞。在生脂诱导后，侧群细胞可分化为油红阳性脂肪细胞，也可直接形成脂滴。以上研究证明，肌内皮细胞和侧群细胞可能是骨骼肌中脂肪沉积的来源。

上述研究发现多基于离体状态下进行培养，然后观察这些细胞的生脂潜能，而在体病理状态下情况错综复杂，离体实验虽能从一定程度上阐释骨骼肌中脂肪沉积的来源，但并不能完全模拟在体病理状态。因此，在各种病理条件下，骨骼肌中脂肪沉积来自何种细胞仍需进一步深入研究。

# 第三节　骨骼肌脂肪沉积的调节因子

研究表明，PPARγ、PR 结构域蛋白 16（positive regulatory domain containing 16，PRDM16）、Wnt、性激素及 NO 在骨骼肌脂肪形成中发挥了重要的调节作用，但这些研究多局限于单个调节因子对细胞的成脂调控及对病理条件下骨骼肌脂肪沉积的影响，其调控脂肪沉积的相关信号通路及这些因子在调控脂肪沉积中的交互作用尚未阐明。

## 一、PPARγ

过氧化物酶体增殖物激活受体 γ（peroxisome proliferator activated receptor γ，PPARγ）是一种核激素受体，是脂肪分化的关键调节因子。研究表明，PPARγ 在成纤维细胞中的过表达可诱导该细胞分化为脂肪细胞，将 PPARγ 添加到成肌细胞培养基中，将导致脂质堆积和脂肪特异标志物的表达。PPARγ 缺失的胚胎干细胞和成纤维细胞在体外不能分化为脂肪细胞。此外，PPARγ 和 C/EBPα 共同调节脂肪细胞分化。PPARγ 可使 3T3 成纤维细胞内 C/EBPα 的表达增加，促使成纤维细胞转化为脂肪细胞。若将 PPARγ 和 C/EBPα 共同转染 3T3 成纤维细胞，不需要其他诱导物，即可使 3T3 成纤维细胞转化为脂肪细胞。以上证据提示，PPARγ 是脂肪生成的重要调节因子，并且与 C/EBPα 共同调控脂肪形成。

## 二、PRDM16

PRDM16 是 PR 结构域家族的第 16 个成员，近年来发现，PRDM16 是调控肌肉脂肪代谢的蛋白，可双向控制骨骼肌成肌细胞和棕色脂肪细胞之间的转换。研究表明，棕色脂肪前体细胞的 PRDM16 丢失会导致棕色特征消失，PRDM16 在骨骼肌细胞中的促生脂作用与 C/EBPβ 密不可分。有学者通过蛋白组学分析发现，PRDM16 与 C/EBPβ 结合形成的复合物启动了肌细胞向棕色脂肪转化的过程，进一步分析发现，在表达 MYF5 肌细胞前体中，PRDM16 通过 C/EBPβ 的辅助激活作用来诱导 PPARγ 和 PGC-1α 的表达，从而启动完整的棕色脂肪分化程序。由此可见，PRDM16 是通过 PRDM16 与 C/EBPβ 转录复合物来调控棕色脂肪/肌内基因表达程序的。虽然目前并没有研究证明骨骼肌中沉积脂肪的颜色，但已证实 PRDM16 在肌细胞向棕色脂肪细胞转换中发挥重要调控作用。

## 三、Wnt

Wnt 是一种分泌性糖蛋白，对多种细胞类型和组织的发育有重要的调控作用。Wnt 信号受损会破坏肌肉平衡，导致纤维化，并且会使 C2C12 成肌细胞表现出自发的成脂分化，伴随着脂联素 2（adiponectin 2，aP2）的表达。最近研究发现，Wnt 信号通路在脂肪生成中起关键作用。Wnt 信号通路是脂肪生成的开关：当它打开时，脂肪生成被抑制；当它关闭时，脂肪生成被激活。有学者运用微阵列技术对 Wnt 信号在脂肪生成过程中的作用进行了深入研究，结果表明经典的 Wnt 信号通路通过激活 Wnt10b，在体外抑制前体脂肪细胞的分化。研究还发现，Wnt10b 在 3T3-L1 前体脂肪细胞生长、融合过程中高表达，而给予 MDI（由 3-异丁甲基嘌呤、地塞米松、胰岛素组成的成脂刺激剂）促进细胞分化时，其表达量减少；以 Wnt1 反转录病毒表达载体转染 3T3-L1 前体脂肪细胞后，再用 MDI 进行刺激，不会出现胞质内脂滴的积聚、脂联素 422/aP2 的表达，脂肪细胞形成受阻。以上研究表明 Wnt 信号在调节脂肪生成中起关键作用。

## 四、性激素

性腺在动物生长发育过程中起着重要的调控作用，性激素也调节着炎症骨骼肌中的脂肪沉积。国内有研究等将公猪的性腺切除，结果表明，与对照组相比，其肌内脂肪含量显著增加。国外研究者用心脏毒素诱导小鼠骨骼肌损伤，结果显示雌雄小鼠再生骨骼肌纤维间的脂肪沉积均增加，而且雌性小鼠再生骨骼肌纤维间的脂肪沉积比雄性小鼠更明显。他们还研究了睾丸切除和去卵巢对再生骨骼肌纤维间脂肪沉积的影响。结果发现，与完整小鼠相比，睾丸切除小鼠骨骼肌纤维间的脂肪沉积增加，去卵巢小鼠骨骼肌纤维间脂肪沉积减少，若将 17β 雌二醇注射到去卵巢小鼠中，其骨骼肌纤维间的脂肪沉积进一步减少。这表明，在相似损伤情况下，雌性小鼠能够更有效地清除坏死碎片，减少脂肪堆积。另外，和年老的雄性小鼠相比，年老的雌性小鼠在甘油诱导的骨骼肌损伤中，损伤区域表现出了较大的脂肪沉积。以上研究表明，性激素对骨骼肌的脂肪沉积具有调控作用。

## 五、NO

一氧化氮（nitric oxide，NO）是被发现的第一个参与细胞信号转导的气体分子，其参与的生命活动非常广泛。研究表明，NO 调节着骨骼肌内的脂肪沉积，离体实验表明，NO 给药可减少 PDGFRα 阳性细胞的数量和骨骼肌中的脂肪沉积。与野生型小鼠相比，mdx 小鼠中脂滴包被蛋白水平明显较高，进行 NO 给药后，其水平趋于正常，给药小鼠萎缩肌肉中脂肪酸结合蛋白 4（fatty acid binding protein 4，FABP4）和脂联素、$PPAR\gamma$、$C/EBP\alpha$ 的 mRNA 表达水平减少一半。此外，NO 还可通过 miR-133a（调节 COL1α1 表达）和 miR-27b

（抑制脂肪分化，控制 PPAR 的表达）调控脂肪沉积；通过上调 miR-27b 的表达导致 PPARγ下调，从而抑制脂肪沉积。以上研究提示：NO 可抑制骨骼肌中的脂肪沉积，因此 NO 可能成为阻断骨骼肌脂肪沉积、改善和治疗相关疾病的药物靶点。

## 六、小结

动物体内脂肪组织的主要功能是储存脂质和参与能量代谢，其对于维持机体的能量平衡具有重要作用。此外，脂肪组织还可分泌多种活性因子，参与生理功能的调控。正常状态下骨骼肌中有一定量脂滴存在，在骨骼肌急性损伤、肌营养不良症、肌萎缩、肥胖、糖尿病等病理状态下，骨骼肌中脂肪沉积会明显增多。对这些沉积脂肪来源的研究表明，肌卫星细胞、成肌细胞、周皮细胞和成纤维细胞等可能参与了骨骼肌中脂肪沉积。此外，骨骼肌中脂肪沉积还受 PPARγ、PRDM16、Wnt、性激素、NO 等多种因子调控。

骨骼肌脂肪沉积在骨骼肌急性损伤、肌营养不良症、肌萎缩、肥胖、糖尿病等疾病发生发展中发挥了重要作用，但不同病理状态下，骨骼肌中脂肪沉积的确切来源仍不够清楚，相关机制仍有待深入研究。在已知机制基础上，下一步应该继续深入探索骨骼肌中脂肪沉积的信号途径和调控因子（如 Wnt、PRDM16 等），阐明脂肪沉积的分子调控机制，这将有助于解释脂肪沉积相关疾病的发病机制。此外，应将研究的重点着眼于调控骨骼肌脂肪沉积的关键分子（如 PPARγ、NO 等），通过药物或转基因等方法阻断骨骼肌等部位脂肪沉积，从而改善或治愈相关疾病。这将大大加深我们对骨骼肌急性损伤、肌营养不良症、肌萎缩、肥胖和糖尿病等疾病的认识，为上述疾病的治疗提供全新的方向和思路。

# 第十章　骨骼肌纤维化

尽管骨骼肌具有很强的再生能力，但在组织损伤较为严重时，骨骼肌修复过程常伴随着纤维化的发生，以肌成纤维细胞为主要成分的细胞过度增殖活化是纤维化发生的主要原因，最终导致胶原蛋白等细胞外基质的沉积增加，导致骨骼肌组织结构破坏和功能减退。骨骼肌纤维化是多种骨骼肌疾病的共同病理学基础。

## 第一节　骨骼肌纤维化的发生

急性损伤或慢性损伤时，骨骼肌都可出现纤维化。当骨骼肌发生急性损伤（如挫伤）时，虽然骨骼肌具有强大的修复能力，但胶原纤维沉积速度要快于肌肉再生。因此，在骨骼肌损伤较为严重的情况下会伴有纤维化修复，致使瘢痕组织形成。当骨骼肌发生慢性退行性病变时，由慢性炎症所致的巨噬细胞、中性粒细胞持续浸润和细胞因子如 TGF-β 等异常增加，使得肌组织内出现大量增殖活化的肌成纤维细胞，后者能分泌大量细胞外基质，最终导致纤维化发生。研究显示此时伤灶肌卫星细胞多被激活，除参与肌纤维的再生修复外，也能通过横向分化形成肌成纤维细胞，参与纤维化发生。

### 一、骨骼肌纤维化的成分

研究表明，骨骼肌损伤部位结缔组织成纤维细胞生成增加引起肌纤维再生受到抑制，提示肌卫星细胞和间充质细胞之间的相互作用对肌肉愈合至关重要。特异性表达 α-SMA 的肌成纤维细胞和Ⅲ型胶原蛋白 α1 链（collagen type Ⅲ α1，COL3α1）是细胞外基质的主要成分，是纤维化的两个重要标志物。研究表明，TGF-β1 可促使其下游蛋白 Smad3 磷酸化，进而上调间质细胞标志物 α-SMA 与细胞外基质 COL3α1 的表达，促进损伤骨骼肌发生纤维化。Ⅰ型胶原蛋白也是细胞外基质的主要成分。Ⅰ型胶原蛋白是由 1 个 α2 和 2 个 α1 胶原蛋白分子组成的异源三聚体，呈螺旋结构，分别由Ⅰ型胶原蛋白 α1 链（collagen type Ⅰ α1，*COL1α1*）和Ⅰ型胶原蛋白 α2 链（collagen type Ⅰ α2，*COL1α2*）基因编码。Ⅰ型胶原蛋白主要由成纤维细胞合成，研究表明Ⅰ型胶原蛋白表达增加可以明显抑制 C2C12 细胞的分化并促进纤维化的发生。

## 二、纤维化对骨骼肌功能的损害

骨骼肌创伤后细胞外基质的沉积是伤口愈合的重要机制，特别是在骨骼肌组织中，骨骼肌收缩产生的肌力需要通过周围的结缔组织结构进行传递，因此软组织和间质的相互作用对骨骼肌的正常功能至关重要。因此，骨骼肌损伤部位开始有胶原蛋白的沉积，随后出现组织重构，并最终被增殖的肌管取代，这是其正常的愈合过程。

急性损伤后，骨骼肌的修复一般会在 1 个月内完成。当损伤程度较轻时，骨骼肌纤维化往往不明显，当损伤程度较重时，炎症、MSTN 和促纤维化因子 TGF-β 往往持续存在，成纤维细胞继续增殖并表达胶原蛋白和其他细胞外基质组分，这可引起骨骼肌纤维化修复延续、损伤骨骼肌修复再生。此外，伴有纤维化的骨骼肌生物力学特性会下降，易再次损伤，导致运动能力下降。

# 第二节　骨骼肌纤维化的机制

传统观点认为损伤组织内成纤维细胞大量活化可能是肌成纤维细胞主要来源，近些年研究表明，在损伤组织诱发的慢性炎症等微环境因素诱导下，肌卫星细胞可横向分化为肌成纤维细胞，也是骨骼肌纤维化发生的重要参与者。此外，最新研究报道在骨骼肌纤维化发生过程中，血管周细胞也是肌成纤维细胞的重要来源，因此也可视为抗纤维化的重要靶点。损伤组织 TGF-β 水平异常增高及炎症细胞浸润是诱发纤维化的重要因素，同时还涉及 MSTN、结缔组织生长因子（connective tissue growth factor, CTGF）等促纤维化因子和 Wnt、Notch 等信号途径的参与。

## 一、成纤维细胞与骨骼肌纤维化

肌成纤维细胞广泛存在于肌肉、皮肤、肝脏和骨组织等部位。肌成纤维细胞主要通过合成细胞外基质参与损伤肌组织修复，然而细胞外基质的过度增加会逐渐侵蚀和取代完好的肌组织，诱发组织纤维化的发生。研究表明，受损组织中定居的成纤维细胞是肌成纤维细胞的主要来源之一，当骨骼肌发生损伤时，成纤维细胞分泌 Ⅰ 型、Ⅲ 型和 Ⅳ 型胶原蛋白的量急剧增加。此外，骨骼肌损伤后，大量肌卫星细胞被激活，伤灶内成肌细胞表达 Ⅰ 型胶原蛋白和 α 平滑肌肌球蛋白等肌成纤维细胞的标志物，提示肌组织中由肌卫星细胞分化而来的成肌细胞可横向分化为肌成纤维细胞。肌成纤维细胞过度活化增殖并产生大量胶原，是肌组织纤维化发生的关键环节。

## 二、巨噬细胞与骨骼肌纤维化

损伤骨骼肌的修复是多细胞多因子共同协调参与的复杂过程，任何细胞或调节因子的分泌或功能失调都可能引起损伤骨骼肌纤维化的发生。巨噬细胞是重要的炎症细胞，在骨骼肌损伤后主要参与清除受损坏死组织，同时也在骨骼肌的修复过程中发挥重要作用。巨噬细胞可分为两种亚群，包括 M1 型巨噬细胞（又称促炎性巨噬细胞）和 M2 型巨噬细胞，M2 型巨噬细胞又可分为 M2a、M2c 型等，它们分别参与损伤修复的不同阶段。骨骼肌损伤后，M1 型巨噬细胞主要通过分泌高水平的促炎性细胞因子如 TNF-α、IL-1β 和 IL-10 等参与损伤后急性期的炎症反应。此外，有研究表明 M1 型巨噬细胞还可产生大量的 NO，溶解受损肌纤维，杀伤病原菌，并促进炎症反应和成肌细胞的增殖。在骨骼肌的修复阶段，随着 IL-1β、IL-10 等增加，M1 型巨噬细胞表达降低，而 M2c 型巨噬细胞被激活，且数量大幅增加，促进骨骼肌再生。研究显示，虽然修复期 M2a 型巨噬细胞在 IL-4 和 IL-13 的刺激下大量激活，且具有促进损伤组织修复和再生的功能，但由于 M2a 型巨噬细胞能够表达关键的促纤维化分子 TGF-β，因此也被认为是诱发骨骼肌纤维化的关键因素。

研究表明，正常的巨噬细胞浸润对于肌卫星细胞增殖活化是必需的，缺少或过量的巨噬细胞都可能导致骨骼肌纤维化的发生。实验证实，特异性抑制巨噬细胞向损伤组织浸润，可抑制肌卫星细胞的增殖分化，减缓损伤骨骼肌修复并诱发纤维化的发生。此外，损伤组织持续炎症反应引起局部巨噬细胞聚集，导致 TGF-β 等细胞因子生成过度增加，也可显著促进骨骼肌纤维化的发生。

有研究在硫代乙酰胺（thioacetamide，TAA）诱导的大鼠肝纤维化模型中使用氯化钆（gadolinium trichloride，GdCl₃）降低巨噬细胞的数量，发现 α-SMA 阳性的肝星形细胞（hepatic stellate cell，HSC）数目减少，肝纤维化程度减轻。其他研究也显示抑制巨噬细胞向肝脏的募集，减少巨噬细胞浸润能够抑制 HSC 的活化和减轻肝纤维化程度。但另有研究表明不同阶段去除巨噬细胞会对组织的修复产生不同的影响，研究显示若在纤维化进展期去除巨噬细胞则可能减少 HSC，降低肝纤维化的发生，而在恢复期去除巨噬细胞会导致纤维瘢痕降解速度减缓。已有研究证明在同一组织内，巨噬细胞在功能上存在不同的亚群，分别在损伤的炎症期和瘢痕修复中发挥重要作用。体外细胞实验表明，在纤维化进展期，巨噬细胞通过旁分泌 TGF-β1 等细胞因子促进 HSC 的活化。上述研究表明，巨噬细胞可能在骨骼肌、肝脏等多种组织纤维化过程中发挥重要作用。

## 三、TGF-β1 与骨骼肌纤维化

TGF-β1 是一种具有纤维化特性的多功能细胞因子，不仅有调节机体免疫、促进细胞生长发育的功能，还与肾脏、肝脏和肺的纤维化发病机制有关。研究表明，TGF-β 可促使 HSC、心肌细胞和肾小管上皮细胞分化为成纤维细胞，促进其分泌大量 I 型、Ⅲ 型胶原蛋白和纤连蛋白，同时可抑制胶原酶的释放，阻碍基质蛋白的降解，导致细胞外基质的合成与降解失衡，最终诱发肝、心、肾等器官纤维化。体外实验研究表明，TGF-β 可抑制肌卫星细胞增殖与分化，且呈剂量依赖关系，还可抑制活化的肌卫星细胞离开增殖状态，以使肌卫星细胞继续复制。在体内，PDGF 和 IGF 在 TGF-β 抑制肌卫星细胞增殖作用中发挥关键作用。此外，TGF-β 在体内还有多种作用，如 TGF-β1 可促进成纤维细胞的分化，还可抑制新生肌纤维的产生，调节肌外膜和肌束膜的形成；TGF-β2 可调节成肌细胞融合及形成肌管的时机和位置。有研究证明，TGF-β1 在骨骼肌纤维化的发生发展过程中也发挥重要作用，TGF-β1 可促进其下游蛋白 Smad3 磷酸化，进而上调间质细胞标志物 α-SMA 与细胞外基质 COL1α1 的表达。有研究显示，与正常小鼠相比，诱导的 Smad3 蛋白缺乏小鼠受损组织纤维化程度降低。此外，有研究发现，去神经支配的腓肠肌在 1 周之后骨骼肌纤维逐渐减少，且间质组织的纤维化明显增加，同时 TGF-β1 和 COL1α1 也同比增加，因此认为 TGF-β1 表达上升是去神经支配骨骼肌纤维化显著增加的重要原因，可通过组织局部注射 TGF-β1 抗体减少 COL1α1 生成，预防组织过度纤维化的发生。对大鼠静力性损伤的腓肠肌研究发现，TGF-β1 在损伤后的骨骼肌修复和再生中发挥重要作用，且 TGF-β1 的分布规律与组织促纤维化作用有关。另有研究则发现 TGF-β 表达增加可刺激 MSTN 表达，诱导成肌细胞分化为成纤维细胞，进而促进骨骼肌纤维化。

此外，在与其他多种细胞因子相互作用下，TGF-β 还可诱导多种细胞向肌成纤维细胞分化，诱导细胞外基质大量合成，打破细胞外基质合成和降解的稳态，促进肾纤维化的发生。肌成纤维细胞是诱导肾组织纤维化的关键细胞，也是产生细胞外基质的主要细胞。在正常肾间质不存在肌成纤维细胞，但损伤时肾间质可出现大量的肌成纤维细胞，研究认为这与间质巨噬细胞的浸润密切相关。还有研究发现，在外伤肌组织细胞中 TGF-β 表达上调，可引起肌细胞生成蛋白表达下调，并诱发纤维化相关蛋白产物合成。在大鼠肌肉撕裂伤模型中，下调 TGF-β 蛋白的表达能有效抑制炎症反应并减轻肌纤维化的发生。以上研究表明 TGF-β 在肌纤维化过程中发挥重要作用。

## 四、MSTN 与骨骼肌纤维化

MSTN 是 TGF-β 家族成员之一，特异表达于骨骼肌，是肌肉发育与生长的主要抑制因子。与野生型相比，$MSTN^{-/-}$ 小鼠在肌损伤修复过程中的纤维化显著减少，并表现出更好的骨骼肌再生能力；在肌组织内注射 MSTN 可诱导 TGF-β 表达，刺激纤维化发生，显示其与 TGF-β 具有协同作用。MSTN 还能刺激成纤维细胞的增殖，肌组织成纤维细胞同时表达 MSTN 及其受体，MSTN 与受体结合后通过 Smad、p38-MAPK 和 Akt 增殖途径诱导成纤维细胞分化为肌成纤维细胞，产生细胞外基质。因此，MSTN 不仅调节肌肉再生，还直接调节成纤维细胞的活性，促进骨骼肌纤维化。

## 五、TWEAK/Fn14 与骨骼肌纤维化

TWEAK 是一种 Ⅱ 型跨膜蛋白，可与其受体 Fn14 结合，从而参与炎症、凋亡和细胞生长等多种生物学过程。正常组织中 TWEAK 及其受体 Fn14 表达量很低，但在损伤或疾病组织中其表达量显著增加。TWEAK 刺激炎症相关分子在再生骨骼肌中的表达。TWEAK 表达增加还可刺激小鼠再生骨骼肌中 NF-κB 转录因子的活化。研究发现，于骨骼肌注射心脏毒素致伤后 3~5d，TWEAK 及其受体 Fn14 表达都显著增加。与野生型小鼠相比，敲除 *TWEAK* 基因的小鼠骨骼肌损伤后再生肌纤维的数量和直径显著增加、多种炎症因子及纤维

化水平较低。转基因过表达 TWEAK 的小鼠,则出现相反结果。另有体外研究发现,TWEAK 还可通过调节 NF-κB 和 Notch 信号途径抑制肌卫星细胞自我更新。

## 六、趋化因子与骨骼肌纤维化

趋化因子是细胞因子超家族中的一种,根据其末端半胱氨酸序列位置的不同可将趋化因子分为 CXC、CC、C 和 CX3C 四大类。CX3C 和 CC 家族趋化因子主要参与淋巴细胞的趋化,CC 家族参与巨噬细胞、单核细胞及淋巴细胞的激活和迁移,CXC 趋化因子家族则有中性粒细胞特异性。趋化因子在其受体的介导作用下控制细胞定向迁移,进而对机体损伤部位进行再生修复,促进损伤愈合。此外,趋化因子在组织纤维化过程中也发挥重要作用,参与了纤维化细胞激活,并促进其释放多种促纤维化因子。

骨骼肌损伤后,趋化因子通过募集成肌细胞、巨噬细胞和其他关键效应细胞到组织损伤部位,与促纤维化细胞因子一同促进纤维化的发生。趋化因子的促纤维化作用,往往通过与受体结合发挥作用。例如,CCL17 与 CC 趋化因子受体 4 ( CC chemokine receptor 4, CCR4 ) 结合,可显著增强数种肺部疾病小鼠组织的纤维化。巨噬细胞和上皮细胞被认为是 CCL3 的关键来源,利用博来霉素诱导的肺纤维化模型的研究表明,抗 CCL3 抗体可显著减少纤维化的发展,抗 CCL2 也获得了类似的结果。对 CCR1 和 CCR2 缺陷小鼠的研究也产生了相似的结果,表明 CCL2 介导的信号通路在纤维发生过程中发挥了重要作用。一些利用阻断剂的实验研究还发现,纤维化减弱与 IL-4/IL-13 表达减少有关,IL-13 是几种 CC 趋化因子的有效诱导剂,包括 CCL3、CCL4、CCL20、CCL2、CCL11、CCL22 和 CCL6 等。IL-13 和 CC 趋化因子家族之间存在正反馈机制,CC 趋化因子活性与 IL-13 的产生直接相关。此外,趋化因子 CXC 亚家族受体 4 ( CXC subfamily receptor 4, CXCR4 )、CCR7 和 CCR2 也被证明可以调节成纤维细胞募集。因此,趋化因子信号通路可能对损伤组织纤维化的发生有显著影响。

## 七、氧化应激与骨骼肌纤维化

氧化应激是指机体内生成的 ROS 和抗氧化系统水平失衡,如 ROS 生产过多或机体抗氧化能力减低,导致 ROS 清除不足,在体内积聚,致使组织器官发生氧化性损伤。NADPH 氧化酶是机体内生成 ROS 的主要酶之一,NADPH 是由 1 个小分子的 GTP 酶结合蛋白 Rac 和 2 个膜亚基 gp91phox、P22phox 及 3 个胞质亚基 P47phox、P40phox、P67phox 组成的复合物。细胞内 gp91phox 的水平在一定程度上可以代表细胞内氧化应激的水平。

研究表明,损伤骨骼肌 gp91phox 表达增加可能源于巨噬细胞和中性粒细胞浸润,骨骼肌损伤后,中性粒细胞和巨噬细胞浸润增加,二者可由 NADPH 氧化酶介导产生 ROS。ROS 生成增加促进炎症反应,参与清除坏死组织及损伤骨骼肌再生。但氧化应激水平过高会对损伤骨骼肌修复产生不利影响,如研究发现,损伤骨骼肌中 gp91phox 过度增加,可使骨骼肌氧化应激加强,损伤后修复受损,同时伴随较严重的骨骼肌纤维化。离体状态下,骨骼肌细胞 NADPH 氧化酶活性增加、ROS 生成增加,可促使成肌细胞产生较多的胶原蛋白和纤连蛋白，促进纤维化发生。

## 八、Wnt 信号通路与骨骼肌纤维化

Wnt 信号通路是广泛存在于多细胞真核生物的一条高度保守的信号途径，在胚胎发育等过程中具有重要作用。该通路至少包含三个分支：经典 Wnt 信号通路即 Wnt/β-catenin、Wnt/PCP 和 Wnt/Ca$^{2+}$信号通路。研究显示肌卫星细胞表达 Wnt 受体 Fzd7，骨骼肌再生过程中伤灶组织 Wnt7a 表达明显增高，该分子能显著刺激肌卫星细胞的扩增而不影响其分化；有实验证实 Wnt7a 通过活化细胞极性途径引起干细胞对称性增殖，从而促进再生；而在分化成熟的肌纤维，Wnt7a-Fzd7 的结合则主要活化 Akt/mTOR 细胞生长途径，最后导致肌纤维的肥大。在老年骨骼肌组织，肌卫星细胞存在着由肌源性向纤维源性转化的趋势，这一转化与细胞内经典 Wnt 信号通路的活化密切相关，抑制该信号通路可促进老年肌卫星细胞定向成肌细胞分化，从而减少再生过程的纤维化。这提示 Wnt 信号通路可能参与了骨骼肌纤维化过程。

## 九、Notch 信号通路与骨骼肌纤维化

Notch 信号通路由 Notch 配体、受体及下游信号转导分子和核内应答分子组成，与多种信号通路存在密切的联系，广泛参与机体发育过程中的细胞分化、增殖和凋亡等过程，尤其在调节淋巴细胞和单核细胞等免疫细胞的发育、分化及成熟过程中发挥重要作用。

Notch 受体有 4 种不同的类型，由 4 个不同基因编码，在哺乳动物中许多组织中表达。在人类中 Notch 配体由 5 种基因编码，分别为 Serrate 样配体 *Jag1*、*Jag2* 及 Delta 样配体 *DLL-1*、*DLL-3*、*DLL-4*。不同的受体与配体在不同的免疫细胞结合作用不同。Notch 配体与受体的结合导致受体蛋白的三步裂解活化，生成一个胞内结构单元，之后进入胞核与 CSL（CBF1、suppressor of hairless、Lag 的合称，一类 DNA 结合蛋白）分子结合，调控下游靶基因的表达。已有的研究显示，Notch 信号通路可以通过作用于多种特定的靶基因来发挥调控作用，已知的靶基因包括 Hes 基因（*Hes*、*Hey*、*Deltex* 等）、*NF-κB*、*Notch1*、*Notch3*、*ADAM19*、*BCL-2* 等。目前研究较多的有 Hes 家族和 Hey 家族。Hes 类靶基因是一类 bHLH 形式的转录抑制因子，Hes 家族有 7 种基因 *Hes1*~*Hes7*，其中 *Hes1*、*Hes5* 及 *Hes7* 受 Notch 调控。Hey 家族中 *Hey1*、*Hey2* 和 *HeyL* 受 Notch 信号通路的调控。

Notch 信号通路的主要调控方式为泛素化调节：细胞表面 Notch 受体的质量和数量、Notch 信号激活过程、Notch 胞内蛋白的稳定性及整个信号通路的功能都受到泛素化的调节。Notch 配体和受体空间结构及细胞类型不同都可影响 Notch 信号表达，Notch 配体与受体结合后，配体被胞吞，胞吞作用促进受体蛋白降解并直接参与对整个信号通路的负向调控。对 Notch 蛋白的修饰调节，包括胞内蛋白的乙酰化、胞外蛋白的糖基化及对跨膜区 γ-分泌酶的调节都可调节 Notch 信号通路。

*Hes1* 基因是 Notch 信号通路下游最为重要的转录调控因子，*Hes1* 基因的表达受跨膜蛋白 Notch 的调控。跨膜蛋白受体 Notch 与其配体结合激活裂解，Notch 胞内结构域（Notch intracellular domain，NICD）与细胞膜分离，进入细胞核与 RBP-J 结合形成复合物，诱导 Hes1 表达。在所有的未分化细胞中几乎都可检测到 Hes1 的表达，Hes1 主要参与调节细胞的增殖、分化和凋亡，特别是在哺乳动物细胞的分化中发挥重要的作用。近年研究发现，Hes1 在人体各种干细胞及前体细胞未分化状态和自我更新能力的维持过程中具有重要的作用，从而确保未分化细胞的数量在体内处于相对稳定状态。研究表明 Notch 信号通路诱导的 Hes1 和 Hey1 能降低巨噬细胞炎症因子 IL-6 和 IL-12 的产生。在小鼠狼疮肾炎模型中发现浸润肾脏的巨噬细胞向 M2b 方向的极化依赖于 Notch1 信号通路的活化。

Notch 信号通路在细胞分化过程中的关键作用，使其逐步成为纤维化疾病研究中的热点。研究证实 Notch 信号通路正常活化有益于损伤组织的修复和再生，其异常活化则参与了肺、肾、心肌等多种器官纤维化疾病的发生和发展。研究发现，老年骨骼肌损伤后 Notch 信号分子 Delta 的表达明显受阻，而通过活化 Notch 信号通路能促进损伤老年小鼠骨骼肌修复再生。抑制青年小鼠 Notch 信号通路的转导将影响其骨骼肌正常再生，表明该信号通路在肌组织再生中发挥着重要作用。损伤骨骼肌修复与肌卫星细胞密切相关，而肌卫星细胞的活性依赖于细胞因子受体信号与肌卫星细胞静止和分化之间受体信号转导。Notch 传导信号减少引起肌卫星细胞池耗尽，细胞增殖能力下降并出现过早分化。此外，老年骨骼肌高表达 TGF-β 诱导的磷酸化 Smad3 可影响肌组织再生，肌卫星细胞增殖所需的周期蛋白依赖性激酶（cyclin-dependent kinase，CDK）与 Notch 信号存在着相互拮抗的关系。离体实验也显示 Notch2 对 TGF-β1 诱导的成肌细胞横向分化有明显抑制作用。

近年研究发现，Notch 信号通路可激活高糖刺激下的肾小球系膜细胞表达 TGF-β，证明 Notch 信号通路确实可通过调节纤维化关键因子参与纤维化的发生。已有研究结果显示，TGF-β 可诱导 Notch4、Notch1、Jagged2 和 Jagged1 等表达显著上调，Notch 信号通路参与介导 TGF-β 的促纤维化作用，这在肝纤维化、肾脏纤维化及心肌纤维化的研究中已经得到证实。Notch 信号通路与 TGF-β 信号通路之间存在交互作用，Notch 受体及其配体 Jagged1 可能是 TGF-β 的下游因子；当 TGF-β 与受体结合后可通过 Notch/Jagged 等信号通路促进靶基因转录，促进细胞增殖分化、细胞外基质的分泌等，导致器官纤维化的发生。

此外，已有研究表明 Notch 信号通路还是巨噬细胞生物学功能的关键调节器，其在组织损伤修复中发挥重要作用。巨噬细胞上的 Notch 信号通路参与调节巨噬细胞向 M1 型分化，还可激活巨噬细胞促炎症反应的发生，使其释放出更多的细胞因子和趋化因子，加重炎症反应。Notch 配体 DLL-1 和 DLL-4 及其靶基因 Hes1 和 Deltex 的激活都会促进巨噬细胞的激活。在一定范围内，Notch 信号通路与巨噬细胞的作用是相互的，巨噬细胞的活化及分化也总伴随着 Notch1、Notch2、Notch3 受体表达的增加。

多种 Notch 受体和配体共同存在，Notch 受体的表达水平影响 Notch 信号通路的效应，Notch 信号通路受多种胞内和胞外蛋白的调节，Notch 信号通路激活后还可触发多条信号通路，Notch 信号通路也在其他信号通路中发挥作用等，这些复杂的因素影响着 Notch 信号通路的传导过程及其相互联系，使其成为调控机体发育的复杂信号网络。

# 第十一章　骨骼肌急性损伤

骨骼肌具有强大的再生能力。当注射毒素致肌肉损伤，以及拉伤、挫伤、冰冻损伤等急性损伤后，肌肉都能成功再生，恢复其正常结构和功能。骨骼肌的这种修复再生能力，很大程度上依赖于骨骼肌中一类未分化的肌前体细胞——肌卫星细胞。肌卫星细胞一般处于静息状态，一旦骨骼肌出现损伤，肌卫星细胞即可被激活、增殖、分化，与已有的肌纤维进行融合或者与其他肌源性细胞一起形成新的肌纤维，完成修复过程。对于肌卫星细胞在骨骼肌损伤修复中的作用，国内外已经展开了大量深入的研究，对其作用的认识已较深入。近年来，免疫细胞如巨噬细胞、中性粒细胞、调节性 T 细胞等在骨骼肌损伤修复中的作用正被逐步认识，已成为新的研究热点，越来越多的证据表明，免疫细胞在骨骼肌损伤修复阶段发挥了不可或缺的重要作用。此外，治疗骨骼肌损伤的新疗法也在不断涌现，展现了较好的应用前景。

## 第一节　骨骼肌急性损伤的病理表现

### 一、骨骼肌损伤修复的三个阶段

急性骨骼肌损伤后的修复过程可分为三期（图 11-1）。①损伤期：在损伤后的第 1～4 天，肌肉损伤处局部肿胀，血肿形成，肌组织坏死、降解及出现炎症反应，T 淋巴细胞和巨噬细胞浸润增多。②修复期：一般是伤后第 5～10 天，损伤组织被吞噬，位于损伤肌肉周围处于静止期的肌卫星细胞受生长因子及损伤肌肉释放的信号的刺激活化，游移到损伤处增生、延伸，新形成的肌管与幸存肌纤维融合，修复受损肌纤维。若损伤范围过大，损伤处可形成大量致密结缔组织和瘢痕组织，这可能阻碍肌肉的再生和影响修复效果。③组织塑型期：一般从伤后第 2 周或第 3 周开始，再生骨骼肌成熟，瘢痕组织机化。

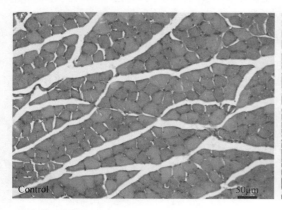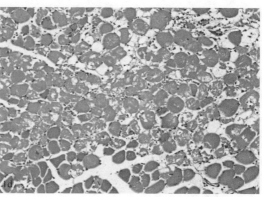

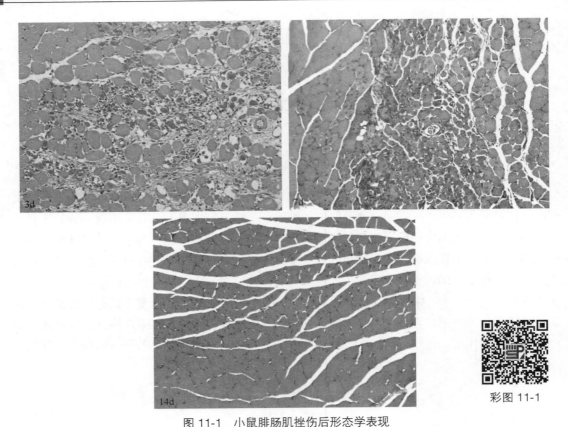

图 11-1　小鼠腓肠肌挫伤后形态学表现

HE 染色；Control，对照组；1d、3d、7d、14d 分别代表损伤后第 1 天、第 3 天、第 7 天、第 14 天

彩图 11-1

## 二、骨骼肌损伤修复过程中肌再生因子与炎症因子动态表达谱

已有研究观察了骨骼肌损伤后肌再生因子和炎症因子动态变化特征，结果表明，肌卫星细胞一般处于静息状态，骨骼肌损伤后即被激活，肌卫星细胞增殖标志物 *MyoD*、肌卫星细胞分化标志物 *Myog* 及各种肌再生调节因子（*IGF-1*、*HGF*、*TGF-β1*）mRNA 在骨骼肌损伤后呈上升趋势，均在损伤后的 3 天内达到峰值（$P<0.05$ 或 $P<0.01$）。肌肉生长负调节因子 GDF-8 mRNA 在骨骼肌损伤后第 7 天显著降低（$P<0.01$）（图 11-2）。骨骼肌损伤后，多数炎症因子在伤后第 3 天达峰值，随后表达水平下降，且大多可在伤后第 14 天恢复至接近正常水平（图 11-3）。

M1 型巨噬细胞标志物（*CD68*）mRNA 在骨骼肌损伤后第 3 天达到峰值（$P<0.01$）。促炎性细胞因子（*IL-1β*、*IL-6*）mRNA 均在骨骼肌损伤后第 3 天达到峰值（$P<0.05$ 或者 $P<0.01$）。M2 型巨噬细胞标志物（*CD163*、*CD206*）mRNA 在骨骼肌损伤后的 3 天内达到峰值（$P<0.05$ 或者 $P<0.01$），抗炎细胞因子 *IL-10* mRNA 在损伤后第 7 天达到峰值（$P<0.01$）。趋化因子（*CCL3*、*CCL5*、*CCL8*、*CXCL10*）mRNA 均在骨骼肌损伤后的第 3 天达到峰值（$P<0.01$），而趋化因子（*CXCL9*、*CXCL12*）mRNA 在骨骼肌损伤后第 7 天显著性表达（$P<0.01$）。

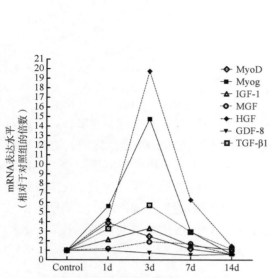

图 11-2　骨骼肌损伤后肌卫星细胞标志物及肌再生
因子 mRNA 动态表达谱

Control，对照组；1d、3d、7d、14d 分别代表损伤后第 1 天、
第 3 天、第 7 天、第 14 天

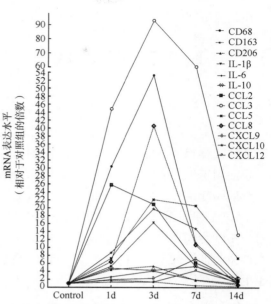

图 11-3　骨骼肌损伤后炎症因子 mRNA 动态表达谱

Control，对照组；1d、3d、7d、14d 分别代表损伤后第 1 天、
第 3 天、第 7 天、第 14 天

# 第二节　肌卫星细胞在损伤修复中的作用

肌卫星细胞于 1961 年由 Mauro 使用电子显微镜在青蛙肌纤维表面第一次观察到，并将其描述为"位于肌细胞基膜和肌膜之间，为小梭形、扁平、分化不成熟的单核细胞"，因其位置与排列类似肌细胞的卫星，故称肌卫星细胞。肌卫星细胞是成年个体肌肉组织内留存的未分化的 MPC，具有增殖、分化等自我更新的潜能。在成年机体的骨骼肌中，肌卫星细胞含量较少，占 1%～4%。当负荷增加或组织损伤时，肌卫星细胞呈现不对称的有丝分裂，开始活化和分裂。活化的肌卫星细胞迁移至损伤部位并终末分化、融合形成肌纤维，以完成损伤骨骼肌修复；而对称分裂所产生的细胞则维持肌卫星细胞池的数量以应对再次的应激。国内外已有大量研究证实肌卫星细胞在骨骼肌再生中具有关键作用。

## 一、肌卫星细胞参与损伤骨骼肌修复的过程

当肌纤维受损时，静息态肌卫星细胞被激活进入有丝分裂循环，活化的肌卫星细胞向受损部位迁移，同时进行自我复制和增殖；随后肌卫星细胞进行分化，彼此融合形成肌管细胞，使肌纤维再生。肌卫星细胞在激活后有 3 种去向：一是肌卫星细胞之间相互融合，融合成为新的肌纤维细胞；二是与受损肌纤维末端融合，为肌细胞提供新的细胞核，实现肌细胞修复再生；三是返回成为静息态肌卫星细胞，为下一次受伤修复做准备。这 3 种模

式在肌卫星细胞自我更新的过程中交替进行。

## 二、肌卫星细胞功能状态

### （一）静息状态

在正常情况下，骨骼肌中大多数的肌卫星细胞处于静息状态，当肌肉损伤时，它可被激活并迁移到损伤部位参与损伤骨骼肌修复。静息态肌卫星细胞表达 CD34 和 Pax7。Pax7 是目前用于识别或鉴定静息状态肌卫星细胞最可靠的指标。在成年小鼠机体内，诱导 Pax7 失活后引起绝大多数肌卫星细胞失活，极少的幸存者也表现出异染色质凝聚减少。体内表达 Pax7 的肌卫星细胞中约 10% 从不表达 MYF5，$Pax7^+/MYF5^-$ 肌卫星细胞较 $Pax7^+/MYF5^+$ 肌卫星细胞表现出更高的静止性。在静息状态下，细胞周期的负性调控因子如周期蛋白依赖性激酶抑制剂 P21、P57 上调，同时 MYF5 和 Pax7、Gli2 等细胞周期正性调控因子表达也上调。

### （二）激活状态

当骨骼肌出现损伤时，静息状态肌卫星细胞活化并进入细胞周期，通过非对称的分裂方式产生活化的肌卫星细胞，即成肌细胞。MyoD 蛋白是活化标志物，表达于活化细胞，而不会出现在细胞静止期。MyoD 的激动剂构树醇-P 是一种具有抗氧化功能的天然化合物，通过增加 *MyoD* 基因转录活性促进成肌细胞的分化。生肌调节因子 MYF5 在肌卫星细胞活化的早期阶段表达上调。MYF5 也可作为 RNA 结合蛋白，结合 *CCND1* 基因的 3′非翻译区（UTR）和编码区（coding region，CR），从而促进肌卫星细胞增殖活化。

### （三）分化

活化的肌卫星细胞继续受到成肌化因素的作用而发生细胞分化，表现为成肌细胞相互融合形成多核的肌管，进而融合成肌纤维。MRF4 或 MYF6 在成熟肌细胞核表达水平较高。肌球蛋白重链是肌管的一个标志。另一个晚期分化标志物肌钙蛋白 T，将原肌球蛋白及肌钙蛋白连接成原肌球蛋白复合体，原肌球蛋白复合体间相互作用导致骨骼肌收缩。肌卫星细胞多定向分化为骨骼肌，但利用成骨细胞核结合因子 α1（core-binding factor α1，Cbfα1）重组的腺病毒载体感染小鼠成肌细胞系 C2C12，可诱导向成骨细胞分化。近期研究表明，肌卫星细胞也可分化为成纤维细胞，参与骨骼肌纤维化的发生。此外，肌卫星细胞还可进行成脂分化，参与骨骼肌内脂肪的生成。

### （四）休眠

肌卫星细胞休眠状态的发现和研究起源于动物尸体。对死亡达 17d 尸体取样表明，尽管肌肉坏死，肌卫星细胞［使用 CD56 和神经细胞黏附分子（NCAM）抗体检测］仍能保持比较好的形状。用这些细胞进行体外培养，显示其具有分裂能力并能融合形成新的肌纤维，移植仍有活力。之后研究证明了这种特殊的状态是由死亡后处于静息状态的肌卫星细胞转化而来。休眠状态肌卫星细胞具有极低的代谢水平，与静息状态肌卫星细胞相比，休眠状态肌卫星细胞耗氧量下降了28%，线粒体质量下降了30%，且几乎不进行转录，从而维持一个低能量利用状态。

## 三、肌卫星细胞的分子标记

在静息状态下，肌卫星细胞细胞质和细胞器也较少，核质比较高。其细胞核比肌管细胞核小，异染色质含量比肌细胞核高。肌卫星细胞的鉴定常需借助骨骼肌特异性标记蛋白。例如，高度糖基化 I 型跨膜蛋白（CD34）在造血干细胞、成肌细胞和肌卫星细胞上均有表达，在分化程度越低的细胞中表达率越高；M 钙调蛋白是肌卫星细胞增殖与融合的标志；Pax3 是成肌细胞的标志物；Pax7 在静息和活化的肌卫星细胞核内均有表达。*Pax7* 属于 Pax 基因家族的第 7 组，是在进化上高度保守的发育调控基因，具有强有力的生肌性诱导能力，能够使干细胞定向转变为生肌细胞，在骨骼肌发育和再生中起着至关重要的作用。MyoD 属于肌源性 bHLH 的转录因子，与肌肉发育和再生中的细胞分化及自我更新密切相关。可以通过流式细胞术或免疫荧光技术检测 Pax7 和 MyoD 在肌细胞中表达含量的变化来识别肌卫星细胞所处时期，其变化规律为肌卫星细胞在静息状态下 Pax7 表达阳性、MyoD 表达阴性；肌卫星细胞增殖时，Pax7 和 MyoD 表达均为阳性；在分化和融合阶段，Pax7 表达阴性、MyoD 阳性。

## 四、肌卫星细胞功能的调控

### （一）成肌调控因子

细胞周期负性调控因子如周期蛋白依赖性激酶抑制剂 P21、P57 上调，抑制肌卫星细胞分化。骨骼肌特异性 TGF-β 家族成员之一的 MSTN 可诱导 P21 表达，促进体外肌卫星细胞的休眠和静息，而靶向基因敲除 *MSTN* 的活化期肌卫星细胞稳定性增加。MSTN 还可抑制肌卫星细胞活化，其他 TGF-β 家族成员如 TGF-β2、TGF-β3 和 INHβa1 也发挥主要的调节作用。此外，*Pax7* 基因抑制肌肉分化，在 MYF5 阴性肌卫星细胞诱导 Pax7 失活后，大多数静止细胞开始分化并表达生肌调节因子 MYF5、MyoD。在骨骼肌，lmo7 作为转录因子调节骨骼肌基因表达，包括 Pax3、Pax7、MyoD 和 MYF5。

### （二）干细胞微环境

肌卫星细胞位于基底层，与周围结缔组织相分隔。干细胞存活在包含胶原、层粘连蛋白、纤连蛋白和糖胺聚糖等多种成分的特定的细胞外基质，这被称为干细胞微环境。越来越多的证据表明细胞外基质的组成成分在调节肌卫星细胞功能中扮演着不可或缺的角色。细胞外基质的改变，对肌卫星细胞的成肌化有深远的影响。在普通培养条件下，肌管形成减少、分化能力受限，其原因可能是缺少特定的细胞外基质蛋白，缺乏肌管形成的附着点。I 型胶原蛋白添加层粘连蛋白和巢蛋白进行培养板包被可提供这种支点，增强肌管形成。

反复损伤的骨骼肌修复能力提高，这种修复能力的提升可能与细胞外基质组分变化相关。在一项间隔 1 个月的运动性肌肉疲劳实验中，人体大腿肌肉活检显示细胞外基质成分——Ⅰ型、Ⅲ型和Ⅳ型胶原蛋白水平均升高，而肌卫星细胞含量增加了约 80%。这些研究表明干细胞微环境可对肌卫星细胞数量和功能进行调控。

### （三）Notch 信号通路

Notch 信号通路能够影响骨骼肌卫星细胞的特异性及其细胞的命运。肌卫星细胞增殖并转化为肌源性细胞系，此过程主要是 Notch 信号通路发挥调节作用。而肌卫星细胞分化是由 Wnt 信号通路调控的，两者之间通过 GSK3β 进行"对话"。Notch 信号通路激活时，GSK3β 处于激活状态并被磷酸化，β-连环蛋白（β-catenin）脱离破坏复合体并被泛素化，进而被蛋白酶体降解。研究结果表明，β-catenin 在成体大鼠的成肌细胞中表达，会增加 Pax7 阳性和 MyoD 阴性的肌卫星细胞的比例，从而降低进入分化途径的肌卫星细胞的比例。Notch 信号通路通过 β-catenin 阴性表达抑制靶基因的转录和肌卫星细胞的自我更新。因此，Notch 信号通路是防止肌源性干细胞和祖细胞过早分化的主要信号通路。

### （四）Wnt 信号通路

在 Wnt 信号通路中，Wnt 蛋白属于分泌信号分子大家族的成员。Wnt 信号通路可分为典型的 Wnt 信号通路和非典型的 Wnt 信号通路，Wnt 信号通路在细胞分化过程中起重要调节作用。β-catenin 是钙黏着蛋白复合物的亚型，在 Wnt 信号通路中作为第二信使发挥重要作用，β-catenin 是 Wnt/β-catenin 信号通路的核心成分，它的激活决定着下游相关目的基因的调控。经典 Wnt 通路通过诱导 β-catenin 转运并最终激活靶基因的信号通路，调控肌前体细胞（肌卫星细胞）的分化。当 Wnt 蛋白存在时，抑制 GSK3β 磷酸化，使 β-catenin 无法被蛋白酶降解，从而得以维持并在胞质内累积，进入核内与 T 细胞因子（T cell factor，TCF）和淋巴细胞增强子（lymphoid enhancer factor，LEF）瞬时性缔合，TCF 发生磷酸化并解除抑制，启动经典 Wnt 信号通路靶基因的转录和表达，调控肌细胞分化、凋亡等过程。

### （五）表观遗传修饰

肌卫星细胞功能状态受到表观遗传机制的调控，在不改变基因序列的情况下，机体可通过 DNA 甲基化、miRNA、核小体定位等方式改变肌卫星细胞的状态。

**1. DNA 甲基化**　研究人员于 1996 年证实去甲基化后肌卫星细胞活化标志 MyoD 可再次激活，DNA 甲基化对细胞分化的调节作用开始为人所知。后续研究也发现使用甲基化抑制剂 5-氮胞苷可使 C2C12 细胞分化增强，从而促进肌管形成。DNA 甲基化抑制剂增加细胞周期关卡基因的表达，上调骨骼肌转录因子，阻滞细胞周期，促进终末分化形成肌管。肌卫星细胞静息状态也与 DNA 甲基化有关，如共激活因子相关精氨酸甲基转移酶 1（coactivator-associated arginine methyltransferase 1，CARM1）是激活 Pax7 的关键因素，CARM1 结合 Pax7 会抑制肌卫星细胞活化，从而维持细胞"干"性。

**2. miRNA**　肌卫星细胞静息状态的维持中 miRNA 发挥了重要作用，若肌卫星细胞缺乏功能性 miRNA 调控，它会自发退出静息状态并进入细胞周期，如 miR-106 富集于细胞周期等通路, 可影响肌卫星细胞进入细胞周期并进行分化。静息状态肌卫星细胞中 miR-489 呈高表达状态, 其激活后则迅速下调, 后续研究表明, miR-489 是通过转录后抑制癌基因 DEK 保持肌卫星细胞静息状态。此外, miR-378 也在骨骼肌分化中发挥了重要作用, 有研究在诱导 C2C12 成肌细胞分化过程中, 通过 miR-378 处理或 RNA 干扰 BMP4 证明了 BMP4 是 miR-378 直接作用的靶点。还有研究证实 miR-128 可通过调节 *SP1* 基因抑制肌卫星细胞的增殖和分化。这些研究均表明 miRNA 对肌卫星细胞功能状态具有重要调控作用。

**3. 核小体定位**　可通过改变 DNA 序列中启动子的相对位置促进或抑制转录因子与之结合来调节基因表达, 从而达到染色质重塑。例如, 分化过程中, 磷酸激酶 P38 结合于染色质的 *Myog* 基因并结合 SWI/SNF (SWItch/Sucrose Non-Fermentable) 染色质重塑复合体, 可引起 Myog 的表达。当缺乏功能性的 SWI /SNF 染色质重塑复合体时, MyoD 启动的肌卫星细胞分化将出现停滞。

# 第三节　中性粒细胞在损伤修复中的作用

骨骼肌损伤后, 中性粒细胞是较早浸润受损骨骼肌的免疫细胞。它在骨骼肌损伤修复中经历了三个阶段, 首先是从外周血向损伤骨骼肌迁移, 然后吞噬受损骨骼肌细胞及其他组织并扩大炎症反应, 中性粒细胞释放的多种溶酶体及活性氧介导了骨骼肌纤维的二次损伤。

## 一、中性粒细胞向损伤骨骼肌迁移

骨骼肌损伤后, 外周循环和血液中的中性粒细胞通过滚动、黏附和迁移经由血管内皮入侵到受损组织中。中性粒细胞穿越血管内皮实际上是中性粒细胞和内皮细胞表面一系列黏附分子及其配体之间相互作用的过程。①循环免疫细胞沿着内皮组织滚动, 当免疫细胞表面的硫酸肝素蛋白聚糖 (heparan sulfate proteoglycan, HSPG) 与内皮细胞相互作用时, 免疫细胞运动减慢。②各种细胞因子与黏附分子的相互作用快速触发整合素介导中性粒细胞依赖性黏附到血管内皮。③中性粒细胞经内皮游出血管壁, 到达骨骼肌, 在受损骨骼肌肌内膜和肌质中高度表达。

绝大多数的循环免疫细胞 (淋巴细胞、单核细胞、嗜酸性粒细胞、嗜碱性粒细胞和 NK 细胞) 都能够表达细胞黏附分子——整合素 α4β1, 整合素 α4β1 可促进循环免疫细胞与血管细胞黏附分子-1 (vascular cell adhesion molecule-1, VCAM-1) 结合, 从而快速黏附到活化的内皮细胞。但是中性粒细胞不表达整合素 α4β1 而特异性表达整合素 β2, 整合素 β2 可促进细胞间黏附分子 (intercellular adhesion molecule, ICAM) 与中性粒细胞表面 CD18 结合, 随后牢固黏附于血管内皮。研究显示, 受损后的骨骼肌细胞也可表达 ICAM-1, 因此, 中性粒细胞可能采用跨内皮迁移的方式完成在骨骼肌组织的外渗过程, 而这需要事先通过刺激物如补体成分、细胞因子和可溶性蛋白 (如纤维蛋白原和凝血因子Ⅹ) 激活 ICAM 后方可进行。目前, 对外渗过程进行了大量深入的研究, 发现固有巨噬细胞、内皮细胞、肌细胞本身及循环免疫细胞参与外渗过程，但是在早期阶段这些细胞因子从何而来还不得而知。

## 二、浸润的中性粒细胞吞噬受损组织并扩大炎症反应

骨骼肌钝挫伤后中性粒细胞第一时间迅速出现于受损部位，伤后 1h 便可在损伤部位检测到中性粒细胞，并且几小时内浓度急剧攀升，24～48h 达到高峰，然后水平开始下降，但功能和数量依然高于基本水平，持续到大约伤后 5d，随后逐渐恢复到伤前水平。中性粒细胞对骨骼肌伤后修复的促进作用主要表现在两个方面：一是入侵到受损部位发挥吞噬作用清除病变坏死组织碎片，二是释放促炎性细胞因子（IL-6、TNF-α 等），扩大炎症反应。

许多学者提出假设：由中性粒细胞调控的吞噬作用有助于肌肉组织再生。中性粒细胞吞噬率较低品系的小鼠在肌肉损伤后显示出较低的再生能力。关于肌肉损伤和皮肤伤口愈合的研究显示，吞噬力差的老年动物在炎症反应早期，中性粒细胞呈现低水平表达且与伤口延迟愈合显著相关，同样肌肉再生能力也较差。另外，胫骨前肌冻伤后，静脉滴注脂质体包被的氯膦酸盐使吞噬细胞凋亡的小鼠呈现低浓度肌肉炎症反应，坏死组织碎片面积扩大、清除时间延长和肌肉再生能力受损。一些间接的证据也表明中性粒细胞能够促进肌肉再生，降低先天免疫系统中中性粒细胞的数量，可抑制早期阶段促炎性细胞因子的分泌并延长肌肉受损后的修复过程。

中性粒细胞的另一个积极作用表现在通过释放其他骨髓细胞促进肌肉组织的再生，比如巨噬细胞，其直接参与调控肌肉修复和再生。实验诱导小鼠中性粒细胞凋亡，可减少 35% 巨噬细胞入侵到受损骨骼肌组织，从而影响肌卫星细胞的增殖和分化，延缓组织修复。

中性粒细胞对损伤的激活反应是高度结构化的，由呼吸爆发产生，释放高浓度自由基通过吞噬作用有针对性地吞噬细胞碎片。中性粒细胞同时可通过释放蛋白酶减少组织碎片和细胞外基质。尽管中性粒细胞在骨骼肌损伤早期炎症反应阶段发挥重要的作用，但在清除坏死组织碎片的同时释放一些蛋白酶衍生物，如自由基、炎性介质及促炎性细胞因子等，可能会含有潜在的细胞毒性，使中性粒细胞与内皮细胞相互作用逐级放大，激活体内发生广泛的炎症波及健康组织，引发二次损伤。但这种损伤的发生过程还具有一定的争议。

## 三、中性粒细胞介导骨骼肌"二次损伤"

二次损伤的病理生理学变化是由原发性损伤所导致的。虽然二次损伤程度取决于原发性损伤的严重程度，但二者并非完全依赖关系。在骨骼肌损伤修复过程中，一方面，中性粒细胞发挥吞噬作用。正常情况下，中性粒细胞分泌的酸性水解酶、蛋白酶等在溶酶体膜内消化吞噬物质，但是在组织受损等特殊情况下，溶酶体膜发生破裂，膜内消化酶渗出到细胞质中，使整个细胞被酶水解、消化甚至坏死。另一方面，骨骼肌损伤后中性粒细胞在吞噬组织碎片的同时释放大量自由基，具有一定的潜在毒性，诱发二次损伤。在家兔胫骨前肌牵拉伤模型的研究中发现，采用抗 CD11b 抗体抑制中性粒细胞呼吸爆发可以减少炎症因子的释放，减少肌纤维损伤。

早有研究报道在机体发生二次损伤时中性粒细胞处于高浓度表达,表明它可能参与二次损伤过程。然而,到目前为止,中性粒细胞在损伤过程中的直接作用还未得到明确一致证实。一项关于离心运动诱发骨骼肌损伤的实验研究显示,中性粒细胞并未参与骨骼肌损伤的形成。这可能与诱发骨骼肌机械性损伤的方式、诱导损伤的工具、受损肌群的选择和肌肉收缩类型有关,因此选择标准一致的损伤模型来进行免疫系统和骨骼肌急性损伤修复的研究就显得尤为重要。

# 第四节 巨噬细胞在损伤修复中的作用

巨噬细胞、淋巴细胞、树突状细胞和 NK 细胞等都是免疫系统重要的细胞,它们在体内发挥不同的作用:巨噬细胞、NK 细胞等先天免疫细胞能对觉察到的威胁自动做出反应,淋巴细胞在特异性细胞免疫中占主导地位,树突状细胞是抗原提呈能力最强的一类细胞。但以吞噬细胞及 NK 细胞为主体的非特异性细胞免疫和以 T 淋巴细胞为主体的特异性细胞免疫都离不开吞噬细胞的参与、分泌、激活和主体作用。在吞噬细胞中,对巨噬细胞的研究较多。巨噬细胞是先天免疫和获得性免疫的桥梁,它以多种方式维持机体免疫平衡。

巨噬细胞广泛分布于肝、肺、肾、腹腔、肌肉、骨骼、脂肪组织、血液等多个组织器官,具有吞噬、杀菌、抑制肿瘤、抗原提呈、分泌炎症因子等多种功能,是机体抵御病菌入侵的第一道防线。巨噬细胞在炎症、修复、体液与细胞免疫及代谢性疾病和杀伤肿瘤等过程中都有重要作用,如巨噬细胞参与了动脉粥样硬化、肥胖等慢性炎症性疾病的发展,它们可在动脉粥样硬化斑块或脂肪组织中积聚,释放炎症因子,从而介导病理过程。近年来,巨噬细胞在肌肉损伤及修复中的作用正成为当前研究的一个热点。

## 一、参与骨骼肌损伤修复的巨噬细胞亚群

### (一)骨骼肌损伤修复阶段巨噬细胞亚群具有多样性

与其他组织相同,骨骼肌损伤后在 Th1 活性因子驱动下会启动先天免疫应答。Th1 炎症反应有多种活性因子表达,特别是 IFN-γ 和 TNF-α,它们通过经典激活途径驱使巨噬细胞转变成 M1 型巨噬细胞,这是一类促炎巨噬细胞,可分泌多种促炎性细胞因子,引起机体炎症反应。

此外,骨骼肌损伤修复阶段还存在另一类巨噬细胞——M2 型巨噬细胞,它们可减弱炎症反应,促进组织再生。Th2 活性因子(如 IL-4、IL-10、IL-13)在 M2 型巨噬细胞激活中发挥了特定的作用。M2 型巨噬细胞具有复杂的表型,它们可分成三个亚类:M2a 型巨噬细胞可被 IL-4 和 IL-13 激活,促进创口愈合和组织修复;M2b 型巨噬细胞可被免疫复合物或 TLR 激活,释放 Th2 抗炎细胞因子;M2c 型巨噬细胞可被 IL-10 激活,释放细胞因子使 M1 型巨噬细胞失活,促进非骨髓类细胞增殖。M2a 型和 M2c 型巨噬细胞均存在于损伤和再生肌肉中,它们可表达 CD206 分子,而 M2c 型巨噬细胞还可表达 CD163 分子。

（二）骨骼肌损伤修复阶段巨噬细胞亚群变化的时间规律

骨骼肌急性损伤可启动免疫细胞的一系列反应。与其他组织一样，骨骼肌损伤后，中性粒细胞最先做出应答，其细胞数量一般在伤后 2h 内即增加，通常在伤后 6～24h 达到最高峰，然后数量急剧降低。紧跟中性粒细胞浸润之后，M1 型巨噬细胞开始增多，在伤后 24h 时其细胞数量会显著增加，且会持续增加至伤后 2d，然后数量急剧减少。随后中性粒细胞和 M1 型巨噬细胞会被 M2 型巨噬细胞取代，M2 型巨噬细胞数一般在伤后 4d 时达到最高峰，然后在数天内维持在较高水平（图 11-4）。

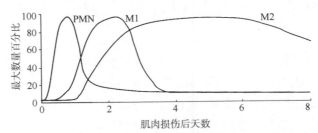

图 11-4　骨骼肌损伤再生阶段免疫细胞数量变化的时间规律

PMN，中性粒细胞；M1，M1 型巨噬细胞；M2，M2 型巨噬细胞

（三）骨骼肌损伤修复阶段巨噬细胞表型转变的可能机制

骨骼肌损伤后，会有多种 Th1 活性因子生成，如 IFN-γ 和 TNF-α，它们可通过经典激活途径使巨噬细胞转变成 M1 型巨噬细胞，引起机体炎症反应。

当 M1 型巨噬细胞数量达峰值后，会迅速被 M2 型巨噬细胞取代，这是骨骼肌完成修复的重要一环。对 M1 型巨噬细胞向 M2 型巨噬细胞转变机制的研究表明：骨骼肌损伤后有 12 种整合素表达升高，而整合素 β3 最先表达，且主要在巨噬细胞中表达。与野生型小鼠相比，整合素 β3 剔除小鼠中肌源性基因表达下降，肌肉再生能力受损，纤维化加剧，其机制与浸润的巨噬细胞向 M2 型极化有关，即整合素 β3 可能参与了巨噬细胞表型的转变。除了整合素 β3，巨噬细胞胞内丝裂原活化蛋白激酶磷酸酶 1（MAP kinase phosphatase-1，MKP-1）与 P38 保持平衡被认为是调控巨噬细胞从 M1 型向 M2 型转化的关键，MKP-1 缺失可导致巨噬细胞转化状态的失调，导致肌卫星细胞功能缺陷及肌肉再生障碍。此外，最新研究表明，IL-10 在骨骼肌再生阶段巨噬细胞从 M1 型向 M2 型转化中发挥了关键作用。除了上述已阐明的机制外，肯定还存在其他途径促使骨骼肌再生阶段巨噬细胞从 M1 型向 M2 型转化，有待进一步研究。

## 二、骨骼肌损伤修复阶段巨噬细胞亚群的作用

研究表明巨噬细胞对骨骼肌损伤后修复是必需的，巨噬细胞还可被肌卫星细胞利用以避免肌卫星细胞凋亡，从而提高肌肉再生能力。用药物选择性剔除巨噬细胞，通过注射肌毒素诱导肌肉损伤，发现巨噬细胞剔除组肌肉修复能力明显受损。注射药物阻碍巨

噬细胞向受损肌纤维浸润，可延缓肌卫星细胞增殖和分化，损害骨骼肌再生能力和引起纤维化。相反，提高单核/巨噬细胞的浸润则能促进肌肉的再生。这表明巨噬细胞在骨骼肌修复中具有多重作用，既能吞噬受损肌纤维，清除坏死组织，也能分泌多种因子促进骨骼肌再生。

骨骼肌损伤修复的关键一步是募集肌源性干细胞，如血管相关干细胞（mesoangioblast），它可以选择性地优先定位到损伤骨骼肌。研究表明，募集 mesoangioblast 需要 M1 型巨噬细胞分泌高速泳动族蛋白 1（high-mobility group box protein 1，HMGB1）和 TNF-α，以及 M2 型巨噬细胞分泌 MMP9。这表明巨噬细胞各亚群在募集干细胞到损伤肌肉这一过程中发挥了重要作用。

除了募集干细胞，巨噬细胞各亚群在骨骼肌损伤修复过程中还发挥了其他重要作用：骨骼肌急性损伤可引起趋化因子大量释放，中性粒细胞和 M1 型巨噬细胞被募集到损伤肌肉中；中性粒细胞和 M1 型巨噬细胞可通过 NO 机制引起肌肉进一步损伤；M1 型巨噬细胞还能释放多种活性因子，促进肌卫星细胞激活和增殖，随后中性粒细胞和 M1 型巨噬细胞会被 M2 型巨噬细胞取代，M2 型巨噬细胞释放多种生长因子，促进肌肉修复、分化和生长（图 11-5）。

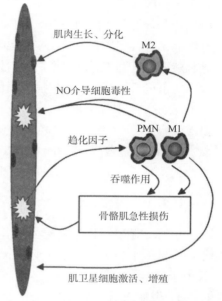

图 11-5　骨骼肌损伤修复阶段巨噬细胞的作用

PMN，中性粒细胞；M1，M1 型巨噬细胞；M2，M2 型巨噬细胞

## 三、巨噬细胞亚群调控损伤骨骼肌再生的机制

### （一）巨噬细胞特异性抗原

**1. M1 型巨噬细胞抗原——CD68**　研究表明，巨噬细胞各亚群发挥作用与其特定的 CD 抗原有关。例如，M1 型巨噬细胞可表达 CD68 抗原，它对 M1 型巨噬细胞功能非常重要，是 M1 型巨噬细胞的特异标志。CD68 又可称为 ED1 抗原，是氧化型低密度脂蛋白（oxidized LDL，OX-LDL）的受体，当 CD68 与 OX-LDL 结合时，可激活 M1 型巨噬细胞的吞噬功能，使 M1 型巨噬细胞增加促炎性细胞因子的分泌。特别是 LDL 通过髓过氧化物酶（myeloperoxidase，MPO）氧化修饰，可增强 LDL 与 CD68 的结合能力，从而增加活化的 M1 巨噬细胞数。LDL 被 MPO 修饰可能在调控骨骼肌修复和再生过程中特别重要，骨骼肌损伤后中性粒细胞浸润早于 M1 型巨噬细胞，中性粒细胞可通过释放 MPO 诱导肌细胞膜损伤。这可能是骨骼肌损伤炎症早期阶段，中性粒细胞和 M1 型巨噬细胞间多种相互调控方式中的一种。例如，中性粒细胞可提高巨噬细胞的溶细胞能力，使肌细胞溶解，这些被溶解的肌细胞又能通过正反馈机制进一步增加巨噬细胞的吞噬能力。

**2. M2 型巨噬细胞抗原——CD163 和 CD206**　M2 型巨噬细胞表达的特异性 CD 抗原也与其功能密切有关，在调控巨噬细胞活性和表型方面具有重要作用。例如，巨噬细胞 CD163

（在 M2c 型巨噬细胞表达）是血红素与 haptaglobin 复合体的特异受体，当它们结合时可通过增加抗炎细胞因子，特别是 IL-10 表达来调控巨噬细胞表型；而且，通过内化和分解血红素-haptaglobin 复合体，可使更多的血红素变成无毒状态，从而减少对肌细胞的损害。血红素的内化和分解还能抑制中性粒细胞和 M1 型巨噬细胞产生溶细胞介质和自由基。因此，CD163 与配体结合将促进 M1 型巨噬细胞向 M2c 型巨噬细胞转变，减少由自由基介导的肌肉损伤，这种转变将有助于肌肉损伤后的再生。相似的，CD206 分子（在 M2a 型和 M2c 型巨噬细胞表达）也可通过减少肌肉炎症和损伤介导 M2 型巨噬细胞功能。在肌肉损伤再生阶段，MPO 是 CD206 的一种重要配体，MPO 在中性粒细胞诱导的肌细胞膜溶解过程中发挥了重要作用，MPO 与 CD206 的结合及 M2 型巨噬细胞将其内化可减少其细胞毒性。抗炎细胞因子可促进 M2 型巨噬细胞表达 CD206，CD206 与配体结合又可增加抗炎细胞因子的分泌，M2 型巨噬细胞的这种正反馈机制可使 Th1 细胞迅速失活，从而减少自由基介导的肌细胞损伤。

## （二）巨噬细胞源性细胞因子

巨噬细胞既可以分泌炎症因子，也可以分泌多种肌再生调控因子，如胰岛素样生长因子-1、机械生长因子、肝细胞生长因子、尿激酶型纤溶酶原激活物、环氧合酶-2、转化生长因子-β1 等。

**1. 炎症因子**　肌肉损伤后，入侵的中性粒细胞和巨噬细胞均可表达 TNF-α，提示它可能参与了骨骼肌损伤的早期炎症反应。长期以来，TNF-α 一直被认为是经典的促炎性细胞因子，它可通过经典途径激活巨噬细胞转变为 M1 型，诱导其他促炎性细胞因子的产生。骨骼肌急性损伤后，TNF-α 表达量一般在伤后 24h 达到峰值，表明 TNF-α 与损伤肌肉中 Th1 炎症反应密切相关。TNF-α 激活炎症细胞将促进骨骼肌损伤。但是，骨骼肌急性损伤后的 2 周内 TNF-α 表达水平均处于升高状态，表明 TNF-α 可能参与了骨骼肌再生的调控过程。研究表明，除了参与炎症反应外，TNF-α 还可以直接影响肌细胞，调节增殖与分化。此外，肌肉损伤部位中性粒细胞和巨噬细胞释放的 TNF-α 还能吸引肌卫星细胞和血液干细胞到损伤部位，从而促进肌肉再生。巨噬细胞除了分泌 TNF-α 外，还能分泌多种炎症因子，在骨骼肌再生修复过程中发挥复杂的调控作用。

**2. 胰岛素样生长因子-1**（IGF-1）　可介导生长激素的功能，在组织成熟与修复再生中具有重要作用。研究表明 IGF-1 在骨骼肌损伤修复过程中发挥了重要作用，如通过转基因手段使肌肉局部表达 IGF-1，它能通过调控炎症因子和趋化因子表达加速损伤肌肉再生，注射重组 IGF-1 蛋白也能促进损伤骨骼肌修复，离体状态下 IGF-1 可促进成肌细胞增殖。巨噬细胞对避免肌肉萎缩有保护效应，还能促进肌肉再生，其机制部分依赖于 IGF-1 信号途径。最新研究表明，巨噬细胞可大量表达 IGF-1，在骨骼肌急性损伤修复过程中发挥了重要作用。

**3. 机械生长因子**（MGF）　是 IGF-1 的剪接异构体，因对机械应激敏感而得名。对 MGF 的研究表明，骨骼肌损伤后 MGF 表达达峰值的时间早于骨骼肌卫星细胞激活，MGF 表达开始下降时 IGF-1 表达才逐步升高，提示 MGF 可能是骨骼肌损伤后激活肌卫星细胞的首要因子之一。离体状态下 MGF 还可促进成肌细胞增殖，但对肌细胞分化有抑制作用，且 MGF 发挥作用的途径与 IGF-1 作用途径不同，表明 MGF 是一种在功能和信号通路上均不同于 IGF-1 的生长因子。笔者课题组前期研究在国内外首次证明腹膜巨噬细胞 MGF 表达可被大强度运动诱导。但是损伤肌肉中巨噬细胞是否表达 MGF，伤后 MGF 表达升高是否主要来自巨噬细胞，目前仍不清楚，有待深入研究。

**4. 肝细胞生长因子**（HGF） 参与了骨骼肌的生长及伤后的再生。HGF 及其受体对成肌细胞的迁移是必需的，它们在成年动物非损伤肌肉中均可表达，而且在损伤肌肉中 *HGF* mRNA 及蛋白表达水平均明显增加。将外源性 HGF 注射到非损伤肌肉中，可激活静息状态肌卫星细胞；当注射到损伤肌肉中，它能促进成肌细胞增殖。除了在体效应外，离体状态下 HGF 也能促进成肌细胞增殖和迁移。此外，最新研究表明，尿激酶型纤溶酶原激活物促进骨骼肌再生的效应是通过 HGF 活化和随后成肌细胞增殖实现的；用转基因手段使巨噬细胞特异性表达尿激酶型纤溶酶原激活物，可调控损伤肌肉中 HGF 含量。这均表明 HGF 在骨骼肌损伤修复中发挥了非常重要的作用。巨噬细胞可表达 HGF，但损伤肌肉中 HGF 表达增加是否主要来自巨噬细胞，仍需研究证明。

**5. 尿激酶型纤溶酶原激活物**（uPA） 能促进很多类型细胞的迁移，如巨噬细胞、活化的外周血单个核细胞、内皮细胞、平滑肌细胞和成肌细胞等。将小鼠 *uPA* 基因敲除，巨噬细胞向损伤肌肉趋化的能力受损，肌肉修复能力也受损。相反，当敲除纤溶酶原激活物抑制剂-1（plasminogen activator inhibitor-1，*PAI-1*；uPA 的主要抑制剂）时，损伤骨骼肌中 uPA 活性增强，巨噬细胞积聚增多，肌肉修复过程加速。离体状态下，uPA 能促进肌卫星细胞的增殖、迁移和融合。此外，uPA 在巨噬细胞趋化和骨骼肌再生中发挥了关键作用。最新研究成果表明，巨噬细胞可特异性表达 uPA，从而在促进骨骼肌再生中发挥重要作用。

**6. 环氧合酶-2**（COX-2） 研究表明环氧合酶（cyclooxygenase，COX）对肌卫星细胞激活和骨骼肌再生是必需的。*COX-2* 敲除或使用 COX-2 抑制剂可引起骨骼肌损伤后修复过程中肌纤维体积缩小，减少肌卫星细胞标志分子 *MyoD* mRNA 表达；*COX-2* 敲除还能引起损伤肌肉修复过程中巨噬细胞向损伤部位的浸润减少。COX-2 抑制剂则能降低 uPA 活性，减少巨噬细胞积聚，抑制代偿性肌肥大过程中细胞增殖。这些研究表明 COX-2 在巨噬细胞趋化及肌卫星细胞激活中均有重要作用，是影响骨骼肌损伤修复的重要因素之一。巨噬细胞可表达 COX-2，但骨骼肌损伤后修复过程中 COX-2 是否主要来自巨噬细胞、COX-2 在何时参与骨骼肌修复等仍不清楚。

**7. 转化生长因子-β1**（TGF-β1） 骨骼肌损伤较严重时可导致瘢痕修复，阻碍肌肉的再生和影响修复效果，这可能与巨噬细胞分泌的 TGF-β1 有关。与 TNF-α 相似，在体或离体状态下，TGF-β1 都能抑制肌源性细胞的增殖，而且 TGF-β1 是骨骼肌损伤后启动纤维化的主要因子之一。研究表明，巨噬细胞可分泌 TGF-β1，因此巨噬细胞除了参与吞噬损伤肌纤维、促进肌卫星细胞激活与增殖外，在调控骨骼肌再生和纤维化过程中也可能发挥了重要作用。

## 四、巨噬细胞影响骨骼肌再生的新机制实证研究

笔者团队在其他学者研究的基础上，对巨噬细胞参与骨骼肌再生的机制进行了进一步的深入研究。通过构建骨骼肌损伤模型和巨噬细胞剔除模型，深入研究了剔除巨噬细胞对骨骼肌

再生的影响及相关机制。结果表明，剔除巨噬细胞使骨骼肌再生后期炎症和氧化应激加剧，肌再生因子水平下降，蛋白质合成信号通路受损，骨骼肌再生延迟，再生肌纤维尺寸缩小，并加剧了骨骼肌纤维化，损害了骨骼肌再生（图 11-6～图 11-13）。

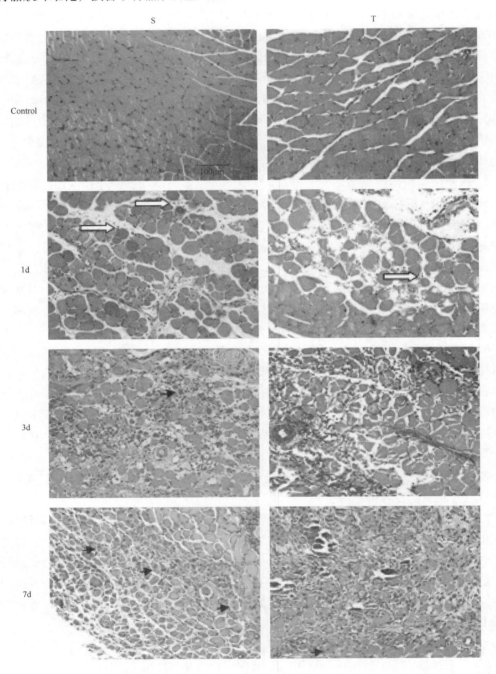

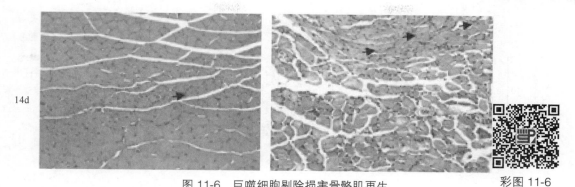

图 11-6　巨噬细胞剔除损害骨骼肌再生

S 为骨骼肌损伤组；T 为损伤+巨噬细胞剔除组；➡️再生肌纤维；⇨炎症细胞

Control，对照组；1d、3d、7d、14d 分别代表损伤后第 1 天、第 3 天、第 7 天、第 14 天

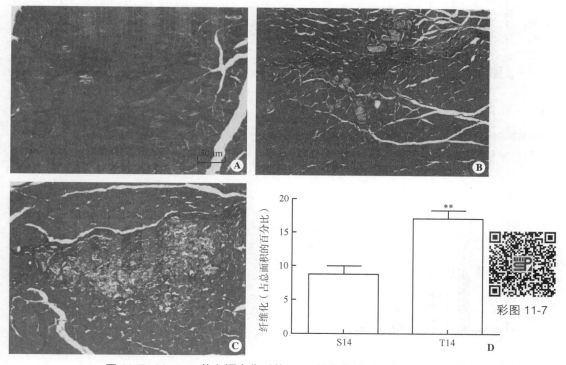

图 11-7　Masson 染色评定伤后第 14 天损伤骨骼肌瘢痕组织的形成

A. 未损伤对照组；B. 损伤组；C. 损伤+巨噬细胞剔除组；D. 损伤第 14 天胶原纤维百分比。红色代表肌纤维；
蓝色代表胶原纤维

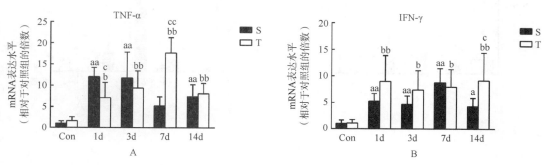

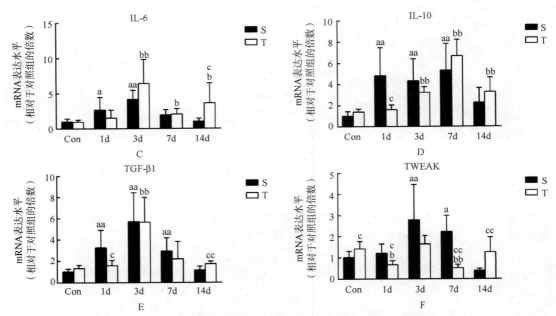

图 11-8 巨噬细胞剔除对损伤骨骼肌炎症因子表达的影响

S 为骨骼肌损伤组；T 为损伤+巨噬细胞剔除组；$S_{Con}$ 为未损伤对照组；$T_{Con}$ 为未损伤+巨噬细胞剔除对照组；与 $S_{Con}$ 组比较，a $P<0.05$；aa $P<0.01$；与 $T_{Con}$ 组比较，b $P<0.05$；bb $P<0.01$；S 组与 T 组同一时间点比较，c $P<0.05$；cc $P<0.01$；1d、3d、7d、14d 分别代表损伤后第 1 天、第 3 天、第 7 天、第 14 天

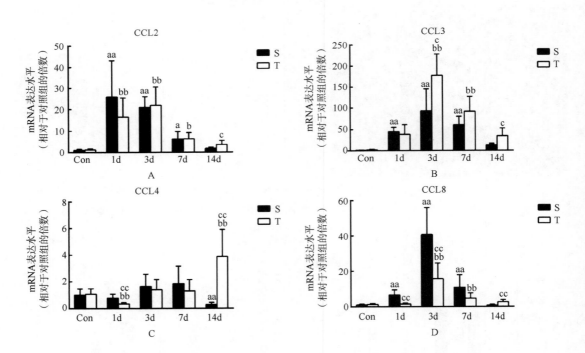

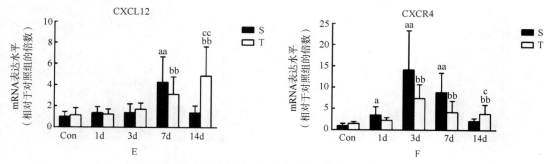

图 11-9　巨噬细胞剔除对损伤骨骼肌趋化因子表达的影响

S 为骨骼肌损伤组；T 为损伤+巨噬细胞剔除组；$S_{Con}$ 为未损伤对照组；$T_{Con}$ 为未损伤+巨噬细胞剔除对照组；与 $S_{Con}$ 组比较，a $P<0.05$；aa $P<0.01$；与 $T_{Con}$ 组比较，b $P<0.05$；bb $P<0.01$；S 组与 T 组同一时间点比较，c $P<0.05$；cc $P<0.01$；1d、3d、7d、14d 分别代表损伤后第 1 天、第 3 天、第 7 天、第 14 天

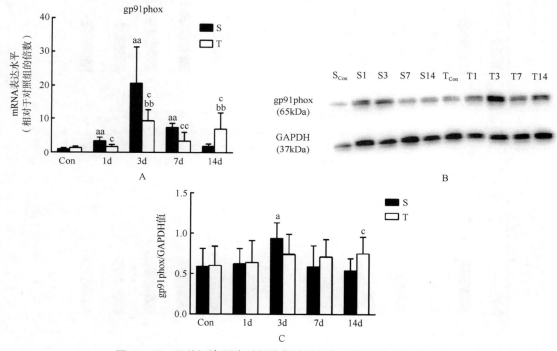

图 11-10　巨噬细胞剔除对损伤骨骼肌氧化应激因子表达的影响

S 为骨骼肌损伤组；T 为损伤+巨噬细胞剔除组；$S_{Con}$ 为未损伤对照组；$T_{Con}$ 为未损伤+巨噬细胞剔除对照组；与 $S_{Con}$ 组比较，a $P<0.05$；aa $P<0.01$；与 $T_{Con}$ 组比较，b $P<0.05$；bb $P<0.01$；S 组与 T 组同一时间点比较，c $P<0.05$；cc $P<0.01$；1d、3d、7d、14d 分别代表损伤后第 1 天、第 3 天、第 7 天、第 14 天

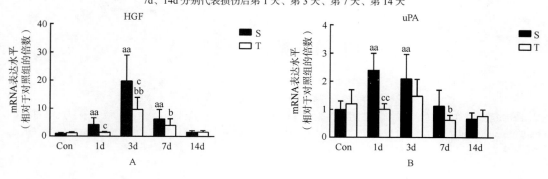

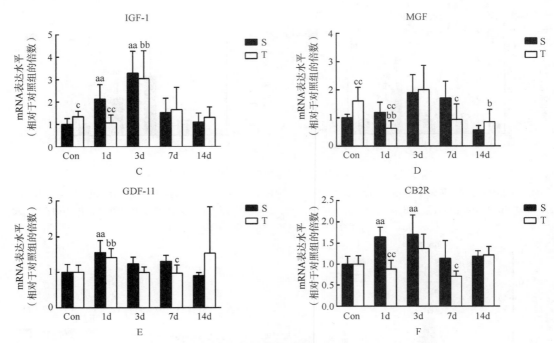

图 11-11 巨噬细胞剔除对损伤骨骼肌肌再生因子表达的影响

S 为骨骼肌损伤组；T 为损伤+巨噬细胞剔除组；$S_{Con}$ 为未损伤对照组；$T_{Con}$ 为未损伤+巨噬细胞剔除对照组；与 $S_{Con}$ 组比较，a $P<0.05$；aa $P<0.01$；与 $T_{Con}$ 组比较，b $P<0.05$；bb $P<0.01$；S 组与 T 组同一时间点比较，c $P<0.05$；cc $P<0.01$；1d、3d、7d、14d 分别代表损伤后第 1 天、第 3 天、第 7 天、第 14 天

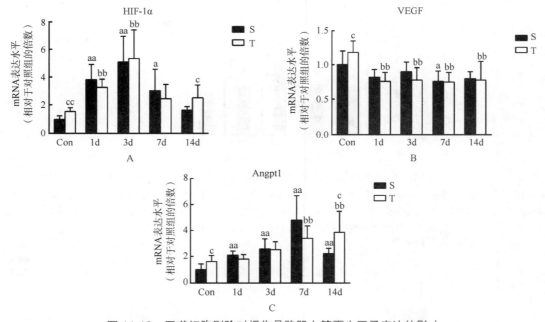

图 11-12 巨噬细胞剔除对损伤骨骼肌血管再生因子表达的影响

S 为骨骼肌损伤组；T 为损伤+巨噬细胞剔除组；$S_{Con}$ 为未损伤对照组；$T_{Con}$ 为未损伤+巨噬细胞剔除对照组；与 $S_{Con}$ 组比较，a $P<0.05$；aa $P<0.01$；与 $T_{Con}$ 组比较，b $P<0.05$；bb $P<0.01$；S 组与 T 组同一时间点比较，c $P<0.05$；cc $P<0.01$；1d、3d、7d、14d 分别代表损伤后第 1 天、第 3 天、第 7 天、第 14 天

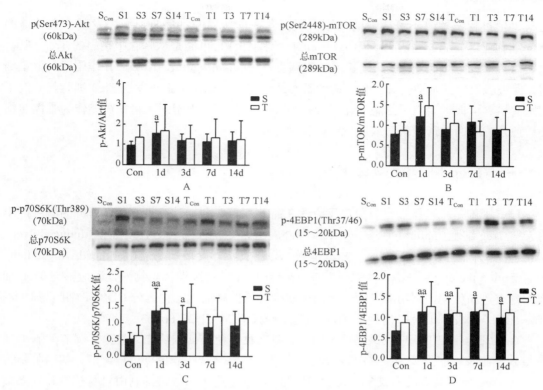

图 11-13　巨噬细胞剔除对损伤骨骼肌蛋白质合成信号分子表达的影响

S 为骨骼肌损伤组；T 为损伤+巨噬细胞剔除组；$S_{Con}$ 为未损伤对照组；$T_{Con}$ 为未损伤+巨噬细胞剔除对照组；与 $S_{Con}$ 组比较，a $P<0.05$；aa $P<0.01$；1d、3d、7d、14d 分别代表损伤后第 1 天、第 3 天、第 7 天、第 14 天

## 五、小结

先前的研究表明，骨骼肌急性损伤修复过程复杂，免疫细胞特别是巨噬细胞在损伤肌肉修复过程中的作用正被逐步认识。巨噬细胞发挥作用可能主要由其分泌的活性因子及炎症因子介导，但巨噬细胞分泌了哪些因子，在何时参与、如何参与损伤骨骼肌重建，仍有待进一步研究。

笔者团队实证研究表明，若剔除巨噬细胞，会使骨骼肌再生后期炎症和氧化应激加剧，肌再生因子下降，蛋白质合成信号通路受损，骨骼肌再生延迟，再生肌纤维尺寸缩小，并加剧骨骼肌纤维化，损害骨骼肌再生，表明巨噬细胞确实在损伤骨骼肌再生中发挥了重要作用。

## 第五节　调节性 T 细胞在损伤修复中的作用

研究发现骨骼肌损伤发生后，除了中性粒细胞和巨噬细胞参与肌肉损伤后的修复过程，T 淋巴细胞也参与修复骨骼肌，尤其是一类特殊的 T 细胞亚群——Treg 细胞在肌肉损伤修复与再生过程发挥着不可或缺的作用。研究者在损伤后的骨骼肌组织中发现一类特殊的 Treg 细胞亚群,高表达转录因子 Helios 和神经纤毛蛋白,可能是从胸腺中输出的 Treg 细胞,这类 Treg 细胞可能通过表达生长因子双调蛋白(amphiregulin, Areg)并作用于肌卫星细胞,促进肌卫星细胞活化和分化,达到肌肉修复作用。离体实验亦发现 Treg 细胞与肌肉干细胞共培养可促进肌肉干细胞分化,Treg 细胞及其分泌的细胞因子将来可能作为骨骼肌损伤后愈合、肌肉退行性疾病或肌少症的新治疗靶点。

## 一、Treg 细胞生物学特性

Treg 细胞是一种调控自身免疫反应的 T 细胞亚群,根据其产生部位,可分为胸腺产生的天然 Treg 细胞(natural-Treg, n-Treg)和外周诱导生成的诱导性 Treg 细胞(induced-Treg, i-Treg),另外,还有 CD8$^+$Treg、NKT 细胞。叉头/翼状螺旋转录因子(forkhead/winged helix transcription factor p3, Foxp3)被认为是 Treg 细胞主要特征性标志物,其表达影响 Treg 细胞发育成熟和免疫抑制功能发挥。目前尚缺少特异性高的标志物区分 CD8$^+$ T 细胞与 CD8$^+$ Treg 细胞,因此,研究中出现的 Treg 细胞主要指 CD4$^+$CD25$^+$Foxp3$^+$ T 细胞。

Treg 细胞是免疫反应的关键调节因子,具有良好免疫抑制功能,其除了调节其他 T 细胞和 B 细胞及一些先天免疫系统成分功能之外,还参与一些非免疫过程调节,如内脏脂肪组织的 Treg 细胞调节局部或全身炎症和代谢。Treg 细胞可以通过抑制由自身抗原和外来微生物引起的免疫应答,分泌抑制性细胞因子,或 Treg 细胞与其他细胞直接接触,发挥免疫抑制调节作用。例如,Treg 细胞表面高表达细胞毒性 T 淋巴细胞抗原 4,改变抗原提呈细胞功能,影响 T 细胞增殖;Treg 细胞表达 CD25,与效应 T 细胞竞争性结合 IL-2 分子,使效应细胞因为缺少生长信号指示而不能增殖;此外,Treg 细胞还分泌 IL-10、TGF-β 等细胞因子,从而抑制和减弱免疫应答。

## 二、骨骼肌损伤后 Treg 细胞来源及其调控

Treg 细胞在肌肉损伤的急性炎症期之后开始大量积累,帮助控制晚期炎症,防止肌肉损伤后髓系粒细胞和纤维化的过度积累,促进肌肉再生。关于肌肉损伤后 Treg 细胞的来源尚存在争议,有研究将肌卫星细胞与从脾脏获得的 i-Treg 或 n-Treg 细胞共同培养,结果只观察到 i-Treg 细胞可以增强肌卫星细胞动力学,因此推断 i-Treg 细胞可促进肌卫星细胞增殖,对肌肉再生具有重要意义。然而,也有研究得出了相反的结果,其结果表明肌肉损伤后出现的 Treg 细胞主要是 n-Treg 细胞,而不是 i-Treg 细胞,肌肉中的 Treg 细胞是一个高度特化的子集,积累在受损的肌肉中发挥修复作用。因此,对损伤骨骼肌中 Treg 细胞的来源还需进一步深入研究。

Treg 细胞在损伤肌肉中大量积累的调控机制也尚未阐明。研究表明,FAP 分泌的 IL-33 可能在其中发挥了重要作用。IL-33 作为一种内源性危险信号,可以在不同组织损伤时做出反应,并参与 Treg 细胞调控,IL-33 已被证明可以促进中枢神经系统损伤后的恢复及正常小鼠内脏脂肪组织中 Treg 细胞的积累。研究发现 IL-33/ST2(生长刺激表达基因 2 蛋白)

轴可影响肌肉 Treg 细胞的积累和功能，ST2 受体由白细胞介素-1 受体样 1（interleukin-1 receptor-like 1，*IL1RL1*）基因负责编码，与淋巴组织中存在的 Treg 细胞相比，受伤肌肉中分离 Treg 细胞显著上调 *IL1RL1* 基因。肌肉 Treg 细胞表面 ST2 蛋白在肌肉损伤后 12h 开始上调表达，2d 左右达到峰值水平。为了证明 IL-33/ST2 与 Treg 细胞稳态的直接联系，研究者利用 Treg 细胞特异性敲除 *ST2* 基因小鼠建立急性肌肉损伤模型，与野生型小鼠相比较，*ST2* 敲除小鼠和野生型小鼠损伤后第 1 天肌肉 Treg 细胞的表达相似。然而，随着时间的延长，敲除 *ST2* 基因小鼠的 Treg 细胞积累受损，肌肉损伤恢复延迟或受损。IL-33 直接或间接地增强转录因子 Foxp3、GATA3 和 STAT5 的表达和功能，促进 Treg 细胞中 ST2 蛋白的表达。IL-33 可以增加肌肉组织中 Treg 扩增，但是未能观察到 IL-33 促进循环血液中 Treg 细胞补充至肌肉组织的现象，推测 IL-33 促进肌肉组织修复作用可能是局部效应。

其他的信号通路也可能参与了肌肉中 Treg 细胞的募集。研究发现肌肉 Treg 细胞表达趋化因子 CCR2（CCL2 的受体）强度明显高于脾脏中的 Treg 细胞，与单核细胞相似，Treg 细胞也能被 CCL2 吸引到受损肌肉中并积累。受损肌纤维释放的肌红蛋白产生不稳定血红素，Treg 细胞和巨噬细胞可以识别它，这可能有助于调节肌肉再生。此外，TCR 信号在调节 Treg 细胞分化、稳态和功能方面起着至关重要的作用，mdx 模型中转入肌肉 Treg 细胞的 TCR 基因，促进了后肢肌肉 Treg 细胞积累和肌肉再生。脾脏中的小部分 Areg$^+$ Treg 与肌肉中的 Areg$^+$ Treg 或 Areg$^-$ Treg 共享 TCR 序列这一研究证据也支持 TCR 信号招募 Treg 细胞至损伤部位。然而，这些信号调节机制仍有待进一步研究证实。

## 三、Treg 细胞参与骨骼肌损伤修复的机制

### （一）Treg 细胞通过调控巨噬细胞极化促进肌肉再生

骨骼肌损伤后自我修复是一个复杂的生理过程，阶段性炎症的变化在其中起关键作用。抗炎阶段向促炎阶段的及时转换决定后期肌肉修复效果，而抗炎阶段的启动除了与巨噬细胞有关，还受 Treg 细胞调控。研究发现，注射人类白喉毒素耗竭小鼠 Treg 细胞，可导致 M1 型巨噬细胞的促炎期延长，阻碍 M1 型巨噬细胞极化为 M2 型巨噬细胞，损害肌肉再生修复。另外，有研究者通过免疫荧光技术观察到胫骨前肌的 Treg 细胞和巨噬细胞在心脏毒素诱导骨骼肌损伤后第 7 天聚集在损伤区域，并且二者相互接近。在急性肌肉损伤模型小鼠体内注射人类白喉毒素耗竭 Treg 细胞，发现 MHC Ⅱ$^-$巨噬细胞也随之下降，直到损伤后第 7 天，MHC Ⅱ$^+$与 MHC Ⅱ$^-$比值才开始增加。Treg 细胞缺失，促使 MHC Ⅱ$^-$巨噬细胞死亡增加，MHC Ⅱ$^+$巨噬细胞增殖加速，促进炎症反应。此外，Treg 细胞在肌肉再生过程中限制肌肉内干扰素 IFN-γ 产生，阻止 MHC Ⅱ$^-$向 MHC Ⅱ$^+$极化，达到抑制炎症的效果。这些结果表明，Treg 细胞可通过调控巨噬细胞极化促进肌肉再生修复。

### （二）Treg 细胞通过分泌双调蛋白促进肌肉再生

Treg 细胞不仅可以调控损伤骨骼肌修复阶段巨噬细胞由 M1 向 M2 表型极化，还可以通过分泌一种名为双调蛋白（amphiregulin，Areg）的生长因子调节肌肉再生。Treg 细胞耗

竭可导致损伤肌肉组织中转录组改变，如肌肉修复所需蛋白质 Myog、*MMP12* 基因下调，纤维化相关蛋白胶原蛋白、肌动蛋白 α2、解整合素-金属蛋白酶 12（A disintegrin and metalloprotease 12，ADAM12）的基因上调，新生肌纤维变小，纤维化程度增加。而注射 Areg 治疗后使肌肉的转录组趋向正常化，ECM 相关基因表达减少。

Areg 属于表皮生长因子家族，是表皮生长因子受体的配体，而肌卫星细胞可表达表皮生长因子受体。因此，Treg 细胞分泌的 Areg 可直接作用于肌卫星细胞，促进肌卫星细胞增殖与肌肉修复。例如，有研究者通过体外细胞实验观察到被 Areg 处理过的成肌细胞显示出更好的肌源性，推测 Areg 可能是通过支持肌源性分化来发挥其促进肌肉再生的功能。另外，研究发现弓形虫诱导慢性骨骼肌感染模型中 Treg 细胞介导的免疫调节受损，但是通过补充 Treg 细胞来源的 Areg 可以恢复免疫平衡，促进肌肉修复。经过 Areg 治疗（局部联合腹腔注射）的小鼠肌肉生理功能和免疫指标显著改善，肌肉中 Treg 细胞的 Tbet 转录因子表达下降，Tbet 转录因子调控 T 细胞向 Th1 分化，Tbet 转录因子表达下降可以抑制 Th1 细胞介导机体炎症，有利于 CD206$^{hi}$Ly6c$^{lo}$ 巨噬细胞发挥修复作用。此外，Areg 治疗导致损伤部位肌肉的 pax7、MYF5 和 Myog 等与肌卫星细胞增殖、肌管活化和分化有关的调控因子表达增加。

## 四、小结

Treg 细胞在骨骼肌损伤再生中发挥了重要作用，其涉及的生理机制可能是肌肉损伤发生后，首先由肌肉中的 FAP 细胞感知损伤刺激信号，随后这些细胞释放 IL-33，通过 IL-33/ST2 蛋白轴的作用激活并招募大量 Treg 细胞至损伤部位，Treg 细胞通过促进 M1 促炎症表型巨噬细胞向 M2 抗炎症表型巨噬细胞极化和释放特殊生长因子 Areg，刺激肌卫星细胞分化和肌肉再生。然而，关于肌肉损伤后积累的 Treg 细胞来源尚存在争议，Treg 细胞在肌肉损伤后大量积累的调控机制亦尚未阐明，还需要进一步深入研究。

# 第六节　Wnt 信号通路在损伤修复中的作用

在各种竞技运动和群众体育活动中，骨骼肌易受到内外因素的影响而出现各种损伤（如撕裂伤、挫伤等）。骨骼肌损伤后，肌肉收缩能力受损，出现红肿热痛等症状，影响运动员的日常训练和普通健身人群的生活与学习。骨骼肌损伤后具有较强的自我修复能力，而这种修复能力主要依赖于一种肌前体细胞——肌卫星细胞。肌卫星细胞存在于肌细胞膜和基底膜之间，在健康骨骼肌中含量较低。骨骼肌损伤后，在各种因子的作用下，肌卫星细胞激活，迁移到损伤部位，然后增殖、分化，与残存肌管融合或融合成新的肌管，参与骨骼肌损伤修复。但不恰当的肌卫星细胞增殖、分化，会导致肌卫星细胞的过早成熟，严重损害骨骼肌再生。此外，若骨骼肌损伤修复过程中有过多的胶原蛋白、纤连蛋白等 ECM 组分沉淀，可引起较严重的纤维化，损害骨骼肌再生。

研究发现，Wnt 信号通路不仅在生长发育、癌症和干细胞融合中发挥作用，而且在骨骼肌损伤修复过程中发挥重要作用。经典 Wnt/β-catenin 信号通路的激活可有效调节肌卫星细胞从增殖状态转为分化状态，促进肌管的融合，加速骨骼肌损伤后再生过程。但不恰当的 Wnt/β-catenin 信号通路激活，可诱导肌卫星细胞的过早分化成熟，促进大量 ECM 组分沉淀，加剧损伤骨骼肌纤维化，损害骨骼肌损伤后再生。而 Wnt7a 可通过多条非经典 Wnt 信号通路，促进肌卫星细胞增殖和迁移，加速骨骼肌损伤修复过程。但目前国内对 Wnt 信号通路的研究主要在癌症、糖尿病等疾病，对其在骨骼肌损伤修复中的作用研究较少。

## 一、Wnt 信号通路概述

### （一）经典 Wnt 信号通路

在经典 Wnt 信号通路中，β-catenin 起中心调控作用，因此又称为 Wnt/β-catenin 信号通路（图 11-14）。当细胞膜外没有 Wnt 蛋白出现时，β-catenin 与轴蛋白（Axin）、GSK3、散乱蛋白（dishevelled，Dvl）和腺瘤息肉蛋白（adenomatous polyposis coli protein，Apc）等结合，形成 Apc-Axin-Dvl-GSK3-β-catenin 复合体。该复合体有效降解了细胞内的 β-catenin，因而细胞内 β-catenin 含量低。当 Wnt 蛋白出现并与低密度脂蛋白受体相关蛋白（low-density lipoprotein receptor-related protein，LRP）和卷曲受体（frizzled，Fzd）结合后，激活了 Dvl，而 Dvl 的激活使 β-catenin 从 Apc-Axin-Dvl-GSK3-β-catenin 复合体被释放，因而细胞内游离的 β-catenin 水平增加，β-catenin 进一步游离到细胞核内。在细胞核内，β-catenin 与 T 细胞因子/淋巴细胞增强子（TCF/LEF）相结合，作为一个转录辅激活物诱导 Wnt 靶基因（如 *BCL-2*、*Axin2* 等）的转录。

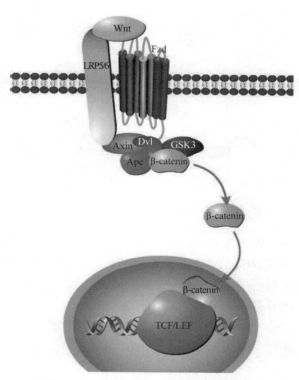

图 11-14　经典 Wnt/β-catenin 信号通路

### （二）非经典 Wnt 信号通路

非经典 Wnt 信号通路（图 11-15）可主要分为三个：Wnt/Ca²⁺信号通路、Wnt/PCP 信号通路和 Wnt/PI3K 信号通路。

当 Wnt 蛋白在细胞外出现时，可激活 Fzd 和 Dvl 复合物，导致 IP₃ 产生增加，IP₃ 激活了 IP₃ 受体（IP₃R），释放细胞内 Ca²⁺，然后 Ca²⁺激活 PKC、CaMK Ⅱ 和钙调磷酸酶等。这些酶作用于转录因子活化 T 细胞核因子（nuclear factor of activated T cell，NFAT），促进一些特异靶基因的表达，称为 Wnt/Ca²⁺信号通路。

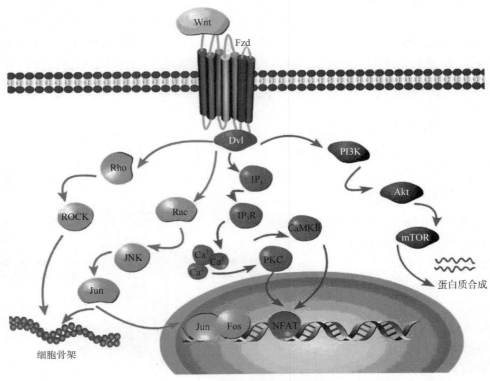

图 11-15　非经典 Wnt 信号通路

　　Wnt 与 Fzd 和 Dvl 结合，导致二者激活，随后激活 Rho 和 Rac，而 Rho 和 Rac 的激活引起 JNK 信号通路激活，JNK 除可调节核内相关基因外，还参与细胞骨架稳定性、微管相关蛋白（microtubule associated protein，MAP）、肌动蛋白调节蛋白的调节，称为 Wnt/PCP 信号通路。

　　Wnt 与 Fzd 结合，激活 Fzd，Fzd 激活 PI3K，然后激活 Akt/mTOR 信号通路，使蛋白质合成增加，称为 Wnt/PI3K 信号通路。

## 二、Wnt 信号分子在骨骼肌中的表达

　　研究发现，多种 Wnt，包括 Wnt5a、Wnt5b、Wnt7a 和 Wnt4 等均可在静息状态骨骼肌中表达。此外，在骨骼肌损伤修复过程中，多种 Wnt 上调表达，且存在不同的表达模式。例如，在骨骼肌损伤修复早期，Wnt5a、Wnt5b 和 Wnt7a 表达显著上调，而 Wnt4 表达却下调。相反，在骨骼肌损伤修复后期，Wnt7b 和 Wnt3a 表达均显著上调。此外，多种 Wnt 信号通路的组件，如 β-catenin、GSK3β 和 Fzd-1 等表达均可在骨骼肌损伤修复过程中上调，且主要集中在肌卫星细胞中表达。

## 三、Wnt 信号通路在骨骼肌再生中的作用及可能机制

### （一）经典 Wnt/β-catenin 信号通路激活，促进生肌分化

多项研究表明，外源性 Wnt3a 可激活经典 Wnt/β-catenin 信号通路，提高 β-catenin 在细胞核中的稳定表达。在骨骼肌损伤修复过程中，经典 Wnt 信号通路的激活，可抑制 Notch 信号的持续表达，抑制增殖，促进成肌细胞分化并与肌管融合。但在不恰当的时间点或持续性激活经典 Wnt 信号通路，可对骨骼肌损伤修复过程产生不利影响。例如，在骨骼肌损伤后再生早期，外源性 Wnt3a 诱导经典 Wnt 信号通路激活，导致肌祖细胞过早的分化成熟，肌卫星细胞池耗尽，损害骨骼肌再生。Wnt3a 在胫骨前肌中过表达，增加了肌纤维数量，但显著降低了肌纤维横截面积，损害骨骼肌再生。对 Wnt3a 促进生肌分化的机制研究认为，Wnt3a 激活经典 Wnt/β-catenin 信号通路，调节成肌细胞表达卵泡抑素和肌细胞生成蛋白，进而促进生肌分化。

### （二）经典 Wnt/β-catenin 信号通路激活，加剧损伤骨骼肌纤维化

研究发现，注射 Wnt3a 重组蛋白到年轻小鼠血液中，可促进小鼠生肌祖细胞向纤维祖细胞转化。相反，给予老年小鼠 Wnt 抑制剂，抑制了小鼠生肌祖细胞向纤维祖细胞转化。骨骼肌损伤后，给年轻小鼠损伤骨骼肌中注射 Wnt3a，结果发现，骨骼肌结缔组织沉淀增加、肌卫星细胞增殖能力受损，且此表现与老年小鼠骨骼肌损伤修复过程相似。此外，给老年小鼠损伤骨骼肌注射 Wnt 抑制剂，发现，老年小鼠损伤骨骼肌纤维化程度降低、肌卫星细胞增殖能力提高。同 Brack 等研究相似，有研究发现，Wnt3a 可加剧损伤骨骼肌纤维化。他们将 Wnt3a 注射到野生型小鼠胫骨前肌，发现 Wnt3a 显著促进了骨骼肌基质细胞增殖和胶原蛋白的产生。相反，注射 Wnt 抑制剂到 mdx 小鼠胫骨前肌，可显著降低胶原蛋白沉淀。此外，离体实验发现，Wnt3a 可显著促进骨骼肌基质细胞增殖和胶原蛋白产生增加。

TGF-β 是重要的促纤维化因子，可刺激成肌细胞产生胶原蛋白和纤维蛋白等，并能降低胶原酶表达，促进金属蛋白酶抑制剂表达增加，而有效加重骨骼肌纤维化程度。同 TGF-β 相似，CTGF 也是重要的促纤维化因子。病理状态下，在体注射 TGF-β 和（或）CTGF 均可导致严重的纤维化。此外，Wnt3a 可激活成纤维细胞中经典 Wnt/β-catenin 信号通路，并伴随 *TGF-β* 和 *CTGF* mRNA 显著上调表达（图 11-16）。经典 Wnt/β-catenin 信号通路抑制剂 DKK1 和 Sfrp1 在抑制 Wnt/β-catenin 信号通路的同时，也抑制了 TGF-β 和 CTGF 信号通路，抑制了骨骼肌纤维化。因此，经典 Wnt/β-catenin 信号通路可能通过调控 TGF-β 和 CTGF 的表达，调节损伤骨骼肌纤维化。

### （三）Wnt7a 通过多条非经典 Wnt 信号通路调节损伤骨骼肌再生

Wnt7a 在骨骼肌损伤修复中发挥重要作用。研究发现，骨骼肌中 Wnt7a 过表达可显著促进损伤骨骼肌再生，增加了肌卫星细胞数量和比例，而骨骼肌中 Wnt7a 缺失，则表现为损伤骨骼肌再生过程中肌卫星细胞数量显著降低；研究发现，Wnt7a 干预 mdx 小鼠骨骼肌，能

有效诱导骨骼肌肥大和肌卫星细胞扩增，提高肌肉收缩力量，降低肌肉收缩性损伤，并诱导肌纤维向慢肌纤维转化。此外，离体实验发现，Wnt7a 处理可诱导人肌管肥大，并诱导其向慢肌纤维转化；另有研究发现，肌卫星细胞在移植前进行 3h 的 Wnt7a 处理，可提高肌卫星细胞的极性和定向迁移速率，促进骨骼肌损伤修复，提高损伤肌肉收缩力量，并促进肌纤维肥大。对 Wnt7a 调控损伤骨骼肌再生的机制研究认为，Wnt7a 可通过多种方式调节骨骼肌再生。例如，Wnt7a 通过非经典的 PCP 信号通路，促进肌卫星细胞的对称扩增；通过非经典 PCP 通路，提高肌卫星细胞极性和能动性；通过激活 Akt/mTOR 信号通路诱导肌纤维肥大（图 11-16）。

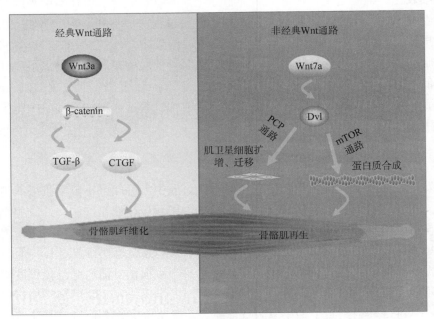

图 11-16　经典和非经典 Wnt 信号通路对损伤骨骼肌再生的影响

## 四、小结

Wnt 信号通路在骨骼肌损伤修复过程中发挥重要作用，恰当的经典 Wnt/β-catenin 信号通路激活可有效促进成肌细胞分化和肌管融合，而过早或持续性激活 Wnt/β-catenin 信号通路，可通过调节多种细胞因子的表达，加剧损伤骨骼肌纤维化，损害骨骼肌再生。以 Wnt7a 为代表的非经典 Wnt 信号通路的激活，可有效促进肌卫星细胞扩增、迁移，促进骨骼肌损伤修复，并能激活 Akt/mTOR 信号通路，诱导肌纤维肥大。

## 第七节　骨骼肌损伤的干细胞疗法

同其他急性损伤相似，骨骼肌急性损伤的一般处理应遵循 RICE 原则，即休息（rest）、冰敷（ice）、加压（compression）、抬高伤肢（elevation）。休息主要是限制患处的活动，肌肉及韧带损伤后，局部制动很重要，目的是减轻疼痛、出血、肿胀。此外，要及时对患处进行冰敷以减少出血、缓解疼痛、控制炎症等。常见的冰敷介质有冰袋、冰水。每次冰敷时间控制在 15～20min，间隔时间为 1～2h。患处变暖后可以考虑再次进行冰敷，但是也要避免长时间冰敷可能导致的冻伤。加压一般在受伤后的 24～48h 实施，为了限制患处进一步的肿胀，常使用加压绷带包扎伤口，加压要从离心脏远的那端一层层向近端包扎，切忌包扎过紧，否则极易引起局部肌肉坏死。加压时可以配合冰敷同步进行。抬高是将患处抬高，更多的是利用重力帮助血液及组织液回流来减少受伤部位肿胀，缓解疼痛。在受伤后的 48h 内，尽可能使受伤部位高于心脏水平。

RICE 方案是当前治疗骨骼肌损伤的标准方法。但是，当发生严重的肌肉损伤时，患者可能出现如肌肉萎缩、挛缩和疼痛等症状，处理不当可导致严重的功能障碍。目前对骨骼肌严重损伤的治疗仍没有公认的最佳方案，其治疗手段也较局限，特别是发生严重骨骼肌损伤后，采取外源性干预进行局部治疗的手段少之又少。此前有较多的研究关注肌卫星细胞移植技术治疗骨骼肌损伤，但该技术受到如细胞高度特异性、来源有限性等诸多条件限制，一定程度上影响了该技术的发展。近年来，随着间充质干细胞（mesenchymal stem cell，MSC）特别是骨髓来源间充质干细胞的作用被逐步揭示，间充质干细胞移植技术用来治疗骨骼肌损伤成为新的研究热点。越来越多的证据表明移植间充质干细胞有助于促进损伤骨骼肌功能和形态的恢复，减少瘢痕组织和纤维化。而且间充质干细胞具有分化能力强、来源广泛、方便获取等优点，在治疗骨骼肌损伤中具有非常重要的临床应用价值。但目前国内几乎无人关注这一研究热点。为了加深对间充质干细胞与骨骼肌损伤修复关系的认识，了解国外最新研究进展，下文对近几年的文献进行了系统梳理。

# 一、MSC 的来源、特征与移植方法

## （一）来源

MSC 是干细胞家族的重要成员，最初在骨髓中发现，是一种多能干细胞。MSC 来源广泛，分布于骨髓、脂肪、脐带等多种组织和器官，且各有其功能特点，如骨髓来源 MSC 具有较强的分化潜能，脂肪来源 MSC 在传代培养后可以分化成不同的群落，脐带来源 MSC 治疗骨折后不愈合具有非常好的效果。人 MSC 是一种梭形细胞，在较低密度培养时是一种纤维样细胞。

## （二）特征

MSC 很少表达 MHCⅡ和共刺激分子，所以机体免疫系统无法识别 MSC，使 MSC 具有免疫特赦的特征。因此，不仅同种异体来源 MSC 可以进行成功移植，而且不同种属之间移植 MSC 也不会引起宿主的免疫抑制和炎症反应。正是这一特征使 MSC 移植治疗多种疾病成为可能，因此，MSC 具有广泛的应用前景。为促进 MSC 移植疗法的发展，国际细胞治疗协会确定了 MSC 鉴定的三个原则：①MSC 在标准培养条件下会贴壁生长；②MSC 可表达 CD105、CD73、CD90 细胞表面分子，而不表达 CD45、CD34、CD14 或

CD11b、CD79α 或 CD19、HLA-DR；③MSC 在体外具有分化特性，可以分化成造骨细胞、脂肪细胞和成骨细胞等。

（三）移植方法

骨骼肌中 MSC 数量并非一成不变，在运动或骨骼肌损伤后其数量会增多。骨骼肌损伤后产生的多种炎症因子和趋化因子，可促进骨骼肌局部、血液和骨髓中 MSC 向损伤部位迁移，直接分化成肌纤维，或者分泌多种生长因子，从而参与骨骼肌损伤修复。正因 MSC 在骨骼肌损伤修复中具有重要作用，它已越来越多地被应用于细胞治疗。目前细胞移植所需 MSC 主要来源于骨髓、脂肪和脐带等，细胞移植的方法主要是直接移植到损伤部位或者间接通过动脉或者静脉注射移植 MSC，而且这几种方法都取得了非常好的效果。

## 二、MSC 移植对损伤骨骼肌形态的影响

骨骼肌损伤后，移植 MSC 可促进其形态学恢复。研究表明，移植小鼠胚胎来源 MSC 到损伤的胫骨前肌，能显著促进骨骼肌损伤修复。研究发现，移植小鼠胚胎来源 MSC 2 周后，胫骨前肌和对照组相比横截面积显著增加，且到第 3 周时几乎达到未损伤肌肉水平。

骨骼肌损伤后，移植 MSC 不仅能增加骨骼肌横截面积，还能促进骨骼肌血管发生和增加血流量。例如，在小鼠后肢缺血模型中移植低氧预处理 MSC，和阴性对照组相比，其毛细血管数量增加了 2 倍、血管连接和分支增加了 7 倍，而正常处理 MSC 移植组血管数量、血管连接和分支与阴性对照组和低氧预处理 MSC 组相比处于中间水平。

然而，并不是所有研究都认为移植 MSC 可以促进损伤骨骼肌形态学修复。例如，有研究发现，移植 MSC 到 SD 大鼠损伤骨骼肌虽能增强骨骼肌力量，但苏木精-伊红染色法（hematoxylin and eosin staining，HE 染色）并没有发现移植的 MSC 分化或者融合成肌纤维（图 11-17）。因此，他们认为移植 MSC 可以显著促进损伤骨骼肌力量恢复，但是没有分化成肌纤维。另有研究也支持这个观点。其通过股动脉内注射 MSC，发现 MSC 移植可以显著促进损伤骨骼肌功能恢复。但是，移植 MSC 组和对照组相比纤维化面积并没有显著变化（图 11-18）。笔者认为出现这种矛盾的现象可能与 MSC 来源、预处理方式、移植方式等有关，不同来源、不同处理方式、不同移植方式均可能影响 MSC 移植对骨骼肌损伤修复的影响。

## 三、MSC 移植对损伤骨骼肌功能的影响

研究表明，骨骼肌损伤后移植 MSC 可以促进损伤骨骼肌功能恢复。有研究从绿色荧光蛋白转基因 SD 大鼠胫骨和股骨获取骨髓间充质干细胞，体外培养扩增后移植到骨骼肌损伤部位，1 个月后发现，移植 MSC 大鼠损伤骨骼肌收缩力量几乎达到未损伤骨骼肌水平，而对照组只恢复了约 80% 的收缩力量。

同时，MSC 移植改善损伤骨骼肌功能与移植的 MSC 数量有关。有研究在大鼠比目鱼

肌损伤 1 周后移植不同数量的 MSC（$0.1 \times 10^6$、$1.0 \times 10^6$、$2.5 \times 10^6$、$10 \times 10^6$）到损伤骨骼肌。4 周后测试发现，骨骼肌收缩力量和移植的 MSC 数量呈对数关系，且移植 MSC 的数量在 $10 \times 10^6$ 时促进骨骼肌损伤后力量恢复效果最明显，而未移植 MSC 对照组骨骼肌损伤后力量恢复的幅度最小。

但是，MSC 移植改善损伤骨骼肌功能并没有严格的时效性，损伤后不同时间移植 MSC，对损伤骨骼肌功能改善效果相似。例如，在大鼠骨骼肌损伤后即刻和在损伤 1 周后移植 MSC，发现在损伤后第 4 周、损伤即刻和损伤 1 周后移植 MSC 相比，骨骼肌收缩力量并没有显著差异，而未移植 MSC 对照组骨骼肌损伤后力量恢复效果和移植组相比显著较低。

MSC 移植改善损伤骨骼肌功能这一效应并不受性别影响。在 SD 大鼠损伤 1 周后，分别移植同等数量的 MSC 到雌雄鼠损伤比目鱼肌中。损伤 4 周后检测发现，MSC 移植显著促进损伤骨骼肌力量恢复，并且雄性和雌性大鼠相比没有显著差异。

## 四、MSC 促进骨骼肌损伤修复的机制

### （一）MSC 直接分化成肌细胞参与骨骼肌损伤修复

MSC 具有强大的定向分化能力，可以分化成脂肪细胞、软骨细胞、成骨细胞、心肌细胞等。大量的离体研究证明，通过不同诱导方式可以诱导 MSC 直接分化成肌细胞，如 Pax3 能诱导 MSC 分化成成肌细胞；细胞内结构域基因能诱导 MSC 分化成骨骼肌细胞；循环机械牵拉能诱导人骨髓 MSC 向骨骼肌细胞分化。

在体研究表明，MSC 在体内可以分化成骨骼肌细胞，从而参与骨骼肌损伤修复。例如，有人将绿色荧光蛋白标记 MSC 移植到心脏毒素诱导损伤的腓肠肌中，2 周后发现绿色荧光标记 MSC 掺入到新生的未成熟肌纤维中。另有研究发现，移植小鼠胚胎来源的 MSC 到损伤的胫骨前肌能显著促进骨骼肌损伤修复，且有大于 60% 的胚胎来源的 MSC 分化成骨骼肌细胞。还有研究运用磁共振成像技术，在可视化角度下在体研究移植的 MSC 如何参与骨骼肌损伤修复，发现移植 MSC 24h 后，标记的 MSC 游离到受损肌纤维处，并发现标记的 MSC 与肌纤维发生了融合。

### （二）MSC 通过分泌多种细胞因子、生长因子调控骨骼肌损伤修复

MSC 除了能直接分化成肌细胞参与骨骼肌修复外，还可分泌多种细胞因子，参与骨骼肌修复和再生，如 MSC 可通过合成和分泌 1-磷酸-鞘氨醇（sphingosine1-phosphate，S1P）促进肌原细胞增殖。S1P 是一种具有多种生物活性的磷脂，能促进肌原细胞增殖，对除神经支配的肌纤维具有营养作用。外源性补充 S1P 能减少离心运动造成的骨骼肌损伤，促进肌卫星细胞增殖和分化，减少肌纤维凋亡。研究发现 MSC 也能够合成和分泌 S1P，在培养基中加入 S1P 抑制剂能显著抑制 MSC 引起的细胞增殖，再添加 S1P 能显著促进肌细胞增殖。

此外，MSC 来源的外泌体（exosome）在骨骼肌损伤修复中发挥了重要作用。例如，研究发现注射 MSC 来源外泌体到损伤胫骨前肌，和对照组相比，其中央成核肌纤维的直径

和数量显著增加、纤维化面积减少、毛细血管密度增加，说明 MSC 来源的外泌体能显著促进骨骼肌再生，促进血管发生，减少纤维化。外泌体是一种多泡体的小囊泡，是细胞内和胞吞作用有关的细胞器，内含 mRNA、miRNA 和一些蛋白质。MSC 来源外泌体除含有较多的 VEGF 等生长因子外，还含有大量 miRNA，如 miR-21 和 miR-494 等。miR-21 可抑制细胞凋亡，miR-494 则能促进 C2C12 细胞迁移和融合，因此 MSC 源性外泌体促进骨骼肌损伤修复可能部分是通过外泌体中 miRNA 介导的。

血管再生在骨骼肌损伤修复过程中起到至关重要的作用，MSC 可通过分泌细胞因子促进损伤骨骼肌中血管再生。研究发现，MSC 可以分泌大量 VEGF，他们认为 MSC 可能通过旁分泌形式分泌 VEGF，上调 Notch-1 信号通路，从而促进骨骼肌损伤修复。此外，MSC 还能通过 TLR2/6，以旁分泌形式促进血管发生。因为 MSC 可以表达 TLR2/6，而且在体内 TLR2/6 促效剂可以促进血管发生，同时，添加 TLR2/6 促效剂到 MSC 培养基中可以促进 VEGF 和粒细胞-巨噬细胞集落刺激因子（granulocyte macrophage colony-stimulating factor，GM-CSF）等细胞因子和生长因子的表达量显著升高，因此 MSC 还可能通过 TLR2/6 以旁分泌形式促进血管发生。

MSC 在移植前经特殊处理后，可通过不同的信号通路诱导血管和骨骼肌再生。如有研究表明，在骨骼肌局部缺血后，移植经过低氧预处理的 MSC 到骨骼肌中，促进了骨骼肌再生，提高了血流量和脉管再生，并显著增强了 Wnt4 表达。而抑制低氧预处理 MSC 中 Wnt4 的表达，则导致血管再生功能丧失，因此研究认为低氧预处理 MSC 通过 Wnt4 信号通路促进血管和骨骼肌再生。上述研究表明 MSC 可通过分泌多种活性物质以不同的信号通路促进骨骼肌损伤修复。

（三）MSC 通过调节局部炎症反应促进骨骼肌损伤修复

MSC 除了具有免疫特赦特征外还能调节炎症反应。在正常状态下 MSC 不分泌 TSG-6 蛋白，但是当有促炎性细胞因子（如 TNF-α、IL-1β 等）出现时，MSC 通过分泌 TSG-6 蛋白减弱炎症反应。树突状细胞（dendritic cell，DC）是一种抗原提呈细胞，在早期的先天性炎症反应中起主导作用。MSC 可以抑制 DC 成熟，进而影响其功能发挥。MSC 还能抑制 NK 细胞激活，使 IFN-γ、TNF-α 不能发挥其作用。例如，有研究发现，连续 4 周注射脂肪来源 MSC 到 mdx 小鼠腓肠肌中，腓肠肌中促炎性细胞因子 TNF-α、IL-6 和 ROS 水平显著降低，而抗炎细胞因子 IL-4、IL-10 水平显著升高。这些促炎性细胞因子和抗炎细胞因子在骨骼肌损伤修复中发挥重要作用，如促炎性细胞因子 TNF-α 能促进 M1 型巨噬细胞释放 iNOS，促进骨骼肌损伤，而抗炎细胞因子 IL-10 可以抑制炎症反应，促进骨骼肌损伤修复。最近的研究发现，不同种属之间 MSC 免疫调节方式不同。人类和猴子来源 MSC 通过吲哚胺 2, 3 双加氧酶（indoleamine 2, 3-dioxygenase，IDO）发挥免疫抑制作用，而小鼠来源的 MSC 通过 NO 来发挥免疫抑制作用。

## 五、MSC 移植对骨骼肌再生的影响及机制实证研究

基于之前相关研究进展，笔者探索了骨髓间充质干细胞（BMSC）移植对骨骼肌再生

的影响，并对其机制进行了深入研究。令人惊讶的是，研究并未获得与前人相似的结果，相反，BMSC 移植严重损害了骨骼肌再生。该研究动态观测了挫伤骨骼肌修复过程，结果表明，BMSC 移植加剧了伤后不同时间点的炎症反应，上调了多种基质金属蛋白酶的表达，加剧了氧化应激反应，带来了严重纤维化的负面结果，损害了骨骼肌修复再生（图 11-17～图 11-24）。

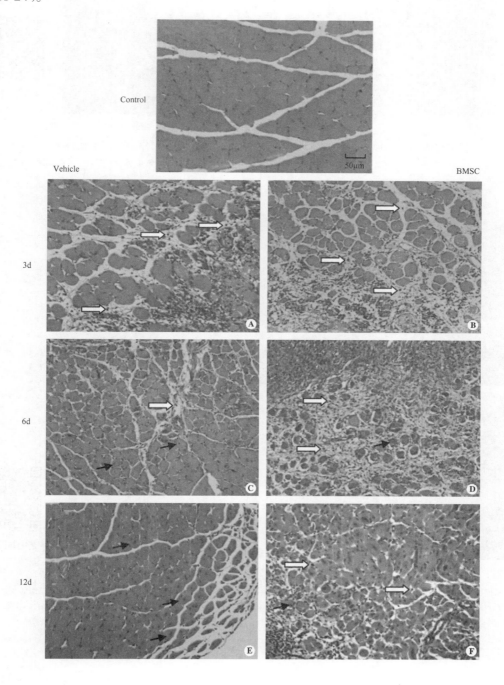

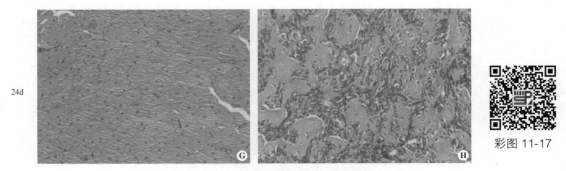

彩图 11-17

图 11-17　间充质干细胞移植损害骨骼肌再生

Control，未损伤骨骼肌组；Vehicle，骨骼肌损伤后注射 PBS 组；BMSC，骨骼肌损伤后骨髓间充质干细胞移植组。3d、6d、12d、24d 分别代表损伤后第 3 天、第 6 天、第 12 天、第 24 天。比例尺，50μm；➡️中央成核肌纤维；⇨免疫细胞

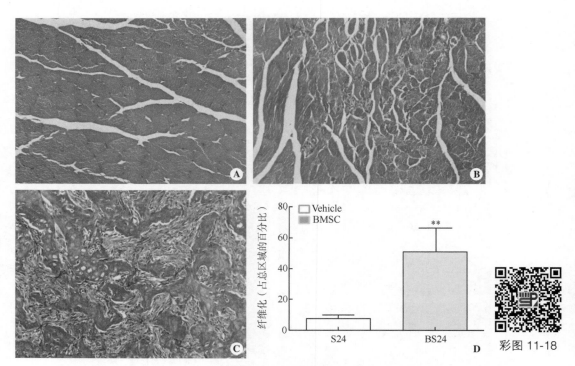

彩图 11-18

图 11-18　马松三色染色评估损伤骨骼肌纤维化

A. 未损伤骨骼肌组；B. 骨骼肌损伤后注射 PBS 组（伤后第 24 天）；C. 骨骼肌损伤后骨髓间充质干细胞移植组（伤后第 24 天）；D. 损伤骨骼肌中纤维化面积统计。比例尺：50μm。与 S24 组相比，*$P<0.05$，**$P<0.01$

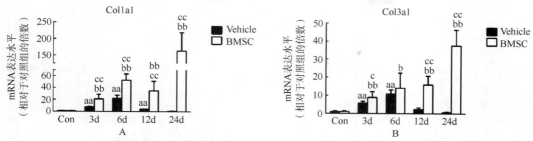

图 11-19　间充质干细胞移植对损伤骨骼肌胶原纤维表达的影响

Con，未损伤对照组；Vehicle，骨骼肌损伤后注射 PBS 组；BMSC，骨骼肌损伤后骨髓间充质干细胞移植组。3d、6d、12d、24d 分别代表损伤后第 3 天、第 6 天、第 12 天、第 24 天。与对照组相比，a $P<0.05$，aa $P<0.01$；与对照组相比，b $P<0.05$，bb $P<0.01$；与注射 PBS 组同一时间点相比，c $P<0.05$；cc $P<0.01$

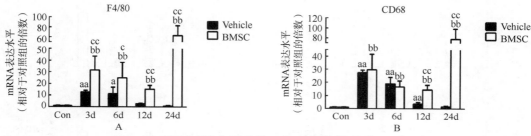

图 11-20　间充质干细胞移植对巨噬细胞标志物表达的影响

Con，未损伤对照组；Vehicle，骨骼肌损伤后注射 PBS 组；BMSC，骨骼肌损伤后骨髓间充质干细胞移植组。3d、6d、12d、24d 分别代表损伤后第 3 天、第 6 天、第 12 天、第 24 天。与对照组相比，a $P<0.05$，aa $P<0.01$；与对照组相比，b $P<0.05$，bb $P<0.01$；与注射 PBS 组同一时间点相比，c $P<0.05$；cc $P<0.01$

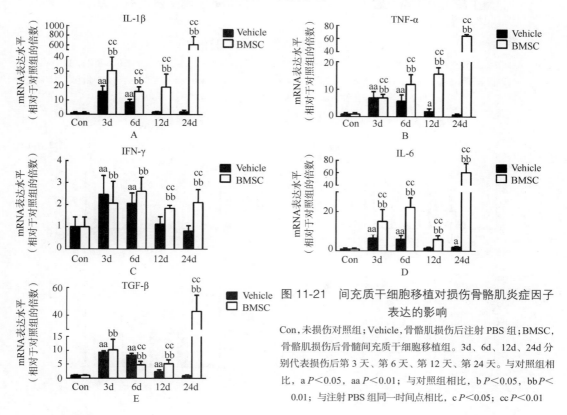

图 11-21　间充质干细胞移植对损伤骨骼肌炎症因子表达的影响

Con，未损伤对照组；Vehicle，骨骼肌损伤后注射 PBS 组；BMSC，骨骼肌损伤后骨髓间充质干细胞移植组。3d、6d、12d、24d 分别代表损伤后第 3 天、第 6 天、第 12 天、第 24 天。与对照组相比，a $P<0.05$，aa $P<0.01$；与对照组相比，b $P<0.05$，bb $P<0.01$；与注射 PBS 组同一时间点相比，c $P<0.05$；cc $P<0.01$

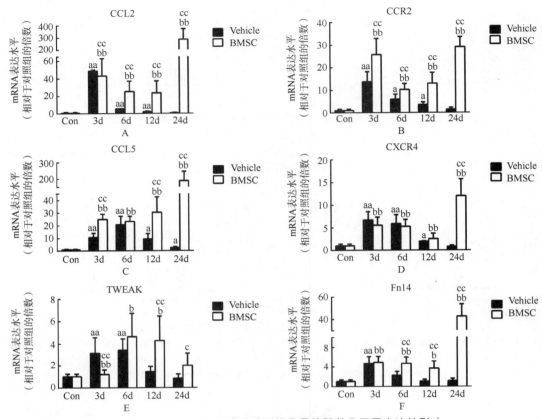

图 11-22　间充质干细胞移植对损伤骨骼肌趋化因子表达的影响

Con，未损伤对照组；Vehicle，骨骼肌损伤后注射 PBS 组；BMSC，骨骼肌损伤后骨髓间充质干细胞移植组。3d、6d、12d、24d 分别代表损伤后第 3 天、第 6 天、第 12 天、第 24 天。与对照组相比，a $P<0.05$，aa $P<0.01$；与对照组相比，b $P<0.05$，bb $P<0.01$；与注射 PBS 组同一时间点相比，c $P<0.05$；cc $P<0.01$

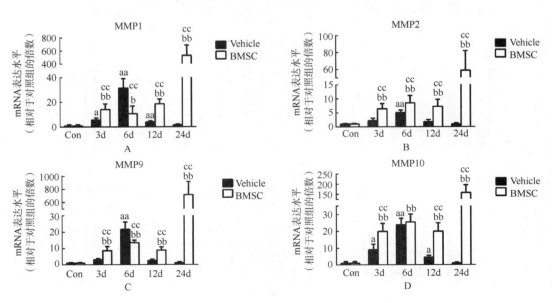

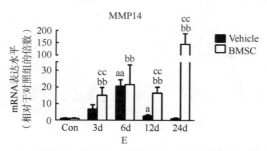

图 11-23 间充质干细胞移植对损伤骨骼肌基质金属蛋白酶表达的影响

Con, 未损伤对照组；Vehicle, 骨骼肌损伤后注射 PBS 组；BMSC, 骨骼肌损伤后骨髓间充质干细胞移植组。3d、6d、12d、24d 分别代表损伤后第 3 天、第 6 天、第 12 天、第 24 天。与对照组相比, a $P<0.05$, aa $P<0.01$；与对照组相比, b $P<0.05$, bb $P<0.01$；与注射 PBS 组同一时间点相比, c $P<0.05$；cc $P<0.01$

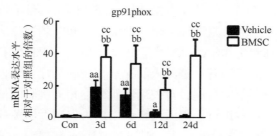

图 11-24 间充质干细胞移植对损伤骨骼肌 NADPH 氧化酶关键亚基表达的影响

Con, 未损伤对照组；Vehicle, 骨骼肌损伤后注射 PBS 组；BMSC, 骨骼肌损伤后骨髓间充质干细胞移植组。3d、6d、12d、24d 分别代表损伤后第 3 天、第 6 天、第 12 天、第 24 天。与对照组相比, a $P<0.05$, aa $P<0.01$；与对照组相比, b $P<0.05$, bb $P<0.01$；与注射 PBS 组同一时间点相比, c $P<0.05$；cc $P<0.01$

## 六、小结

间充质干细胞分化能力强、来源广泛、方便获取，具有重要的临床应用价值。先前研究表明，间充质干细胞是一种多能干细胞，可定向分化成骨骼肌细胞、软骨细胞、脂肪细胞等。间充质干细胞很少表达 MHC II 和共刺激分子，因此可不被免疫系统识别，可成功进行同种异体或异种异体移植。骨骼肌损伤后，移植的间充质干细胞可以直接分化成骨骼肌细胞，还可以分泌多种细胞因子、调控因子，参与骨骼肌修复再生，并改善损伤骨骼肌功能。但是，在有关骨骼肌挫伤模型研究中，笔者团队并未观察到骨髓间充质干细胞移植所带来的益处，相反，它引起了骨骼肌严重纤维化，损害了骨骼肌再生。这提示骨髓间充质干细胞移植疗法并不适用于骨骼肌挫伤的治疗，对其他类型骨骼肌损伤的疗效也需进一步深入研究。

# 第十二章　失用性肌萎缩

临床上，因机体患病（如瘫痪、心血管疾病、肌肉拉伤）或治疗措施（如骨折固定）的要求，患者需要长时间卧床休息和制动，如果不进行康复治疗，极易诱发失用性肌萎缩；随着我国航天事业的迅速发展，失重状态下的失用性肌萎缩也是航天医学亟待解决的问题。有很多研究关注失用性肌萎缩，但其发生机制仍未完全阐明，且治疗方法也较局限，目前临床上主要采用运动疗法（如抗阻训练、耐力训练等）和电刺激疗法等预防与治疗失用性肌萎缩。近年来，随着细胞生物学、分子生物化学、免疫组织化学和电生理学等技术的发展，人们对失用性肌萎缩的机制有了更深入的探索，新的治疗方法也不断涌现。因此，我们对国内外最新文献进行了全面梳理，对失用性肌萎缩相关机制的最新进展进行了系统总结，对相关治疗方法及其疗效进行了深入分析，以期为失用性肌萎缩的临床治疗与实践提供了借鉴。

## 第一节　失用性肌萎缩的病理表现

肌肉处于失用状态时，骨骼肌结构和功能可出现一系列改变。

### 一、失用状态下肌肉形态的改变

#### （一）肌纤维横截面积缩小

失用状态下，肌肉形态结构出现最直接的变化是肌肉萎缩，表现为肌肉质量下降、体积减小、肌纤维横截面积减小及肌纤维类型发生改变。同等失用状态下，不同肌群萎缩程度不同。年轻人（19～23 岁）和老年人（63～71 岁）固定内收肌 2 周，年轻人的肌纤维横截面积（cross sectional area，CSA）没有显著减少（仅减少 4%），而老年人的肌纤维 CSA 却下降了约 10%，表明肌肉的萎缩程度与失用模式和年龄等因素有关。

#### （二）肌纤维类型转换

在失用状态下，肌纤维类型的变化主要表现为Ⅰ型慢肌纤维数量减少，Ⅱ型快肌纤维和混合型纤维数量增多，即出现Ⅰ型向Ⅱ型的转变，但肌纤维数量不变。

#### （三）肌纤维超微结构改变

失用状态下肌纤维的超微结构也发生变化。对大鼠后肢制动 3d 后用电镜进行观察，发现肌梭内部肌纤维出现水肿。高倍镜下最明显的改变是胞质，尤其是核周围的线粒体明显增生、肿胀，部分梭内肌纤维核膜局部出现膨胀。制动 7d 后，肌梭梭囊明显迂回，间质增生，梭内肌纤维直径明显减小，整个肌梭呈固缩状。高倍显微镜下最明显的改变是细胞核的退行性改变，核膜迂回内陷，细胞核变性，核周围出现大量的溶酶体样致密物。

## 二、失用状态下肌肉功能的改变

### （一）肌肉质量和力量下降

失用状态下，除肌肉质量减少外，还伴有肌肉力量显著下降。且同等强度的肢体固定比卧床休息和肢体悬挂肌力下降的幅度更大。此外，力量下降幅度远超肌肉质量流失程度。有研究表明，卧床休息 84d，Ⅰ型肌纤维单位 CSA 收缩峰力减少 26%，峰值功率降低 41%，这可能与肌凝蛋白含量下降有关。失用也能减少细肌丝蛋白的分布密度。研究表明，航天员 17d 的失重状态可导致比目鱼肌 A 带重叠区域细肌丝密度减少 26%。在功能上的这种变化可能导致肌节结构变弱。失用导致肌腱的力学性能发生改变。另有研究表明，卧床休息 90d 可使腓肠肌肌腱刚度减少 58%。另外，下肢悬吊 2 周可使髌腱刚度减小 10%，第 3 周下降的幅度更大（23d 后刚度减小 29%）。

### （二）运动神经元功能改变

失用还可影响运动神经功能，其影响主要发生在皮质和脊髓水平。例如，腕关节固定 3 周，可导致桡侧腕屈肌皮质脊髓的静默期延长。

### （三）肌肉抗疲劳能力改变

失用导致肌肉抗疲劳能力发生改变。基于失用可使肌肉能量和血流量发生改变，目前人们普遍认为，失用可以导致肌肉抗疲劳能力下降。例如，动物研究表明，失用可使肌肉糖原消耗增加，并且降低氧化长链脂肪酸的能力，这与人类卧床休息后肌肉中脂肪酸代谢的关键酶羟酰辅酶 A 脱氢酶活性降低是一致的。此外，已证实大鼠后肢悬吊可以减弱比目鱼肌内皮依赖性血管舒张功能。然而，关于失用如何影响肌肉抗疲劳能力的问题尚存争议，有研究表明失用状态下肌肉抗疲劳能力没有变化，另有研究表明失用可引起抗疲劳能力增强。这些研究存在不同的结论可能与失用措施的特异性相关。但纵观这些研究，很少有人直接评估失用实验前后肌肉抗疲劳能力的差异。此外，失用实验中肌群之间的不同反应也没有得到充分的探讨。因此，失用与肌肉抗疲劳能力的关系还需进一步研究。

# 第二节　失用性肌萎缩的发生机制

近年来，失用性肌萎缩的发生机制研究取得了较大进展。肌肉蛋白质合成与降解失衡是目前公认的导致失用性肌萎缩的主要原因。肌细胞核对维持骨骼肌稳态和适应性有重要意义，失用性肌萎缩的发生可能与肌核数量和作用域的改变有关。线粒体是参与能量生成和信息传递的重要细胞器，目前已有研究表明失用状态下肌肉线粒体形态结构都发生明显的改变，因此认为失用性肌萎缩的发生机制可能是线粒体功能的改变。另外，最新研究表明，失用状态下肌细胞凋亡与氧化还原信号转导通路的改变也可能是肌肉发生萎缩的潜在机制。

## 一、肌肉蛋白质合成与降解失衡

肌肉质量的维持取决于两个过程的平衡：蛋白质的合成率和蛋白质的降解率。目前公认的失用性肌萎缩的本质是蛋白质合成减弱与蛋白质降解增加，即在肌肉萎缩的情况下可出现肌肉蛋白质的净降解。

### （一）失用状态下蛋白质合成减弱

有证据表明，在人和啮齿类动物失用模型中，去负荷后肌肉基底细胞蛋白质合成速率立即下降。将人进行短期固定（≤14d），可使股外侧肌质量减少5%～10%。有研究指出肌肉萎缩时蛋白质降解没有变化，而是蛋白质合成减少。另有研究指出，在固定的前14d，MAPK上游信号分子MuRF1或MAFbx表达上调，由于特定底物降解增加，可能加速肌肉质量流失。但失用状态下肌肉质量下降不完全是由于蛋白质合成降低。虽然已有研究证明无负荷状态下蛋白质的合成率下降，但人们对其下降的细胞机制了解很少。在过去的十年中，人们已证实在负荷增加时成人骨骼肌生长是受激活的丝氨酸/苏氨酸激酶严格控制，哺乳动物mTOR能够引起蛋白质翻译起始因子和核糖体的生物合成增加。鉴于激活的TORC1在肌肉生长中的重要性，推测在无负荷条件下蛋白质合成降低是TORC1被抑制的结果。此外，有研究表明核糖体的生物合成增加是骨骼肌适应性肥大的关键，但是失用对核糖体生物合成的影响目前还不得而知。

### （二）失用状态下蛋白质降解增强

啮齿类动物失用模型（固定和后肢卸载）相关数据表明，失用期间蛋白质降解作用显著增加，而人类在失用状态下（固定和卧床休息）蛋白的降解作用至今仍存争议。啮齿类动物和人类的失用模型相比，最主要的区别是肌肉萎缩的速度，即啮齿类动物肌肉萎缩发生的速度比人类更快。由于直接测量人体蛋白质降解率比较困难，目前大多数的研究是通过测量与特定的蛋白质降解途径相关的基因推断出蛋白质降解的增加，而很少有人实际测量在失用状态下体内蛋白质降解率。所以，尚缺乏明确证据支持人类在失用状态下蛋白质降解过程会加速。

研究表明在失用状态下，骨骼肌中蛋白质的流失与三种蛋白质水解系统直接相关，即溶酶体蛋白体系、钙活化蛋白体系和UPP。还有研究表明，肌肉发生失用性肌萎缩时溶酶体组织蛋白酶不会降解像肌原纤维一样的胞质蛋白，其主要作用是降解膜蛋白（包括配体、受体、运输蛋白和通道）。这些被降解的膜蛋白可能是导致萎缩肌肉表型发生改变的重要功能蛋白，但其占肌纤维蛋白质总量的比例很低，并不会显著影响肌蛋白的总含量。由于溶酶体蛋白酶并不参与肌原纤维蛋白质的降解，因此组织蛋白酶不可能在骨骼肌失用性肌萎缩时的蛋白质水解中起主导作用。UPP 是细胞内蛋白质降解的主要途径。UPP 是由泛素、泛素活化酶 E1、泛素结合酶 E2s、泛素连接酶 E3s、26S 蛋白酶体和泛素解离酶（deubiquitinating enzyme，DUB）等组成，其对靶蛋白的降解是一种级联反应过程。研究显示泛素连接酶 E3s 是该途径的关键酶，它决定着 ATP-泛素-蛋白酶体途径的降解速率和特异性，在引起骨骼肌蛋白分解和肌肉萎缩过程中起至关重要的作用。

近年来有研究表明，钙蛋白酶（calpain）与失用性肌萎缩的发生有关。由于 UPP 在蛋白水解过程中不能降解完整的肌原纤维，而是首先激活钙蛋白酶，降解膜骨架蛋白，使肌原纤维从细胞骨架上脱落，从而完成蛋白降解，故可认为钙蛋白酶是失用状态下骨骼肌蛋白降解的启动子。当骨骼肌出现明显的萎缩时，胞内钙离子水平会明显上升，细胞内钙水平的升高会促使钙蛋白酶转移至细胞膜上并激活，释放出具有活性的催化亚单位，启动并降解细胞骨架蛋白，如结合蛋白、肌钙蛋白等，继而启动 UPP 蛋白水解途径，造成肌纤维的损伤。

## 二、肌核数量及作用域的改变

成熟的肌纤维细胞无法进行增殖和分化，肌细胞核对维持骨骼肌稳态和适应性有重要意义。因此，对细胞核的作用进行深入分析可能揭示失用状态下肌纤维质量下降的新机制，用来干预或对抗肌肉萎缩。作用域理论表明，每个肌纤维细胞核都支配周围一定的细胞质区域，并且调控蛋白质的生成来维持细胞质的有限区域和结构蛋白在细胞质中有限区域的大小。此外，快肌纤维和慢肌纤维作用域大小也不同。研究表明，在纤维尺寸正向改变的情况下，如肌肉生长、肥大或超负荷时，肌核数量会随肌纤维体积的增大而增加。虽然作用域理论能够很好地证明肌肥大伴随细胞核增加和细胞核的合并作用，但是用肌核数量和作用域的大小解释肌肉萎缩仍难以令人信服。因为失用对细胞核的影响至今知之甚少，虽然生物化学和生理学领域的研究已证实细胞核影响肌肉形态，且肌肉形态的改变对细胞核也有影响。但失用性肌萎缩发生迅速，其发展不是骨骼肌肥厚的逆反应，失用时肌肉功能损失会随时间而改变，而肌纤维的尺寸缩小则发生缓慢。基于作用域理论和肌肉生长的反应，也许可以推断，肌肉萎缩会伴随细胞核丢失，并引起作用域大小的改变。但用细胞核数量和作用域的大小解释失用性肌萎缩的发生机制还有待进一步研究。

## 三、线粒体功能改变

线粒体是参与能量生成和信号转导的重要细胞器。骨骼肌是人体含量最丰富的组织，约占人体总质量的 50%。此外，骨骼肌是人体最大的蛋白质库，通过分解代谢产生氨基酸，这些氨基酸可被其他组织器官利用，还可以被氧化分解，从而为生命活动提供能量。有研究表明，在失用状态下萎缩肌纤维中线粒体出现明显的改变（如线粒体 DNA 突变增多），若采用合适的方法促进线粒体生物合成，则能减少肌少症等疾病状态下肌肉的萎缩。目前，已有研究通过转基因手段使促线粒体生物合成基因 *PGC-1α* 过表达，可抑制在禁食和去神经支配状态下肌肉的萎缩。因此，表明线粒体功能和数量的改变可能在肌肉萎缩过程中发挥重要作用。

## 四、细胞凋亡增强

近年来，骨骼肌细胞凋亡加速被认为是衰老、肌少症、失用性肌萎缩发生的潜在机制。肌细胞凋亡可导致个别细胞核（肌核凋亡）和肌质消失，而不是整个肌纤维死亡。有研究指出，失用状态下，肌核凋亡在细胞程序性死亡中处于中心地位，且线粒体是导致细胞凋亡的重要调节因素。失用状态下半胱天冬酶依赖的线粒体凋亡通路在肌肉质量下降的过程中被激活。尽管至今人们对细胞凋亡领域的研究已经取得了重要进展，但一些基本问题仍然没有答案，如细胞凋亡程序的激活和肌肉流失之间有无因果关系，细胞核退化是随机的还是有选择的，线粒体是否随机参与触发细胞凋亡，这个过程是否仅仅发生在受损或不正常的线粒体，细胞凋亡对肌肉流失有什么影响等。将来的研究应着力于阐明这些尚未解决的问题，这些问题的阐明将有助于开发出更有效的治疗失用性肌萎缩的工具。

## 五、氧化应激水平增强

氧化应激被认为是蛋白质合成和降解失衡并导致肌肉萎缩的主要触发点，在失用和许多病理条件下，氧化应激都会增强。在失用（如瘫痪、骨折等）的开始阶段，体内产生的活性氧和自由基可氧化膜内不饱和脂肪酸，形成过氧化脂质，导致线粒体肿胀，溶酶体膜通透性增强并破坏膜系统的正常功能等。线粒体氧化磷酸化功能障碍，能量产生不足，导致蛋白质合成降低；溶酶体膜破坏，释放各种水解酶，使蛋白质分解加强。二者共同作用，使肌肉蛋白质净含量减少，导致肌肉萎缩。

# 第十三章 骨骼肌老化

中国 60 岁以上人口已达 2.6 亿，预计到 2050 年全球 60 岁及以上的人口将增加到 20 多亿，人口老龄化已成为全球面临的公共卫生难题。由于衰老而引起的机体功能不可避免的下降，这属于原发性衰老。而由于疾病或不当生活方式等引起的身体功能的再次下降则属于继发性衰老，但其并非不可避免。骨骼肌在维持机体健康中有重要作用，干预骨骼肌而延缓衰老具有重要的临床意义和社会意义。本章将重点阐述老年人肌少症及老年人骨骼肌再生能力下降的机制，并探讨线粒体在骨骼肌老化中的重要作用。

## 第一节 老年人肌少症

因年龄增长所致骨骼肌质量减少及功能减退称为肌少症，其特点是随着年龄的增长，肌纤维的质量、力量、肌耐力、代谢能力下降，而脂肪、结缔组织增多。肌少症和骨质疏松症相伴出现，被统称为活动障碍综合征，该综合征可使老年人易于跌倒和骨折，因而成为老年人致残、致死的主要原因之一。与骨质疏松症相比，肌少症近 10 年来才逐渐受到关注。肌少症与活动障碍、跌倒、低骨密度及代谢紊乱密切相关，是老年人生理功能逐渐减退的重要表现之一。肌少症的发生增加了老年人住院率及医疗花费，严重影响老年人的生活质量，甚至缩短老年人的寿命。随着我国老龄化时代的提前到来，肌少症成为老年医学领域亟待解决的重要问题。有很多研究关注肌少症，但肌少症发生的分子机制至今仍远未阐明。我们对国内外最新文献进行了全面梳理，对肌少症发生的相关机制最新研究进展进行了系统总结。

## 一、老年人肌少症诊断标准

欧洲老年人肌少症工作组制定了相关诊断标准。诊断该症包括三个要素：肌量减少、肌力减少和肌肉功能减退。肌少症分为 3 期，即肌少症前期（仅有肌量减少）、肌少症期（肌量减少、肌力减低伴或不伴肌肉功能减低）及重度肌少症期（肌量减少、肌力和肌肉功能减低）。

肌肉质量可以通过多种方法测得。生物电阻抗分析法（bioelectrical impedance analysis，BIA）测定的肌肉质量常以骨骼肌质量指数（skeletal muscle index，SMI）表示，正常男性 SMI $\geqslant$ 10.76kg/m$^2$，女性 SMI $\geqslant$ 6.76kg/m$^2$；中度肌少症患者：男性 SMI 为 8.51～10.75kg/m$^2$，女性 SMI 为 5.76～6.75kg/m$^2$；重度肌少症患者：男性 SMI $\leqslant$ 8.50kg/m$^2$，女性 SMI $\leqslant$

5.75kg/m$^2$。肌力常用握力（grip strength，GS）评价，肌少症患者男性 GS＜30kg，女性 GS＜20kg。

## 二、衰老对骨骼肌质量和功能的影响

### （一）衰老对骨骼肌质量的影响

年龄增长诱发的肌少症一般进展缓慢，首先是健康肌纤维出现纤维化、被脂肪填充，随后骨骼肌氧化受损加剧、还原能力减弱、神经肌肉接头功能障碍、肌肉类型发生转变、快/慢肌纤维比例降低，且二者绝对质量下降。有人对肌少症发病率进行了相关研究，发现 60～70 岁老年人肌少症发病率为 5%～13%，80 岁以上老年人为 11%～50%；对上海 3500 多名年龄 18～96 岁健康人群的研究显示，70 岁以上男性一级和二级肌少症患病率分别为 34.0% 和 13.2%，女性分别为 16.5% 和 4.8%。也有人对肌肉流失量进行了研究，发现肌肉质量通常在年轻成年人中约占总体重的 50%，但在 75～80 岁时减少至 25%，尤其是下肢肌肉质量损失最为显著，与 20 岁时相比，80 岁时外侧肌横截面积可减少 40%。

### （二）衰老对骨骼肌功能的影响

老年人骨骼肌功能会因肌肉质量减少而下降，且肌力下降比肌肉体积缩少更加明显。随着年龄的增长，骨骼肌强度降低（40 岁左右表现明显），随后骨骼肌稳定性下降，自我修复能力减弱，致使跌倒风险增加，死亡率上升。骨骼肌质量下降，不仅改变肌肉蛋白的合成和降解，还影响功能性 α 运动神经元数量及对肌肉的支配作用。70 岁以后，人体运动神经元数量显著减少，α 运动神经元丢失约 50%，肌肉强度和功能出现显著下降。此外，线粒体作为能量生成、ROS 产生、细胞信号传递过程中具有重要作用的细胞器，衰老可使其结构改变，功能下降。因此，衰老可使骨骼肌蛋白质代谢失衡、运动神经元减少、线粒体结构和功能出现异常，从而导致衰老骨骼肌再生能力、肌力及稳定性下降。

## 三、肌少症的本质——肌纤维数量与横截面积下降及蛋白质净降解

肌少症表现为结构与功能的损害，但结构是决定功能的基础，骨骼肌功能下降的根本原因是肌肉结构上的异常。肌少症的本质可归结为肌纤维数量与横截面积下降及蛋白质净降解。

### （一）肌纤维数量与横截面积下降

在肌纤维水平上，肌少症以Ⅱ型肌纤维萎缩、纤维坏死增加及纤维交联成分和线粒体减少为特征。研究显示，90 岁人体肌肉中Ⅰ型和Ⅱ型纤维含量仅为年轻人的一半。目前对于衰老诱发肌肉质量下降的直接原因仍有不同的观点。有学者研究表明，随着年龄的增长，肌纤维质量的损失具有纤维类型特异性，主要表现为Ⅱ型肌纤维横截面积下降。有研究结果显示，与年轻人相比，老年人Ⅱ型肌纤维尺寸减少 10%～40%，而Ⅰ型肌纤维尺寸基本

不受影响。也有研究显示，随着年龄的增长，肌肉质量的丢失不仅仅是由于肌纤维横截面积的下降，同时还伴有肌纤维数量的减少。早期人体试验研究表明，与年轻人相比，老年男性外侧肌纤维的数量减少了 40%。因为实验模型的差异，当前对于衰老是否伴有肌纤维数量的减少尚存争议。多数动物模型研究指出，肌纤维的数量随年龄增加有明显下降。而人体试验研究则认为，肌纤维横截面积降低是肌少症发生的主要原因。

### （二）骨骼肌蛋白质净降解

蛋白质约占肌肉质量的 20%，是维持人体肌肉质量的重要成分。蛋白质降解与合成之间的关系是决定人体肌肉质量的主要因素。肌少症发生时，蛋白质降解大于其合成，即出现蛋白质净降解。

**1. 蛋白质降解增强**　当老年人蛋白质摄入不足，肌肉蛋白分解超过合成时，会引起肌肉质量减少，增加肌少症发生的风险。泛素-蛋白酶体系统（ubiquitin-proteasome system，UPS）是调节蛋白质降解和维持蛋白质稳态的重要途径。肌萎缩素 1（atrogin-1）是泛素蛋白酶途径中泛素蛋白连接酶 E3s 的一种，atrogin-1 决定着 ATP-泛素-蛋白酶体系统的特异性和速率。泛素蛋白连接酶 *atrogin-1* 和 *MuRF-1*mRNA 表达的上调先于代谢的变化，可以作为肌少症等相关疾病的早期分子标志物。伴随机体衰老，UPS 发生改变，导致肌肉蛋白降解增加。MAFbx 和 MuRF-1 是已知的与蛋白质分解代谢关系最为密切的两种泛素蛋白连接酶，也是 UPS 的重要组成部分。研究表明，随着年龄的增长，肌肉中 MAFbx 蛋白水平没有明显变化，但 atrogin-1 和 MuRF-1 蛋白表达水平显著增加，进而促进肌蛋白降解。此外，衰老机体引起的 Akt 和哺乳动物 mTOR 活性降低及凋亡信号增强也可激活 UPS，诱导蛋白质降解，使肌肉质量下降。这些都可能是诱发肌少症的重要原因。

**2. 蛋白质合成代谢抵抗**　衰老骨骼肌对蛋白合成刺激（如补充蛋白质、运动等）的敏感性下降，即衰老引起蛋白质合成代谢抵抗作用。基础条件下老年人肌肉蛋白周转率出现异常，蛋白质合成代谢抵抗可能是老年人骨骼肌质量流失的重要原因。老年骨骼肌出现合成代谢抵抗的发生机制还不太清楚，最近有研究指出，机体转运氨基酸至肌肉组织的速率可能是老年人肌肉蛋白合成的关键限制因素，老年骨骼肌蛋白质合成代谢抵抗可能与外周组织氨基酸的转运速率及肌细胞对氨基酸摄取能力降低有关。机体向外周组织递送氨基酸的速率依赖于动脉氨基酸浓度和肌肉组织血流量，而机体血流量和毛细血管数量都随机体衰老而降低。机体衰老引起血流量的降低及毛细血管数量减少，进而导致氨基酸递送至肌肉的速率下降，这可能是肌蛋白合成代谢抵抗发生的根本原因。

此外，老年人骨骼肌合成代谢抵抗也可能与 mTOR 通路中氨基酸刺激下的蛋白质磷酸化过程被钝化相关。必需氨基酸是刺激肌肉蛋白合成的主要因素，与 mTOR 通路相关的信号蛋白对氨基酸十分敏感，特别是亮氨酸。研究表明，补充大剂量的必需氨基酸克服合成代谢抵抗能力主要取决于亮氨酸的含量，如果提高必需氨基酸中亮氨酸的含量，则可适当刺激老年人肌肉蛋白质合成。因此，有学者提出了"亮氨酸阈"的概念，即骨骼肌要想达到蛋白质合成速率的最大化，氨基酸中的亮氨酸含量必须达到这个阈值。对于年轻人，亮氨酸阈值约为 2g，老年人约为 3g。由于老年人骨骼肌对氨基酸浓度敏感性下降，因此必须摄取足够的亮氨酸才能克服合成代谢抵抗，充分刺激肌肉蛋白质合成。此外，年龄增长导致体内 GH、IGF-1 水平降低及胰岛素抵抗也是诱发蛋白质合成抵抗的重要原因。

## 四、肌少症发生的分子机制

### （一）炎症加剧

越来越多的证据表明，较高的炎症水平与机体衰老有关。随着机体衰老，炎症和氧化应激水平显著升高，这被认为是诱发老年人肌少症的重要因素。老年人机体炎症标志物如 IL-6、CRP、TNF-α、IL-1β 等循环水平显著升高，且与老年人肌肉质量和力量降低直接相关。TNF-α 可通过抑制 Akt/mTOR 途径增强肌肉分解代谢，与其受体结合后，还可通过线粒体的电子传递产生 ROS，从而激活 NF-κB 及活化 UPS，显著增强 UPS 活性，加速骨骼肌蛋白质水解。TNF-α 还可激活金属蛋白酶调控细胞凋亡，通过 FoxO 激活溶酶体自噬途径。此外，血清中 CRP 水平升高也与蛋白质合成减少及蛋白质分解代谢增加有关。IL-6 参与肌蛋白更新调控，被认为是分解代谢细胞因子。炎症还可通过降低机体 GH 和 IGF-1 浓度，诱发肌少症的发生。

### （二）氧化应激损伤

增龄使骨骼肌 ROS 产生增加，ROS 不仅可以抑制肌卫星细胞功能，还可促进多种肌萎缩基因表达，增强 UPS 活性，加速蛋白质水解。骨骼肌内高水平 ROS 水平还可降低细胞膜内 $Ca^{2+}$-ATP 酶活性，引起细胞质 $Ca^{2+}$ 浓度及钙蛋白酶活性升高，促进细胞内蛋白质水解。另有研究显示，ROS 增加还可激活天冬氨酸特异性半胱氨酸蛋白酶，引起细胞凋亡。因此，氧化应激损伤可能参与了肌少症的发生和发展。

### （三）线粒体功能障碍

线粒体是肌肉收缩所需 ATP 的主要生成场所，伴随着机体的衰老，多种细胞器出现缺陷，线粒体结构和功能也发生了一系列的变化，如线粒体出现增大和嵴的损失。目前，线粒体自由基衰老理论（mitochondrial free radical theory of aging，MFRTA）认为 ROS 产生增多导致 mtDNA 氧化损伤，进而引起线粒体功能障碍，这被认为是驱动机体衰老的中心机制。由于 mtDNA 表面没有组蛋白的保护，其不断受到自由基的攻击，导致线粒体功能紊乱。线粒体功能障碍引起能量缺乏、ROS 和脂类上升，继而引发肌肉发育不良和损伤，这是诱发老年人肌少症的重要因素之一。此外，骨骼肌线粒体严重的氧化损伤影响 $Ca^{2+}$ 转运，导致骨骼肌收缩功能下降。线粒体功能紊乱还可加速衰老动物去神经改变，最终致使老年人肌肉功能紊乱，衰老肌细胞死亡，诱发肌少症。

### （四）细胞自噬异常

自噬是一种基本的细胞清洁过程，可以清除活细胞中功能失调的细胞器和变性蛋白。骨骼肌占人体体重的 40%～55%，是人体质量最大的组织，也是人体主要的代谢器官。然而骨骼肌细胞的自噬功能状态却一直被人们所忽视。过度和有缺陷的自噬都与骨骼肌质量丢失高度相关。肌细胞自噬缺陷可导致错误折叠蛋白的异常聚集，而过度自噬则会引起细胞应激，导致蛋白质降解增加、骨骼肌质量损失。研究表明，衰老大鼠骨骼肌中调控自噬发生的标志性相关蛋白 Atg13、ULKl、自噬效应蛋白 Beclin-1、自噬相关蛋白 LC3 和溶酶体膜蛋白-2（lysosomal membrane protein 2，LAMP-2）的表达均出现显著上调。而自噬水平升高与衰老小鼠骨骼肌质量、力量降低密切相关。此外，最近的研究表明，PI3K/Akt/mTOR 信号通路与自噬的激活密切相关，机体衰老导致 TORC1 活性降低，可使 Atg13 部分去磷酸化，进而导致与 Atg1 和 Atg7 的结合能力增强，从而提高 Atg1 的激酶活性，使细胞自噬活性增强。

### （五）骨骼肌质量调控因子失调

骨骼肌质量既受外周血多种激素（如生长激素、睾酮、甲状腺激素）的调控，也受到骨骼肌局部产生的多种活性因子（如 PGC-1α、IGF-1、MSTN）的影响。随着年龄的增长，体内 GH、睾酮、甲状腺激素和 IGF-1 等含量下降，可导致肌肉质量及功能的降低。

**1. 生长激素与胰岛素样生长因子-1**   GH 与 IGF-1 在维持骨骼肌质量和功能方面发挥着重要作用。IGF-1 是 GH 的下游因子。IGF-1 可能是 Akt-mTOR-p70S6K 信号转导、促进肌肉生长和修复的重要介质，其过度表达可诱发骨骼肌肥大，并增强正常和肌营养不良小鼠的肌肉再生。由垂体分泌的 GH 与受体结合，可促进局部组织产生 IGF，IGF-1 与其受体结合后可激活 mTOR，磷酸化 IRS-1 和 PI3K，诱导质膜中磷脂生成，募集和激活 Akt 激酶共同促进蛋白合成。此外，IGF-1 分泌下降同时伴有 GH 脉冲释放显著降低，IGF-1 还可通过增加肌卫星细胞数量和刺激蛋白质合成提高肌肉功能。随着机体的衰老，GH 和 IGF-1 分泌减少，其量与肌力下降呈正相关，同时伴有肌肉质量的丢失，即 GH 与 IGF-1 可能在肌少症的发生中发挥了重要作用。

**2. 睾酮**   大量研究已表明，睾酮在调节机体代谢、维持骨骼肌质量和骨密度、抑制脂肪生成中发挥着重要作用。临床研究也证实，睾酮缺乏是诱发老年人肌少症和肥胖症的重要因素。在骨骼肌中，睾酮可通过雄激素受体的介导作用影响蛋白质合成与分解代谢，使蛋白质合成增加并促进肌肉生长。老年男性睾酮水平与肌肉量、强度和功能的下降均相关。研究显示，给予老年人适量的睾酮补充剂干预可促进 I 型和 II 型肌纤维的横截面积及肌核数量增加，但 I 型和 II 型肌纤维的绝对数量没有变化。体外试验也证实睾酮可促进星状细胞数量增加，且是其功能的主要调控因子。有证据表明，肌少症的男性患者体内睾酮水平与正常男性相比显著降低。纵向来看，随着年龄的增长，男性体内睾酮水平约以每年 1% 的速度下降。此外，女性循环血液中睾酮水平也随年龄的增长而下降，特别是处在更年期和绝经后的女性循环血液中，睾酮水平下降速度更快。因此，机体衰老伴随的睾酮水平的下降可能是诱导肌少症发生的重要因素之一。

**3. 甲状腺激素**   对生长、分化、发育和保持代谢平衡具有极其重要的作用。甲状腺激素有 $T_3$ 和 $T_4$ 两种主要形式，其中 $T_3$ 的生物活性最强。研究表明，$T_3$ 对骨骼肌功能、代谢及损伤修复至关重要。在胚胎发育期间，$T_3$ 可通过激活肌源性调节因子（myogenic regulatory factor，MRF）诱导肌祖细胞分化；$T_3$ 可调控骨骼肌转录因子 MyoD 和肌细胞生成蛋白的表达；$T_3$ 还可通过增加肌纤维的数量和直径来刺激骨骼肌生长。甲状腺激素发挥生理作用需由甲状腺激素受体（thyroid hormone receptor，TR）介导，其中 TRα 在骨骼肌中呈高表达。最近研究表明，TRα 基因敲除小鼠成肌细胞增殖和成肌细胞的分化水平都显著降低，表明 TRα 在成肌细胞动态平衡中有重要作用。

当甲状腺激素分泌异常时，骨骼肌可出现功能障碍，如甲状腺功能亢进症患者骨骼肌中Ⅱ型肌纤维的比率增加，而甲状腺功能减退则会引起骨骼肌中Ⅱ型肌纤维的比率下降，ATP 酶活性降低，骨骼肌肌质网摄取 $Ca^{2+}$ 能力下降，肌球蛋白轻链比例下降。多数甲状腺功能减退症患者都伴有骨骼肌形态和功能的病变，导致肌肉力量下降及质量丢失。与甲状腺功能减退症患者相似，老年人血清中 TH 浓度与年轻人相比显著降低，这可能是引起骨骼肌质量和功能下降及诱发肌少症的重要因素。

**4. 过氧化物酶体增殖活化受体γ辅助活化因子1α** 是过氧化物酶体增殖活化受体γ辅助活化因子 1（peroxisome proliferators-activated receptor-γ coactivator-1，PGC-1）的成员之一。PGC-1α 是线粒体生物合成的主要调节因子，也是机体内氧化应激反应的标志分子。研究表明，衰老状态下 PGC-1α 参与骨骼肌质量的调节。PGC-1α 表达升高可抑制蛋白质降解，预防各种刺激诱导的骨骼肌萎缩。PGC-1α 过表达可预防衰老骨骼肌质量丢失，降低凋亡标志物的产生，抑制自噬及 UPS 相关基因的表达，预防肌少症的发生和发展。此外，PGC-1α 过表达还可抑制 FoxO3 与基因（如 atrogin-1）的结合和激活，抑制转录因子 NF-κB 的表达，进而预防肌少症发生。研究表明，与年轻人相比，老年人肌肉中 PGC-1α 基因表达量呈降低趋势，这可能是衰老诱导肌少症发生的重要因素之一。

**5. 肌生成抑制蛋白（myostatin）** 主要在骨骼肌中表达，其功能缺失可引起肌肉肥厚、功能增强，是肌肉生长的重要负调节因子。对年轻、中年和老年人群进行的横断面研究结果显示，随着年龄的增长，血清中肌肉生成抑制素水平增加，其中身体虚弱的老年妇女水平最高，且与骨骼肌质量呈负相关。衰老机体中肌生成抑制蛋白水平升高，可与 ActR ⅡB 结合，激活 Smad 蛋白家族，后者可以抑制蛋白质转录并通过 UPS 加速蛋白质水解。此外，衰老机体肌肉干细胞功能降低，其可能与肌生成抑制蛋白表达增强有关。相反，抑制肌生成抑制蛋白的生成则可以改善骨骼肌的质量和功能。因此，肌生成抑制蛋白水平升高可能是老年人肌肉流失的一种重要机制。

## 五、肌少症的防治——运动疗法

基础及临床研究均显示运动训练对预防和治疗肌少症有较好的疗效，如有氧运动对提高老年人功能状态和健康水平，预防心血管疾病和肌少症有积极意义，而抗阻训练对神经肌肉系统有积极影响，并增加激素水平及蛋白质合成，进而提高骨骼肌质量。抗阻训练不仅可提高骨骼肌质量，还可改善骨骼肌功能。如老年人以 60%～80%一次重复最大负荷（1 repetition maximum，1RM），每天练习 1～3 组（8～12 次/组），组间间歇 1～3min，频率为每周 2～3d，对预防老年人肌少症有显著效果。Fiatarone 等对均龄为 87 岁的老年人进行 10 周抗阻运动和营养补充干预，结果显示骨骼肌肌力提高 125%,而对照组却降低 3%。周期更短一些的抗阻训练也能使骨骼肌获益，如 61～85 岁的老年人进行为期 6 周的抗阻训练也可使其肌肉相对力量提高 28%。此外，最新研究显示，全身震动训练和肌肉电刺激也能显著改善老年人肌少症。这些研究表明运动疗法在防治肌少症中具有积极意义，特别是抗阻训练，应成为治疗肌少症的基本方法。

## 六、小结

肌少症是老年人群常见疾病，肌少症的本质是肌纤维数量减少与蛋白质净降解，其发生是多因素共同作用的结果。随着年龄的增长，机体炎症加剧，引起 UPS 活化，UPS 活性增强，加速骨骼肌蛋白的水解。氧化应激损伤增强，抑制肌卫星细胞活性，加速细胞凋亡。此外，衰老导致机体结构异常与功能障碍，特别是线粒体功能障碍在肌少症的发生中扮演了重要角色，这也被视为推动机体衰老的中心机制。最新研究显示，PI3K/Akt/mTOR 等信号通路异常所致肌细胞自噬增强也被视为诱发肌少症的重要因素。此外，肌少症的发生还与 PGC-1α、GH、AR 等多种肌再生调控因子失调密切相关（图 13-1）。针对肌少症发生的分子机制，采取相应措施（如运动、营养补充、抗氧化剂等）对相关靶点进行干预，是未来防治肌少症相关研究的重点方向。

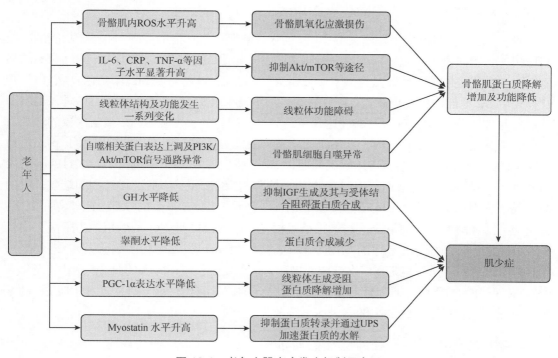

图 13-1　老年人肌少症发生机制示意图

## 第二节　老年骨骼肌再生能力下降

现代科学研究认为，衰老是进化过程的副产物，是自然规律的一部分。衰老的特征之一是组织细胞再生能力的普遍下降。骨骼肌损伤是人们日常生活和体育锻炼中常见的损伤，在老年人中发生率较高。老年骨骼肌的特点是骨骼肌数量减少和力量的流失，伤后再生能力的显著减退，表现为再生修复缓慢，常伴有纤维化形成。骨骼肌再生修复的不完全严重影响老年人的生理活动和生活质量，也常引起或加重一些老年相关性疾病的发生和发展，给家人及社会带来沉重的经济负担。骨骼肌损伤后的修复主要依赖于骨骼肌中一类肌前体细胞-肌卫星细胞（satellite cell，SC），一般情况下，肌 SC 处于静息状态，一旦骨骼肌损伤，肌 SC 即可被激活、增殖，并且最终分化，融合形成多核肌管细胞，形成新的肌纤维，取代坏死的肌纤维。研究表明，肌 SC 增殖分化过程的调节部分依赖于免疫细胞，损伤部位浸润的免疫细胞吞噬细胞碎片，刺激肌 SC 进行增殖、迁移；反之，损伤和完整的肌细胞也调节免疫反应。因此，骨骼肌伤后修复涉及免疫细胞和肌细胞的协调作用。众所周知，免疫细胞和肌细胞的生物活性随年龄的增长而下降，从而导致骨骼肌再生功能下降。与衰老相关的骨骼肌再生修复效率的降低是肌少症发生发展的重要原因，也是老年人致残的重要因素之一。

## 一、衰老对肌卫星细胞功能的影响及机制

### （一）衰老对肌卫星细胞功能的影响

肌 SC 在骨骼肌再生中发挥关键作用，老年骨骼肌再生功能的下降与肌 SC 功能的改变密切相关。研究表明，与年轻小鼠骨骼肌中肌 SC 相比，老龄鼠骨骼肌中含有约 65% 的功能性肌 SC，且总的肌 SC 数量也减少。肌 SC 数目的减少可能与肌 SC 的增殖、增殖诱导物及补充肌 SC 池能力的变化有关。研究表明，与年轻小鼠相比，老龄鼠的肌 SC 进入增殖期延迟，并且增殖标志物 PCNA 的表达减少；另外，端粒的长度随肌 SC 增殖次数的增加而减少，当其缩短到一定程度时，肌 SC 的增殖分裂能力受限；细胞周期抑制因子 p16 可通过与 CDK4 结合，阻止细胞进入细胞周期，老龄鼠肌 SC 中抑制组蛋白 H2AK119Ub 的表达减少，引起 p16 表达增加，抑制老龄鼠骨骼肌 SC 的增殖。因此，增殖期间端粒长度的减少及细胞周期抑制因子 p16 表达的增加也可能是肌 SC 数量减少的原因。此外，肌 SC 的分化能力随年龄的增长而下降，与年轻小鼠相比，老龄鼠中肌 SC 的增殖能力下降，而且出现分化延迟，调控分化程序的 MRF，如 MYF5、MyoD 和 MRF4 的表达减少。对年老和年轻的受试者身上分离的肌 SC 进行体外培养，结果发现，与年轻人的肌 SC 相比，老年人的肌 SC 融合指数下降，且肌间线蛋白阳性肌 SC 的数量减少。以上研究提示，肌 SC 的增殖、分化、融合成肌管的能力随衰老而下降。

### （二）衰老损害肌卫星细胞功能的机制

**1. 肌卫星细胞胞内机制**　肌 SC 的功能随机体的衰老而发生改变，如 DNA 损伤，关键蛋白（如萎缩相关蛋白 FoxO，钙结合蛋白 S100B）表达异常，即肌 SC 内在特性的改变是其功能衰减的关键因素。基因表观遗传研究表明，年轻和老龄鼠中肌 SC 的基因转录特征不同，老龄鼠中肌 SC 的 DNA 甲基化增加，H3k27me3 抑制标志物的分布改变，这影响基因表达并且导致再生信号通路发生改变。有研究报道表明，衰老肌 SC 中 p38-MAPK 的活性增加，导致肌 SC 增殖活性、自我更新能力降低；若体内注射 p38-MAPK 抑制剂，衰老肌 SC 的自我更新和再生能力得到恢复。另外，Cdkn2a 的表观遗传也发生变化，它可编码

细胞周期抑制因子 p16$^{INK4A}$，导致细胞衰老。在年轻鼠的肌 SC 中，抑制组蛋白 H2AK119Ub 的修饰使 p16$^{INK4A}$ 保持静息状态，而老龄鼠肌 SC 中 H2AK119Ub 表达显著减少，引起 p16$^{INK4A}$ 的表达增加，导致肌 SC 衰老，损害其功能。以上研究提示，衰老肌 SC 内在基因 及信号通路表达的变化是影响其功能的关键因素。

**2. 肌卫星细胞微环境** 肌 SC 的微环境指的是肌 SC 所处的能够维持其特性并调节其 功能的微环境，包括宿主肌纤维、基底膜及微脉管。随着老化的发生，肌 SC 内在的改变 导致骨骼肌再生功能下降，但这种内在改变是否可通过移植到年轻的肌内环境而得到改善 仍处于争论之中。使用异体共生研究系统环境对骨骼肌再生功能的影响，将从老龄鼠骨骼 肌中分离的肌 SC 移植到年轻小鼠的骨骼肌中，肌 SC 活化并且再生能力增强。推断年轻小 鼠肌 SC 微环境中可能含有调节老年肌 SC 肌肉修复的"强化因子"，它能够调节老年动物 的肌肉修复。将年轻小鼠的肌 SC 暴露在老年小鼠骨骼肌中，结果发现，年轻小鼠肌 SC 再 生功能下降。这可能是由于老年肌 SC 微环境中累积的"抑制因子"减弱了健康骨骼肌 SC 的再生功能。这提示肌 SC 的微环境及其内在因子可能是调节肌 SC 再生功能的关键因素，但其随着衰老的进行会发生一系列的变化。

**3. Notch 和 Wnt 信号通路** 在胚胎发育和成年个体中，Notch 是肌 SC 增殖和自我更新 的主要调节通路，其活性的下降是老年骨骼肌 SC 功能下降的原因之一。研究表明，老年 骨骼肌中 Notch 信号活性下降，这可能是因为其配体 Delta 随年龄的增长表达水平下降，若 将老年骨骼肌中的 Notch 信号强制激活，其可恢复再生能力。调节肌 SC 分化的另一个重 要的信号通路是 Wnt 信号通路。在老年骨骼肌中，Wnt 表达水平显著升高，它能够激活其 下游基因 Axin2 和 β-catenin，诱导肌细胞向纤维化谱系转变。研究发现，在肌肉损伤后 1d，向年轻小鼠的损伤骨骼肌中注射 Wnt3A 蛋白，成肌细胞向纤维化的转化增加，而向衰老损 伤的骨骼肌中注射 Wnt 拮抗剂（Dickkopf-1），发现再生骨骼肌的纤维化程度显著降低，且骨骼肌再生修复能力增强。以上研究提示，老年骨骼肌中，Notch 与 Wnt 信号通路的改 变可能是 SC 功能衰退的原因。

**4. 生长因子表达水平** SC 在骨骼肌再生中的作用受多种生长因子的调控，如 FGF2 及其受体在促进肌 SC 增殖中起重要作用，抑制 FGF2 可使肌 SC 保持静息状态，而老年骨 骼肌中 FGF2 表达水平增加，肌 SC 中 FGF2 信号抑制剂 Spry1 的水平降低，这会扰乱肌 SC 的静息状态，从而导致肌 SC 池的部分丢失，损害其再生功能。后叶催产素是下丘脑产生 的激素，可诱导 SC 中 MAPK-ERK 通路的活化，并改善它们的增殖能力，其在老龄鼠骨骼 肌中含量减少，若将后叶催产素注射到老年骨骼肌中，SC 的增殖、分化功能得到恢复。

此外，整合素 β1 是一种细胞外的基质受体蛋白，对于维持肌 SC 静息、激活、增殖及 恢复至静息状态至关重要。一旦缺失整合素 β1，肌肉再生过程中几乎每个阶段都会被中断。用 CTX 诱导骨骼肌损伤发现整合素 β1 缺失的骨骼肌中再生肌纤维和 Pax7+细胞的数量急 剧减少；老年骨骼肌中整合素 β1 的活性降低，若人为地激活老龄鼠骨骼肌中的整合素 β1，肌肉的再生功能可恢复到年轻水平。肌 SC 还可通过整合素 β1 同来自肌肉微环境中的其他 蛋白相互作用，如纤连蛋白。研究发现，与年轻骨骼肌相比，老年骨骼肌中纤连蛋白的表 达水平较低，剔除年轻骨骼肌中的纤连蛋白会使骨骼肌表现出老化状态，而将纤连蛋白注 射到老年骨骼肌中，骨骼肌的再生功能恢复至年轻状态。这提示纤连蛋白的表达水平与肌

SC 的再生功能密切相关。以上研究表明，衰老骨骼肌中众多生长因子表达水平的变化是肌 SC 功能减退的原因之一。

## 二、衰老对免疫细胞功能的影响及机制

### （一）衰老对中性粒细胞功能的影响及机制

先前的研究表明，随着衰老的发生，外周血中性粒细胞的数量保持不变。然而，最近的研究证明，中性粒细胞数量会随着衰老出现轻微的减少，这些不同的结果可能是由受试者的年龄范围差异造成的。一些研究报道，与年轻小鼠相比，老龄鼠中性粒细胞的趋化性受损，伤口愈合延迟，同时伴随着中性粒细胞介导的炎症增加；另外，老龄鼠中性粒细胞吞噬坏死组织碎片的功能也下降。对其功能下降的相关机制研究表明，吞噬活性的降低与其表面 Fcγ 受体 CD16 表达降低有关。另外，其下游信号转导通路如 PI3K/Akt、MAPK、$Ca^{2+}$ 和 JAK-STAT 通路也发生改变。因此，衰老骨骼肌中中性粒细胞趋化性和吞噬活性的降低及信号分子通路的改变可能是其功能下降的原因。

### （二）衰老对巨噬细胞功能的影响及机制

随着衰老的发生，巨噬细胞及细胞因子的分泌发生改变，但不同研究之间存在差异。研究表明，衰老可促进、抑制或不影响巨噬细胞吞噬的功能。这种差异可能是由于刺激细胞的方法不同造成的。研究表明，在年轻骨骼肌再生中，巨噬细胞可促进肌 SC 的增殖分化，防止其凋亡，然而这种保护在衰老期间是无效的。在骨骼肌损伤后，老年（30 个月）和年轻（3 个月）大鼠中活化的肌 SC 数量均增加，但老年大鼠中表达 MyoD 和促凋亡标志物 Bax 的 SC 数量较高。另外，在基础状态下，与年轻人相比，老年人（71 岁）骨骼肌中含有较少的巨噬细胞，在急性抗阻运动后，年轻人的骨骼肌内促炎和抗炎巨噬细胞数量均增加，而老年人骨骼肌内巨噬细胞保持不变，这可能因为老年骨骼肌内巨噬细胞对炎症的反应能力减弱。对衰老巨噬细胞功能下降的相关机制研究表明，TLR 介导脂蛋白胞内信号转导，最终激活 p38-MAPK，在衰老的个体及大鼠体内 TLR 减少，其调节的蛋白激酶如 p38-MAPK 和 JNK 也发生改变。与年轻小鼠巨噬细胞相比，用 LPS 刺激老年小鼠巨噬细胞，活化的 p38-MAPK 和 c-JNK 蛋白明显减少，因此推测 LPS 刺激的老年小鼠 p38-MAPK 和 c-JNK 蛋白活性的降低可能是老年巨噬细胞功能下降的机制。以上研究表明，衰老影响着巨噬细胞的再生功能及其相关信号通路。

## 三、小结

衰老是进化过程中的副产物，是自然规律的一部分。骨骼肌再生能力呈现出随年龄增长而下降的趋势，并伴随着机体免疫及自我修复能力的下降。对老年骨骼肌再生功能下降的机制研究表明，肌卫星细胞、中性粒细胞、巨噬细胞在骨骼肌再生中发挥着关键作用，但其功能随着衰老而下降。老年骨骼肌再生功能的下降与免疫细胞、肌卫星细胞功能的改

变密切相关。此外，Notch 和 Wnt 信号通路及生长因子表达水平的变化也影响着老年骨骼肌的再生功能。

　　骨骼肌再生是一个高度和谐、动态调节的过程，多种细胞参与此过程。随着年龄的增长，肌卫星细胞的活化、增殖和分化及其微环境发生改变，免疫细胞及其分泌的关键因子也发生改变，这均会导致骨骼肌再生能力受损。老年骨骼肌修复效率的降低是老年人肌少症发生的原因之一，因此需要新的策略以防止骨骼肌随老化而出现的不完全修复。所以，我们应将研究的重点着眼于调节肌细胞和免疫细胞的因子上，通过肌内注射生长因子、免疫调节因子等方式改善老化骨骼肌再生；另外，营养素能够调节免疫细胞和（或）肌细胞，在老龄化背景下，膳食处方将是改善老年骨骼肌再生、提高骨骼肌愈合能力的有效方法，将为治疗老年人肌少症及骨骼肌损伤提供新的方向和思路。

# 第三节　线粒体在骨骼肌老化中的作用

　　线粒体是为骨骼肌供能的细胞器，还参与了细胞凋亡、自噬、活性氧产生及蛋白质稳态调控等多种生理过程，对维持骨骼肌正常功能具有重要意义。近年来研究表明，线粒体功能紊乱是促进骨骼肌老化，引起继发性衰老的重要原因。在骨骼肌老化过程中，线粒体结构与功能会发生多种变化，如线粒体融合与裂变失衡、线粒体氧化能力下降、线粒体抗氧化能力降低、线粒体自噬能力减弱、mtDNA 受损、线粒体蛋白质稳态受损等。

## 一、老年骨骼肌线粒体结构紊乱

　　与心肌类似，骨骼肌细胞也含有两个线粒体亚群：肌膜下线粒体（subsarcolemmal mitochondria，SSM，占总量的 20%）和肌纤维间线粒体（interfibrillar mitochondria，IFM，占总量的 80%），它们具有不同的结构与功能。结构上，SSM 的嵴主要是层状，而 IFM 的嵴主要是管状或由层状和管状混合构成。功能上，与 SSM 相比，IFM 表现出更高的由 ADP 激活的呼吸能力，并且对 $Ca^{2+}$ 的耐受力更强，而 SSM 则表现出更高的蛋白质合成速率。骨骼肌老化过程中，线粒体结构可发生多种变化。研究表明，老年人骨骼肌线粒体密度减少，线粒体 DNA 含量下降。并且，老年人骨骼肌线粒体的嵴变短、基质空泡化严重，线粒体也变得更大更圆。此外，线粒体的两个不同亚群在骨骼肌老化过程中也有着不同表现。SSM 将产生更多的骨骼肌 ROS，并且分裂与降解增多。而 IFM 则更易凋亡，线粒体通透性转换孔更易开放，增加了膜电位损失和促细胞凋亡因子释放到胞质的可能。

## 二、老年骨骼肌线粒体融合与裂变失衡

### （一）表现形式

　　线粒体是一种动态细胞器，其处于不断地融合和裂变过程中。线粒体融合与裂变的平

衡是维持线粒体正常功能的基础。研究表明，老年人骨骼肌线粒体体积增大，并出现不规则间隔的嵴，可诱发线粒体功能障碍，表明线粒体融合与裂变失衡。

（二）分子机制

线粒体融合先从线粒体外膜（outer mitochondrial membrane，OMM）开始，然后是线粒体内膜（inner mitochondrial membrane，IMM）的融合。线粒体的融合需要三种蛋白：Mfn1、Mfn2 及 Opa1。在哺乳动物中，Mfn 可促进 OMM 的融合，而 Opa1 则促进 IMM 的融合。Mfn 或 Opa1 的缺失将导致线粒体片段化。线粒体裂变则与融合相反，可促进线粒体分裂，从而产生小的、片段化的和球状的线粒体。线粒体裂变则需要 Drp1 和线粒体 Fis1，其可促进 OMM 的分裂，最终分裂线粒体。研究表明，与年轻动物相比，老年动物 Fis1 表达降低，而 Mfn1 和 Mfn2 水平显著升高，表明骨骼肌老化过程中线粒体融合水平更高。而线粒体裂变的减弱不利于受损线粒体的清除，从而易造成受损线粒体的积累，诱发老年骨骼肌线粒体功能障碍。

## 三、老年骨骼肌线粒体氧化能力降低

（一）表现形式

骨骼肌老化过程中，线粒体氧化磷酸化能力显著降低，线粒体最大摄氧量及安静状态下的氧摄取也都随着年龄的增长而下降。同时，老年人和动物骨骼肌线粒体 ATP 最大产生速率及安静状态下的 ATP 产生速率也会降低，并且其在慢肌纤维中下降更明显。此外，老年人骨骼肌线粒体密度减少，线粒体合成能力减弱。这些现象都表明老年骨骼肌线粒体氧化能力下降。

（二）分子机制

PGC-1α 是促进线粒体氧化能力的主要调节因子。PGC-1α 可共激活多种转录因子，如 NRF-1 和 NRF-2、PPARγ 和 ERR，这些因子都对线粒体氧化能力具有重要作用。研究表明，骨骼肌 PGC-1α 表达与年龄相关，老年啮齿动物骨骼肌中 PGC-1α 表达显著下降。相反，老年小鼠骨骼肌过表达 PGC-1α 则可缓解线粒体功能障碍。因此，老年骨骼肌线粒体氧化能力的下降与 PGC-1α 表达下降有关。

此外，AMPK、$NAD^+$ 及 SIRT-1 也对骨骼肌线粒体氧化能力具有重要调控作用。AMPK 可增加骨骼肌中线粒体酶的含量，增强线粒体氧化能力。AMPK 还可促进 PGC-1α 蛋白的磷酸化及去乙酰化，并激活 PGC-1α 蛋白，从而促进线粒体合成，增强线粒体氧化能力。此外，促进老年小鼠骨骼肌 $NAD^+$ 表达后，骨骼肌线粒体氧化能力也增强。而 SIRT-1 则可通过去乙酰化 PGC-1α 而增强其活性，也可增加 $NAD^+$ 表达，还可与 AMPK 共激活，从而增强骨骼肌线粒体氧化能力。

这些数据表明，老年骨骼肌 PGC-1α 及 $NAD^+$ 活性与表达降低可引起线粒体氧化能力降低，而 AMPK 和 SIRT-1 水平的下降则进一步加剧此现象。因此，AMPK、SIRT-1、PGC-1α

及 NAD$^+$等可能参与了老年骨骼肌线粒体氧化能力的调控。

## 四、老年骨骼肌线粒体氧化损伤加剧

### (一)表现形式

线粒体是 ROS 的主要来源,参与骨骼肌多种生理功能的调节。生理水平 ROS 在氧化还原信号转导和细胞正常生命活动中发挥着重要作用。而高水平的 ROS 则可损害 mtDNA、蛋白质和脂质,刺激细胞凋亡,并诱导线粒体氧化损伤及功能障碍。研究表明,老年人和动物骨骼肌线粒体 ROS 产生增多,氧化应激水平增加,并损害骨骼肌 mtDNA,导致线粒体功能障碍。此外,老年骨骼肌线粒体 ROS 产生增加还可直接影响线粒体电子传递链(electron transport chain,ETC)途径的 ATP 合成酶,从而抑制 ATP 生成,进一步降低线粒体功能。

### (二)分子机制

抗氧化酶活性降低引起细胞抗氧化能力下降,是导致 ROS 产生增加的重要因素。研究表明,在小鼠骨骼肌老化过程中,抗氧化酶的活性逐渐降低,从而使老年小鼠线粒体过氧化氢酶过表达,则可改善与年龄相关的线粒体氧化损伤和功能障碍,增强线粒体能量代谢。这些数据提示,骨骼肌老化过程中抗氧化酶活性降低使 ROS 水平升高,从而导致老年骨骼肌线粒体氧化损伤及功能障碍。

## 五、老年骨骼肌线粒体自噬能力下降

### (一)表现形式

线粒体蛋白质的氧化损伤随着年龄的增长而增加,而线粒体自噬对于异常线粒体的清除有重要作用,其可通过自噬-溶酶体途径降解大量的线粒体蛋白,从而清除线粒体中氧化损伤的蛋白质,维持线粒体正常功能。研究表明,骨骼肌老化过程中线粒体自噬能力逐渐下降,老年大鼠骨骼肌自噬标志物 p62 水平、LC3-Ⅱ与 LC3-Ⅰ比值升高,说明线粒体自噬能力减弱(自噬过程中 p62、LC3-Ⅱ会被降解),从而导致线粒体功能受损,并随着年龄的增长而加重。此外,小鼠骨骼肌蛋白水解能力也随年龄的增长而减弱。

### (二)分子机制

老年骨骼肌线粒体自噬能力下降与自噬相关蛋白(autophagy-related protein,Atg)表达有关。研究表明,老年大鼠和小鼠骨骼肌 Atg3、Atg5 和 Atg12 表达减少。骨骼肌 *Atg7* 的缺失可导致肿胀线粒体及 ROS 产生增加。并且,*Atg5* 基因缺失也可抑制骨骼肌线粒体受损蛋白质的清除。此外,由于自噬需要溶酶体的作用,因此老年骨骼肌线粒体自噬能力下降也与 LAMP-2 活性降低有关。研究表明,老年大鼠骨骼肌溶酶体腔内脂质沉积,同时溶酶体功能受损,LAMP-2 活性降低,骨骼肌自噬能力下降。而增加自噬相关蛋白及溶酶体相关蛋白表达可改善骨骼肌老化过程中出现的线粒体损伤及线粒体功能下降。因此，老年骨骼肌线粒体自噬能力的下降与 Atg 及 LAMP-2 表达减少有关。

## 六、老年骨骼肌 mtDNA 受损

### （一）表现形式

线粒体拥有自己的线粒体 DNA（mitochondrial DNA，mtDNA），是一种大小约为 16.6kb 的环状分子。由于线粒体的合成需要核基因组与线粒体基因组的协同作用，因此 mtDNA 的完整性及含量对维持正常的线粒体合成能力至关重要。同时，骨骼肌老化过程与 mtDNA 有着密切关系。骨骼肌老化过程中，mtDNA 突变增多，从而导致受损的 mtDNA 逐渐积累，最终破坏 mtDNA 的完整性，使线粒体合成能力降低。此外，骨骼肌老化过程还可导致 mtDNA 含量下降。研究表明，与年轻大鼠（6 个月）相比，老年大鼠（27 个月）骨骼肌 mtDNA 水平降低了 20%～40%。同时，消除细胞中的 mtDNA 可显著减少线粒体合成。这些数据都说明 mtDNA 的突变增加及含量降低是老年骨骼肌线粒体合成能力降低的两个重要因素。

### （二）分子机制

老年骨骼肌 mtDNA 受损的机制与 ROS 的产生密切相关。过高水平的 ROS 可对 DNA 产生损害，诱导 DNA 突变并损害其功能。骨骼肌老化过程中 ETC 中产生的 ROS 增多，而 mtDNA 非常靠近 ETC，因此容易受到大量新生 ROS 的攻击。此外，不同于核 DNA 有外层蛋白质的保护，裸露的 mtDNA 对 ROS 的防御能力更差。因此，由于部位及结构的特殊性，ROS 极易诱导 mtDNA 突变，破坏 mtDNA 完整性，同时损害其复制能力，从而降低线粒体合成。此外，受损 mtDNA 诱发的线粒体功能障碍又可导致 ROS 产生增加，进一步降低老年骨骼肌线粒体合成能力。

## 七、老年骨骼肌线粒体蛋白质稳态受损

### （一）表现形式

线粒体蛋白质稳态指的是线粒体各种蛋白定位、水平、构象及转换的维持。蛋白质周转（蛋白质合成）与受损蛋白质的分解对维持蛋白质稳态有重要作用。在骨骼肌老化过程中，线粒体受损蛋白质的积累及蛋白质周转过程受阻，从而导致骨骼肌线粒体蛋白质质量及数量下降，影响线粒体功能。此外，当线粒体功能降低后，ROS 及脂质代谢中间产物（二酰甘油、神经酰胺）产生增多，从而诱发骨骼肌氧化应激及炎症，进一步损害线粒体功能。因此，线粒体蛋白质稳态对维持线粒体功能有重要意义。

### （二）分子机制

线粒体蛋白质周转与受损蛋白质的分解对维持线粒体蛋白质稳态有重要作用。研究表

明，人骨骼肌老化过程中 mRNA 错误翻译及蛋白错误折叠现象增多。并且，随着年龄的增长，人线粒体蛋白质非酶促修饰（晚期糖基化终产物）及氧化修饰增加，导致线粒体修复受损蛋白的能力下降，从而破坏线粒体蛋白质稳态。

此外，由线粒体功能障碍引起的供能减弱也是破坏线粒体蛋白质稳态的原因。维持线粒体蛋白质稳态是大量耗能的过程。当功能紊乱的线粒体无法提供足够的 ATP 来同时满足细胞正常代谢与修复受损蛋白的需求时，细胞则会抑制弹性代谢过程（修复受损蛋白等），去满足非弹性代谢过程（基本代谢等），减弱了线粒体修复受损蛋白的能力，从而破坏线粒体蛋白质稳态。因此，骨骼肌老化过程中，线粒体受损蛋白质的积累及修复受损蛋白能力的下降破坏了线粒体蛋白质稳态，从而引起线粒体供能紊乱。

## 八、线粒体结构与功能紊乱促进骨骼肌老化

线粒体结构与功能紊乱也可促进骨骼肌老化。研究表明，mtDNA 突变小鼠氧化磷酸化能力降低，可导致骨骼肌细胞凋亡及过早老化。线粒体动力学及线粒体钙摄取的失衡则可引起骨骼肌质量下降。并且，线粒体合成减少、氧化能力降低及自由基产生增多等还会引起肌萎缩与肌无力，并最终导致肌少症，表现为老年人步速下降，这是肌少症的临床参数之一。而肌肉质量及力量在骨骼肌老化过程中具有重要作用。因此，线粒体功能正常与否是影响骨骼肌老化的重要因素。

因此，线粒体的病理变化有多种，它们之间也有着紧密联系。老年骨骼肌线粒体氧化能力和自噬能力的下降可促进线粒体氧化损伤，其作为一重要因素，可使 mtDNA 及线粒体蛋白质稳态受损，从而减少线粒体合成，影响线粒体功能，进一步加剧线粒体氧化能力和自噬能力的下降。此外，结构决定功能，线粒体形态结构上的改变作为又一重要因素将引起线粒体上述功能的一系列紊乱。而线粒体融合与裂变的失衡则可促进线粒体结构改变，从而引起线粒体功能紊乱。因此，线粒体的各种病理变化紧密联系、相互作用，从而引起线粒体整体病变。

# 第十四章　慢性阻塞性肺疾病所致肌萎缩

慢性阻塞性肺疾病（COPD）是一种常见的以持续气流受限为特征的可以预防和治疗的疾病。气流受限进行性发展与气道和肺脏对有毒颗粒或气体的慢性炎症反应增强有关。COPD 是危害人们健康的主要疾病之一，据统计，COPD 位居疾病死亡率的第 4 位，且每年都在不断增加，到 2020 年，预计可能位居世界经济负担疾病中的第 5 位。其病理生理变化不仅仅局限于肺部，而且具有显著的肺外效应，主要的肺外病变包括心血管疾病、骨质疏松、骨骼肌功能障碍、体重下降等。有 30%～40%的 COPD 患者会出现骨骼肌萎缩，骨骼肌功能障碍是 COPD 全身效应的主要表现之一，常始于疾病的早期，对患者疾病的严重程度产生影响，是导致 COPD 患者病情加重和死亡的主要因素，与其预后密切相关。

## 第一节　慢性阻塞性肺疾病骨骼肌结构和功能变化

### 一、结构改变

慢性阻塞性肺疾病患者股四头肌等外周骨骼肌容积减小，主动及被动收缩力下降；骨骼肌中 Ⅰ 型肌纤维（慢收缩的氧化型纤维、耐疲劳）比例降低，而 Ⅱ b 型肌纤维（快收缩的糖酵解纤维、极易疲劳）比例增加，导致骨骼肌易疲劳且运动耐力下降；骨骼肌的线粒体、毛细血管密度、氧化酶活性降低及线粒体功能受损等变化导致骨骼肌氧化代谢能力减弱。

### 二、功能改变

有学者对 240 名英国的及 351 名荷兰的 COPD 患者进行了研究，发现有 32%的英国及 33%的荷兰 COPD 患者存在股四头肌功能障碍。根据全球慢性阻塞性肺疾病倡议（Global Initiative for Chronic Obstructive Disease，GOLD）分级标准，COPD 分级处于 1～2 级的患者有 28%存在股四头肌肌力减退，而分级为 4 级的上升到 38%。呼吸困难评分在 1～2 分者有 26%存在股四头肌肌力减退、4～5 分的则有 43%存在肌力减退。从这些研究可知，COPD 患者普遍存在骨骼肌功能障碍，主要表现为骨骼肌肌力、耐力的下降及对运动的易疲劳性。

# 第二节　慢性阻塞性肺疾病骨骼肌功能障碍的发生机制

## 一、营养不良

COPD 患者常出现食欲减退、能量摄入减少、基础代谢率升高等现象。食欲减退导致蛋白质的摄入减少，肌肉 ATP 酶可用性降低，蛋白和氨基酸分解增多。同时，COPD 患者呼吸肌超负荷工作导致机械做功及分解代谢增强，能量消耗增加，基础代谢升高。这种低食欲、低摄入与高代谢之间的矛盾导致能量负平衡、蛋白质负平衡，直接表现为骨骼肌质量和功能下降，肌肉萎缩。

维生素 D 能维持机体钙、磷平衡，使机体神经肌肉功能得以良好维持，COPD 患者由于摄食不足及激素的使用，机体合成维生素 D 减少，维生素 D 激活受损。研究表明，COPD 患者体内维生素 D 缺乏会加速肺功能的下降、升高炎症反应水平、降低免疫功能。维生素 D 受体在四肢肌肉中大量表达，血清中维生素 D 下降会降低肌肉力量。虽然维生素 D 致骨骼肌功能障碍的潜在机制尚未研究清楚，但多项研究表明，维生素 D 在维持四肢肌肉健康中可能扮演着一个重要的角色，因此适量补充维生素 D 对 COPD 骨骼肌功能障碍的患者可能有一定疗效。

## 二、肌肉因子失衡

在受到缺氧、炎症等刺激时，人体骨骼肌的蛋白会加速分解，出现蛋白合成和分解失衡，导致骨骼肌易疲劳及萎缩。

骨骼肌质量受多种肌肉因子的调控，其中最著名的是 IGF-1/MSTN。骨骼肌蛋白分解主要为 ATP-UPP，泛素在泛素激活酶、泛素偶联酶和泛素-蛋白连接酶等的作用下，与底物结合，随之在 26S 蛋白酶体的作用下将蛋白质水解为多肽。研究表明，COPD 骨骼肌功能障碍患者股四头肌中 MuRF1 mRNA 的表达增加，p70S6K 水平降低，蛋白分解/合成代谢失衡与股四头肌的萎缩呈正相关。而 IGF-1 与肌肉相应的受体结合，促进 mRNA 的转录表达，使肌肉蛋白的合成增加，MuRF1 介导的蛋白质降解则受到抑制。在 COPD 患者中，IGF-1 减少，同时伴有肌分化因子蛋白下降，其水平与肌力呈正相关。

此外，肌生成抑制蛋白（MSTN）是 TGF-β 超家族成员，是抑制骨骼肌生长发育及合成代谢的关键调节子。MSTN 在人类多种慢性肌营养不良性疾病患者的骨骼肌中均高表达，酸中毒、氧化损伤、缺氧等可通过直接或间接方式激活之，与 COPD 患者营养不良及骨骼肌功能障碍密切相关。在 COPD 患者中 *MSTN* mRNA 表达增加，血清中 MSTN 水平升高，通过抑制肌细胞的增殖、DNA 及蛋白质合成等对骨骼肌发挥负调节作用，致使肌萎缩及肌无力。

## 三、系统性炎症反应

COPD 患者体内的炎症因子明显高于健康人群。COPD 病理生理主要表现为炎症细胞及炎症因子侵犯气道、肺实质及血管、肌肉等器官组织，导致靶器官损害。增多的炎症细胞如中性粒细胞、巨噬细胞、T 淋巴细胞及上皮细胞等，以及激活的炎症因子如 TNF-α、IL-6、IL-8、CRP、NF-κB、表面活性蛋白 D（surfactant associated protein D，SPD）等，这些炎症细胞和因子通过循环系统扩散至全身，不同程度地参与了 COPD 患者骨骼肌功能障碍的发生发展。

研究显示 COPD 合并骨骼肌功能障碍患者的血清中 IL-6 水平随着病情加重而进行性升高，而炎症反应标志物 CRP 在轻度 COPD 患者中也会显著升高，CRP 和 IL-6 均可诱导体重丢失，骨骼肌肌力和耐力的减退，以及肌肉萎缩。TNF-α 可直接与骨骼肌细胞膜上的受体结合，通过促进蛋白水解酶及溶酶体酶的释放、增强氧化应激及诱导细胞凋亡等多种途径参与骨骼肌萎缩。IL-1β 能降低循环中蛋白质合成的调控信号 IGF-1 水平而导致骨骼肌蛋白合成率下降。NF-κB 参与了恶病质的发生及蛋白质溶解。同时研究还表明，TNF-α、IL-6、IL-8 能在骨骼肌容积不减的情况下降低骨骼肌收缩力。COPD 患者处于系统性高炎症状态，这些炎症因子可作用于骨骼肌，在骨骼肌功能障碍的发生发展中发挥了重要作用。

## 四、缺氧及高碳酸血症

COPD 患者多存在慢性缺氧，由于氧输出量不足，血氧饱和度下降，肺通气和换气功能受损，肌肉内毛细血管血氧减少，导致机体和组织处于慢性缺氧状态，容易出现低氧血症。缺氧可诱发骨骼肌功能障碍，其可能机制有：①长期慢性缺氧可通过增强全身炎症反应及氧化应激，诱导 MSTN 高表达等途径加重对骨骼肌功能障碍的影响。②长期低氧将诱导瘦素表达增加致患者食欲降低，机体长期处于负氮平衡，合成代谢下降从而加速肌肉萎缩。③DNA 损伤反应调节基因-1（regulated in development and DNA damage responses 1，REDD-1）mRNA 的表达水平上调，REDD-1 能抑制调控细胞生长的雷帕霉素靶蛋白（mTOR）信号通路，进而促进肌蛋白分解而抑制其合成。④HIF 表达增加，上调糖酵解酶、下调氧化酶导致糖酵解途径增强而肌肉氧化能力降低，使骨骼肌易疲劳、运动耐力下降；HIF 激活 BNIP3 和 NIX 的转录，进而抑制 Beclin-1 和 BCL-2 的功能，导致肌细胞凋亡、肌肉萎缩。⑤缺氧时骨骼肌交感神经兴奋性代偿性增强，骨骼肌持续收缩，易导致骨骼肌疲劳。

此外，COPD 患者由于通气功能障碍常伴有高碳酸血症，有高碳酸血症的患者骨骼肌功能障碍的发生率升高。研究显示，暴露于高二氧化碳环境的小鼠骨骼肌湿重、骨骼肌纤维直径及强度均会降低；高二氧化碳环境下培养的肌管纤维直径、蛋白质/DNA 比值及合成代谢能力均会下降，提示高碳酸血症参与了 COPD 骨骼肌功能障碍的发生。

## 五、高氧化应激状态

氧化应激是机体在各种有害刺激的作用下，产生的活性氧自由基、RNS 等高活性氧化分子超过机体抗氧化能力的一种应激状态，氧化应激能导致细胞损伤或死亡。对 COPD 患者股四头肌的活检证实，COPD 患者肌肉的线粒体中过氧化物（$H_2O_2$）含量增高；中、重度 COPD 患者股四头肌中蛋白羰基化（一种氧化应激的标志）明显增加，并与肌力呈负相关；COPD 患者外周骨骼肌细胞中 4-羟基-2-丙烯醛和脂褐质（为膜蛋白脂质过氧化物）增加。对 COPD 患者抗氧化物的研究表明，低体重指数的 COPD 患者运动后的谷胱甘肽水平下降，线粒体电子传递链异常，抗氧化能力减弱；UCP3 的解偶联会引起 ROS 下调，而低体重指数的 COPD 患者股外侧肌中 *UCP3* 的 mRNA 表达减少，抗氧化力下降。这些研究表明，COPD 患者存在氧化/抗氧化失衡，骨骼肌处于高氧化应激状态。

氧化应激可以抑制钠/钾泵的活动、肌质网的功能及肌球蛋白 ATP 酶活性，导致骨骼肌的收缩功能下降；可引起线粒体呼吸链功能异常，改变氧化磷酸化，导致细胞内 ATP 浓度降低和细胞内酸中毒而降低肌肉的氧化能力；此外，氧化应激可通过激活 NF-κB 信号途径、MAPK 通路等方式参与泛素-蛋白酶体途径，以及钙蛋白酶及 caspase-3 介导的蛋白质水解作用，从而促进肌肉蛋白降解、肌萎缩。从这些研究可以得知，氧化应激具有抑制肌肉收缩力、减小肌力、加速肌肉蛋白分解、促进肌肉疲劳及萎缩等作用，在 COPD 骨骼肌功能障碍的形成中起着重要作用。

## 六、线粒体功能障碍

人体骨骼肌通过机械、神经、代谢、激素等感知营养状况、疾病状态等外界环境的变化，改变肌肉块的质量、纤维类型的组成和其氧化能力及肌细胞内特殊的基因转录或表达。其中，线粒体处于能量代谢的中心位置，调节 ROS 的产生，调控细胞凋亡及脂类代谢能力，产生能量，延缓疲劳。线粒体的大小和数量及单个线粒体的呼吸功能决定肌肉组织的氧化能力。COPD 患者股外侧肌中线粒体的体积密度减少，多种氧化酶的活性也明显下降，氧摄入量随之减少，骨骼肌功能减退。研究表明，COPD 患者电子传递链异常，反映线粒体复合物耦合功能状态的受体控制比降低，线粒体呼吸功能障碍，且与动脉血氧分压密切相关。线粒体功能障碍常会引起肌细胞凋亡的发生，且低体重指数 COPD 患者及重度 COPD 患者的表现更为明显。

## 七、异常自噬

自噬是一个吞噬自身细胞质蛋白或细胞器并使其包被进入囊泡，并与溶酶体融合形成自噬溶酶体，降解其所包裹内容物的过程，借此实现细胞本身的代谢需要和某些细胞器的更新。自噬是进化过程中保留下来高度保守的自我保护机制，在维持骨骼肌蛋白质代谢平衡、代谢废物清除、结构重建等细胞环境稳态方面具有重要作用。在细胞饥饿、生长因子缺乏、代谢性酸中毒和缺氧等应激条件，以及一些病理状态下，自噬常被诱导，通过转录活化机制活化蛋白水解系统，使蛋白质分解代谢远远超过合成代谢，造成机体骨骼肌丢失，肌肉萎缩。

自噬可以通过优先降解胞内过多的细胞器即选择性自噬，如过氧物酶体自噬、内质网自噬和线粒体自噬等，从而在机体应对各种应激过程中发挥重要作用。其中与氧化最密切的是线粒体自噬。在应对氧化应激损伤时，机体会产生多种防御机制，如上调抗氧化剂的水平，通过泛素蛋白酶体系统来降解特定的蛋白，通过自噬来降解已损伤的蛋白和细胞器，自噬可通过优先激活清除氧化的蛋白及损伤的细胞器而有利于细胞的存活，过多的活性氧可以通过优先激活线粒体自噬选择性地降解氧化损伤的线粒体，从而减轻其对细胞的损害；可以诱导及加强分子伴侣介导的自噬途径对氧化蛋白的清除，因为氧化的蛋白相比未氧化的蛋白更易通过分子伴侣转运到溶酶体内，而且在较弱的氧化应激情况下溶酶体更易结合及转运分子伴侣介导的自噬底物蛋白，从而有利于细胞存活。此外，自噬可以直接诱导被氧化细胞的死亡。

研究表明，COPD 患者急性加重期低氧血症常伴随酸中毒，长期的组织缺氧、酸中毒可导致内环境失衡，从而使自噬基因增高，自噬被诱导，进而导致体内蛋白质的分解增强，从而发生骨骼肌萎缩。例如，COPD 大鼠的 Beclin-1 蛋白在趾长伸肌胞质表达中呈强阳性，显著高于正常对照组，即自噬细胞增强，提示骨骼肌 Beclin-1 可能通过自噬参与 COPD 骨骼肌萎缩的发展。

# 第十五章　糖尿病性肌萎缩

糖尿病是一组由于胰岛素分泌和（或）作用缺陷所导致的碳水化合物、脂肪、蛋白质等代谢紊乱，以慢性高血糖为特征的代谢性疾病。

糖尿病是常见病、多发病，是严重威胁人类健康的世界性公共卫生问题。目前在世界范围内，糖尿病患病率、发病率和糖尿病患者人数急剧上升。据国际糖尿病联盟（International Diabetes Federation，IDF）权威统计，2019年全球约4.63亿20~79岁成人患糖尿病（11个人中有1个为糖尿病患者）；预计到2030年，糖尿病患者会达到5.784亿；预计到2045年，糖尿病患者会达到7.002亿；中国糖尿病患者（20~79岁）数量为1.164亿，居世界第一。

糖尿病最主要的危害不是糖尿病本身，而是长期高血糖及代谢紊乱状态诱发的多种并发症，如糖尿病酮症酸中毒（可危及生命）、高渗高血糖综合征、感染性疾病（肾盂肾炎、膀胱炎、皮肤化脓性感染）、糖尿病肾病（1型糖尿病的主要死因）、糖尿病性视网膜病变（非创伤性致盲的最主要原因）、糖尿病心肌病、糖尿病足（非创伤性截肢的主要原因）等。近年来研究表明，糖尿病也可对骨骼肌产生显著不良影响。

## 第一节　糖尿病对骨骼肌结构和代谢的影响

### 一、糖尿病对骨骼肌结构的影响

#### （一）肌肉萎缩

研究表明，肌萎缩是2型糖尿病发病风险因素之一，在胰岛素抵抗阶段就已经开始发挥作用。随着2型糖尿病的持续，肥胖及2型糖尿病伴随的脂质堆积和慢性炎症状态进一步导致肌卫星细胞再生功能受损、骨骼肌细胞凋亡增加、蛋白质分解与合成失衡及线粒体功能障碍，最终加剧了骨骼肌萎缩进程。

#### （二）肌纤维类型转换

有多种因素可导致肌纤维类型发生相应的转变，如运动训练、骨骼肌失用、肥胖症和糖尿病等代谢疾病等。其转换一般沿着以下途径进行：MHC Ⅰ →MHC Ⅱ a→MHC Ⅱ x→MHC Ⅱ b。有学者通过肌肉活检发现，在代谢综合征受试者体内，Ⅰ型肌纤维较少，混合肌纤维（Ⅱa）较多。另有学者通过对不同人群的股外侧肌活检发现，与体瘦受试者相比，肥胖受试者慢肌纤维比例减少至86%；而2型糖尿病受试者的慢肌纤维比例减少至75%。

此外，还有研究表明与健康人相比，2 型糖尿病受试者慢缩氧化型肌纤维比例降低 16%，快缩糖酵解型肌纤维比例增加 49%。这些研究表明，随着 2 型糖尿病的发展，骨骼肌内 Ⅰ 型肌纤维比例逐渐降低，Ⅱ 型肌纤维比例逐渐升高。

糖尿病时骨骼肌纤维发生上述转换是可以理解的。不同肌纤维类型在形态和代谢方面具有不同的特点，氧化型红肌（Ⅰ 型）的葡萄糖摄取能力大于酵解型白肌（Ⅱb），这是由不同类型肌纤维的结构差异决定的。以 Ⅰ 型肌纤维为主的肌肉中，胰岛素受体和 GLUT-4 含量明显高于以 Ⅱ 型肌纤维为主的肌肉。GLUT-4 作为葡萄糖转运体家族中重要的一员，高表达于肌肉和脂肪组织中，主要对胰岛素和肌肉收缩等刺激因素引起的葡萄糖转运起作用。体外培养健康人的肌细胞发现，胰岛素刺激的葡萄糖摄取率与 Ⅰ 型纤维的比例呈正相关，与 Ⅱa 型肌纤维的比例呈负相关。因此，糖尿病时骨骼肌纤维由 Ⅰ 型向 Ⅱ 型转换，导致其对葡萄糖的利用能力下降，进一步促进糖尿病的发展。

（三）脂质堆积

糖尿病患者骨骼肌内脂肪大量沉积，这些沉积的脂肪可能参与了糖尿病的发生和发展。2 型糖尿病发生的两个重要环节是 IR 和胰岛 B 细胞功能障碍。骨骼肌是胰岛素的主要靶器官之一，也是葡萄糖代谢的主要部位，研究表明，骨骼肌中异位脂肪沉积与 IR 密切相关。而对糖尿病大鼠进行饮食控制，其骨骼肌内 TG 含量显著减少则使糖尿病症状显著改善。

## 二、糖尿病对骨骼肌代谢的影响

2 型糖尿病患者骨骼肌代谢的改变主要表现为糖脂代谢紊乱，其主要为肌萎缩及肌纤维类型转化引起的线粒体密度下降和线粒体氧化能力降低所致。研究表明，与体重指数处于正常范围的人群相比，虽然 2 型糖尿病患者的慢缩氧化型肌纤维减少、氧化能力降低，但 2 型糖尿病患者 Ⅱa 型和 Ⅱb 型肌纤维氧化酶活性及酵解酶活性都明显增加。研究者认为，2 型糖尿病患者的 Ⅱa 型和 Ⅱb 型肌纤维中糖酵解酶及氧化酶活性的增加与长期血糖控制和全身胰岛素抵抗密切相关，可以作为葡萄糖代谢改变时骨骼肌功能的一种代偿机制。此外，有学者通过股外侧肌活检发现，与健康受试者相比，2 型糖尿病和肥胖受试者所有类型肌纤维的琥珀酸脱氢酶（succinate dehydrogenase，SDH）活性均显著降低。有学者通过比较肥胖伴 2 型糖尿病和单纯肥胖受试者的线粒体功能时同样发现，2 型糖尿病患者胰岛素敏感性和 SDH 活性均下降。因此，2 型糖尿病患者慢肌纤维减少及慢肌纤维中氧化酶活性降低共同导致骨骼肌整体氧化酶活性下降，这是 2 型糖尿病患者骨骼肌代谢障碍的重要原因。

# 第二节　糖尿病性肌萎缩的机制

## 一、肌细胞凋亡增加

细胞凋亡（cell apoptosis）是细胞在一定的生理或病理条件下，遵循自身程序，由基因控制的主动死亡过程。肥胖伴随脂肪酸升高的同时影响成肌细胞和成熟骨骼肌细胞凋亡，直接损害肌卫星细胞和肌纤维。有学者认为神经酰胺在这过程中具有潜在作用，棕榈酸暴露引起神经酰胺含量增加，激活 caspase-3 导致肌管细胞凋亡；该研究还发现经棕榈酸盐处理后，胰岛素刺激的葡萄糖摄取率降低，而在增加 caspase 抑制剂后胰岛素刺激的葡萄糖摄取恢复至 80% 以上，这种变化独立于胰岛素信号蛋白浓度的改变，提示抑制下游的凋亡信号可提高体外葡萄糖摄取。但其接下来的在体研究表明，尽管 *ob/ob* 小鼠和 12 周高脂饲养小鼠的血浆游离脂肪酸、肌肉二酰甘油和神经酰胺增加，但并没有表现出细胞凋亡、细胞自噬或蛋白质水解增加，作者推测其原因可能是肥胖动物骨骼肌 caspase-3 的促凋亡效应被促生存基因 *BCL-2* 的表达增多和其他促凋亡基因的表达降低所抵消。因此，在体时，糖尿病性肌萎缩是否与肌细胞凋亡有关，仍需进一步研究。

## 二、肌卫星细胞功能障碍

在肥胖个体中，由于骨骼肌增加了对循环系统脂肪酸的吸收，脂质在脂肪组织中过度堆积的同时也在骨骼肌中异位堆积。肌细胞内脂滴主要由三酰甘油和胆固醇酯组成，同时肌细胞内还有大量脂质代谢产物（长链酰基辅酶 A、二酰甘油、神经酰胺）积累，这对胰岛素信号转导和细胞代谢产生负面影响的同时也影响骨骼肌的修复和再生。成熟的骨骼肌细胞是终末分化细胞，不能进行有丝分裂，其再生开始于肌膜与基底膜之间的生肌前体细胞或肌卫星细胞。当卫星细胞被激活后，就开始增殖分化为多核的肌管并最终成为肌纤维。骨骼肌的不断修复、再生和生长对维持骨骼肌形态与功能至关重要。而糖尿病患者骨骼肌中脂质异位堆积和炎症加剧，可损害骨骼肌卫星细胞功能。

离体实验研究表明，外源性棕榈酸的升高可能通过降低硬脂酰基-辅酶 A 脱氢酶 1（stearoyl-CoA desaturase 1，SCD-1）蛋白浓度导致神经酰胺的增加，神经酰胺升高使肌源性转录因子 Myog 的表达下降，该过程可能通过抑制磷脂酶 D（phospholipase D）来发挥作用；而抑制神经酰胺的合成能增强 Myog 表达，加速肌管形成。

有学者通过转染人脂蛋白脂酶（human lipoprotein lipase，hLPL）发现，转染后小鼠的腓肠肌细胞内游离脂肪酸和三酰甘油增高约 10 倍，肌卫星细胞的活力和增殖与对照组仍相似，但肌卫星细胞分化减少，伴随 MyoD、Myog、肌球蛋白重链表达降低和肌管数量降低，表明细胞内脂质积累间接或直接地损害了肌肉再生。高脂饲养通常也会导致啮齿类动物肌内三酰甘油的含量增加 30%~50%，提示在高脂饮食导致的 2 型糖尿病中，脂质及代谢产物堆积是导致肌卫星细胞增殖分化功能降低的重要原因。

## 三、骨骼肌蛋白质净降解

### （一）骨骼肌蛋白质合成减少

2 型糖尿病中伴随的肌萎缩表现为慢肌和快肌的质量及体积都出现下降，但是快肌萎缩更加明显。这是由于快肌纤维比慢肌纤维更容易受到 FoxO、TGF-β 和 IκB 家族的攻击，而可对肌萎缩起保护作用的 PGC-1α 只在氧化型肌纤维中表达较多；肌纤维类型转化又促使快肌比例增加，最终导致 2 型糖尿病患者的骨骼肌纤维质量与体积降低、处理葡萄糖能力强的慢肌纤维比例降低及整体肌力的下降。从其发生机制来看，Akt/mTOR 通路可能参与了糖尿病性肌萎缩的发生。

蛋白质的合成调节一般包括基因表达和转录后调节，其调控主要通过 mTOR 为核心的各种途径进行。mTOR 是存在于胞质中的一种丝/苏氨酸蛋白激酶，是哺乳动物雷帕霉素的靶分子，属于 PI3K 相关激酶家族。mTOR 包含两个不同的多蛋白复合物 TORC1 和 TORC2。TORC1 包括 Raptor、S6K1 和 4E-BP1，对雷帕霉素敏感，其激活促进蛋白质合成、脂肪代谢和能量代谢，并抑制细胞自噬和溶酶体的生物合成；TORC2 包括 Rictor，对雷帕霉素不敏感，TORC2 被生长因子激活调节细胞骨架结构和细胞生存/代谢。PI3K/Akt/mTOR 是经典的生物物质合成通路。Akt 可直接磷酸化 mTOR 的 Ser2448 位点，激活 mTOR 及其下游途径，控制细胞增殖和转化所需蛋白质的翻译。IGF-1 可通过激活 PI3K/Akt/mTOR 通路，增加蛋白质的合成，提示 IGF-1 的表达能在一定程度上对抗肌萎缩。有学者通过共同培养人骨骼肌和内脏脂肪组织的脂肪细胞发现，内脏脂肪细胞导致骨骼肌细胞炎症，并通过降低收缩蛋白（如肌钙蛋白、肌联蛋白）和肌球蛋白重链合成导致肌萎缩。体外实验也证实了 IL-6 的暴露导致了循环系统中 IGF-1/IGFBP-3 含量的降低，提示糖尿病中 IL-6 慢性升高通过抑制 IGF-1 的表达间接影响骨骼肌合成。另有研究表明，在高脂膳食联合链脲佐菌素（streptozocin，STZ）注射诱导的 2 型糖尿病小鼠中，IGF-1 显著降低，Akt/mTOR 通路受到抑制（Akt、mTOR、S6K1 的磷酸化水平降低），蛋白质合成受阻。

（二）骨骼肌蛋白质分解增多

在健康的肌肉中，受损或未折叠蛋白质的分解是维持细胞内稳态的关键因素。在骨骼肌失用和糖尿病发生发展过程中，这些分解途径持续激活增加了收缩蛋白的降解率，蛋白质净损失增多，最终导致肌肉萎缩。细胞内蛋白的分解主要通过泛素-蛋白酶体的表达来实现。泛素蛋白酶系统是细胞内最主要的蛋白质降解系统，其中泛素蛋白连接酶 E3 是该途径的关键酶，参与底物识别并特异性结合靶蛋白序列或降解决定子，从而调节靶蛋白的降解序列与速率。该过程中被降解的蛋白质先被泛素标记，被标记的蛋白质再被蛋白酶体识别和降解。其中 MuRF1 和 MAFbx/atrogin-1 是两个肌肉特异性 E3 连接酶，在肌萎缩中表达并导致肌肉体积降低。此过程中 FoxO 转录因子家族 FoxO1 和 FoxO3 起到了重要的调节作用，FoxO1 和 FoxO3 在肌萎缩时被激活，通过激活泛素连接酶 atrogin-1 的表达，从而导致骨骼肌蛋白流失；而 IGF-1 可以通过抑制 Akt/FoxO 信号通路，阻止 *MuRF1* 和 *atrogin-1* 的转录上调，从而抑制骨骼肌萎缩。

研究表明，与健康对照组相比，2 型糖尿病患者 Akt 激酶活性降低，Akt 活性的降低对FoxO 磷酸化的抑制作用减弱，FoxO /atrogin-1、MuRF1 信号通路的高表达加重了骨骼肌萎缩。在高脂膳食联合 STZ 注射诱导的 2 型糖尿病动物模型中，FoxO3 水平升高，FoxO/atrogin-1、MuRF1 信号通路均出现上调，提示细胞内 FoxO、atrogin-1 和 MuRF1 的激活可能是骨骼肌萎缩的前兆。此外，研究还表明，肥胖发生时，IκB-β（核转录因子 NF-κB 的抑制蛋白）表达量出现下降，IκB-β 对 NF-κB 的抑制作用减弱，从而使 NF-κB 介导 MuRF1

的活性增强，表明 NF-κB 在肌萎缩早期就开始发挥作用。

## 四、骨骼肌线粒体功能障碍

线粒体作为能量工厂，参与了机体绝大部分生理过程。当出现糖尿病时，骨骼肌线粒体氧化磷酸化功能受损，而线粒体氧化磷酸化是产生 ATP 的主要过程，能量生成障碍严重损害骨骼肌正常生理功能，如蛋白质合成、卫星细胞活化等，可诱发骨骼肌萎缩。

线粒体是产生 ATP 的场所，也是细胞内氧化脂肪酸的场所。研究表明，在胰岛素抵抗的肥胖和 2 型糖尿病个体的骨骼肌中，线粒体功能受损，氧化脂肪酸能力下降，并伴有脂质和酰基肉碱堆积，可破坏骨骼肌正常结构，损害其再生能力，导致肌肉萎缩。

此外，糖脂超载引起骨骼肌线粒体产生过多的氧负离子，其进一步被还原生成 $H_2O_2$、羟自由基等 ROS，当 ROS 的产生超过机体抗氧化能力时，可引起机体氧化应激。研究表明，过多的 ROS 导致线粒体 ATP 合成和氧化磷酸化等功能受损，骨骼肌胰岛素敏感性下降；过多的 ROS 还干扰线粒体 DNA 和 RNA 复制，氧化线粒体蛋白质和呼吸链酶复合物还可引起线粒体肿胀、破裂，释放细胞色素 c，破坏线粒体结构，导致线粒体功能障碍，线粒体功能障碍进一步导致 ROS 的产生，形成恶性循环。

# 第十六章　慢性肾衰竭性肌萎缩

慢性肾衰竭是指各种肾脏疾病导致肾脏功能渐进性不可逆性减退，直至功能丧失所出现的一系列症状和代谢紊乱所组成的临床综合征，简称慢性肾衰。慢性肾衰的终末期即为人们常说的尿毒症。尿毒症不是一个独立的疾病，而是各种晚期肾脏疾病共有的临床综合征，是慢性肾衰竭进入终末阶段时出现的一系列临床表现所组成的综合征。以代谢性酸中毒和水、电解质平衡紊乱最为常见，并伴有蛋白质、糖类、脂肪和维生素的代谢紊乱。机体心血管系统、血液系统、神经肌肉系统、呼吸系统、胃肠道等多个器官系统出现异常。

## 第一节　慢性肾衰竭性肌萎缩的发生

### 一、慢性肾衰竭性肌萎缩的临床表现

随着肾功能恶化，尿毒症患者出现肌肉力量降低、选择性肌肉结构改变和明显的肌萎缩，称为慢性肾衰竭性肌萎缩。临床主要表现为肌力减退，患者活动能力降低，易出现疲劳、乏力，行走、坐立、登高和举重物等日常动作完成困难，甚至导致难以站立、极易摔倒、平衡障碍等。

### 二、慢性肾衰竭性肌萎缩的发生率

对慢性肾衰竭性肌萎缩的发生率研究较少，有学者采用欧洲老年人肌少症工作组对于肌萎缩的评价标准研究了 95 例 50 岁以上[平均年龄（63.9±10.0）岁]的维持性血液透析患者肌少症发生率发现，男性为 37.0%，女性为 29.3%。另有学者研究了 102 例 60 岁以上的老年血液透析患者，采用双能 X 线吸收法（dual energic X-ray absorbtiometry，DXA）、BIA、三角肌皱褶（SKF）、上臂肌围（mid-arm muscle circumference，MAMC）及握力等方法测量其瘦体重指数，结果发现尿毒症肌少症的发生率为 3.9%～63.3%。

## 第二节　慢性肾衰竭性肌萎缩的发生机制

随着慢性肾脏病（chronic kidney disease，CKD）的进展，特别是慢性肾衰竭阶段，多

种因素如代谢性酸中毒、摄食量下降、机体炎症反应、多种激素异常、骨骼肌源性因子失衡等参与了骨骼肌萎缩的过程。

## 一、代谢性酸中毒

肾脏可通过吸收碳酸氢盐、排泄酸性物质、生成和排泌铵、交换和排泌离子等调节酸碱平衡功能。慢性肾衰竭患者排酸功能出现障碍、肾小管重吸收 $HCO_3^-$ 的能力降低、铵的生成与排泄减少、肾小管泌 $H^+$ 功能障碍致大量氢离子潴留等功能紊乱，这促进了代谢性酸中毒的发生。CKD 患者特别是 CKD4 期患者普遍存在代谢性酸中毒现象。代谢性酸中毒可通过上调 UPS 促进蛋白质降解和骨骼肌氨基酸侧链过度氧化，并抑制蛋白质合成，使机体出现蛋白质净降解，促进肌肉蛋白质消耗，使蛋白质更新速率变慢、Ⅱ型肌纤维萎缩，骨骼肌发生萎缩。研究表明，纠正机体酸中毒状态可有助于改善骨骼肌质量减少及营养不良状态。如有学者随机选取 200 例代谢性酸中毒的腹膜透析患者，用含 35mmol/L 或 40mmol/L 乳酸盐的腹膜透析液治疗一年，所有患者均出现了体重增加，上臂肌围增加，同时血清中碳酸氢盐含量上升，而碳酸氢盐可抑制 UPS 途径的蛋白质分解作用。

## 二、能量负平衡

有多种因素可改变人的食欲，如调节食欲的激素失衡（抑制食欲：瘦素；刺激食欲：生长素释放肽等）、味觉改变、气味识别能力下降、CKD 所致胃肠功能紊乱、腹膜透析所致胃肠道饱腹感等。CKD 患者常有食欲减退现象，严重的可出现厌食症。因进食量减少，特别是优质蛋白质摄入不足，可导致机体营养不良的发生，影响骨骼肌蛋白质合成代谢，诱发骨骼肌萎缩。

## 三、炎症加剧

CKD 患者特别是血液透析患者常表现为微炎症状态，如 CKD 早期阶段循环中多种炎症标志物如 CRP、TNF-α、IL-6 等处于上升状态。而透析患者骨骼肌质量与循环中 IL-6 和 CRP 的水平呈负相关。这些炎症因子可通过多种机制促进骨骼肌萎缩的发生。例如，TNF-α 可诱导 NF-κB 通路活化，激活 UPS 蛋白质降解途径，使肌肉蛋白质降解并出现萎缩。IL-6、IL-1β 等也具有相似的促骨骼肌蛋白质分解效应。

## 四、激素异常

（一）生长激素抵抗

CKD 患者存在生长激素抵抗，这是骨骼肌蛋白质分解加速的原因之一。研究表明，血液透析患者中、短期给予药理剂量的重组人生长激素（recombinant human growth hormone， rhGH）可改善尿毒症动物模型和进展期 CKD 患者食物利用率，使患者增加瘦体重 3～4kg。恶病质血液透析患者进行 6 周 rhGH 干预（剂量 50μg/d），可显著改善患者骨骼肌蛋白质平衡，增加瘦体重，改善生活质量，并且无明显不良反应。从其机制来看，rhGH 具有促蛋白质同化作用，可改善机体蛋白质稳态，显著减少慢性血液透析患者必需氨基酸和肌肉的消耗，从而促进了骨骼肌质量增长。

（二）胰岛素抵抗

CKD 所致骨骼肌萎缩与胰岛素抵抗有关。当机体出现胰岛素抵抗时，可减少糖原利用、增加肝糖原生成、减少肝脏或骨骼肌糖原摄取、组织内葡萄糖代谢受损。此外，胰岛素是促进蛋白质同化的激素，当出现胰岛素抵抗时，可使骨骼肌中蛋白质分解途径-UPS 活化，促进蛋白质降解的发生。

（三）血管紧张素 II 上调

研究表明，给大鼠输注血管紧张素 II 引起了肌肉蛋白降解增加，循环和骨骼肌中 IGF-1 水平降低，导致体重明显下降，而降低体内血管紧张素 II 的水平有助于骨骼肌质量的维持。例如，用氯沙坦（血管紧张素 II 受体拮抗剂）进行干预会抑制 TGF-β 信号通路活性，促进马方综合征小鼠模型的肌肉重塑，以及促进假肥大型肌营养不良症小鼠模型的肌肉重塑。另一项老年小鼠模型研究也表明，氯沙坦有助于损伤后的骨骼肌重塑，并能阻止制动期间失用性肌萎缩的发生。CKD 患者肾素-血管紧张素系统常处于活化状态，其可对蛋白质分解代谢产生影响，如下调磷酸化 Akt、活化骨骼肌中 caspase-3 途径，引起肌动蛋白裂解，增加肌细胞的凋亡。

（四）性激素

性激素与骨骼肌质量关系非常密切，如雄性激素睾酮在维持骨骼肌质量和力量中发挥了重要作用，当睾酮缺失时，可使骨骼肌质量下降。研究表明，男性 CKD 患者常见睾酮含量下降，这可能与催乳素清除减少及尿毒症抑制了促黄体生成素在睾丸间质细胞中的信号传递有关。女性 CKD 患者早期常见雌二醇下降，而雌二醇与力量强度改变和力量产生有关。性激素紊乱对 CKD 患者的影响有性别差异，与女性患者相比，男性 CKD 患者更易出现厌食症，使骨骼肌出现异常及握力显著下降。

## 五、肌源性因素

（一）肌卫星细胞增殖分化能力下降

肌卫星细胞是骨骼肌中一类未分化的肌源性干细胞，在骨骼肌损伤修复中发挥了不可替代的关键作用。骨骼肌发生损伤后，其可激活、增殖并分化成新的肌纤维以完成修复过程。研究表明，在 CKD 小鼠受损骨骼肌中 MyoD 蛋白和肌细胞生成蛋白均明显下降，这有损于骨骼肌再生能力。当 CKD 患者体内出现多种异常刺激时，如炎症加剧，可导致骨骼肌损伤，而此时肌卫星细胞的增殖分化能力已受损，不足以完成损伤修复，长此以往，可造成骨骼肌质量丢失及肌萎缩。

（二）肌生成抑制蛋白上调

肌生成抑制蛋白（myostatin，MSTN）是 TGF-β 超家族的一员，主要在骨骼肌中表达，对其功能的研究表明，MSTN 具有抑制骨骼肌质量、促进骨骼肌纤维化及调节骨骼肌中脂肪组织形成、影响骨骼肌能量代谢及运动能力等多重作用。研究表明，CKD 患者骨骼肌中 MSTN 呈高表达状态，其可激活 Smad、丝裂原活化蛋白激酶通路及抑制 Akt 信号通路等途径，导致骨骼肌萎缩。

# 第十七章　心力衰竭性肌萎缩

心力衰竭已成为全球流行性疾病，其住院数、相关死亡人数及治疗护理费用都在逐年增加，目前全球心力衰竭患者数已近 2600 万，中国约 420 万。所谓心力衰竭，是指心肌细胞收缩功能和（或）舒张功能发生障碍，不能将静脉回心血量充分排出，导致静脉系统血液淤积，动脉系统血液灌注不足，从而引起机体发生的心脏循环障碍综合征。心力衰竭是多种心脏疾病发展到晚期的最终结局，如缺血性心脏病、高血压、糖尿病心肌病、心脏瓣膜病、扩张型心肌病、肥厚型心肌病等。其中，冠状动脉心脏病和高血压约占所有心力衰竭发病的 3/4，而高血压诱发的心力衰竭有极高的死亡风险。

心力衰竭时心脏功能降低，早期会感到疲劳、乏力、嗜睡和身体活动能力下降，以及包括呼吸肌在内的多种骨骼肌功能的异常表现。以往认为这种病变是由心力衰竭引起血流分布的改变而导致的并发症，随着研究的深入，发现骨骼肌病变是心源性恶病质的重要表现。9%~36% 的心力衰竭患者会出现恶病质症状，所谓恶病质，是指慢性疾病患者 12 个月内体重丢失≥5%，并伴有 3~5 种症状和生化指标改变。该类患者预后不乐观，在合成和分解代谢失平衡的全身性消耗过程中进一步损伤心脏功能，形成恶性循环。研究数据表明，发生恶病质的心力衰竭患者在 18 个月的随访中死亡率高达 50%，远高于无恶变质改变的心力衰竭患者 17% 的死亡率。

恶病质的显著改变是骨骼肌萎缩，表现为骨骼肌蛋白质的降解速率远快于合成速率，临床表现为肌肉质量减少，肌肉力量下降，最终运动能力降低。骨骼肌萎缩是心力衰竭患者死亡的独立风险因素，阐明心力衰竭性肌萎缩的机制具有重要的临床意义。

# 第一节　心力衰竭时骨骼肌结构和功能变化

## 一、骨骼肌萎缩

骨骼肌萎缩是心力衰竭发展过程中的一种重要表现。通过对心力衰竭患者皮褶厚度、上臂围度测定后发现，约有 60% 的心力衰竭患者存在肌肉萎缩。磁共振成像结果表明，心力衰竭患者腓肠肌的体积显著降低，并且肌肉中水和脂质的含量显著增加，提示心力衰竭患者骨骼肌中蛋白质含量减少。心肌梗死性大鼠心力衰竭模型研究表明，比目鱼肌和跖肌肌肉重量与体重比值在术后 12 周显著降低，肌细胞横截面积显著缩小，并出现明显的运动不耐受。交感神经兴奋诱导的小鼠心力衰竭模型，比目鱼肌 I 型和 IIa 型肌纤维横截面积显著减小，小鼠运动距离显著缩短、运动能力降低。通过这些研究可知，在心力衰竭时骨骼肌横截面积减小、蛋白质含量减少，骨骼肌明显萎缩，并出现运动不耐受。

## 二、骨骼肌纤维由 I 型向 II 型肌纤维转换

通过肌肉活检证实心力衰竭患者肌纤维代谢类型可出现改变，骨骼肌中糖酵解型的 II 型肌纤维数量增加，氧化型的 I 型肌纤维数量减少，即肌纤维类型由 I 型向 II 型肌纤维转变，这是心力衰竭性骨骼肌萎缩的一种重要病理改变。心力衰竭动物模型也有同样的变化，如在心肌肌钙蛋白 T 基因 K210 位点突变诱导的小鼠扩张型心肌病模型，股四头肌、腓肠肌和比目鱼肌的重量没有改变，但骨骼肌纤维类型却明显变化，股四头肌和比目鱼肌中肌纤维类型由 I 型、IIa 型、IIx 型到 IIb 型依次增多。

## 三、毛细血管密度下降与血流动力学改变

心力衰竭时，骨骼肌毛细血管的结构和功能都发生了显著改变。在结构上，毛细血管的长度、体积及表面面积均显著下降，毛细血管/肌纤维比值、肌纤维周围毛细血管数量也显著降低。在功能上，心力衰竭时骨骼肌毛细血管的血流动力学改变，红细胞的流动速度、灌注量等均明显降低。肌肉收缩时，毛细血管的募集显著减少。这可导致心力衰竭时骨骼肌毛细血管的氧气供应显著减少，骨骼肌对运动不耐受，患者运动能力下降。

## 四、肌力下降与抗疲劳能力减弱

运动不耐受是心力衰竭患者最常见的症状之一，心力衰竭时骨骼肌肌肉力量下降，抗疲劳能力减弱，最大收缩力、收缩速度、爆发力均下降。耐力运动能力取决于氧的运输能力和氧的利用能力。氧的运输能力与气体交换效率、血红蛋白含量、血流灌注等关系密切。当心力衰竭发生时，骨骼肌毛细血管密度减少并伴有血流动力学的改变，表现为红细胞流速、灌注量明显降低，氧的供给出现不足。此外，心力衰竭时，骨骼肌氧化代谢酶的活性降低，线粒体氧化能力下降，肌纤维由氧化型 I 型肌纤维向酵解型 II 型肌纤维转换，而 II 型肌纤维有对氧的利用较弱和抗疲劳能力差的典型特征。因此，心力衰竭时，机体既表现出对氧的运输的减少，也表现为对氧利用的减少，双重因素影响下，骨骼肌表现为运动不耐受，极易疲劳。

# 第二节　心力衰竭时骨骼肌代谢变化

## 一、骨骼肌脂质氧化减少引起脂质沉积

有学者利用氢质子磁共振波谱仪技术发现，扩张型心肌病诱导的心力衰竭患者的胫骨前肌肌细胞内脂质（intra-myocellular lipid，IMCL）含量是正常健康人群的两倍多，而两者

体重、体脂、血脂等指标并没有显著差异，提示心力衰竭患者骨骼肌中 IMCL 的升高可能并非由摄入增加引起。心力衰竭患者骨骼肌线粒体密度减少，骨骼肌中 β 氧化的关键酶羟基辅酶 A 脱氢酶的活性显著降低，提示线粒体对脂质的氧化能力降低是导致骨骼肌脂质沉积的主要原因。骨骼肌中 IMCL 的大量沉积又会恶化线粒体功能，诱导胰岛素抵抗，进而加重心力衰竭时骨骼肌病变。因此，心力衰竭时骨骼肌在血流灌注受损、氧供不足、线粒体功能障碍、氧化酶活性下降等因素作用下，其对脂质的氧化能力下降，引起骨骼肌中脂质大量沉积，从而损害骨骼肌结构与功能。

## 二、骨骼肌糖代谢紊乱

心力衰竭时，骨骼肌的萎缩、肌纤维类型的改变及血液供应不足均导致骨骼肌代谢异常，糖代谢异常则表现为胰岛素抵抗及糖耐量异常。有学者利用胰岛素钳夹技术测定 7 名扩张型心肌病引起的心力衰竭患者葡萄糖摄入水平，发现心力衰竭患者葡萄糖摄入显著低于正常人。在心肌梗死诱导的心力衰竭小鼠模型中发现，空腹血糖和口服糖耐量均正常，但腹腔胰岛素耐量明显异常。对心力衰竭时骨骼肌胰岛素的下游信号通路中胰岛素受体、胰岛素受体底物磷酸化、磷脂酰肌醇-3-激酶等的免疫印迹测定均未发现有明显的变化，提示胰岛素信号通路在心力衰竭伴发的胰岛素抵抗中并无显著异常。但也有学者发现，心力衰竭小鼠下肢肌肉 Akt 的磷酸化水平显著降低，GLUT-4 的膜转位显著减少，提示心力衰竭时 GLUT-4 的转位调节可能来自非胰岛素依赖途径，但其具体机制还需更多研究证实。

## 三、骨骼肌蛋白质净降解

心力衰竭时，骨骼肌出现萎缩，其本质特征是骨骼肌蛋白质的合成和降解失衡，导致骨骼肌净降解。一方面，心力衰竭时骨骼肌蛋白质合成显著减少。例如，有学者发现，心力衰竭患者骨骼肌对胰岛素-氨基酸刺激产生的蛋白质同化作用比正常人群下降了近 50%。在心力衰竭患者和动物模型上发现，负责骨骼肌蛋白质合成的主要分子 IGF-1 表达显著降低，并且 IGF-1 水平的下降早于骨骼肌萎缩的发生。此外，蛋白质合成的关键信号分子 Akt 的磷酸化水平在心力衰竭时的骨骼肌中显著下降，并通过下调 Akt/mTOR 通路的活性减少蛋白质的合成。另一方面，心力衰竭时由 UPS 过度激活介导的骨骼肌蛋白降解显著增加。泛素蛋白酶主要由泛素激活酶 E1、泛素交联酶 E2、泛素连接酶 E3 组成，其中 MuRF1 和 MAFbx/atrogin-1 是在骨骼肌中特异性表达的泛素连接酶。有学者在左冠状动脉前降支（LAD）结扎的大鼠心力衰竭模型中发现，股四头肌 MuRF1 的蛋白表达和酶活性均显著上升；在交感神经兴奋性诱导的小鼠心力衰竭模型中也发现，骨骼肌 MuRF1 和 MAFbx 表达均显著增加，提示心力衰竭时 UPS 系统被激活。心力衰竭时，升高的血管紧张素 Ⅱ、炎症因子等可激活多条信号通路，最终作用于 MuRF1 和 MAFbx，从而诱导蛋白质降解，加速骨骼肌萎缩。

# 第三节　心力衰竭诱导肌萎缩的发生机制

## 一、氧运输与利用障碍

骨骼肌组织中氧气的运输和利用障碍是心力衰竭时肌萎缩的原因之一。根据左心室射血分数是否降低，临床上将心力衰竭分为左心室射血分数降低的心力衰竭（heart failure with reduced ejection fraction of left ventricle，HFrEF）和左心室射血分数正常的心力衰竭（heart failure with preserved ejection fraction of left ventricle，HFpEF）。研究提示 HFrEF 时，包括骨骼肌在内的外周组织病变主要由心脏收缩功能降低、外周血液灌注量显著减少、氧气的运输受损引起，因而改善心功能的治疗能很好改善外周组织的病变。在 HFpEF 时，骨骼肌自身因素，如血管内皮功能、氧气在肌细胞内的运输、线粒体对氧气的利用等对肌萎缩起主要作用，单纯地促进心功能的治疗方案对骨骼肌的改善作用非常有限，患者存活率低。

## 二、神经激素活化

心力衰竭患者除了有心肌缺血外，还有神经激素激活和全身炎症反应，这促进了骨骼肌病理学改变。例如，急性和慢性心力衰竭患者中普遍存在交感神经亢进，出现肾上腺素、去甲肾上腺素和血管紧张素 II 水平升高，可促进心肌发生不良重塑，对骨骼肌细胞也有直接的影响，如诱导氧化损伤和肌节丢失。肾上腺素和去甲肾上腺素暴露可促进机体氧化应激反应，使毛细血管稀疏，诱导骨骼肌萎缩。其机制可能是通过 β1 肾上腺素慢性活化和下调 β2 肾上腺素信号发挥作用。此外，去甲肾上腺素可通过放大 α 肾上腺素介导的血管收缩效应减少组织灌注，增加局部和全身的交感神经活性及降低迷走神经活性有助于先天免疫细胞的募集，放大促炎信号和促进机体炎症反应。例如，交感神经激活可通过 β3 肾上腺素促进骨髓中单核细胞释放，而副交感神经信号通过烟碱型乙酰胆碱受体抑制炎症反应。

慢性心力衰竭患者血管紧张素 II 水平升高，它可直接激活 NADPH 氧化酶，使活性氧过量产生。此外，血管紧张素 II 还可增强促炎信号和抑制抗炎信号，增强骨骼肌炎症反应。血管紧张素 II 信号可激活 NF-κB 依赖性骨骼肌细胞炎症基因表达，而且血管紧张素 II 还可抑制 IGF-1 在骨骼肌细胞的信号转导，而 IGF-1 是维持骨骼肌质量的重要调控因子。

## 三、高炎症状态

许多临床研究已经证明，心力衰竭患者有全身炎症的迹象。有学者对 1200 例心力衰竭患者的生物标志物进行了分析，结果表明心力衰竭患者血清 TNF-α 和 IL-6 水平升高，而这些细胞因子水平升高的患者具有更高的死亡率。接受心力衰竭药物治疗的患者血清中 TNF-α 和 IL-6 水平下降，其可作为预测心力衰竭发展的指标。但是这些细胞因子的确切来源尚不清楚，其可能来源于心肌和外周组织，如胃肠道、肝脏和循环单核细胞等。

这些炎症因子上升可损害骨骼肌功能，它们触发活性氧中间体的产生，引起骨骼肌细胞损伤和肌肉萎缩。例如，TNF-α 具有促进骨骼肌蛋白质降解效应，它通过诱导 NF-κB 的活化，激活 UPS 的通路促进蛋白质降解。TWEAK 是 TNF 超家族的成员，通过与 Fn14 受体结合并激活 NF-κB 信号而诱导类似的表型。此外，TNF-α 还促进肌细胞凋亡，抑制编码肌球蛋白重链基因的转录，通过旁分泌的方式诱导多种前炎症因子的合成，抑制血管内皮 NOS 的活性，诱导氧化应激过程等。一项长达 5 年的流行病学调查发现，TNF-α 及其可溶性受体水平与肌肉的质量和肌肉力量呈显著的负相关。

此外，IL-6 在机体的多个组织与细胞中表达和分泌，是骨骼肌中率先被发现的肌肉因子。IL-6 介导多种生物学效应，在骨骼肌适量的 IL-6 可促进卫星细胞的激活和肌管的再生，但长期的 IL-6 升高，又会诱导蛋白质的降解。心力衰竭时，循环中 IL-6 水平显著上升，促进了机体的炎症反应。有研究提示心肌梗死手术后，大鼠比目鱼肌中 IL-6 的水平显著升高。这些研究表明，炎症因子参与了心力衰竭所致骨骼肌萎缩的过程。

## 四、氧化应激损伤

大量的临床和实验研究证实氧化应激反应在心力衰竭时显著增强。有研究提示，心力衰竭时主要是氧化应激系统过度激活，抗氧化系统并没有显著改变。心力衰竭时炎症、血管紧张素 II 水平升高，诱导大量的 ROS 在心肌细胞、血管内皮细胞、骨骼肌细胞中生成，在萎缩的骨骼肌，ROS 主要由线粒体和 NADPH 氧化酶生成。氧化应激可分别诱导钙激活蛋白酶、caspase-3 及泛素连接酶激活，参与蛋白质降解及萎缩；其可加速脂质过氧化和 DNA 损伤，参与细胞的损伤和凋亡。增强机体的抗氧化能力、抑制 NADPH 氧化酶活性均成为改善心力衰竭时骨骼肌萎缩的关键治疗靶点。

## 五、细胞凋亡及自噬增强

骨骼肌心肌细胞的凋亡和自噬也参与了心力衰竭过程骨骼肌的重塑。在心肌梗死型心力衰竭大鼠模型中，与自噬相关的基因如 *GABARAPL1*、*Atg7*、*BNIP3*、*CTSL1* 和 *LAMP-2* mRNA 表达上调，自噬溶酶体信号系统参与趾肌萎缩，而没有参与比目鱼肌的萎缩。在心力衰竭患者和动物模型中均发现骨骼肌细胞和间质细胞的程序性死亡，以及线粒体细胞色素 c 氧化酶的释放、半胱氨酸天冬氨酸蛋白酶 3 和 9 的激活均与凋亡相关。

## 六、IGF-1/myostatin 信号紊乱

心力衰竭患者外周血中对骨骼肌有保护效应的循环因子显著降低，其中 IGF-1 最为显著。研究表明，血清 IGF-1 水平与左心室收缩功能障碍、神经内分泌激活、细胞因子的产生和肌肉萎缩成反比。IGF-1 可在体内多种组织中表达，包括肝脏、骨骼肌和心肌。心力衰竭患者外周血中 IGF-1 下降的确切机制目前仍不清楚，血管紧张素 II 活性上升可能有重

要作用。IGF-1 信号是刺激肌肉生长和再生的主要因子之一，IGF-1 转基因小鼠相关实验表明，血管紧张素 Ⅱ 和心力衰竭引起的肌肉萎缩可通过局部 IGF-1 治疗得到逆转。IGF-1 的这种保护效应信号由 Akt1、mTOR 和 FoxO 轴介导，促进肌细胞的存活、肌原纤维的生长和蛋白质的合成，同时抑制蛋白降解。此外，IGF-1 还具有很强的免疫调节活性，是一种强有力的炎症抑制剂。

肌生成抑制蛋白（MSTN）为 TGF-β 超家族成员之一，在骨骼肌中呈特异性高表达，是骨骼肌分泌的肌肉因子。MSTN 对骨骼肌生长具有强大的负调控能力，MSTN 表达缺失会诱导异常的肌肥大，而 MSTN 过表达则导致骨骼肌严重萎缩。心力衰竭时骨骼肌 MSTN 表达显著升高，如在晚期慢性心力衰竭患者中所见，股四头肌 *MSTN* mRNA 及蛋白表达分别是正常对照组的 2 倍和 1.7 倍；在 LAD 慢性心力衰竭模型大鼠腓肠肌 MSTN 的蛋白表达中显著增加。研究显示，心力衰竭时心肌 MSTN 的表达和分泌显著升高，并且心肌合成和分泌的 MSTN 是导致骨骼肌萎缩的主要来源。这些都表明 MSTN 参与了心力衰竭时骨骼肌萎缩的发生。

# 第十八章　肿瘤恶病质肌萎缩

肿瘤恶病质（cancer cachexia，CC）主要是由肿瘤细胞产物及机体释放的细胞因子引起的以全身代谢紊乱为特征的一种继发性反应，表现为食欲缺乏、体重下降、贫血、虚弱、衰竭等临床综合征，其发生的确切分子机制迄今尚不完全清楚。肿瘤恶病质常伴有肌萎缩症状。

## 第一节　肿瘤恶病质骨骼肌代谢变化

### 一、糖脂利用紊乱

骨骼肌是机体耗能的主要组织，可依赖葡萄糖和肌糖原分解获取能量。当机体发生肿瘤时，尤其是恶病质患者常有不同程度的胰岛素抵抗和胰岛素分泌不足，可使骨骼肌葡萄糖利用障碍，肌糖原储备减少。此时，机体脂肪分解加速，骨骼肌利用脂肪酸和酮体增多，与此同时，骨骼肌与肝脏间的葡萄糖-丙氨酸循环增强，可导致大量 ATP 消耗，使肿瘤患者处于高代谢状态。

### 二、蛋白质净降解诱发肌萎缩

正常人群即使不进行锻炼而只是正常活动依然能保持其肌肉量，其主要原因是蛋白质合成与分解处于平衡状态。而肿瘤恶病质状态下，可出现蛋白质/氨基酸代谢紊乱，主要表现为蛋白质净降解，使骨骼肌出现萎缩。当恶病质患者体重下降 30% 时，其可能伴随了 75% 骨骼肌蛋白质消耗，即便是营养补充得当，也不能逆转因恶病质导致的肌肉消耗。动物实验发现，恶性肿瘤发生时骨骼肌蛋白质降解增强，支链氨基酸（branched chain amino acid，BCAA）氧化增多。同时，机体蛋白质周转加速，肝脏合成和分泌急性期反应蛋白增多，肌肉蛋白质分解加速，释放的氨基酸被更多地用于葡萄糖生成，即糖异生加速。内脏蛋白质分解增加而合成减少，蛋白质转化率升高，还伴有低蛋白血症，血浆氨基酸谱出现异常，表现为生糖氨基酸、合成核苷酸氨基酸、BCAA 和精氨酸下降，而芳香族氨基酸升高等，患者处于负氮平衡状态。肿瘤患者肝脏急性期反应蛋白合成增加可能是对炎症的一种代偿反应。同时肌肉蛋白分解和释放大量芳香族氨基酸，特别是色氨酸作为合成抑制性神经递质——5-羟色胺的前体，其不易氧化，其含量上升可提高脑中 5-羟色胺的水平，而 5-羟色胺可刺激下丘脑饱食中枢，引起厌食，能量和蛋白质得不到有效补充，可进一步加速蛋白质净降解，诱发骨骼肌萎缩。

# 第二节　肿瘤恶病质骨骼肌萎缩的发生机制

## 一、肿瘤恶病质骨骼肌蛋白质降解信号通路活化

肿瘤恶病质状态下骨骼肌萎缩主要涉及 UPP、自噬-溶酶体途径（autophagy-lysosome pathway，ALP）、$Ca^{2+}$ 依赖的蛋白分解途径和半胱氨酸蛋白酶依赖的细胞凋亡等机制。当前研究主要集中于前两种信号途径，而后两种途径主要通过裂解肌原纤维上的肌钙蛋白（troponin，Tn）和肌球蛋白（myosin）来降解肌肉，由于相关研究十分有限，故这两种机制如何参与恶性肿瘤恶病质状态下的肌肉萎缩尚不清楚。研究表明，机体多种细胞因子可对 UPP 和 ALP 进行调节，如 LPS 和巨噬细胞产生的 TNF-α、TWEAK、IL-1 和 IL-6 等，这些上游因子能够通过信号转导调节下游 UPP 和 ALP 相关成分的转录与翻译，以实现对骨骼肌细胞的调控。

（一）泛素-蛋白酶体途径及其调控

**1. 泛素-蛋白酶体途径**　泛素-蛋白酶体途径需要 ATP 参与，因此也称为 ATP 依赖性蛋白质降解途径。UPP 能够降解肌纤维和大部分可溶性蛋白，是恶病质状态下骨骼肌萎缩的重要途径，其对靶蛋白的降解是一个级联反应过程。研究发现，MuRF1 的锌指结构在恶病质中增加，说明泛素化降解可能依赖 E3s 的锌指结构。MuRF1 也能引起蛋白翻译通路中的 eIF3F 泛素化降解，因此 MuRF1 在恶病质模型蛋白合成和分解的稳态中可能发挥了重要作用。

UPP 致骨骼肌靶蛋白降解的大致过程如下：活化的泛素经泛素结合酶传递给相应的泛素-蛋白连接酶（E3s），E3s 能促使泛素分子相继连接到靶蛋白上，作为底物降解的靶向性信号，26S 蛋白酶体进而识别泛素化的蛋白并将其降解。其中 E3s 促进泛素转移到靶蛋白上，这一步骤是 UPP 的限速步骤。MuRF1 和 atrogin-1/MAFbx 是目前研究最多的肌肉代谢相关 E3s。MuRF1 和 atrogin-1/MAFbx 可以降解粗肌丝的肌球蛋白重链等成分，MuRF1 也能降解细肌丝中的肌钙蛋白 I 和肌动蛋白等有关组分。

在许多恶病质动物模型中，通常认为 UPP 是肌肉蛋白分解的主要途径，然而有学者对 I～III 期肺癌患者（体质量减轻<10%）和无肺癌患者取股四头肌活检，结果表明 NF-κB 水平和 UPP 的活性无明显差异。另有学者发现体重减轻>10% 的胃肠癌患者与对照组相比，UPP 的转录水平升高，但是在体重减轻<10% 时，这种差别并不明显。提示 UPP 激活情况与恶性肿瘤恶病质发展进程有关，这也被其他人体和动物模型研究所证实。出现上述现象的可能机制是 UPP 在恶病质早期可能并未激活，而是在恶性肿瘤恶病质进展到一定程度后其活性才开始增加，在恶病质早期起作用的可能是其他机制，但具体机制目前仍不清楚。

**2. 泛素-蛋白酶体途径的调控**　研究表明，恶性肿瘤恶病质状态下 UPP 可能主要经

NF-κB 和 p38β MAPK 两条信号通路进行调控。研究证明，LPS、TNF-α、TWEAK、IL-1 和 IL-6 等多种炎症因子都能激活 NF-κB 通路，这些因子使得 NF-κB 从其抑制物 IκB 解离下来，并进入细胞核引起 UPP 因子的转录。有学者将 C2C12 细胞置于含 LPS 的培养基中处理来模拟恶性肿瘤过程中的炎性环境，发现抑制 p38β MAPK 途径会使 atrogin-1/MAFbx 表达下调。还有学者通过用 Lewis 肺癌细胞培养基处理 C2C12 细胞，发现 LPS 和巨噬细胞产生的细胞因子能通过 p38β MAPK-转录因子 C/EBPβ 介导的途径上调 atrogin-1/MAFbx。而在肺癌小鼠模型中阻断 p38β 或 C/EBPβ 会抑制蛋白分解，但是 MuRF1 并未上调，说明 p38β MAPK-C/EBPβ 可能还通过调节 atrogin-1/MAFbx 和 MuRF1 以外的 E3s 起到降解蛋白的作用。有学者用肺癌小鼠模型进一步研究发现，这个介导蛋白降解的新因子可能是泛素蛋白连接酶 E3 成分 n-识别蛋白 2（Ubiquitin protein ligase E3 component n-recognin 2，UBR2）。

此外，研究表明，英夫利昔单抗阻滞 TNF-α 对骨骼肌萎缩的疗效不佳，这可能是其他炎症因子如 IL-1 和 IL-6 也能通过相似的途径激活 UPP 与 ALP 所致。另有研究表明，胆管癌患者用 IL-6 的分泌抑制剂司美替尼治疗能够增加骨骼肌含量。这些研究表明，在恶性肿瘤恶病质状态下，UPP 途径活性受到了多种因子的复杂调控。

（二）自噬信号通路及其调控

**1. 自噬信号通路**　自噬信号通路不需要 ATP 参与，因此也称为非 ATP 依赖性蛋白质降解途径。在哺乳动物中，自噬主要有巨自噬、微自噬和分子伴侣介导的自噬 3 种形式。目前，自噬在骨骼肌萎缩中作用的相关研究较少，对骨骼肌萎缩自噬的研究主要集中于巨自噬，而微自噬和分子伴侣介导的自噬是否参与恶病质时骨骼肌萎缩尚不明确。自噬过程的中心因子是哺乳动物 mTOR 和自噬相关蛋白，后者包括 ULK1、LC3、Beclin-1 和 BNIP3 等，且受前者的调控。

正常情况下人体自噬的基础水平很低，而有人取体重相当的食管癌患者和非食管癌患者的股外侧肌及膈肌作对照，对比其中 UPP 和 ALP 相关成分的活性，发现 UPP 在实验组和对照组中的活性差异无统计学意义，而 ALP 活性实验组明显高于对照组。此外，经研究发现，小鼠 C2C12 肌肉细胞用 C26 肿瘤细胞培养基处理后，自噬活性明显提高。这些研究提示 ALP 在恶性肿瘤恶病质状态下的骨骼肌萎缩进程中具有重要作用。

**2. 自噬信号通路的调控**　目前对人体恶性肿瘤恶病质状态下的细胞 ALP 调控机制的研究少之又少，但是 UPP 和 ALP 在骨骼肌萎缩中起协同作用，其调节机制很可能是一致的。研究表明，在应激引起的肌肉萎缩中，机体能够通过 p38β MAPK 调节 ALP。在恶性肿瘤恶病质状态下，p38β MAPK 对 ALP 也存在调控作用，抑制 p38β MAPK 途径会使 LC3 表达下调。结合 p38β MAPK 对 UPP 通路的调控，提示 p38β MAPK 可能在骨骼肌萎缩中起着重要作用。此外，有学者用染色质免疫沉淀分析发现，Beclin-1 的基因序列上有 NF-κB 的结合位点，用 NF-κB 的抑制剂咖啡酸苯乙酯处理急性早幼粒细胞白血病细胞会导致 Beclin-1 蛋白表达下降。

此外，在营养物质存在的情况下，TORC1 在受到营养分子直接刺激时能磷酸化激活抑制自噬，但雷帕霉素可抑制 TORC1 而激活自噬。这些研究间接证明营养支持可以缓解恶性肿瘤恶病质骨骼肌萎缩进程。这些研究表明，在恶性肿瘤恶病质状态下 ALP 信号通路受多种因素调控。

## 二、肿瘤恶病质骨骼肌质量调控因子失调

肿瘤恶病质患者骨骼肌快速降解的具体机制仍未阐明，可能与肿瘤细胞或宿主细胞释放的多种骨骼肌质量调控因子有关。

### （一）蛋白水解诱导因子

蛋白水解诱导因子（proteolysis-inducing factor，PIF）是一种分子质量为 24kDa 的硫酸化糖蛋白。研究表明，从肿瘤或胰腺癌患者尿液中分离的 PIF 可使小鼠体重迅速下降，1d 内降幅可达 10%。从其作用的部位来看，其主要消耗瘦肉组织，如小鼠腓肠肌下降 64%，比目鱼肌下降 17%，而对心脏和肾脏没有影响，肝脏重量甚至增加。对其效应的研究表明，PIF 主要是抑制蛋白质合成并促进蛋白质降解。从其机制来看，其可特异性激活腓肠肌泛素-蛋白酶体通路分子表达，从而促进骨骼肌蛋白质降解。

### （二）炎症因子

TNF-α、TWEAK、IL-1 和 IL-6 等多种炎症因子都可以激活 UPP 蛋白质分解系统，在肿瘤恶病质中扮演了重要角色。多个动物研究均表明，TNF-α 在恶病质肌肉萎缩中发挥了重要作用。TNF-α 可通过类似 PIF 方式或 AA 和 LOX 代谢物途径促进 ROS 过量合成，引起肌肉蛋白质降解。TNF-α 还可通过 NF-κB 通路激活 UPP 蛋白质分解通路，并诱导 MyoD 降解，从而抑制肌肉生成。IL-6 也同样具有激活 UPP 系统生物效应，从而促进骨骼肌蛋白质分解。TWEAK 除了可激活 NF-κB 和 UPP 蛋白质分解通路外，还可抑制 PI3K/Akt 信号通路，促进骨骼肌萎缩的发生。

### （三）胰岛素

胰岛素是一种重要的促合成激素，可通过胰岛素受体激活 PI3K/Akt 信号通路，促进蛋白质合成。在肿瘤恶病质患者中同时存在胰岛素合成减少和外周胰岛素抵抗，这有损于骨骼肌蛋白质合成产生。

### （四）肌生成抑制蛋白

肌生成抑制蛋白（MSTN）也称为 GDF-8，属于 TGF-β 家族，可抑制骨骼肌细胞的分化和生长，是著名的骨骼肌质量负向调控因子。MSTN 主要由骨骼肌细胞产生并可释放入血，通过与细胞激活素 II 型受体结合作用于肌肉组织，若抑制骨骼肌中 MSTN 表达，可显著提高骨骼肌质量，其在多种原因导致的骨骼肌萎缩中呈高表达状态，对骨骼肌质量的维持有重要作用。研究表明，多种类型癌症患者骨骼肌中均可检出 MSTN 高表达，提示 MSTN 可能参与了恶病质骨骼肌萎缩的过程。

（五）糖皮质激素

因能缓解恶病质症状，如改善食欲、增加食物摄入量、减轻身体不适等，糖皮质激素已成为了恶病质的辅助药，但其具有诱发骨骼肌萎缩的副作用，因此一般只用于肿瘤终末期患者，且不能长期用药。研究表明，糖皮质激素可能在恶病质发展过程中发挥了重要作用。它可通过上调 UPP 信号通路激活 UPP 信号通路相关的转录因子表达，从而诱发骨骼肌萎缩。此外，糖皮质激素还能诱使骨骼肌中 MSTN 表达，而正如前文所说，MSTN 是一种强力的促肌肉萎缩因子。

# 第十九章　炎症性肌病

炎症性肌病起源于自身免疫，表现为 T 细胞和 B 细胞在受影响的肌肉中占优势，肌肉细胞对 MHC I 类和 II 类分子的过度表达，以及与肌病特异性自身抗体的结合。然而，介导这些肌病的抗原性质有待确定。根据临床、组织学和免疫病理学标准，最明确的炎症性肌病包括多发性肌炎（polymyositis，PM），皮肌炎（dermatomyositis，DM）和散发性包涵体肌炎（inclusion body myositis，IBM）。虽然每种亚型都有自己独特的临床特征，在所有三种亚型中都存在一些共同的症状，包括进行性肌肉无力、肌肉萎缩和肌纤维周围的脉管系统损伤。进行性肌肉无力还可以导致其他症状，如呼吸短促，吞咽和说话困难，心律失常和疲劳。DM 呈现近端肌无力伴随典型的皮肤变化。PM 在 18 岁以上的人群中出现亚急性肌肉无力和肌酸激酶（creatine kinase，CK）升高，但由于 PM 缺乏独特的临床表型，因此经常被误诊是 IBM。

# 第一节　炎症性肌病的病理表现

## 一、DM 的免疫病理学

该疾病始于补体的激活和攻膜复合物（membrane attack complex，MAC）的形成，早期在肌内膜毛细血管上产生沉积，引起内皮细胞的溶解、毛细血管的破坏和肌肉缺血。

## 二、PM 和 IBM 的免疫病理学

PM 和 IBM 之间存在几种组织病理学相似性。在两者中，完整的肌纤维被包括巨噬细胞和细胞毒性 $CD8^+$ T 细胞的肌内炎症细胞包围与侵入，在坏死和非坏死肌纤维的表面具有 MHC I 表达。此外，骨髓树突细胞包围非坏死纤维并将抗原提呈给 $CD8^+$ 淋巴细胞。然而，单核细胞在 IBM 中比在 PM 中更频繁地侵入非坏死性肌纤维。在 PM 和 IBM 两者中，基础免疫过程是由 $CD8^+$ T 细胞毒性 T 细胞介导的，它侵入表达 MHC I 抗原的非坏死肌纤维。$CD8^+$ T 细胞对表达 MHC I 的肌纤维的入侵形成 CD8 / MHC I 复合物，这是 IBM 和 PM 的特征。多发性肌炎和 IBM 是 T 细胞介导的疾病，其中细胞毒性 $CD8^+$ T 细胞侵入表达 MHC I 的肌纤维。此外，IBM 还具有空泡化和嗜酸性淀粉样沉积物的退行性通路的激活，这使得该疾病对免疫疗法具有对抗性。

# 第二节　炎症性肌病的发生机制

多发性肌炎通常被认为是原型 T 细胞介导的自身免疫性肌病，而 DM 传统上归因于体液驱动的微血管病，尽管推定的自身抗体及其靶标尚未确定，并且越来越多的证据表明 Ⅰ 型干扰素通路在疾病的发病机制中。相比之下，IBM 的临床特征是更具选择性的肌肉无力模式，延长的临床过程及治疗中的不良反应，以及病理上通过 T 细胞显性炎症反应和肌纤维变性组合。

在皮肌炎中，补体级联被激活并且细胞因子和趋化因子的表达被上调。多发性肌炎和包涵体肌炎的自体侵袭性 CD8$^+$ T 细胞克隆扩增。该 T 细胞亚群在 T 细胞受体的互补决定区 3 中具有保守的氨基酸序列，并且通过穿孔途径对表达 MHC Ⅰ 类分子的肌纤维发挥毒性作用。在所有炎症性肌病中，与 T 细胞迁移和细胞因子信号转导相关的分子，以及趋化因子及其受体在内皮细胞和炎症细胞强烈表达。在多发性肌炎和包涵体肌炎的发病机制早期，即使没有自体侵袭性 CD8$^+$T 细胞，肌纤维上的 MHC Ⅰ 类分子的表达也被上调。最新数据表明，肌纤维上 MHC Ⅰ 类分子表达的这种连续上调导致内质网应激反应，错误折叠糖蛋白的细胞内积累和 NF-κB 途径的激活，这可进一步刺激 MHC Ⅰ 类的形成。也就是说 MHC Ⅰ 类分子在肌纤维上的连续上调是诱导内质网应激反应和肌纤维内错误折叠糖蛋白积累的主要罪魁祸首，对涉及这些炎症性肌病的发病机制的信号转导途径的理解有助于找出这些疾病的新治疗靶标。

病毒触发通过穿孔素途径导致 CD8$^+$ T 细胞的克隆扩增和 T 细胞介导的细胞毒性。释放的细胞因子导致不能离开内质网的 MHC Ⅰ 类分子的表达至少增加 3 倍，因为它们不能与抗原肽构象组装。结果，MHC Ⅰ 类肽加载复合物的水平增加，并且随后发生内质网应激反应，这导致 NF-κB 的活化和错误折叠的 MHC 糖蛋白（包括淀粉样蛋白相关蛋白）的积累。NF-κB 的激活导致编码炎性介质基因的转录，如细胞因子和趋化因子，其进一步刺激 MHC Ⅰ-CD8 复合物，导致自我维持的炎症反应。淀粉样蛋白相关错误折叠的蛋白质也可以增强细胞因子的表达，关闭炎症和变性相关分子之间的循环。

# 第三节　炎症性肌病的诊断与治疗

## 一、炎症性肌病的诊断标准

炎症性肌病的诊断标准中比较成熟的是 IBM，根据 2011 年欧洲神经肌肉疾病中心研讨会后提出的 IBM 诊断标准（表 19-1），临床定义的 IBM 和可能的 IBM 的病理特征至少需要下列之一：单核细胞侵入非坏死纤维，边缘空泡或完整肌纤维表面 MHC Ⅰ 表达增加。

表 19-1　2011 年欧洲神经肌肉疾病中心研讨会后提出的 IBM 诊断标准

| 临床和实验室功能 | 分类 | 病理特征 |
|---|---|---|
| 持续时间>12 个月<br>发病年龄>45 岁<br>四肢无力≥臀部屈曲<br>和（或）手指屈肌无力>肩外展肌<br>CK 升高至 15 倍 | 临床病理学定义<br>IBM | 1. 肌内膜炎症<br>2. 边缘空泡<br>3. 蛋白质积累（淀粉样蛋白或其他蛋白质）*或 15～18nm 细丝 |
| 持续时间>12 个月<br>发病年龄>45 岁<br>四肢无力≥臀部屈曲<br>和手指屈肌无力>肩外展肌<br>CK 升高至 15 倍 | 临床定义 IBM | 一种或多种：<br>1. 肌内膜炎症<br>2. MHC I ↑<br>3. 边缘空泡或蛋白质积累（淀粉样蛋白或其他蛋白质）*或 15～18nm 细丝 |
| 持续时间>12 个月<br>发病年龄>45 岁<br>四肢无力≥臀部屈曲<br>或手指屈肌无力>肩外展肌<br>CK 升高至 15 倍 | 可能是 IBM | 一种或多种：<br>1. 肌内膜分泌物<br>2. MHC I ↑<br>3. 边缘空泡或蛋白质积累（淀粉样蛋白或其他蛋白质）*或 15～18nm 细丝 |

*通过既定方法积累淀粉样蛋白或其他蛋白质（p62、SMI-31、TDP-43）：用于淀粉样蛋白的染色液有刚果红，结晶紫，硫黄素 T/S 等。

确定 IBM 的病例仅需要通过电子显微镜证明炎症性肌病的组织病理学发现，其中单核细胞侵入非坏死肌纤维、空泡肌纤维和细胞内淀粉样沉积物，或有 15～18nm 的管状丝。

## 二、DM 和 PM 的治疗策略及 IBM 的挑战

### （一）药物治疗

根据经验而非对照研究，大多数 PM 和 DM 患者在一定程度上对皮质类固醇有一定的反应。免疫抑制剂可以用作类固醇保留剂，但其疗效仍不清楚。用单克隆抗体或融合蛋白形式存在的新药物，其靶向细胞因子、黏附分子和 T 细胞正如所讨论的，转导或迁移分子和 B 细胞或其活化因子正在成为与肌炎发病相关的有希望的免疫治疗药物。其中，利妥昔单抗（一种 B 细胞耗竭剂）目前在对照研究中进行测试。

与 PM 和 DM 相比，目前对 IBM 没有有效的治疗方法。泼尼松、环孢素、硫唑嘌呤、甲氨蝶呤、全身照射和 IFN-β 均无效。基于炎症介质和变性之间的相互关系，抑制肌内膜炎症可能对一些变性相关分子产生影响，从而导致短期临床稳定性。在此基础上，在一项小规模研究中，有学者使用 alemtuzumab（Campath）这种耗竭 T 细胞的单克隆抗体进行了研究。结果表明，外周 T 细胞的耗竭也导致肌肉中 T 细胞的减少和一些变性相关分子的抑制，出现了 6 个月的疾病稳定期。尽管有这些变化，然而肌肉强度没有显著改善，表明了 IBM 的复杂性。这项研究是新颖的，因为它突出了新的抗淋巴细胞疗法，如果证明对长期治疗是安全的，可能不仅对炎症介质有影响，而且对停止变性也有影响。

## （二）运动锻炼

因为血清 CK 是疾病活动的一个指标，在运动锻炼中应该定期监测血清 CK 作为训练强度的指导指标。根据训练目的的不同，将目前炎症性肌病患者中常用的运动训练模式总结如下：

有学者将 9 例 DM 和 5 例 PM 成人患者进行随机分组，运动组进行踏车、上阶梯等耐力训练，其中踏车训练 30min（根据个体情况，逐渐增加踏车阻力至维持心率在 60% 的最大心率）、上阶梯 30min，共持续 6 周；前 2 周，每周 2 次，后 4 周，每周 3 次。对照组不改变运动及生活方式，6 周后，运动组患者的有氧运动能力、血清 CK 水平和自我感觉均较对照组显著改善。研究表明，进行有氧运动的患者血清乳酸水平较训练前、未进行训练的疾病对照显著下降，且患者运动能力、ADL 显著改善。

而在 IBM 中，物理治疗、矫形器、健康均衡的饮食和锻炼均存在有益作用。为 7 名患者定制为期 12 周的家庭锻炼计划，每周 5d，散步与骑自行车相结合。结果表明血清 CK 没有变化，活检时肌肉炎症也没有增加。该研究未能显示出改善的肌肉力量或功能。

最近报道了 7 名 IBM 患者每天进行两次且为期 16 周的家庭锻炼计划的益处，其中 2 名使用手杖，另外 2 名使用电动踏板车。这些练习包括全身坐姿运动，二头肌卷曲，肩部按压，脚跟提升，等长肌腱内侧运动和踝关节背屈。令人惊讶的是，患者的所有肌肉群都有所改善，包括髋关节屈曲，肘关节伸展，膝关节屈曲、伸展及握力。定时功能测试（攀爬一段楼梯和行走 30m）也得到了改善。鉴于这些令人鼓舞的安全数据，IBM 患者可进行轻度至中度强度的非疲劳运动。有学者建议运动可能会导致某些患者的肌肉力量适度改善或持续。然而，关于运动对 IBM 患者最严重的两个肌群（手指屈肌和膝伸肌）的影响及功能活动益处的可能性，存在相互矛盾的数据。需要进行大型多中心对照试验，以验证 IBM 患者运动的任何潜在收益。

# 三、小结

依赖于补体的微血管病和 I 型 IFN 途径的激活在 DM 中起主要作用。CD8$^+$ T 细胞介导的细胞毒性是 PM 中肌肉损伤的原因。IBM 组织病理学表现出明显的变性和蛋白质聚集。IBM 对所有已知的免疫抑制疗法都很难有效。炎症性肌病患者运动训练应遵循个体化的原则，血清 CK 水平可作为训练强度的指导指标。

# 第二十章　重症肌无力

重症肌无力（myasthenia gravis，MG）以骨骼肌无力和易疲劳为主要特征，是一种由受体介导、具有细胞免疫依赖性、补体系统参与、最终导致神经肌肉接头传递功能障碍的自身免疫性疾病。其基本病理机制是终板突触后膜上乙酰胆碱受体（acetylcholine receptor，AChR）减少，造成个体耐受能力降低，使机体对自身免疫产生应答。该病自发缓解率低，治疗主要以免疫抑制及清除抗体为主。

## 第一节　重症肌无力的病理表现

MG 的主要病理特征为乙酰胆碱弥散性丧失，乙酰胆碱受体的数量和敏感性下降及突触后膜褶皱减少、缩短。其病理学改变主要发生在 3 个部位：骨骼肌、神经肌肉接头处及胸腺。

### 一、骨骼肌的病理变化

重症肌无力患者骨骼肌的改变有三个阶段：凝血性坏死、淋巴溢和炎性纤维变性。8%～20%的重症肌无力患者伴有肌萎缩。萎缩的肌肉体积缩小，颜色变浅且质地较硬。萎缩的肌纤维直径变小、粗细不一，肌纤维间的间隙增宽，同时可伴有肌内膜、束膜的结缔组织增生。伴胸腺瘤的患者易出现肌纤维坏死及炎症细胞浸润，浸润的炎症细胞主要为淋巴细胞、浆细胞和单核细胞。

重症肌无力也会导致骨骼肌超微结构的改变。晚期发生肌纤维萎缩时，肌膜皱缩，呈锯齿状或犬牙状。肌纤维萎缩的形式包括肌源性萎缩与簇状神经源性萎缩，后者更为常见。肌源性萎缩表现为肌纤维大小不一，萎缩纤维与肥大纤维镶嵌存在，不成簇状，并常见核内移、颗粒变性、絮状变性、空泡变性和吞噬现象，慢性病变还可见脂肪和结缔组织增生，同一个肌束中肌纤维的萎缩程度不同。而神经源性萎缩则表现为小角状肌纤维萎缩，没有明显的变性坏死，萎缩的肌纤维按神经支配范围分布，呈大小不一的集簇状，神经终末膨大部缩小，神经末梢有芽生现象，但突触前膜及囊泡数量、形态均无异常。

然而，骨骼肌损害的存在与否、损害的性质和范围等均与 MG 的严重度、临床特征和预后无关。青少年和儿童 MG 患者多于患病早期出现骨骼肌损害，但发生率不同，青少年患者约为 42%，儿童则为 12%。此外，一些 MG 患者可合并其他自身免疫性疾病，表现出以变性、再生和炎性浸润为特征的肌炎。

## 二、神经肌肉接头处的病理改变

神经肌肉接头处的病理改变是重症肌无力患者最主要的病理变化。神经肌肉接头由突触前膜、突触后膜、突触间隙三部分组成，运动神经末梢形成突触前膜，骨骼肌纤维构成有高度褶皱的突触后膜，两者中间为充满细胞外液的突触间隙。无髓鞘的神经末梢含有线粒体、内质网及合成乙酰胆碱的突触囊泡。突触后膜上的乙酰胆碱受体主要集中在褶皱处，正好与神经末梢释放乙酰胆碱的部位相对应。

神经肌肉接头中突触后膜上乙酰胆碱受体减少是重症肌无力发生的病理基础。MG 患者体液中存在乙酰胆碱受体抗体（acetylcholine receptor antibody，AChR-Ab），与乙酰胆碱共同争夺 AChR 的结合部位，并在细胞因子的参与下直接破坏 AChR 和突触后膜，使 AChR 数量减少，突触间隙增宽，从而导致乙酰胆碱传递功能障碍，引起肌无力症状。电镜下可观察到 MG 患者神经肌肉接头处有巨噬细胞浸润，且神经肌肉接头与肌纤维间隙不规则，突触前、后膜间隙增宽，突触后膜的褶皱减少、变平且缩短。突触后膜的平均面积和乙酰胆碱受体数量减少，神经末梢面积缩小，其内的囊泡数量减少，可见部分囊泡空泡化，但线粒体保存完好。

## 三、胸腺的病理改变

研究表明，65%～80%的重症肌无力患者出现胸腺增生，15%～30%伴发胸腺瘤。MG 患者胸腺病理表现形式主要包括以下 3 种。

**1. 胸腺增生**　主要表现为髓质扩大，淋巴细胞增生，伴有生发中心形成和内皮细胞肿胀。

**2. 非增生性胸腺**　胸腺体积缩小或正常，皮质和髓质萎缩，脂肪组织堆积，淋巴细胞散在分布，常伴有角化囊性胸腺小体，未见生发中心形成。

**3. 胸腺瘤**　MG 和胸腺瘤常同时出现，约 30%的胸腺瘤患者合并 MG，偶尔 MG 可在发现胸腺瘤以后若干年或是胸腺切除术后数天或数年才出现。根据组织发生学分为两类：①髓质为主型和混合细胞型，大部分包膜完整，未见浸润。②皮质为主型、皮质型及分化良好型胸腺癌，多为包膜浸润或未见完整包膜。胸腺瘤的良恶性需依据有无包膜浸润、周围器官侵犯或远处转移来判定。髓质为主型和混合细胞型多为良性肿瘤，复发风险小；皮质型和皮质为主型胸腺瘤常伴发 MG，表现出中度浸润，部分患者复发；分化良好型胸腺癌多见浸润性，复发及死亡率高。胸腺瘤合并 MG 患者更易发生肌无力危象，死亡率高，因此必须强调对 MG 患者行常规胸腺 CT 影像学检查。

## 四、重症肌无力的分型

在神经肌肉接头的突触前膜和后膜有许多跨膜蛋白，是产生不同抗体的结构基础。自身免疫性 MG 针对不同的特异性蛋白自身抗体，主要包括 AChR-Ab、抗肌肉特异性受体酪氨酸激酶抗体（muscle specific receptor tyrosine kinase antibody，MUSK-Ab）、低密度脂蛋白受体相关蛋白 4 抗体（low-density lipoprotein receptor-related protein 4 antibody，LRP4-Ab）等，因此根据血清自身抗体谱、发病年龄、胸腺病理结果对 MG 进行如下分型。

**1. AChR-Ab 阳性早发 MG**　指血清 AChR-Ab 阳性、首发症状早于 50 岁的 MG 患者，胸腺病理结果显示生发中心，女性多发，预后较好。

**2. AChR-Ab 阳性晚发 MG**　指血清 AChR-Ab 阳性、首发症状晚于 50 岁的 MG 患者，影像学显示胸腺萎缩或正常，胸腺增生不明显。男性比女性发病率略高。

**3. 胸腺瘤相关性 MG**　MG 是胸腺瘤高发的相关自身免疫性疾病，此型属于副肿瘤疾病。所有 MG 患者中，有 10%～15% 可发现胸腺瘤，而胸腺瘤患者中近 30% 可发展为 MG。

**4. MUSK-Ab 相关性 MG**　MUSK-Ab 和 AChR-Ab 极少共存于同一 MG 患者。本型多发于成人，胸腺通常无病理变化，主要累及颅脑和延髓肌肉，可表现为咽肌、面肌和呼吸肌无力，且症状较严重，肢体肌无力不常见，但可出现肌萎缩。

**5. LRP4-Ab 相关性 MG**　在 MUSK-Ab 和 AChR-Ab 阴性的 MG 患者中，2%～27% 的可检出 LRP4-Ab，此型女性多见，多表现为眼肌型或全身型，呼吸肌极少受累。

**6. 眼肌型 MG**　此型患者中约 50% 可检测出 AChR-Ab，但 MUSK-Ab 极少检出。此型患者中 10%～20% 可自愈，20%～30% 的患者累及部位始终局限于眼外肌。此型患者也可发展为全身型 MG，特别是在疾病早期。若病程维持 2 年以上，90% 的患者不会再发展为全身型。

**7. 抗体阴性的全身型 MG**　指没有检测出 AChR-Ab、MUSK-Ab 和 LRP4-Ab 的 MG 患者。胸腺可有生发中心，致病原因可能是抗体亲和力较低。

# 第二节　重症肌无力的发生机制

MG 是目前研究较为明确的涉及体液免疫及细胞免疫的自身免疫性疾病，但其发病机制较为复杂，牵涉多种抗体、细胞因子及免疫机制。

## 一、胸腺的作用

胸腺是中枢免疫器官，诱导 T 细胞分化、成熟。正常情况下，自身反应性 T 细胞在胸腺受到阴性选择后被清除或失活，逃避阴性选择的自身反应性 T 细胞则在外周被清除或抑制，形成对自身抗原的耐受性。若胸腺结构和功能异常，胸腺细胞不能消除或抑制自身反应性 T 细胞克隆，表现出对自身抗原的耐受障碍，可能导致自身免疫性疾病。约 80% 的 MG 患者伴有胸腺增生或胸腺肿瘤，MG 患者胸腺上皮细胞、胸腺细胞、肌样细胞和胸腺基质细胞均存在乙酰胆碱受体 mRNA 的表达。此外，MG 患者的增生胸腺组织中存在多种诱导和维持 AChR 异常免疫应答的相关细胞组分（T 细胞、B 细胞、浆细胞及表达 AChR 的肌样细胞等）。胸腺肌样细胞能促进乙酰胆碱受体表达，与神经肌肉接头突触后膜上的乙酰胆碱性质相同，会引发神经肌肉接头神经递质传递障碍。同时树突状细胞及 B 淋巴细胞增生形成的淋巴滤泡可激活 MG 患者体内 T 淋巴细胞、B 淋巴细胞，进而引发重症肌无力症状。因此，胸腺内异常的免疫反应与 MG 的发生、发展关系密切。

## 二、自身抗体的作用

MG 主要累及的是分布于神经肌肉接头终板膜上的烟碱样 $N_2$ 型 AChR 受体，也称为肌肉型烟碱受体。抗 AChR-Ab 是导致 MG 发病的重要因素，属于免疫球蛋白 G1 和 G3 型抗体，会激活补体，约 80%的 MG 患者中存在这一抗体。AChR 自身抗原被抗原提呈细胞（APC）摄取后，形成多肽复合物 APC-MHCⅡ类分子，与 T 细胞受体特异性结合，是激活 T 细胞的第一信号；而 APC 表面的 B7 分子和 T 细胞表面的 CD28 结合形成激活 T 细胞的第二信号。双信号共同作用激活 T 细胞，使完全活化的 $CD4^+$ T 细胞表达 CD40 配体，通过 T 细胞受体识别多肽-MHCⅡ类分子复合物，以及 CD40 与 $CD4^+$ T 细胞表面的 CD40 配体结合，激活 B 细胞并使其产生大量的细胞因子和 AChR 自身抗体，从而造成针对 AChR 自身抗原的免疫损伤。

然而，有 10%～15%的全身型 MG 患者和 30%～50%的眼肌型 MG 患者血清中未检测到 AChR 抗体，并在部分 MG 患者体内发现其他抗体的存在。肌肉特异性受体酪氨酸激酶（MUSK）是一种突触后膜蛋白，在神经肌肉接头的发育过程中起到重要作用。在 MG 患者中，MUSK-Ab 通过结合在抗原表位，阻断 MUSK 和低密度脂蛋白相关蛋白 4（LRP4）的结合，影响乙酰胆碱受体的聚集，从而影响神经肌肉接头的信号传递，导致肌无力。此外，LRP4-Ab 能干扰聚集蛋白与 LRP4 的结合，从而影响神经肌肉接头后膜上 AChR 聚集。而连接素受体和兰尼碱受体在胸腺瘤相关 MG 患者中的发生率较高，在早发型和眼肌型 MG 患者中罕见，在 MUSK-Ab、LRP4-Ab 阴性的 MG 患者中没有发现。

## 三、MG 的免疫机制

MG 是目前研究较为明确的涉及体液免疫及细胞免疫的自身免疫性疾病，是经典的体液免疫疾病，抗体反应依赖辅助性 T 细胞及 $CD4^+$ T 细胞在 MHCⅡ类分子的帮助下识别乙酰胆碱受体表位，进而促进 B 细胞产生抗体。

（一）辅助性 T 细胞

辅助性 T 细胞（helper T cell，Th 细胞）在体液与细胞免疫中起着重要的精细调控作用，其功能的失调会引起过敏症和多种自身免疫性疾病。$CD4^+$ T 细胞受到抗原和共刺激信号的激活后分化成不同亚型的效应性辅助 T 细胞，根据受到刺激后分泌细胞因子的不同模式将其分型，其中 Th1、Th2 和 Th3 细胞是较为重要的亚型。MG 患者的 Th1 和 Th2 细胞免疫活性均有增强，可能通过细胞因子作用于 AChR 特异性 B 细胞，从而激活体液免疫。而 Th3 细胞分泌的 TGF-β 主要发挥抑制作用。

Th1 细胞主要分泌 IL-2、IFN-γ 等，可启动细胞免疫，激活巨噬细胞和细胞毒性 T 细胞，防御细胞内病原体。研究表明，向实验性自身免疫性重症肌无力（experimental autoimmune myasthenia gravis，EAMG）小鼠体内注入 IL-2/抗 IL-2 的单克隆抗体免疫复合物可有效地促进功能性调节性 T 细胞增殖，进而抑制 AChR-Ab，减轻小鼠的重症肌无力症状。而 IFN-γ 是一种同源二聚体糖蛋白，具有多种免疫调节功能，能够增加 MHC Ⅱ 类分子的表达并激活巨噬细胞，在诱导 B 淋巴细胞成熟和 AChR-Ab 的产生过程中扮演着重要角色。此外，建立 EAMG 大鼠模型过程的同时皮下注射 IFN-γ，可使大鼠 EAMG 临床症状明显加重，且 AChR-Ab 和 Th1 细胞水平明显增高。

Th2 细胞产生 IL-4、IL-5 和 IL-10 等细胞因子，可促进 B 细胞的增殖、分化和抗体的形成，即 Th2 细胞的主要作用是辅助特异性 B 淋巴细胞增殖并产生 AChR-Ab，启动体液免疫应答。其中 IL-4 是 Th2 的特征性细胞因子，可刺激 B 细胞增殖及免疫球蛋白合成，在抗体合成过程中必不可少。IL-5 可促进 B 细胞分化与生长，诱导嗜酸性粒细胞分化，诱导细胞毒性 T 细胞的生成。

Th3 细胞分泌 TGF-β 的主要效应是抑制 Th1 细胞介导的免疫应答和炎症反应。血清检测发现 MG 小鼠症状的好转往往伴随着 TGF-β 水平的升高，另有研究表明 MG 患者外周血单核细胞的 TGF-β 水平显著高于正常对照组，且 TGF-β 水平与病程相关，表明 MG 患者在启动免疫激活机制的同时也启动了免疫抑制机制。

（二）调节性 T 细胞

$CD4^+CD25^+Foxp3^+$ Treg 细胞是 $CD4^+$ T 细胞的一个特殊亚群，主要产生于正常胸腺，参与诱导和维持免疫稳态及免疫耐受。Treg 细胞通过分泌 TGF-β、IL-10 和 IL-35，抑制 T 细胞和 B 细胞的活化。在 AChR-Ab 阳性 MG 患者的胸腺和外周血单核细胞中观察到，Treg 细胞表现出功能障碍，Foxp3 表达降低。对 EAMG 动物模型注射 IL-2/抗 IL-2 的单克隆抗体免疫复合物后，Treg 细胞出现持续且有效的增长，抑制 T 细胞和 B 细胞对 AChR 的自体反应，同时减缓骨骼肌无力的症状。此外，研究表明 Treg 细胞的比例下降与 EAMG 的发病存在密切联系。因此，调节 Treg 细胞水平可能成为未来治疗 MG 的潜在靶点。

（三）B 淋巴细胞

B 淋巴细胞是体液免疫的主导细胞，起源于骨髓，发育成熟后进入外周血淋巴细胞池。B 细胞在 MG 的发病机制中扮演着重要角色。在正常情况下，胸腺 B 淋巴细胞的数量只占 1%，但在 MG 患者胸腺中发现大量 B 淋巴细胞聚集，形成 MG 关键病变特征——生发中心。炎性状态下补体系统被激活，大量 AChR 和 MUSK 释放，在趋化因子的介导下，外周大量 B 淋巴细胞聚集到胸腺中，形成生发中心，随后 Treg 细胞调节功能出现异常，静息 B 淋巴细胞被活化，APC 将 AChR 和 MUSK 提呈给活化 B 淋巴细胞，诱导 B 淋巴细胞转化为分泌抗 AChR-Ab 或抗 MUSK-Ab 的浆细胞，并进入血液循环，导致重症肌无力。此外，B 细胞活化因子调控 B 细胞的存活、成熟和分化，研究表明 MG 患者外周血中 B 细胞活化因子阳性表达明显增加，但与临床严重程度无关。用于治疗重症肌无力的免疫抑制剂中的环磷酰胺和利妥昔单抗对 B 细胞均有抑制与清除作用。

## 四、与 MG 相关的微 RNA

　　微 RNA（microRNA，miRNA）是一种非编码小分子核糖核酸，在基因的转录后对发育分化、免疫等多种生物途径产生调节作用，多项研究表明，miRNA 在各种自身免疫性疾病患者或动物模型中表达异常。研究发现，与健康对照组相比，MG 患者外周血单核细胞中 miR-320a 水平下降，同时伴有炎症免疫相关因子 miRNA 表达降低，提示 miR-320a 可能参与 MG 的免疫调节机制。对 AChR-Ab 阳性的 MG 患者血浆进行检测，结果显示 hsa-miR150-5p、hsa-miR21-5p 显著升高，而 hsa-miR27a-3p 下降。hsa-miR150-5p、hsa-miR21-5p 具有调节 T 细胞分化及免疫应答功能的作用，胸腺瘤切除术后 hsa-miR150-5p 明显下降，患者临床症状改善，但 AChR-Ab 滴度无改变。hsa-miR27a-3p 则与自然杀伤细胞毒性相关，对 MG 特异性 T 细胞及产生 AChR-Ab 的 B 细胞功能产生影响。以上研究表明上述三个 miRNA 可能成为 MG 患者免疫相关的血液标志物。此外，MG 患者外周血单核细胞中 miR-155 表达上调，体外、体内实验均表明 miR-155 抑制剂可阻碍 B 细胞活化因子相关的信号转导途径，抑制 B 细胞生发中心的形成，并且改善了 MG 症状，这提示 miR-155 可能成为 MG 临床治疗的靶点。综上可见，miRNA 作为一类重要的转录后调节因子，在 MG 发生、发展中发挥关键作用，研究 miRNA 在 MG 免疫调节机制中的作用可为临床分子诊断和个体化治疗提供新思路。

# 第三节　重症肌无力的诊断与治疗

## 一、诊断

　　MG 的诊断主要以临床表现为依据，易受累肌肉为眼外肌、四肢肌、咽喉部肌、呼吸肌等，活动后加重、休息后减轻且容易波动，但还需结合辅助检查进行确诊。辅助检查包括抗体检测、神经电生理和胆碱酯酶抑制剂试验给药。相关抗体包括 AChR-Ab、MUSK-Ab、LRP4-Ab、抗聚集蛋白抗体、连接素抗体、兰尼碱受体抗体等，对 MG 诊断有直接提示作用。MG 特异性神经电生理检查包括单纤维肌电图、低频重复电刺激，必要时行常规肌电图和神经传导速度等检查。验证胆碱酯酶抑制剂是否有效的试验包括新斯的明试验和滕喜龙试验。此外，通过 CT 或 MRI 检查胸腺情况，了解是否存在胸腺异常也十分重要。

## 二、治疗

　　目前 MG 尚无标准治疗方案，基本遵循个体化原则，根据患者的临床分型、严重程度、症状分布、病情进展程度、年龄及合并症等选择治疗方案，再根据患者对治疗的反应进行调整。常用的治疗方法如下：

**1. 胆碱酯酶抑制剂**　此类药物是 AChR-Ab 阳性患者的常用药物，可使肌无力症状得到暂时缓解，但无法完全清除症状和阻止病情发展。对于 MUSK-Ab 相关性 MG 患者，胆碱酯酶抑制剂不仅无效，若剂量过高还会加重肌无力症状。

**2. 免疫抑制剂**　属于抗增殖、抗代谢药物，治疗 MG 效果显著。应用最广泛的药物包括硫唑嘌呤、环磷酰胺、甲氨蝶呤、环孢素和霉酚酸酯，但长期使用免疫抑制剂有增加恶性肿瘤发生率的趋势，因此在使用免疫抑制剂控制 MG 症状时应选择最小剂量。

**3. 糖皮质激素**　是国际上治疗 MG 的首选药物，具有抑制免疫应答、抗毒抗炎的功能，能改善大部分 MG 患者的病情。一般联合免疫抑制剂给药效果更好，不良反应包括骨质疏松、骨折和类固醇糖尿病等。

**4. 泼尼松**　有 70%～75% 的 MG 患者经泼尼松治疗后症状可明显改善或完全缓解。当单独使用胆碱酯酶抑制剂不能充分控制 MG 症状时，可广泛应用泼尼松。

**5. 降低血液 AChR-Ab 水平**　降低血液 AChR-Ab 水平的方法包括血浆交换和免疫球蛋白静脉注射，主要适用于病情急剧恶化或肌无力危象患者，可暂时改善症状，起效迅速但维持时间较短，可同时采用辅助呼吸。

**6. 胸腺切除术**　AChR-Ab 阳性早发型 MG 患者症状出现后应及早行胸腺切除，切除范围包括所有胸腺组织；晚发型 MG 是否做胸腺切除术存在争议，胸腺萎缩或年龄大于 60 岁的患者不推荐手术；对于 MUSK-Ab 和 LRP4-Ab 相关性 MG 及眼肌型 MG 不推荐胸腺切除术。手术应在机体相对稳定时进行，手术前血浆置换或静脉滴注免疫球蛋白有助于减少并发症并促进机体尽快恢复。

## 三、小结

重症肌无力是以骨骼肌反复收缩乏力为特征，主要累及神经肌肉接头突触后膜内乙酰胆碱受体的器官特异性自身免疫性疾病。关于 MG 发病机制的早期研究主要集中在自身抗体检测，即 AChR-Ab、MUSK-Ab 和 LRP4-Ab 等，这些抗体能够单独或联合导致 MG 的发生，但产生这些抗体的机制尚未阐明。进一步从免疫学的角度对 MG 开展更为深入的研究将更有利于揭示 MG 发生、发展的病理机制。今后的研究可以集中在 MG 异常免疫反应的启动，自身反应性 AChR 特异性 T、B 细胞发育分化和功能调控，以及机体对 AChR 免疫应答及其调控的细胞与分子识别机制等方面。

# 第二十一章　进行性假肥大性肌营养不良

进行性假肥大性肌营养不良（DMD）是一种致死性 X 连锁隐性肌肉变性疾病，是儿童中最常见的肌营养不良症。该病主要在儿童早期发病，以男童近端肌无力和小腿肥厚为特征。患病男童平均寿命通常不超过 25 岁。其病因是编码抗肌萎缩蛋白基因发生突变，导致抗肌萎缩蛋白功能缺陷，肌细胞膜受损，造成肌肉组织发生炎性损伤，肌肉组织变性、坏死，继而脂肪组织和结缔组织增生。

## 第一节　进行性假肥大性肌营养不良的病理表现

### 一、临床特征

#### （一）一般表现

DMD 在男婴中的发病率约为 1/3500。该病起病隐匿，病程较长，症状呈进行性加重。运动迟缓或步态异常是最常见的症状。患病男童一般在 3～5 岁出现独立行走较迟，易跌倒，逐渐出现步态异常，走路时左右摇摆，如鸭形步态，简称"鸭步"，腰部前凸，不能独立上楼梯和跳跃。12 岁左右失去行走能力，但上臂、手和指仍可进行日常生活动作，如吃饭、梳头、写字等，但逐渐均感吃力。随着年龄的增长出现心肌病，最终发展为呼吸功能下降，19 岁左右死于心肺功能衰竭。此外，女性多为无症状携带者，但约 10%的女性携带者有轻度的临床表现，极少数出现类似于男性患者的严重症状，原因可能与 Xp21.2 缺失、X 染色体非选择性失活、X 染色体复杂重排或单亲二倍体等原因有关。部分女性成年期出现 DMD 相关性扩张型心肌病，其特点为左心室扩张和充血性心力衰竭。

#### （二）Gowers 征

典型的肌肉萎缩首先发生在盆带肌和下肢近端肌肉，逐渐累及其他肌群，导致 DMD 患者从仰卧位起立时必须先翻身呈俯卧，以双手撑地或跪位，再双手撑胫前、膝、大腿前方才能使躯干伸直至立位。这种从仰卧位至立位的过程是 DMD 特征性体征，称为 Gowers 征，通常在 5～6 岁时出现。由于盆带肌和下肢近端肌进行性萎缩，因此膝反射早期即可减弱或不能引出，而跟腱反射存在。

（三）翼状肩胛

患者 7～10 岁出现肩带肌萎缩，举臂时肩胛骨内侧远离胸壁，肩胛骨后凸明显，形如鸟翅，称为"翼状肩胛"。随着全身肌肉逐渐萎缩及跟腱、髂胫束和髋屈肌萎缩，可逐渐形成马蹄内翻足。

（四）腓肠肌假性肥大

腓肠肌假性肥大是该病相对特征性表现之一。患者全身肌肉不同程度广泛性萎缩，但腓肠肌坏死的肌纤维被增生的脂肪和结缔组织替代表现为假性肥大，与其他部位肌萎缩形成鲜明对比，查体时患者腓肠肌一般较粗硬。

（五）心脏疾病

心脏疾病包括由心脏纤维化引起的扩张型心肌病及心律和传导紊乱。10 岁以后出现明显的心肌病，在 14 岁前可影响 1/3 的患者。25%的 6 岁以下患者心脏受累，常见的是持续性心动过速。心房和室性心律失常随年龄及室性功能障碍而增加。虽然心脏受累频率很高，但大多数患者由于缺乏运动而相对无症状。

（六）呼吸系统并发症

几乎所有患者都会出现慢性呼吸功能不全。在 10 岁之前，肺活量逐年增加。此后，它开始以每年 8%～12%的速度下降。当肺活量小于 1L 时，在未来 1～2 年的死亡风险相对较高。1/3 的患者在发病前 10 年发生阻塞性睡眠呼吸暂停，此是睡眠呼吸紊乱的主要原因，在后 10 年出现通气不足。在没有呼吸支持的情况下，平均存活时间小于 12 个月。

（七）智力障碍

约 30%患儿出现不同程度的智力低下，平均智商为 85，且该类患儿往往有血清肌酸激酶或氨基转移酶水平升高。在患儿年龄小、肌无力症状及体征不明显时，临床容易误诊为脑瘫、肝炎、病毒性心肌炎等。智力残疾与患病严重程度无关。患有 DMD 的男孩有较高的注意缺陷多动障碍发病率。

（八）骨科并发症

几乎所有的患病儿童都会出现脊柱侧弯，并影响肺活量。患者丧失行走能力后，病情会显著加重，而保持行走能力则会减缓病情发展速度。长骨骨折很常见，通常由跌倒引起，影响 21%～44%的男童。大多数患有 DMD 的儿童患有骨质疏松症。患病早期出现骨密度下降，并且随着年龄的增长而持续降低。

（九）其他

患者表现出语言或整体发育迟缓。患者也可出现肢体近端无力，影响下肢和前上肢功能，进而依靠轮椅活动，最终导致远端下肢和上肢无力。

## 二、肌肉病理学改变

### （一）组织化学染色

光学显微镜 HE 切片下，骨骼肌纵向切面可见肌细胞出现不同程度的坏死、萎缩、变性、增生，肌膜细胞增生呈链状排列，肌核增大、增多、核内移、深染，肌溶解，出现大量单核/巨噬细胞，肌纤维间可见不同程度的空泡。

### （二）免疫组织化学染色

正常肌纤维膜呈一完整的环形棕色条带，呈鱼网状分布，肌质、胞核和结缔组织不着色。而 DMD 患者，肌细胞膜上仅个别部位或者完全无着色，提示肌萎缩蛋白接近或完全缺失。

## 第二节　进行性假肥大性肌营养不良肌纤维化的发生及机制

抗肌萎缩蛋白基因突变导致 DMD，该基因突变阻止抗肌萎缩蛋白产生，导致蛋白质突变或缩短。抗肌萎缩蛋白是一种稳定肌纤维膜的大型结构蛋白。如果机体不能正常表达抗肌萎缩蛋白，肌纤维则变得容易收缩并进入坏死和修复周期，直到肌肉被脂肪和纤维组织取代。DMD 还与肌肉干细胞（也称为肌卫星细胞）失效有关。受到损伤后静息态的肌卫星细胞被激活，增殖、分化、融合形成新的肌纤维，或自我更新重建静息的干细胞池。在 DMD 中，随着时间的推移，"降解-再生循环"会耗尽肌卫星细胞池。研究表明，除了肌纤维，肌卫星细胞也表达抗肌萎缩蛋白，而抗肌萎缩蛋白减少又会改变这些细胞在营养不良肌肉中的再生能力，导致再生能力受损，从而加剧 DMD 肌肉萎缩。

纤维化是 DMD 的主要特征之一，即 ECM 成分过度沉积，导致组织功能丧失。纤维化还涉及异常的修复过程，包括缓慢的肌纤维坏死和修复与持续的单核细胞浸润肌肉组织。虽然纤维组织沉积的原因尚不清楚，但研究表明，炎症是纤维化的主要诱因。因此，下文将重点讨论炎症与 DMD 纤维化的发生和发展。

## 一、DMD 纤维化的发生

在肌肉生长和修复过程中，ECM 为新生组织提供力学支持。TGF-β、CTGF 和肾素-血管紧张素系统（renin-angiotensin system，RAS）可以促进 ECM 沉积。研究表明，在 DMD 患者和 mdx 小鼠中，TGF-β、CTGF 和 RAS 相关因子被异常激活，导致组织纤维化。此外，MMP 和 PA 系统也在组织修复过程中发挥重要作用。MMP 是一种钙依赖含锌蛋白水解酶，其家族包括胶原酶、明胶酶、溶酶、基质降解素、弗林蛋白酶活化的 MMP 和其他分泌型 MMP。PA 系统可以降解纤维蛋白，参与组织修复过程。研究表明，MMP 和 PA 系统可以相互作用增强自身的活性，并在组织修复过程中调控 ECM 重构。另有研究表明，巨噬细胞作为骨骼肌纤维化调节因子，可通过介导炎症在骨骼肌纤维化过程中发挥重要作用。然而，当上述途径被异常激活时，ECM 发生过度沉积，从而导致组织发生纤维化。

## 二、DMD 纤维化机制

### （一）TGF-β 信号通路

TGF-β 是纤维化因子之一，由炎症细胞、间质细胞和组织特异性细胞产生。TGF-β 存在于细胞外基质中，可被组织损伤或特定生长信号激活。活化的 TGF-β 与 TGF-β Ⅰ 型受体分子 ALK5 和 TGF-β Ⅱ 型受体构成的异二聚体结合，在肌肉损伤后再生中发挥重要的调节作用。研究表明，TGF-β 在 DMD 患者和 mdx 小鼠中被激活。活化的 TGF-β 刺激成纤维细胞产生 ECM 蛋白，如胶原蛋白和纤连蛋白，从而导致 ECM 过度沉积。这表明，TGF-β 信号通路在 ECM 过度沉积中发挥重要作用。

**1. Smad/TGF-β 信号通路**　TGF-β 信号通路是成纤维细胞中经典的信号转导通路之一，其上游信号分子起始于 ALK5。ALK5 通过磷酸化转录因子 Smad2 和 Smad3 与 co-SmadSmad4 结合形成 Smad 复合物，随后该复合物被转移至细胞核，激活促纤维化基因转录。研究表明，在 TGF-β 表达增加的肌营养不良转基因小鼠中，减少 Smad 表达可改善小鼠骨骼肌和心脏功能。TGF-β 还可以通过 Ras/MEK/ERK 通路、p38-MAPK 通路、c-abl 通路和 JNK 通路促进促纤维化基因表达。研究表明，这些信号通路以启动子选择性方式对基因表达进行修饰，在 Ⅰ 型胶原蛋白表达、ECM 收缩和肌成纤维细胞分化等过程中发挥重要作用。这表明，Smad 可通过调节 TGF-β 因子在纤维化过程中发挥重要作用。

**2. IGF-1/TGF-β1 信号通路**　骨骼肌 TGF-β 活性也受其他信号通路调控而发生改变，导致 TGF-β 异常激活。研究表明，胰岛素样生长因子-1 受体（IGF-1R）缺乏的杂合子小鼠$^{+/-}$中，降低 IGF-1 信号转导可导致肌再生能力受损，肌分化因子和肌细胞生成蛋白表达减少，TGF-β1、α-SMA 和 Ⅰ 型胶原蛋白表达增加，导致纤维化。在成肌细胞中，IGF-1 可通过抑制 TGF-β1 刺激的 Smad3 磷酸化，增加磷酸化的 Akt 与 Smad3 相互作用，阻断 Smad3 核转位，降低纤维化基因表达。然而，降低 IGF-1R 表达可导致 Akt 磷酸化水平降低，使 Smad3 解离并转运至细胞核，增强 TGF-β1 信号通路，从而导致纤维化。这表明，IGF-1 可通过调节 TGF-β1 参与骨骼肌纤维化。

**3. TGF-β/ECM 降解酶途径**　TGF-β 还可通过调节 ECM 降解酶途径促进纤维化。活化的 TGF-β 可减少 ECM 降解酶表达，增加其抑制剂如组织金属蛋白酶抑制物（tissue inhibitor of matrix metalloproteinase，TIMP）和 PAI-1 表达。将重组 *TGF-β* 注射到骨骼肌中，TGF-β 以自分泌的方式刺激成肌细胞和其他类型细胞表达 TGF-β，并诱导注射区域纤维化组织聚集。肌内移植过表达 TGF-β 的骨骼肌原细胞可分化为肌成纤维细胞。然而，富含亮氨酸蛋白多糖可通过结合 TGF-β 抑制其活性阻断这一过程。在体外、在体损伤和营养不良的肌肉中，TGF-β 可使卫星细胞转化为成纤维细胞，促进肌纤维化。同样，肌肉特异性过表达 TGF-β1 转基因小鼠也表现出肌肉萎缩和肌内膜纤维化。研究表明，TGF-β 诱导的萎缩可能与 ROS 有关。这一现象在 TGF-βⅡ型受体突变的转基因小鼠中得到验证。TGF-βⅡ型受体突变可减轻 δ-肌糖缺失小鼠肌营养不良表型，改善肌再生诱导的损伤。TGF-βⅡ型受体突变的转基因小鼠表现出抗氧化蛋白增加，ROS 积累减少，肌纤维膜脆性降低，肌再生诱导的损伤减弱，δ-肌糖缺失小鼠肌营养不良表型得到改善。此外，LTBP4 可能是调节 TGF-β信号通路和改善肌营养不良的重要靶点。研究表明，LTBP4 可通过蛋白水解作用调节 ECM中 TGF-β 的含量和活性，进而调控 mdx 小鼠纤维化。这表明，TGF-β 可通过调节 ECM 降解途径在促进组织纤维化中发挥重要作用。

（二）CTGF 信号通路

与 TGF-β 类似，结缔组织生长因子（CTGF）也可以直接诱导纤维化和抑制肌生成调控肌营养不良。CTGF 是一种存在于 ECM 中的非结构调节蛋白，在 DMD 患者和 mdx 小鼠骨骼肌中升高。在成纤维细胞中，CTGF 比 TGF-β 更能诱导Ⅰ型胶原蛋白、整合素 α5 和纤连蛋白表达。研究表明，小鼠肌肉过表达 CTGF 可诱导纤维化。在 mdx 小鼠中，使用 CTGF抗体可以改善小鼠纤维化发展。CTGF 可与 TGF-β 相互作用，并增强 TGF-β 对纤维化的促进作用。在成肌细胞中，溶血磷脂酸（lysophosphatidic acid，LPA）与 TGF-β 协同刺激 CTGF表达，但 TGF-β 介导的 CTGF 上调依赖于 Smad 和 Sp1/Sp3 转录因子的协同作用。研究表明，Sp1/Sp3 信号通路参与了 CTGF 诱导的促纤维化作用。这表明，TGF-β 和 CTGF 对肌营养不良具有阻断肌肉修复、促进纤维化的不良作用。

（三）肾素-血管紧张素系统

肾素-血管紧张素系统（RAS）主要涉及肾素和血管紧张素，与血压调节有关。研究表明，RAS 在 DMD 中被激活。血管紧张素转换酶（angiotensin converting enzyme，ACE）可通过依那普利阻断 RAS。血管紧张素Ⅰ（AngⅠ）来源于肾素转化为血管紧张素，通过 ACE进一步转化为 AngⅡ，在细胞表面与 AngⅡ受体 1 型（AngⅡ type 1 receptor，AT1R）和AngⅡ型受体 2 型（AT2R）结合，从而转导细胞信号。AngⅡ具有促纤维化作用，而 AngⅡ衍生物 Ang-（Ⅰ~Ⅶ）可与其受体 Mas 结合发挥抗纤维化作用。研究表明，Ang-（Ⅰ~Ⅶ）可改善肌营养不良小鼠肌纤维化。此外，在 mdx 小鼠中，Mas 拮抗剂（A-779）处理或 Mas 受体基因缺失可导致 TGF-β 活性增加、肌纤维化和肌营养不良表型加重。体外实验表明，肌源性成纤维细胞 TGF-β 活性增加可导致 Mas 受体表达减少。然而，在肌源性细胞或分化的肌管中未见这一现象。AngⅡ除具有促纤维化作用外，还可以通过激活泛素连接酶 atrogin-1 和 MuRF1 促进肌纤维萎缩。而 Ang-（Ⅰ~Ⅶ）-Mas 可以逆转 AngⅡ作用，激活生长并增强 Akt 信号。这表明，Ang-（Ⅰ~Ⅶ）在改善 AngⅡ诱导的肌萎缩和肌纤维化方面发挥着重要作用。

（四）纤溶酶原激活物系统

纤溶酶原激活物（activator of plasminogen，PA）系统可以降解纤维蛋白，在肌肉组织重塑中发挥重要作用。纤溶酶原通过两种 PA，即组织型纤溶酶原激活物（tissue plasminogen activator，tPA）和尿激酶型纤溶酶原激活物（urokinase-type plasminogen activator，uPA），转化为具有活性的纤溶酶。而 PAI-1 和 α2-抗纤维蛋白溶酶是 PA 系统的抑制剂。uPA/PAI-1 蛋白水解通路通过调节 TGF-β 活性促进促纤维化 miRNA（miR）-21 表达。研究表明，在 PAI-1 缺失的 mdx 小鼠中，uPA 可提高 TGF-β 活性，增加 Smad2/3 和 miR-21 表达，减少 miR-21 靶点蛋白 PTEN 表达，从而导致肌纤维化。此外，过表达 miR-21 可以促进肌营养不良小鼠纤维化。而特异性减少 miR-21 或降低 uPA 蛋白活性可以改善 mdx 小鼠或缺乏 PAI-1 的 mdx 小鼠肌纤维化。这表明，uPA/PAI-1 蛋白水解通路在肌萎缩和肌纤维化方面发挥着重要作用。

#### （五）巨噬细胞调控骨骼肌纤维化

巨噬细胞是一种免疫细胞，具有多种亚型并在炎症和肌生成过程中发挥重要作用。巨噬细胞可分为经典活化（M1 型）巨噬细胞和交替活化（M2 型）巨噬细胞。M1 型巨噬细胞是一类促炎巨噬细胞，可分泌多种促炎性细胞因子，引起机体炎症反应。而 M2 型巨噬细胞是一类抗炎巨噬细胞，可减弱炎症反应，促进组织再生。研究表明，巨噬细胞参与肌纤维化的发生与发展。巨噬细胞可以通过产生 TGF-β 促进细胞外基质沉积。此外，在损伤和肌营养不良肌肉中，炎症会导致肌修复能力受损和细胞外基质过度沉积。在 mdx 小鼠中，*TLR4* 基因缺失可减少炎症基因表达，减弱巨噬细胞浸润，从而改善 mdx 小鼠肌纤维化。这表明，巨噬细胞在调控骨骼肌纤维化过程中发挥重要作用。

**1. M1 型巨噬细胞促进骨骼肌纤维化**　M1 型巨噬细胞可介导慢性炎症，导致骨骼肌纤维化。在肌营养不良骨骼肌中，ECM 成分纤维蛋白原与巨噬细胞 mac1 整合素结合，活化 M1 型巨噬细胞，从而促进骨骼肌纤维化。研究表明，纤维蛋白原基因突变的 mdx 小鼠表现出肌肉炎症和纤维化减少，肌再生能力增强。此外，在肌再生过程中，M1 型巨噬细胞可诱导 FAP 增殖和凋亡。研究表明，M1 型巨噬细胞通过产生 TNF-α 调控营养不良肌的成纤维细胞前体细胞和 FAP，从而导致骨骼肌纤维化。这表明，M1 型巨噬细胞可通过介导慢性炎症，在诱导骨骼肌纤维化过程中发挥重要作用。

**2. M2 型巨噬细胞促进骨骼肌纤维化**　M2 型巨噬细胞也可以促进肌纤维化。IL-4 和 IL-13 是 Th2 细胞因子。研究表明，IL-4 和 IL-13 可诱导 M2 型巨噬细胞活化，增加精氨酸酶-1（arginase-1，Arg-1）表达，促进胶原蛋白合成。在 mdx 小鼠和 DMD 患者肌纤维化区存在大量产生 Arg-1 的 M2 型巨噬细胞。M2 型巨噬细胞也可通过产生 TGF-β 调控营养不良肌的成纤维细胞前体细胞和 FAP，从而导致骨骼肌纤维化。另有研究表明，采用 FAP 激活干扰剂可以改善 DMD 小鼠肌纤维化。这表明，M2 型巨噬细胞在纤维化过程中发挥重要作用。

# 第三节　进行性假肥大性肌营养不良的治疗方法

## 一、基因治疗

### （一）基因替代疗法

基因替代疗法是将功能性 DMD 基因转移到 DMD 患者的骨骼肌、心肌细胞，恢复其抗肌萎缩蛋白。研究表明，mdx 小鼠局部注射小型肌萎缩蛋白可保护 mdx 小鼠四肢肌肉和心脏。此外，腺相关病毒（AAV）介导的微型抗肌萎缩蛋白基因治疗可降低 DMD 动物模型的 CK 水平，改善肌萎缩。

（二）基因定向编辑

规律间隔成簇短回文重复序列（clustered regularly interspaced short palindromic repeat，CRISPR）关联基因（CRISPR associated，Cas）系统可识别外源 DNA，并将它们切断以沉默外源基因的表达。研究表明，采用基因编辑去除 mdx 小鼠突变的 21～23 外显子可恢复 DMD 基因编码框，肌营养不良蛋白（Dystrophin）表达增加，心肌功能有所恢复。基因疗法虽然在动物水平已显示一定疗效，但在人群中是否发挥作用还需深入研究。

## 二、干细胞疗法

干细胞疗法是将自体或同种异体干细胞移植到 DMD 患者体内，使其分化成肌细胞并表达 Dystrophin 蛋白，从而治疗患者。研究表明，采用心肌干细胞疗法可改善 DMD 患者心脏和手臂功能。此外，诱导多能干细胞（induced pluripotent stem cell，iPS cell）、BMSC、肌源性干细胞（muscle-derived stem cell，MDSC）也具有 DMD 干细胞移植治疗潜力。

## 三、药物治疗

（一）激素

激素可减慢 DMD 患者肌力和运动功能衰退。例如，服用糖皮质激素能延缓患者病情，糖皮质激素通过抑制 NF-κB 信号通路抑制炎症，激活钙调磷酸酶 NFAT 通路抑制肌坏死，其中泼尼松和泼尼松龙是激素治疗药物的首选。此外，地夫可特和正在研发的温和激素（vamorolone，VBP15）也可用于治疗 DMD。

（二）NF-κB 抑制剂

脂联素和 NEMO 结合结构域（NEMO binding domain，NBD）模拟物可降低 NF-κB 活性，减少炎症，促进肌肉再生。研究表明，脂联素和 NBD 模拟物在 mdx 小鼠中表现出良好的治疗效果。因此，脂联素和 NBD 模拟物有望成为治疗 DMD 的新方法。此外，edasalonexent（CAT-1004）也是 NF-κB 抑制剂，研究表明，服用该药物也可改善 DMD 患者运动功能。

（三）抗纤维化

RAS 系统的几个组成部分如 AT2 和 ACE，在动物模型中被用作降低营养不良肌纤维化的靶点，并取得了较好的结果。研究表明，氯沙坦是 AT2 信号拮抗剂，可抑制 TGF 和 MAPK 信号，增加肌肉力量，改善层粘连蛋白-2 先天性缺乏小鼠肌萎缩和肌纤维化。氯沙坦还可以改善衰老小鼠的肌肉功能，减少小鼠损伤肌肉和后肢肌少症，以及 mdx 小鼠的心脏和肌纤维化。此外，长期给药 mdx 小鼠对其他器官没有不良影响。另有研究表明，ACE 抑制剂如依那普利可降低 mdx 小鼠骨骼肌纤维化。

此外，抑制 TGF 和 CTGF 的中和抗体可减少 mdx 小鼠肌纤维化，使用伊马替尼和尼罗替尼干扰 PDGFRα 信号也可减少肌纤维化，减缓疾病进展。常山酮作为抗纤维化分子，可通过减少纤维化促进卫星细胞存活，改善小鼠肌萎缩症状。

因人体的肌纤维化的评估较困难，上述抗纤维化药物的研究多基于实验动物模型，这些药物对人体是否有效，还需进一步研究。

## 四、小结

DMD 是最常见的、严重的 X 连锁隐性遗传肌病，肌纤维化是其重要标志。几种生长因子（TGF-β、CTGF、RAS），ECM 蛋白降解途径（MMP、PA）及巨噬细胞和炎症可通过促进 ECM 生成导致 ECM 过度积累，使组织发生纤维化，进而影响组织功能。在 DMD 治疗方法上，研究人员已进行了多种尝试。目前国内外大多从致病基因出发研究并治疗 DMD，虽然在动物研究方面已取得了一定进展，但在人群中效果如何，还有待深入研究。

# 第二十二章　肥胖时骨骼肌重塑

骨骼肌具有很强的可塑性，骨骼肌纤维、线粒体、细胞外基质及包绕肌纤维的毛细血管密度等均可发生变化，从而使骨骼肌的形态、代谢、肌纤维的类型及功能进行重建，以适应所受到的刺激，这一过程称为骨骼肌重塑（skeletal muscle remodeling）。神经的兴奋性、激素水平、机械负荷或去负荷、营养状况及疾病如癌症、心力衰竭、慢性阻塞性肺疾病等都会诱导骨骼肌重塑，骨骼肌这种对刺激所产生的适应具有重要的病理和生理意义。肥胖发生时，骨骼肌的代谢、肌纤维类型、毛细血管密度、细胞外基质、骨骼肌功能等都可发生明显改变，最终影响机体代谢稳态，参与多种疾病的发生和发展。

## 第一节　肥胖时骨骼肌结构重塑

### 一、肥胖诱导骨骼肌纤维类型转换

骨骼肌纤维类型转换的方向受肥胖时间长短的影响。研究表明，肥胖早期，多个肌肉组织中骨骼肌纤维类型呈现相似的变化特征：氧化型肌纤维增多，糖酵解型肌纤维减少。例如，在 18～22 周龄的肥胖 *ob/ob* 小鼠中，比目鱼肌、趾长伸肌中肌球蛋白重链（myosin heavy chain，MyHC）亚型向 Ⅰ 型和 ⅡA 型转变，肌纤维出现明显的混合化。10 周高脂饮食喂养可诱导小鼠的比目鱼肌中 Ⅰ 型肌纤维比例增多，而 Ⅱ 型比例减少。8 周高脂饮食诱导的肥胖小鼠，腓肠肌/跖肌中 ⅡA 型肌纤维比例显著增多，ⅡB 型肌纤维比例显著减少，比目鱼肌中肌纤维比例虽然变化不明显，但 Ⅰ 型和 ⅡA 型肌纤维横截面积显著增大，提示肥胖时肌纤维类型产生适应性变化，向氧化型转变。虽然肥胖早期肌纤维向氧化型转变，但骨骼肌的糖、脂氧化能力的改变并不足以抵消肥胖的效应，因而随着肥胖的发展，骨骼肌代谢仍会出现紊乱。而长期的肥胖对肌纤维类型产生了相反的调节作用。大量来自临床的研究表明，肥胖患者骨骼肌中 Ⅰ 型肌纤维明显降低，而 Ⅱ 型肌纤维增多，加剧了肥胖所致的多种代谢紊乱。

### 二、肥胖加剧骨骼肌细胞外基质沉积

骨骼肌细胞外基质主要存在于三个部位，分别是包绕在肌纤维周围的肌内膜（endomysium）、包绕在肌束周围的肌束膜（perimysium）和包绕在整个骨骼肌周围的肌外膜（epimysium）。构成骨骼肌细胞外基质的胶原纤维主要为 Ⅰ 型和Ⅲ型，参与基质稳定的

酶主要为基质金属蛋白酶 1 和 9，分别调节胶原纤维Ⅲ型和Ⅳ型的组成。骨骼肌细胞外基质沉积参与了肌营养不良、糖尿病、失用性肌萎缩和肌肉衰老的过程。研究显示，肥胖可改变骨骼肌细胞外基质沉积，如 20 周 60% 的高脂饮食可使小鼠腓肠肌Ⅲ型和Ⅳ型胶原纤维蛋白表达显著上调，MMP9 的活性被显著抑制。

### 三、肥胖降低骨骼肌毛细血管密度和功能

肥胖时骨骼肌毛细血管的密度、舒张和收缩功能、募集等均出现了异常。16 周高脂饮食喂养的仓鼠骨骼肌毛细血管密度降低，内皮依赖的血管舒张功能减弱。Zucker 肥胖及糖尿病大鼠的毛细血管与肌纤维比值降低，同时血管生成因子表达降低、血管生成抑制蛋白 1（vasohibin 1，VASH-1）表达上调。肥胖的老年人骨骼肌毛细血管与肌纤维的比值同样显著降低。可见肥胖时毛细血管密度的降低在肥胖的早期及后期相一致。此外，肥胖大鼠骨骼肌毛细血管对胰岛素介导的毛细血管募集受损，肥胖患者餐后 2h 上臂肌肉微血管募集显著低于正常体重人群，提示肥胖时骨骼肌毛细血管募集减弱，抑制了葡萄糖摄入，可能参与了骨骼肌胰岛素抵抗的发生。

## 第二节　肥胖时骨骼肌功能重塑

### 一、肥胖使骨骼肌肌力相对下降

研究表明，肥胖早期骨骼肌肌力改变并不明显，如 8 周高脂饮食并不影响腓肠肌强直收缩峰值，其抗疲劳的能力也无显著差异。在肥胖的成年人中，肌肉绝对力量甚至是升高的，有学者对 173 名平均年龄 39 岁的肥胖女性和 80 名体重正常女性的肌肉力量进行比较，发现肥胖者的股四头肌、腹斜肌和躯干的绝对力量较体重正常者显著增加，但将绝对力量与去脂体重相比后，则发现肥胖者的相对力量明显低于正常体重者。但在老年肥胖的人群中，腿部肌肉的收缩强度、肌力及生理功能评分均显著低于不肥胖的老年人，表明肥胖所致骨骼肌肌力变化与肥胖的发展进程相关。

### 二、肥胖使骨骼肌三大能量物质代谢失衡

#### （一）骨骼肌脂质摄取增多而氧化能力下降

肥胖时血浆游离脂肪酸水平升高，位于骨骼肌细胞膜的脂肪酸转运体，如脂肪酸转位酶（fatty acid translocase，FAT/CD36）、脂肪酸结合蛋白（FABP）等表达适应性上调，大量脂肪酸进入骨骼肌。但骨骼肌自身脂肪酸氧化能力并没有相应提高，氧化脂肪酸的关键酶活性下降，如转运脂肪酸进入线粒体的肉碱棕榈酰转移酶 1（carnitine palmitoyl transferase 1，CPT-1）、β 氧化关键酶 β-羟脂酰辅酶 A 脱氢酶（β-hydroxy acyl CoA dehydrogenase，β-HAD）、三羧酸循环关键酶柠檬酸合酶（citrate synthase）和呼吸链中的细胞色素氧化酶（cytochrome oxidase）等，导致骨骼肌脂肪酸氧化能力显著降低。因此，肥胖时骨骼肌对脂肪酸的摄入增加而氧化减少，引起大量脂肪在骨骼肌异位积聚，这是肥胖时骨骼肌的一个重要特征。

（二）骨骼肌糖摄取和氧化能力下降，出现胰岛素抵抗

骨骼肌是胰岛素作用的主要靶器官，机体 70%～80% 的葡萄糖由骨骼肌负责代谢。肥胖发生时，骨骼肌组织可出现如下病理变化，如异位脂肪沉积、线粒体功能降低、慢性炎症、内质网应激，这些因素作用于胰岛素受体信号通路，下调 GLUT-4 的表达，抑制 GLUT-4 转位，从而减少葡萄糖的摄取。此外，高脂饮食喂养还可诱导大鼠骨骼肌丙酮酸脱氢酶激酶的活性升高，丙酮酸脱氢酶被磷酸化失活，糖的氧化被抑制。因此，肥胖时骨骼肌糖的摄入和氧化利用能力均下降，从而造成机体糖代谢紊乱。

（三）肥胖抑制骨骼肌蛋白质合成

研究表明，老年人体脂百分数与肌肉蛋白质合成率成反比，与正常老年人相比，肥胖老年人肌肉质量更差，出现老年人特有的肌少症性肥胖（sarcopenic obesity）。动物研究表明，在 *ob/ob* 肥胖小鼠和 Zucker 肥胖大鼠中均发现骨骼肌横截面积下降、蛋白质含量显著减少，这可能与肥胖时骨骼肌氨基酸摄入减少、蛋白合成率降低有关。有研究提示，肥胖可使 Akt 磷酸化减少，哺乳动物 mTOR 活性被抑制，蛋白质合成减少，即 Akt/ mTOR 信号通路参与了肥胖时骨骼肌蛋白质合成的调节。

# 第三节　肥胖时骨骼肌重塑的机制

## 一、肌肉因子失衡

骨骼肌可合成和分泌多种细胞因子和多肽，以旁/自分泌的方式调节骨骼肌的生长、代谢和运动功能，或者以内分泌形式进入外周血调节多种外周组织器官功能。骨骼肌分泌的活性物质被命名为肌肉因子，肥胖发生时，骨骼肌内分泌功能紊乱，多种肌肉因子表达失衡。例如，肥胖骨骼肌 MSTN 的合成和分泌增加；IL-6、IL-15 等发生改变；BDNF 出现下调。其中肌生成抑制蛋白是一种典型的负向因子，它可加剧蛋白质分解，促进肌肉流失，还可诱导细胞胞外基质沉积，提示肌肉因子参与了肥胖时骨骼肌结构和功能重塑。

## 二、骨骼肌炎症信号增强

肥胖是一种全身性的慢性低度炎症性疾病，骨骼肌可作为靶器官接受外周血中炎症因子的调节，同时肥胖时骨骼肌细胞脂质的积聚又会诱导自身炎症的发生。

细胞因子信号传送阻抑物（suppressor of cytokine signaling，SOCS）3 属于细胞因子信

号转导抑制蛋白家族,多种细胞因子和炎症因子均可诱导其表达,而其又可对多种细胞因子的信号转导过程进行负性调节。目前研究表明,SOCS3 在肥胖者骨骼肌中的表达也显著上调,小鼠骨骼肌特异性敲除 SOCS3 后,骨骼肌 IRS-1 及 Akt 的磷酸化水平均显著上调,骨骼肌糖摄入显著增加,提示 SOCS3 参与了肥胖时骨骼肌胰岛素敏感性的调节。炎症机制除了参与骨骼肌胰岛素抵抗的调节外,还与衰老时肌萎缩、肌功能降低等密切相关。

## 三、骨骼肌线粒体功能紊乱

肥胖时,骨骼肌线粒体数目、形态、分布和功能等出现紊乱。肥胖时骨骼肌线粒体数目的改变与肌纤维类型相关,肥胖使以快肌纤维为主的骨骼肌中线粒体数量升高,表现为 mtDNA、PGC-1α、Tfam 等线粒体标志物的含量和表达水平上调;而在以慢肌纤维为主的骨骼肌,如比目鱼肌中,线粒体标志物的水平不变或下调,提示线粒体数量不变或减少。

线粒体功能的变化可能与肥胖的发展过程相关。在高脂膳食喂养诱导的肥胖模型上,骨骼肌线粒体功能不仅不下降,反而适应性上调,柠檬酸合酶、β-HAD、呼吸复合体的活性及蛋白表达都上调。而肥胖患者,骨骼肌线粒体 NADPH 氧化酶活性明显下调,骨骼肌线粒体呼吸能力减弱。来源于肥胖患者的骨骼肌细胞脂质孵育 24h 后,线粒体数量、功能被显著抑制,即对高脂环境的适应能力下降。从这些研究可知,在肥胖形成的早期,骨骼肌线粒体功能出现代偿性上调,随着肥胖的持续存在,线粒体出现失代偿,表现为功能的显著降低。

## 四、骨骼肌内质网应激加剧

内质网应激(endoplasmic reticulum stress,ERs)是内质网腔内错误折叠蛋白聚积的一种适应性反应,适度的 ERs 通过激活未折叠蛋白反应起适应性的细胞保护作用,而过高和持久的 ERs 则会诱导细胞凋亡的发生。近年来,大量研究表明肥胖诱导肝脏、脂肪组织、胰腺 ERs 发生,参与胰岛素抵抗的病理生理过程。此外,肥胖也可诱导骨骼肌出现 ERs,如 70% 的高脂饮食喂养 6 周或 45% 的高脂饮食喂养 20 周,骨骼肌中参与未折叠蛋白反应的蛋白,如结合蛋白/葡萄糖调节蛋白 78(binding protein /glucose-regulated protein 78,BiP/GRP78)、肌醇需求酶 1α(inositol-requiring enzyme 1α,IRE1α)、磷酸化蛋白激酶 R 样内质网激酶(phosphorylated-protein kinase R-like ER kinase,p-PERK)、ATF4、CCAAT/增强子结合蛋白同源蛋白[CCAAT/enhancer binding protein(C/EBP)homologous protein,CHOP]等表达显著上调,提示高脂饮食诱导的肥胖时,骨骼肌存在 ERs,并随着高脂饮食的持续,ERs 诱导的凋亡信号通路也被显著激活。此外,在棕榈酸处理的骨骼肌 C2C12 细胞株同样可观察到 ERs 的发生,并与棕榈酸的剂量相关。肥胖诱导的 ERs 对骨骼肌代谢有重要影响,可使骨骼肌蛋白质的合成降低 20%,这一效应可能与 ERs 抑制了 TORC1 的活性有关。

## 五、骨骼肌自噬水平上调

细胞自噬（autophagy）是细胞通过单层或双层膜包裹内源性物质形成自噬体，与溶酶体相融合形成自噬溶酶体，降解内容物，以满足细胞的代谢需要和某些细胞器的更新，维持细胞自身稳态。在正常生理条件下，细胞自噬维持在基础水平，以维持蛋白质代谢平衡和细胞内环境稳定。多种因素会调节细胞的自噬水平，如能量缺乏、氧化应激、细胞器损伤、运动刺激等。细胞自噬的过度激活和自噬功能降低均会导致疾病的发生和发展。在肥胖这种富营养状态下，多个组织都出现了自噬功能的异常，胰岛 B 细胞、心肌细胞和肝细胞的自噬功能均出现缺失，而脂肪组织的自噬功能被上调。虽然 12 周 45%高脂饮食喂养并不影响骨骼肌自噬水平，但在 *ob/ob* 小鼠骨骼肌中自噬标志性蛋白 Beclin-1 和微管相关蛋白轻链 3β（microtubule-associated protein light chain 3β，LC3β）均上调，提示肥胖促进了骨骼肌自噬。

# 第二十三章　骨骼肌胰岛素抵抗

糖尿病是一种由于胰岛素分泌和（或）作用缺陷所导致的碳水化合物、脂肪、蛋白质等代谢紊乱，以慢性高血糖为特征的代谢性疾病。从全球范围看，糖尿病发病率和患者人数正急剧上升，已成为严重威胁人类健康的世界性公共卫生问题。

在全球糖尿病患者中，2 型糖尿病（T2DM）占了绝大多数。T2DM 指的是细胞对葡萄糖耐受力下降，摄取葡萄糖能力减弱，胰岛素作用效率低，从而使机体出现血糖、血胰岛素升高等代谢紊乱，而胰岛素抵抗是其主要特征。所谓胰岛素抵抗（IR）是指正常浓度的胰岛素生理效应低于正常生物反应，主要表现为胰岛素作用的靶组织对胰岛素的敏感性及反应性降低。目前认为，胰岛素抵抗是肥胖、代谢综合征、T2DM 及其并发症发生的共同病理生理机制。而骨骼肌是人体质量最大的组织，约占体重的 40%，同时骨骼肌也是胰岛素作用的主要靶器官之一，在维持机体葡萄糖动态平衡中发挥重要作用（机体约 80%的葡萄糖由骨骼肌利用），是 IR 发生最早和最重要的部位。最新研究表明，骨骼肌中线粒体、炎症、氧化应激、自噬、miRNA、增龄等均与骨骼肌 IR 的发生密切相关。

## 第一节　炎症与骨骼肌胰岛素抵抗

近 50 年来，全球肥胖发生率大幅上升，2017 年《新英格兰医学杂志》报告，全球超过 20 亿人超重或肥胖，这表明全球约 1/3 人口受超重或肥胖相关健康问题的困扰。据调查，我国平均肥胖率约 12%，肥胖总人数高居世界第一，其中 6—12 岁的儿童青少年肥胖率为 7.9%。以上数据表明，肥胖已成为影响人类健康的公共卫生难题，我国也面临肥胖流行的挑战。

肥胖往往与胰岛素抵抗相伴随。胰岛素抵抗广义的定义为胰岛素刺激下外周组织葡萄糖摄取能力下降。骨骼肌是人体质量最大的组织，机体约 80%的葡萄糖由骨骼肌摄取和代谢，骨骼肌代谢异常可显著影响全身葡萄糖稳态和胰岛素敏感性。骨骼肌 IR 是 T2DM 的一种重要表现形式，但其发生机制我们仍知之不多。近年来研究表明，骨骼肌高炎症状态可损害胰岛素受体信号的转导，可能在 IR 的发生发展过程中发挥了重要作用，但骨骼肌炎症的内在调控机制及炎症影响骨骼肌胰岛素敏感性的信号通路仍远未阐明。

## 一、骨骼肌炎症的发生

骨骼肌炎症与多种疾病的发生发展密切相关。除骨骼肌急性损伤、慢性阻塞性肺疾病所致的肌萎缩、心力衰竭性肌萎缩、炎症性肌病等会导致骨骼肌炎症外，肥胖也是诱发骨骼肌炎症的重要因素。肥胖是一种全身性慢性炎症性疾病。肥胖发生时，脂肪组织储存脂质的能力不堪重负，非脂肪组织（骨骼肌、肝脏）中的脂质过度沉积，可导致脂毒性和 IR 的发展。肥胖可使骨骼肌中脂质蓄积，产生大量促炎性细胞因子并促进免疫细胞浸润，从而诱导骨骼肌炎症的发生，而骨骼肌炎症与骨骼肌 IR 的发生发展密切相关。在从 T2DM 肥胖受试者中分离的肌细胞中发现，多种细胞因子如 TNF-α、IL-6、MCP-1 等表达显著高于对照组。大量研究表明，在高脂饮食（high fat diet，HFD）诱导的肥胖受试者骨骼肌中，巨噬细胞和 T 细胞标志物表达增加，它们可在肥胖状态下极化成促炎表型，与肥胖相关的免疫细胞活化相关的促炎症标志物如 TNF-α、IL-1β 和 IFN-γ 表达增加，而骨骼肌中抗炎标志物如 IL-10 降低。这些结果表明，肥胖促进骨骼肌脂肪沉积，加剧骨骼肌炎症的发生和发展。

## 二、骨骼肌炎症的内源性调控

### （一）脂质积蓄

肥胖导致游离脂肪酸（free fatty acid，FFA）增多，进而促进炎症信号转导、免疫细胞浸润和炎症细胞群的转变，引发代谢组织中的炎症。在正常体重下，脂肪组织具有有效储存 FFA 的能力；但在肥胖状态下，脂肪组织的储存能力不足以储存多余的 FFA，导致 FFA 溢出并积聚在代谢组织中，如骨骼肌、肝脏等，引发脂毒性。脂毒性主要是指 FFA 过量流入骨骼肌，超过了骨骼肌中的 FFA 进行 β 氧化和三酰甘油合成速率，导致过量的 FFA 进入了有害的非氧化途径，引发骨骼肌炎症。越来越多的证据表明，骨骼肌中 FFA 水平升高促进免疫细胞的激活和浸润，诱发骨骼肌炎症。骨骼肌中升高的 FFA 可以通过几种机制诱导骨骼肌炎症，如 DAG 介导的 PKC 的激活和 TLR 的激活，这两种机制都导致 NF-κB 的激活，NF-κB 调节多种炎症介质的表达，如 IL-6、TNF-α 等，从而促进骨骼肌炎症的发生。

### （二）线粒体功能障碍

过量脂质蓄积可诱发骨骼肌线粒体功能障碍。如过量脂质沉积可增加线粒体裂变而减少线粒体融合，导致融合和裂变失衡，损害线粒体动力学；其还可减少骨骼肌中线粒体生物发生，使线粒体自噬受损，功能失调的细胞器得不到有效清除；过量脂质还可使线粒体氧化能力下降，ATP 产生减少；同时，线粒体活性氧（mitochondrial reactive oxygen species，mtROS）释放增加，诱发 mtDNA 损伤和突变。骨骼肌线粒体上述功能障碍与骨骼肌炎症反应密切相关。越来越多的证据表明，骨骼肌中 mtROS、细胞外 ATP 和

mtDNA 参与了对骨骼肌炎症的调控。例如，线粒体功能障碍促进了 mtROS 的产生，进而促进了促炎介质如 IL-6、TNF-α 等的释放。线粒体来源的 ATP 通过自分泌和旁分泌方式激活嘌呤受体（purinoceptor 2X，P2X 和 purinoceptor 2Y，P2Y），激活的嘌呤受体可促进 ROS、趋化因子和促炎介质的产生。线粒体损伤的相关研究表明，mtDNA 可以外泌体的形式穿过线粒体通透性转换孔，释放到胞质溶胶或血液循环中，诱导炎性体的激活，从而诱发机体炎症反应。这些研究均表明，线粒体功能障碍促进了骨骼肌炎症的发生。

（三）内质网应激

离体和在体实验均表明，过量脂质可致内质网应激，导致 JNK 的过度活化和骨骼肌炎症。如果长期激活 ERs，可导致细胞死亡。在给予高脂饮食 4 周后，小鼠骨骼肌中的 ERs 被激活。ERs 的激活可促进胱天蛋白酶（caspase）-12、caspase-9 和 caspase-3 的活化及随后的细胞凋亡。规范未折叠蛋白反应（unfolded protein response，UPR）的启动涉及激活三种关键信号蛋白：IRE1α、ATF-6 和蛋白激酶 R 样内质网激酶（protein kinase R-like ER kinase，PERK），它们与各种炎症和应激信号系统有关。由于抑制 NF-κB 的抑制剂（IκB）具有比 NF-κB 更短的半衰期，因此 UPR 活化使 IκB/NF-κB 比率发生变化，从而释放 NF-κB，NF-κB 易位至细胞核并增加 IL-6 和 TNF-α 等靶基因的表达。此外，磷酸化 IRE1α 的细胞质结构域可以募集 TNF-α 受体相关因子，形成相互作用并激活 IκB 激酶的复合物，导致 NF-κB 活化，促进骨骼肌炎症的发生。

（四）氧化应激

过量脂质蓄积可诱发骨骼肌缺氧和氧化应激，导致巨噬细胞浸润增多，诱发骨骼肌炎症。研究表明，在肥胖小鼠中，过量脂质沉积引起骨骼肌缺氧，NADPH 氧化酶表达增强，抗氧化酶表达降低，ROS 产生增多。ROS 可影响 FoxO、MAPK、JAK/STAT、p53、磷脂酶 C 和 PI3K 等信号转导途径，激活转录因子（如 NF-κB 和 AP-1）表达，并上调促炎基因如 TNF-α、IL-6、MCP-1 和 CRP 的表达，促进骨骼肌炎症的发生。

## 三、骨骼肌炎症诱导骨骼肌 IR 的信号通路

越来越多的证据表明，肥胖可加剧骨骼肌炎症，主要表现为骨骼肌炎症细胞及炎症因子增多，这些炎症因子可通过自分泌和旁分泌的方式负调节肌细胞代谢功能，通过 IKK/NF-κB、JNK、PKC、JAK/STAT 等多种信号转导途径诱发骨骼肌 IR。

（一）IKK/NF-κB 途径

IKK/NF-κB 途径的主要激活剂有 TNF-α、IL-1、FFA 和 Ang Ⅱ 等。炎症信号激活 IKK，并导致随后的 NF-κB 活化和核转位，NF-κB 可抑制 AMPK 的磷酸化，并促进 IR 的发生和发展。在正常条件下，IKKβ/NF-κB 复合物在细胞质中无活性，而在肥胖条件下，IKKβ/NF-κB 途径被激活并破坏胰岛素/瘦素信号转导，降低胰岛素敏感性。在培养的肌细胞中，IKKβ

过表达可损害胰岛素信号转导，而抑制 IKK/NF-κB 途径则可抑制棕榈酸诱导的 IR，这些结果表明 IKK/NF-κB 途径在 IR 中发挥重要作用。对相关机制的研究表明，IKK/NF-κB 途径可增加 IKK 介导的 IRS-1 丝氨酸磷酸化，导致胰岛素诱导的酪氨酸磷酸化受损，抑制下游胰岛素信号转导及胰岛素信号级联反应中 GLUT-4 和 NOS 等分子的表达，诱发骨骼肌 IR。

### （二）JNK 途径

JNK 是 MAPK 家族中的成员，其主要激活剂有 TNF-α、IL-1β、ER、FFA、白细胞三烯 B4（leukotriene B4，LTB4）和 Ang Ⅱ 等。研究表明，高脂饮食导致肥胖时，机体表现出慢性低度炎症反应，可导致细胞质中应激蛋白激酶途径（包括 JNK1）激活，并在肥胖诱导 IR 过程中发挥关键作用。在培养的肌细胞中，棕榈酸诱导的 IR 往往伴随着 JNK 活性的增加，而 JNK 敲除可减弱棕榈酸诱导的 IR；小鼠肌肉 JNK1 特异性缺失可选择性地保护肌肉免受肥胖相关的 IR。对其机制的研究表明，JNK 可通过诱导 IRS 的丝氨酸和苏氨酸磷酸化，破坏 IRS 与胰岛素受体的相互作用，从而损害下游胰岛素信号转导，导致 IR。

### （三）PKC 途径

研究表明，PKC 在肥胖或脂质诱导的骨骼肌 IR 中具有重要作用。离体实验发现，在培养的 C2C12 肌细胞中，抑制 PKCθ 活化可防止棕榈酸和 TNF-α 诱导的 IR。PKCθ 和 PKCε 双重抑制或共沉默也可减弱棕榈酸盐诱导的肌细胞 IR 和炎症反应。在体实验也发现了相似的结果，如小鼠骨骼肌 PKCδ 特异性缺失可降低小鼠骨骼肌 IR 和脂质沉积。对其机制的研究表明，在骨骼肌中，PKCα 的激活可诱导 IRS-1（Ser$^{307}$、Ser$^{1101}$）的磷酸化；PKCθ 被细胞溶质二酰基甘油激活并诱导 IRS-1（Ser$^{1101}$）的磷酸化；PKCβ 则可促进 IRS-1（Ser$^{307}$、Ser$^{612}$）的磷酸化。因此，骨骼肌高炎症状态可激活 PKC，导致 IRS-1 磷酸化，使胰岛素与其受体的结合能力降低，从而促进骨骼肌 IR 的发生和发展。

### （四）JAK/STAT 途径

JAK/STAT 途径的主要激活剂包括 IFN、Toll 样受体及多种细胞因子。研究表明，STAT-1 与骨骼肌 IR 密切相关。如肥胖小鼠骨骼肌中 STAT-1 磷酸化增加；IFN-γ 可通过 JAK1 和 JAK2 诱导酪氨酸磷酸化来激活 STAT-1，降低胰岛素敏感性；TLR2 和 TLR4 也可以通过激活 JNK、MAPK 或者通过 JAK1 诱导的 STAT-1 磷酸化来诱导 IR。研究表明，用 IFN-γ 或 Th1 条件培养基处理肌细胞可增加 STAT-1 磷酸化并降低胰岛素敏感性；而用 JAK 抑制剂预处理肌细胞可减弱 Th1 条件培养基诱导的 STAT-1 磷酸化并改善胰岛素敏感性；用 JAK1/JAK2 抑制剂治疗肥胖小鼠可改善全身 IR 并减少骨骼肌炎症。

此外，STAT-3 也可能与骨骼肌 IR 密切相关。研究表明，T2DM 患者骨骼肌中 STAT-3 磷酸化水平升高，且与 FFA 水平和 IR 指标呈正相关，而 IL-6 可诱导 STAT-3 磷酸化。这些研究均表明，JAK/STAT 途径可能参与了骨骼肌 IR 的发生。

## 四、小结

肥胖是一种全身慢性低度炎症性疾病，骨骼肌中也存在慢性炎症反应。当肥胖发生时，骨骼肌中可出现脂质蓄积、线粒体功能紊乱、内质网应激和氧化应激等，它们促进了骨骼肌炎症的发生。这些炎症介质可通过 IKK/NF-κB、JNK、PKC 和 JAK/STAT 等途径诱发骨骼肌胰岛素抵抗。

# 第二节　氧化应激与骨骼肌胰岛素抵抗

骨骼肌是葡萄糖代谢的主要器官，在 T2DM 早期常伴有骨骼肌 IR，因此骨骼肌 IR 可能是促进 T2DM 发展的重要因素。而骨骼肌 IR 的机制尚不清楚，研究表明，糖脂超载引起骨骼肌产生过多的氧负离子，进而生成 ROS，当 ROS 产生超过机体抗氧化能力时，可引起骨骼肌氧化应激，即 ROS 增多引起的氧化应激在骨骼肌 IR 的发生中起重要作用。

## 一、活性氧

ROS 是体内一类氧的单电子还原产物，主要包括超氧阴离子（superoxide anion，$O_2^-$）、羟自由基（·OH）、单氧（$O_2$）、过氧化氢（$H_2O_2$）、有机氢过氧化物（ROOH）、次氯酸（HOCl）和含氮的氧化物（NO）。研究证明，体内正常代谢可产生 ROS，低水平的 ROS 可作为第二信使，参与细胞增殖、凋亡和其他胞内途径。而致癌信号、线粒体功能障碍和代谢异常可引起细胞内高水平的 ROS 产生，高水平的 ROS 可攻击膜磷脂，损害线粒体功能，并破坏蛋白质、脂质、DNA 和 RNA，从而损害细胞的正常功能。此外，细胞除可产生 ROS 外，还可产生清除 ROS 的物质，如超氧化物歧化酶（superoxide dismutase，SOD）、过氧化氢酶（catalase，CAT）、GPX、谷胱甘肽还原酶等抗氧化剂保护细胞免受 ROS 的损害。当 ROS 的产生超过机体抗氧化防御能力时将引起机体氧化应激，而由 ROS 增多引起的氧化应激在骨骼肌 IR 的发生中起重要作用。研究表明，在棕榈酸诱导的 IR 肌细胞中 ROS 物质增多，氧化应激标志物表达增加。另外，在人体实验研究中也发现了相似的现象，与较瘦的胰岛素敏感的个体相比，肥胖、IR 个体骨骼肌中 $H_2O_2$ 释放增加，以上研究均表明骨骼肌 IR 状态下 ROS 产生增加。此外，用抗氧化剂 tempol 对 IR 的大鼠进行干预，可改善大鼠全身葡萄糖耐量和胰岛素刺激的骨骼肌葡萄糖转运。综上所述，IR 骨骼肌中 ROS 产生增加，它们可能参与了骨骼肌 IR 的发生发展。

## 二、骨骼肌活性氧的来源

### （一）线粒体源性活性氧

线粒体是真核生物的主要细胞器，是由复合物Ⅰ、Ⅱ、Ⅲ、Ⅳ组成的，是真核生物体内碳水化合物、脂肪酸、氨基酸进行生物氧化和能量转化的场所，也是产生 ROS 的主要部位之一。研究表明，线粒体在产生三磷酸腺苷（adenosine triphosphate，ATP）期间，电子从 ETC 泄露，随后与细胞质中的 $O_2$、$H_2O_2$、NO 结合生成 ROS。有学者对线粒体产生 ROS 的具体位点进行研究，用鱼藤酮（可与辅酶 Q 结合）对肌细胞进行干预，则可阻断线粒体复合物Ⅰ电子的传递，引起肌细胞内大量 ROS 的堆积。同样，用抗霉素（antimycin）处理肌细胞，发现抗霉素可抑制线粒体复合物Ⅲ电子传递，并引起细胞内 $H_2O_2$ 含量增加，这些结果表明线粒体复合物Ⅰ和Ⅲ是产生 ROS 的位点。此外，还有研究表明，大鼠骨骼肌线粒体复合物Ⅱ也可以琥珀酸和甘油 3-磷酸依赖的方式产生 ROS。以上研究表明骨骼肌线粒体是产生 ROS 的部位。

### （二）NOX 源性活性氧

膜结合的 NADPH 氧化酶最初是在中性粒细胞和巨噬细胞中发现的，它是由两种膜蛋白（P22phox 和 gp91phox），三种胞质蛋白（P67phox、P47phox 和 P40phox）和一种小的 GTP 结合蛋白（RAC）六种亚基组成的复合体。gp91phox 又称为 NOX2，属于 NOX 蛋白家族，NOX 蛋白家族包括 5 种亚基（NOX1、NOX2、NOX3、NOX4、NOX5）和两种相关酶[双氧化酶 1（dual oxidase 1，DUOX1）和 DUOX2]。研究表明，骨骼肌的各种亚细胞均可产生 NOX2、NOX4、DUOX1 和 DUOX2，它们有不同的调节因子和底物，可产生不同的 ROS，NOX1、NOX2 和 NOX3 可产生超氧阴离子 $O_2^-$，NOX2、NOX4、NOX5、DUOX1 和 DUOX1 可产生 $H_2O_2$，因此，骨骼肌的各种亚细胞产生的 NOX 可能是 IR 骨骼肌中 ROS 的来源。另有研究表明，高脂喂养的小鼠骨骼肌中 NOX2 表达增加，并伴有超氧化物产生增加，胰岛素信号转导通路受损；若将小鼠的 NOX2 敲除，则可减弱高脂饮食引起的小鼠骨骼肌氧化应激，此外离体实验发现，抑制 NOX2 的表达可改善棕榈酸诱导的 IR，却不能改善 $H_2O_2$ 诱导的 IR，这表明 NOX2 是 $H_2O_2$ 产生的主要来源。综上所述，NOX 可衍生 ROS，IR 骨骼肌中 ROS 水平的升高可能来源于 NOX。

### （三）一氧化氮合酶来源的活性氧

一氧化氮（nitric oxide，NO）是一种含氮氧化物，既是活性氧，又是活性氮。研究表明，NOS 可将 L-精氨酸转化为 1-瓜氨酸和 NO，除此之外，NOS 还可产生超氧阴离子和过氧亚硝酸盐，这表明 NOS 可产生 ROS。离体实验发现，棕榈酸诱导的 IR 骨骼肌细胞中 iNOS（NOS 的一种亚型）蛋白表达增加，NO 和超氧化物产生也增加，这表明 IR 骨骼肌中 NO 等活性氧产生增加。此外，将比目鱼肌暴露于 NO 捐赠体中，胰岛素刺激的比目鱼肌葡萄糖摄取和糖原合成减少，这表明 NO 可能参与了骨骼肌 IR 的发生。综上所述，NOS 可产生 ROS，IR 骨骼肌中 ROS 的升高可能来源于 NOS。

（四）血管紧张素来源的活性氧

肾素-血管紧张素系统（RAS）具有多种功能，可调控血压、心脏收缩及体液平衡，其主要通过 Ang Ⅱ 与 AT1R 和 AT2R 结合发挥作用。研究表明，Ang Ⅱ 参与了骨骼肌胰 IR 的发生，连续向大鼠皮下输注 Ang Ⅱ 14d，骨骼肌内氧化应激标志物表达水平显著增加，胰岛素信号通路和葡萄糖转运受损，同样，向比目鱼肌中注射 Ang Ⅱ，发现了相似的现象并伴随着骨骼肌 IR 加重，这表明 Ang Ⅱ 可能通过诱导 ROS 产生引起骨骼肌 IR。此外，Ang Ⅱ 可增加 NADPH 氧化酶活性，而 NADPH 氧化酶可介导 ROS 的产生。因此，Ang Ⅱ 是通过直接诱导 ROS 生成，还是通过增强 NADPH 氧化酶活性引起骨骼肌 IR 还有待进一步研究。

## 三、活性氧对骨骼肌胰岛素抵抗的调控作用

（一）生理水平活性氧有助于维持骨骼肌胰岛素敏感性

生理水平的 ROS 作为信使分子介导许多生理过程，如细胞增殖、凋亡，除此之外，生理水平的 ROS 还可增强骨骼肌胰岛素敏感性。研究显示，与野生小鼠相比，NOX4 缺失小鼠表现出更明显的 IR。此外，谷胱甘肽过氧化物酶 1（GPX1）是一种重要的抗氧化酶，研究表明，GPX1 缺失的小鼠骨骼肌胰岛素敏感性增强；同样，GPX1 缺失的肌细胞胰岛素敏感性、胰岛素刺激的 Akt 磷酸化也增加，若用 NOX 抑制剂即二亚苯基氯化碘盐进行处理，则可降低肌细胞胰岛素敏感性和 Akt 磷酸化，这表明 NOX 衍生的 ROS 可正向调控骨骼肌胰岛素敏感性。另外，NOX 衍生的 $H_2O_2$ 也可调控胰岛素刺激的蛋白酪氨酸磷酸酶（protein tyrosine phosphatase，PTP）氧化，因此推测，NOX 衍生的 ROS 作为第二信使介导 Akt 磷酸化和 PTP 氧化以维持骨骼肌胰岛素敏感性。

（二）过量活性氧损害骨骼肌胰岛素敏感性

**1. 过量活性氧损害骨骼肌线粒体功能**　如前所述，骨骼肌线粒体是产生 ROS 的部位，但同时也是 ROS 损伤和攻击的主要靶点。研究显示，当线粒体产生较低浓度的 ROS 时，线粒体自身高效的抗氧化防御系统可清除产生的 ROS，引起线粒体较轻的损伤；当线粒体产生的 ROS 超过线粒体的氧化防御能力时，大部分抗氧化剂从清除系统中溢出。此时，ROS 干扰 DNA 和 RNA 复制，氧化线粒体蛋白质和呼吸链酶复合物，引起线粒体肿胀、破裂、释放细胞色素 c，破坏线粒体结构，导致线粒体功能障碍。另外，ROS 还可引起骨骼肌线粒体形态受损，将骨骼肌细胞急性暴露于 $H_2O_2$ 中，骨骼肌线粒体碎裂增加，呼吸功能下降并伴有 ROS 产生增加。由此可见，ROS 在线粒体裂变中发挥着重要作用并加剧重组线粒体 ROS 的产生。ROS 也可影响线粒体融合-裂变。Cho 等研究表明，NO 可通过增加 Drp1 的表达促进线粒体断裂和死亡，这表明 NO 可诱导线粒体断裂和死亡。由此推测，ROS 可能通过损害骨骼肌线粒体结构和功能调控骨骼肌 IR。

**2. 过量活性氧损害骨骼肌胰岛素信号通路和葡萄糖摄取**　骨骼肌线粒体功能障碍可损害胰岛素信号通路和葡萄糖摄取，如前所述，ROS 可损害骨骼肌线粒体结构与功能，因此，ROS 可能通过损害骨骼肌线粒体结构和功能，从而损害骨骼肌胰岛素信号通路和葡萄糖摄取，进而引起骨骼肌 IR。不仅如此，其他来源的 ROS 也具有相似作用，给小鼠皮下注射 Ang Ⅱ，骨骼肌内 ROS 产生增加，p38-MAPK 被激活，GLUT-4 的表达降低，若向 AT1R 相关蛋白（AT1R associated protein，ATRAP）转基因小鼠注射 Ang Ⅱ，则可抑制 Ang Ⅱ诱导的骨骼肌氧化应激，改善骨骼肌葡萄糖摄取。这表明 Ang Ⅱ衍生的 ROS 损害了骨骼肌葡萄糖摄取。另外，NOS 衍生的 ROS 也可影响骨骼肌胰岛素信号通路和葡萄糖摄取，将比目鱼肌暴露于 NO 捐赠体中，发现胰岛素刺激的葡萄糖摄取和糖原合成减少，并伴随着胰岛素刺激的 IRS-1 和 Akt 磷酸化的减少。NO 易与超氧化物反应形成过氧亚硝酸盐，用过氧亚硝酸盐进行干预，结果发现胰岛素刺激的骨骼肌细胞葡萄糖摄取和 PI3K 活性被显著抑制。由此可见，IR 骨骼肌中不同来源的 ROS 均可通过损害骨骼肌胰岛素信号通路和葡萄糖摄取引起骨骼肌 IR。

## 四、运动抗氧化改善骨骼肌胰岛素抵抗

运动是改善糖尿病的有效手段已得到广泛认可，而运动的本质是骨骼肌收缩，因此运动改善机体 IR 过程中骨骼肌可能发挥了重要作用。在 IR 的情况下骨骼肌 ROS 水平升高，而多项研究表明运动可降低骨骼肌中的 ROS 水平。Li 等发现，12 周的 HFD 可引起肥胖大鼠骨骼肌中超氧阴离子水平升高，而 8 周的运动训练则可降低肥胖大鼠骨骼肌中超氧阴离子水平；Konopka 等也发现有氧运动可减少骨骼肌线粒体 ROS 的释放，降低 DNA 氧化损伤，改善骨骼肌胰岛素敏感性和线粒体生物合成。另外，耐力训练还能增强 GPX 及谷胱甘肽还原酶的活性（$H_2O_2$ 代谢酶类），减少线粒体 $H_2O_2$ 的释放，从而增强骨骼肌抗氧化能力，改善骨骼肌 IR。除此之外，IR 患者骨骼肌中 HSP72 的表达显著降低，从而引起线粒体损伤及 ROS 产生增加，而研究发现运动可促进 HSP72 的表达，因此运动可能通过调控骨骼肌内抗氧化酶活性及 HSP72 的表达以改善骨骼肌 IR。

总之，运动可能通过多条途径降低 IR 患者骨骼肌中的 ROS 水平，从而改善骨骼肌胰岛素敏感性。

## 五、小结

骨骼肌中线粒体、NOX、NOS、Ang Ⅱ均可产生 ROS，ROS 与骨骼肌 IR 密切相关（图 23-1）。研究表明，生理水平的 ROS 有助于维持胰岛素敏感性，而过量的 ROS 可通过损害线粒体结构与功能、胰岛素敏感性及葡萄糖摄取导致骨骼肌 IR。另外，运动是改善糖尿病的有效手段，其可通过调控抗氧化酶活性及 HSP72 的表达改善骨骼肌 IR。将来的研究可以骨骼肌内 ROS 为作用靶点，深入研究运动降低 IR 骨骼肌 ROS 水平的作用机制，并积极探索新的干预手段，这将为糖尿病的防治提供新的方向和思路。

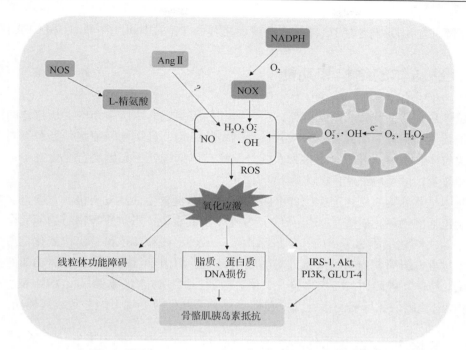

图 23-1 骨骼肌内 ROS 来源及其对骨骼肌胰岛素抵抗的调控

$O_2$，氧气；$H_2O_2$，过氧化氢；$O_2^-$，超氧阴离子；$\cdot OH$，羟自由基；NO，一氧化氮；Ang II，血管紧张素 II；NOS，一氧化氮合酶；ROS，活性氧；IRS-1，胰岛素受体底物 1；Akt，蛋白激酶 B；PI3K，磷脂酰肌醇 3-激酶；GLUT-4，葡萄糖转运体 4；NADPH，还原型烟酰胺腺嘌呤二核苷酸磷酸

# 第三节　线粒体与骨骼肌胰岛素抵抗

　　线粒体是真核生物体内碳水化合物、脂肪酸、氨基酸进行生物氧化和能量转化的场所，当线粒体功能受损时，则会导致脂肪酸氧化障碍、ATP 合成减少，引起肌细胞内脂质堆积，从而引发骨骼肌 IR。由各种原因引起的骨骼肌线粒体结构变化、氧化磷酸化、脂肪酸 β 氧化及氧化应激等功能受损可导致线粒体功能障碍，为探索线粒体功能障碍与骨骼肌 IR 之间的关系，我们对国内外大量文献进行了系统梳理，从骨骼肌线粒体的氧化磷酸化、脂肪酸 β 氧化、氧化应激及融合裂变等方面阐述骨骼肌线粒体功能障碍与 IR 之间的关系，并提出以骨骼肌线粒体为靶点，进行运动干预、热量限制、补充抗氧化剂可改善 IR。这将有助于加深我们对骨骼肌线粒体功能障碍与 IR 关系的认识，为抑制或治疗 IR 提供新的方向。

## 一、骨骼肌胰岛素抵抗的发生

　　骨骼肌 IR 表现为肌细胞对胰岛素的敏感性下降，对葡萄糖利用不良。任何影响胰岛素级联反应的因素都会引起骨骼肌 IR，如体内代谢紊乱，由肌 IMCL 堆积而产生的代谢中间产物 DAG 和 CER 等都可促进骨骼肌出现 IR。研究表明，体脂沉积与 IR 相关，但胰岛素敏感性下降并非由肌细胞内 TG 增加引起，而主要由 TG 的中间产物 DAG 和 CER 诱发。

## 二、线粒体的结构和功能

线粒体是真核细胞特有的细胞器，由内膜和外膜组成的双层膜结构。线粒体的结构特点不同于其他细胞器。研究显示，线粒体是网络状结构，且结构因细胞种类而不同，骨骼肌中的线粒体则是沿肌纤维紧密排列。此外，线粒体结构处于高度动态变化之中，不断进行融合和裂变，以适应细胞内的生理状态。

线粒体是营养物质氧化产生 ATP 的主要场所，对机体生命活动有极其重要的影响。其基本功能包括底物氧化磷酸化产生 ATP，为机体提供能量；脂肪酸等物质的不完全氧化产生 ROS；NO 与超氧阴离子反应，形成活性氮；另外，线粒体也可分泌抗氧化物质，以上任何一个过程的异常都有可能导致线粒体功能障碍。但由于目前检测线粒体功能的方法较多，因此线粒体功能障碍的定义多样化，研究表明，线粒体含量减少，mtDNA 表达水平的改变，底物氧化磷酸化所需酶活性及线粒体大小和形状的改变均可能导致线粒体功能障碍。

## 三、骨骼肌胰岛素抵抗的发生机制

骨骼肌是胰岛素介导的葡萄糖摄取、代谢、利用的主要靶器官之一，血液中有 60%～70% 的葡萄糖在骨骼肌中代谢，在正常生理条件下，骨骼肌通过增加对胰岛素敏感的 GLUT-4 的转位，刺激标准的 IRS/PI3K/Akt 途径，实现肌细胞对葡萄糖的摄取。HFD 可显著降低胰岛素刺激的肌肉葡萄糖摄取和利用，1963 年 Randle 等提出葡萄糖-脂肪酸循环学说，即 Randle 循环，血液中较高浓度的 FFA 可引起肌细胞内乙酰辅酶 A 和柠檬酸含量升高，变构抑制丙酮酸脱氢酶活性，从而降低葡萄糖氧化。另外，血浆较高浓度的 FFA 可导致 TG、脂肪酸及其代谢中间产物（DAG、脂酰肉碱）在骨骼肌内沉积，这些沉积物可激活丝氨酸激酶，抑制胰岛素信号转导，从而损害骨骼肌内的葡萄糖转运。此外，骨骼肌内脂肪酸的不完全氧化会导致线粒体产生 ROS，其可激活 PKC，PKC 磷酸化可抑制胰岛素受体的酪氨酸激酶活性，直接影响胰岛素信号转导系统，最终导致骨骼肌 IR。

## 四、骨骼肌线粒体功能障碍与胰岛素抵抗

### （一）骨骼肌线粒体氧化磷酸化功能受损与胰岛素抵抗

线粒体氧化磷酸化是产生 ATP 的主要过程。ATP 合酶活性可反映线粒体氧化磷酸化合成 ATP 的能力。研究发现，IR 个体骨骼肌线粒体 ATP 合酶的表达显著降低，ATP 合酶 β 亚单位在其特殊位点发生异常磷酸化，ATP 合成减少。另外，与同龄健康对照组相比，IR 的老年个体骨骼肌线粒体氧化磷酸化功能下降 40%，线粒体合成 ATP 的能力下降 30%。进一步研究发现，IR 的老年骨骼肌线粒体数量下降 38%，线粒体细胞色素 c 氧化酶下降 50%。以上研究表明，IR 骨骼肌的线粒体数量、氧化磷酸化酶活性下降，ATP 合成减少。此外，

在 IR 的糖尿病患者和肥胖个体的骨骼肌中，线粒体 ETC 缺失。Hwang 等研究表明，与对照组相比，T2DM 患者骨骼肌线粒体氧化呼吸链复合体Ⅰ，Ⅲ亚基蛋白表达下降，在皮马印第安 IR 患者的骨骼肌线粒体中发现了相似的结果，这表明 IR 骨骼肌中线粒体 ETC 功能受损。不仅如此，T2DM 患者骨骼肌中氧消耗和最大呼吸活性明显降低。以上研究显示，在 IR 的骨骼肌中线粒体氧化磷酸化 ETC 丢失、线粒体数量减少和氧化磷酸化所需酶活性及呼吸活性降低，它们可能参与了骨骼肌 IR 的发生和发展。

骨骼肌线粒体氧化磷酸化功能受损可能参与了 IR 的发生和发展，其可能机制是胰岛 B 细胞分泌胰岛素受骨骼肌细胞线粒体产生的 ATP 浓度的调节，当线粒体氧化磷酸化活性受损时，ATP 产生减少，导致钾通道开放，促进钾离子外流，膜电位超极化，钙离子内流减少，从而抑制胰岛素的分泌，导致骨骼肌 IR 的发生。另外，氧化磷酸化功能的降低可导致脂质在骨骼肌内的沉积、ATP 产生减少，对膜转导和信号转导通路产生不利的影响，导致 IR 的发生。

## （二）骨骼肌线粒体脂肪酸 β 氧化能力下降与胰岛素抵抗

线粒体是产生 ATP 的场所，也是细胞内氧化脂肪酸的场所，研究表明，IR 的肥胖和 T2DM 个体的骨骼肌中，线粒体功能受损，脂肪酸氧化能力下降，骨骼肌线粒体脂肪酸 β 氧化功能的异常可能诱导 IR 的发生和发展。

骨骼肌线粒体脂肪酸 β 氧化功能障碍可导致 FFA 及脂质代谢中间产物在骨骼肌细胞内沉积。这些沉积物会刺激 PKC，抑制 PI3K 和 Akt 的激活，下调 GLUT-4 的活性，进而导致 IR；也可通过激活丝氨酸/苏氨酸和 IRS-1 磷酸化，干扰胰岛素信号转导通路。另外，高水平的血浆脂肪酸可降低胰岛素受体的表达和活性，还可抑制 IRS-1 和 IRS-2 的酪氨酸激酶残基的磷酸化。线粒体 β 氧化功能障碍还可导致 ETC 中 ROS 产生增多，干扰肌细胞胰岛素受体信号转导及下游信号通路，进而影响葡萄糖转运蛋白的表达，最终导致 IR。

## （三）氧化应激所致线粒体损伤与胰岛素抵抗

糖脂超载引起骨骼肌线粒体产生过多的氧负离子，其进一步被还原生成 $H_2O_2$、羟自由基等 ROS，当 ROS 产生超过机体抗氧化能力时，可引起机体氧化应激。研究表明，过多的 ROS 导致线粒体 ATP 合成和氧化磷酸化等功能受损，骨骼肌胰岛素敏感性下降；过多的 ROS 还干扰线粒体 DNA 和 RNA 复制、氧化线粒体蛋白质和呼吸链酶复合物，还可引起线粒体肿胀、破裂、释放细胞色素 c，破坏线粒体结构，导致线粒体功能障碍，线粒体功能障碍进一步导致 ROS 的产生，形成恶性循环。研究表明，T2DM 小鼠骨骼肌中 ROS 产生增加，为了研究骨骼肌 IR 与骨骼肌中 ROS 的直接关系，Anderson 等对啮齿类和人进行高脂饮食，结果发现，骨骼肌线粒体中 $H_2O_2$ 产生增加，葡萄糖耐受性和胰岛素敏感性降低，在高糖或高脂肪酸培养的肌细胞中发现了相似的结果。以上研究表明，IR 的骨骼肌中 ROS 产生增加，其可能是 IR 发生的原因。

ROS 与骨骼肌 IR 密切相关，其参与骨骼肌 IR 的可能机制如下：一方面，ROS 激活 PKC、MAPK、JNK、mTOR 和 NF-κB，导致 IRS-1 丝氨酸磷酸化水平升高，影响胰岛素活性；另一方面，ROS 引起线粒体蛋白质和 DNA 损伤，使其氧化能力下降，导致脂质在骨骼肌细胞内堆积增加，促进脂质敏感的丝氨酸激酶活性增加，从而抑制胰岛信号转导通路。ROS 还可通过减少胰岛素敏感的 GLUT-4 的表达，抑制胰岛素信号通路，导致骨骼肌 IR。

### （四）骨骼肌线粒体融合和裂变失衡与胰岛素抵抗

线粒体在不同的生命过程和外界刺激下，持续融合和裂变，并保持动态平衡状态。线粒体融合能够恢复损伤或去极化膜的活性，主要是由线粒体 Mfn1、Mfn2 和 Opa1 调控的；裂变可增加线粒体的数量，是由 Fis1 和 Drp1 调节的。两者一般保持动态平衡，其动态平衡的破坏影响线粒体功能，融合裂变的比值升高则导致线粒体形态延长，其比值降低则会导致线粒体破碎。研究表明，在遗传性肥胖和饮食诱导的肥胖小鼠中，骨骼肌线粒体短而小，并且线粒体裂变增加，若抑制线粒体裂变则可改善肥胖小鼠骨骼肌胰岛素信号和全身的胰岛素敏感性，这表明骨骼肌线粒体裂变异常与 IR 密切相关，推测线粒体动力学的破坏可能是肥胖和 T2DM 个体骨骼肌 IR 发病机制的基础。另外还发现，肥胖和 T2DM 个体的股外侧肌的线粒体形状明显小于正常个体，其长度和宽度均降低，呈现断裂、空泡或斑点的形态特征。以上研究表明，IR 的肥胖和 T2DM 个体骨骼肌中线粒体融合裂变动态平衡异常，可能是 IR 发生的早期标志。

有学者对骨骼肌线粒体融合和裂变与 IR 之间的关系进行研究。例如，有学者用高棕榈酸处理 C2C12 骨骼肌细胞，扰乱线粒体分裂和融合之间的平衡，结果发现，线粒体膜发生去极化，ATP 产生降低，骨骼肌胰岛素敏感性降低。另外，线粒体融合和裂变的失衡会导致线粒体 ETC 电子的泄露，产生大量的 ROS，进一步导致骨骼肌细胞产生氧化应激，引起 IR。此外，调节线粒体融合和裂变平衡的关键蛋白 Mfn2，也参与胰岛素信号通路的调节。研究表明，肥胖的 T2DM 患者骨骼肌中 Mfn2 的表达降低，会导致线粒体氧化葡萄糖功能下降，膜电位下降，使葡萄糖内稳态受损，导致 IR。不仅如此，与正常骨骼肌相比，缺乏 Mfn2 的骨骼肌中 $H_2O_2$ 的浓度较高，并伴有 IR。以上研究提示，骨骼肌线粒体融合和裂变的失衡可导致线粒体有氧氧化、氧化应激等功能发生改变，损害胰岛素信号转导通路，导致 IR 的发生。

## 五、以骨骼肌线粒体为靶点治疗胰岛素抵抗

骨骼肌线粒体是生物氧化和 ATP 产生的关键位点，以线粒体能量代谢为靶点进行干预对肥胖和 T2DM 等代谢性疾病有积极作用。运动干预、热量限制和补充抗氧化剂等对线粒体氧化代谢和胰岛素功能有直接影响，有助于改善 IR。

### （一）运动干预

运动干预是指按照一定的运动时间、运动频率和运动负荷进行运动，以达到促进健康，改善体质的目的。运动可使肌肉收缩，激活 GULT-4 转位，提高骨骼肌对葡萄糖的摄取。运动也可对骨骼肌线粒体功能进行有益调控，如通过激活 AMPK 和 PGC-1α，维持骨骼肌线粒体的数量和正常功能，从而改善糖脂代谢，延缓 IR。研究发现，运动可显著提高骨骼肌线粒体细胞色素酶表达，表明运动可以提高骨骼肌线粒体氧化供能能力。研究表

明，8周自行车运动可增强 IR 个体的骨骼肌脂肪酸氧化能力及胰岛素介导的葡萄糖处理能力。另外，耐力运动可改善胰岛素敏感性，IR 的个体进行规律的耐力运动，结果发现，线粒体氧化酶活性增加，伴随着脂肪酸氧化速率增加，表明耐力运动可改善线粒体氧化酶活性，增加脂肪酸氧化率，从而改善 IR。此外，有氧运动可改善线粒体融合与裂变的动态平衡。研究表明，长期有氧运动可促进 IR 小鼠骨骼肌线粒体融合基因（*Mfn2* 和 *Opa1*）和分裂基因（*Drp1* 和 *Fis1*）的表达，加快骨骼肌线粒体的融合与裂变，8周有氧跑台运动也可增强 IR 小鼠骨骼肌线粒体融合与裂变，即加快了融合与裂变的动态平衡，即有氧运动可通过改善线粒体融合与裂变平衡而改善骨骼肌 IR。另外，12周的跑台运动可增加线粒体DNA 含量，增加柠檬酸合酶活性。6周的游泳训练也可改善 T2DM 大鼠骨骼肌氧化应激状态，提高骨骼肌胰岛素敏感性。以上研究提示，运动可通过改善骨骼肌线粒体的氧化磷酸化、脂肪酸 β 氧化、融合与裂变的动态平衡及氧化应激等功能，改善骨骼肌 IR。

（二）热量限制

除运动外，热量限制对于改善肥胖和 IR 也是一个有效的治疗方法。热量限制是指有计划地减少热量摄入，一般是指在生物体不发生营养不良的情况下，按一定比例减少饮食热量摄入。研究表明，热量限制可以有效改善肥胖人群的胰岛功能。IR 的肥胖人群进行 6 个月的热量限制可使骨骼肌线粒体 DNA 含量增加，线粒体功能显著改善，胰岛素敏感度提高 40%。热量限制除了改善骨骼肌线粒体功能外，还可改善其他外周组织的血糖水平、葡萄糖代谢及胰岛素敏感性。研究表明，6 周的热量限制可降低 T2DM 患者空腹血糖水平和内源性葡萄糖的产生；另外，6 周的热量限制还可改善 T2DM 患者的葡萄糖代谢。不仅如此，热量限制可降低 ROS 的产生，加强质膜氧化还原系统，降低炎症，改善胰岛素信号通路。有关间歇性禁食和日常热量限制的研究表明，在热量限制干预数周后，糖尿病前期的个体和血糖浓度正常的个体，胰岛素敏感性均得到改善。以上研究提示，热量限制可调节骨骼肌线粒体功能，改善 IR，也可通过调节身体其他部位的血糖水平、葡萄糖代谢，改善胰岛素敏感性。

（三）补充抗氧化剂

研究表明，氧化应激在 IR 的发生和发展中起重要作用。因此，补充抗氧化剂是降低氧化应激，改善人类和动物模型骨骼肌胰岛素敏感性和葡萄糖耐受性的有效手段。通过小鼠骨骼肌线粒体靶向补充抗氧化剂或者通过基因手段使线粒体过氧化氢酶过表达，可减少骨骼肌 $H_2O_2$ 的释放，且小鼠骨骼肌胰岛素敏感性和葡萄糖耐受性得以完全恢复。另外，通过靶向线粒体过氧化氢酶或线粒体过氧化物还原酶 3 的表达，还可改善骨骼肌胰岛素敏感性。但也有学者发现了不同的结果，C2C12 肌小管及小鼠骨骼肌线粒体靶向补充抗氧化剂虽可以降低氧化应激水平，但对葡萄糖耐受性和胰岛素敏感性没有影响。出现上述不同结果的原因可能是所用实验条件不同。

除了靶向抗氧化干预，全身性的抗氧化剂干预也具有改善 IR 的效应。例如，α-硫酸锌是一种高效的抗氧化剂，具有清除 ROS、激活 AMPK 途径，增加骨骼肌脂肪酸氧化和葡萄糖摄取的功能。对 IR 的肥胖 Zuker 鼠补充 α 硫酸锌（30mg/kg），可使 IR 骨骼肌的糖耐量升高，葡萄糖摄取增加。此外，白藜芦醇是一种抗氧化剂，也是烟酰胺腺嘌呤二核苷酸依赖的脱乙酰化酶 sirtuin-1（NAD-dependent deacetylase sirtuin-1，SIRT-1）的激活剂。研究表明，在高糖诱导的 IR 骨骼肌细胞中，SIRT-1 的过表达可改善线粒体功能，进而缓解骨骼肌 IR。T2DM 患者口服白藜芦醇，可使患者股外侧肌中 SIRT-1 的表达增加，同时骨骼肌 IR 症状得到改善，表明白藜芦醇可能通过调节 SIRT-1 的表达改善骨骼肌 IR。罗格列酮是一种降糖药，也是一种抗氧化剂，其可激活 AMPK，使之发生磷酸化。研究表明，用罗格列酮对高脂喂养的大鼠干预 7d，可使大鼠骨骼肌线粒体脂肪酸氧化速率明显升高，提示罗格列酮可能通过活化 AMPK 改善骨骼肌线粒体脂质氧化能力，从而改善胰岛素敏感性。以上研究表明，全身性的抗氧化剂干预能够清除 ROS，激活 MAPK 途径及 SIRT-1 的表达，增加骨骼肌线粒体含量，加强脂肪酸氧化和葡萄糖摄取能力，从而减轻骨骼肌 IR，而线粒体靶向抗氧化剂干预改善骨骼肌 IR 的作用机制则有待进一步研究。

## 六、小结

胰岛素抵抗是肥胖、T2DM 发生的共同病理生理机制。骨骼肌是胰岛素介导的葡萄糖摄取、代谢、利用的主要靶器官之一，是 IR 发生最早和最重要的部位。研究表明，骨骼肌线粒体功能障碍与 IR 密切相关。骨骼肌线粒体氧化磷酸化、脂肪酸 β 氧化、氧化应激及融合裂变等功能的改变均可导致线粒体功能障碍，其可能参与了骨骼肌 IR 的发生和发展。用运动、热量限制、补充抗氧化剂等形式进行干预，有益于骨骼肌线粒体功能，在某种程度上改善了骨骼肌 IR。因此，骨骼肌线粒体可作为治疗 IR 和糖尿病的靶点。

虽然骨骼肌线粒体功能障碍可能参与了 IR 的发生和发展，但其具体机制还不明确，仍需进一步研究。此外，虽然运动干预、热量限制和补充抗氧化剂可作为预防与治疗 IR 的重要手段，但目前研究内容相对局限，作用机制还远未阐明。因此，未来的研究需以骨骼肌线粒体为靶点，深入研究上述干预手段改善 IR 的作用机制，并积极探索新的干预手段，这将为预防或治疗 IR、糖尿病提供新的方向和思路。

## 第四节　PGC-1α 与骨骼肌胰岛素抵抗

机体内绝大多数葡萄糖（约 80%）由骨骼肌利用，其通过 IRS-1/PI3K/Akt 胰岛素信号级联反应使 GLUT-4 能够顺利运输到肌细胞膜，从而降低机体血糖。骨骼肌 IR 表现为肌肉胰岛素敏感性降低，从而对机体血糖摄取大大减少。因此，改善骨骼肌 IR 对治疗 T2DM 具有重要意义，但改善 IR 的具体机制尚未阐明。近年研究表明，PGC-1α 作为线粒体数量、功能及能量代谢调控的重要因子，在改善骨骼肌 IR 过程中发挥了重要作用。本文对该领域国内外最新进展进行了系统总结，将为糖尿病的临床治疗提供有价值的参考，PGC-1α 有望成为糖尿病治疗的新靶标。

## 一、PGC-1α 的分子结构

*PGC-1α* 基因位于小鼠的第 5 号染色体（人类第 4 号染色体）上，编码一个含有 797 个（小鼠）或 798 个（人类）氨基酸的蛋白质。PGC-1α 的 N 端有 LXXLL 序列能与不同的核受体（包括 PPAR）和 ERRα 相互作用而发挥不同的功能。此外，PGC-1α 的其他部分也能与其他转录因子结合，如 200～400 位氨基酸区域与核呼吸因子结合，在 400～565 位氨基酸区域与 MEF2C 结合。PGC-1α 是一种多功能的转录辅助调节因子，在许多代谢途径中起"分子开关"的作用。PGC-1α 通过与转录因子共激活发挥作用，并根据共激活受体的不同而表现出不同的功能，如促进线粒体生物合成、胰岛素分泌和改善胰岛素敏感性等。

## 二、PGC-1α 通过调控骨骼肌功能改善骨骼肌胰岛素抵抗

研究表明，IR 大鼠骨骼肌中特异性上调 PGC-1α（20%～27%）可改善胰岛素刺激的葡萄糖转运，减少肌内脂质（DAG、CER），增加线粒体脂肪酸氧化能力，保护动物免受饮食诱导的 IR。在健康动物中，PGC-1α 过表达的程度与胰岛素刺激的葡萄糖利用率同向变化。

### （一）PGC-1α 增加骨骼肌线粒体生物合成改善胰岛素抵抗

由骨骼肌线粒体功能障碍（线粒体数量减少及氧化能力降低等）引起的 IMCL 过量沉积，是引起骨骼肌 IR 的一个重要因素。PGC-1α 激活导致不同组织中线粒体数量增加及氧化能力增强，这已经在人类及动物模型中得到证实。C2C12 细胞 PGC-1α 过表达后线粒体数量及 DNA 含量增加。同时，骨骼肌中 PGC-1α 过表达也使线粒体生物合成相关基因表达增加。并且，PGC-1α 过表达可促进线粒体脂肪酸氧化基因表达，增强线粒体氧化能力。因此，PGC-1α 可促进骨骼肌线粒体生物合成，增强线粒体脂肪酸氧化能力，有利于减少 IMCL 的堆积，改善机体的代谢状况，增强骨骼肌胰岛素敏感性。

### （二）PGC-1α 调控骨骼肌糖脂代谢改善胰岛素抵抗

**1. PGC-1α 促进骨骼肌葡萄糖摄取**　血糖水平是评定 IR 的一个重要指标。PGC-1α 可促进骨骼肌摄取葡萄糖，直接降低血糖，改善骨骼肌 IR。研究表明，成年骨骼肌中 PGC-1α 表达增强可显著增加糖原的合成和储存，并抑制糖原的分解。相反，*PGC-1α* 基因敲除小鼠的基础糖原储存量减少，运动后糖原恢复延迟。因此，PGC-1α 在骨骼肌中通过促进葡萄糖摄取，加强糖原合成抑制糖原分解，改善骨骼肌 IR。

**2. PGC-1α 调节骨骼肌脂质代谢**　PGC-1α 不仅增加脂质的分解，而且还增加脂质（包括细胞内脂肪酸和神经酰胺）的合成。大量研究表明 PGC-1α 可以增强脂质合成。例如，肌肉 PGC-1α 特异性过表达，骨骼肌中脂肪酸合成酶（fatty acid synthetase，FAS）、脂肪酸转运体（fatty acid transporter）和脂肪生成增加；运动员运动后，PGC-1α 表达增强，肌肉中也可观察到较高的 FAS 和脂质水平。同时，PGC-1α 还能通过促进 FAT/CD36 的表达来

促进骨骼肌对脂肪酸的摄取，从而促进脂质合成。另外，PGC-1α 也可通过增加线粒体数量或者增强线粒体的氧化能力来刺激脂肪酸的分解，还能增强 CPT-1 表达，从而促进脂肪酸进入线粒体进行 β 氧化，增强脂肪酸的分解。总的来说，PGC-1α 既能够促进脂肪酸的分解，同时也能够促进脂肪酸的摄取和合成，这一矛盾结果或许可以用 PGC-1α 的表达程度来解释，当 PGC-1α 上调表达的程度不同时，对脂质代谢可能具有不同的效应。

## 三、PGC-1α 改善骨骼肌胰岛素抵抗的机制

PGC-1α 是一种转录辅助因子，因此其对骨骼肌 IR 的改善主要通过与胰岛素敏化基因的转录因子（*PPAR*、*ERRα*、*NRF*、*MEF2C* 等）共激活，从而促进胰岛素敏化基因表达，改善骨骼肌的胰岛素敏感性。

### （一）过氧化物酶体增殖物激活受体

过氧化物酶体增殖物激活受体（peroxisome proliferator-activated receptor，PPAR）是核受体的一种，能与 PGC-1α 共激活。PPARγ 可以通过多种机制改善 IR，在骨骼肌中可以促进线粒体生物合成增强氧化能力，提高葡萄糖利用率。骨骼肌特异性 PPARγ 敲除小鼠，胰岛素刺激的葡萄糖利用率降低了 80%。将骨骼肌置于过量的脂肪酸和三酰甘油中会引起 IR，而上调 PPARγ 后 IR 得到了改善，表明 PPARγ 在 IR 中具有重要作用。

配体与 PPARγ 结合激活了接下来的信号转导。PPARγ 的活化功能 2 结构域中的激动剂依赖性构象发生改变，并募集 PGC-1α 与之发生共激活，之后 PPARγ 与类视黄醇 X 受体（retinoid X receptor，RXR）形成异二聚体组成应答元件，与启动子结合，共同参与编码脂肪酸摄取和脂质氧化蛋白质的过程。PPARγ 的靶基因包括 *FAT/CD36*、*CPT-1*、中链脂酰辅酶 A 脱氢酶（参与 β 氧化）、过氧化物酶体酰基–辅酶 A 氧化酶等。因此，PGC-1α 与 PPAR 共激活，对维持骨骼肌内脂质平衡（氧化和摄取）、改善 IR 具有重要作用。

### （二）雌激素相关受体 α

雌激素相关受体 α（estrogen related receptor α，ERRα）也是属于 NRs 中的一类，在能利用脂肪酸氧化的组织（如骨骼肌）中广泛表达。ERRα 可调节骨骼肌脂质代谢，增加骨骼肌线粒体生物合成和线粒体活性。研究表明，PGC-1α 可与 ERRα 共激活，促进骨骼肌线粒体生物合成和线粒体活性，增强脂肪酸氧化能力，改善骨骼肌 IR。

### （三）肌细胞增强因子 2C

肌细胞增强因子 2C（myocyte enhancer factor 2C，MEF2C）可促进骨骼肌 GLUT-4 表达，增强骨骼肌葡萄糖摄取。GLUT-4 启动子碱基对–463 和–473 之间存在 MEF2C 的结合位点，MEF2C 可与该位点结合，从而促进 GLUT-4 表达。研究表明，C2C12 细胞中，PGC-1α 与 MEF2C 共激活，使 GLUT-4 表达大量增加，从而促进肌细胞对葡萄糖的摄取，有利于改善骨骼肌 IR。

（四）核呼吸因子

核呼吸因子-1（nuclear respiratory factor-1，NRF-1）和 NRF-2 是一种转录因子，已被证明可以调控许多线粒体基因和脂肪酸氧化基因的转录。NRF-1 靶基因与氧化磷酸化、线粒体转录和复制及血红素生物合成有关；而 NRF-2 靶基因与线粒体复合体 II、IV、V 及线粒体转录和复制有关。研究表明，PGC-1α 可与 NRF-1 和 NRF-2 共激活并诱导线粒体生物合成，增强线粒体氧化磷酸化能力，有利于改善骨骼肌 IR。

因此，PGC-1α 与 PPAR 及 ERRα 共激活，从而促进骨骼肌脂肪酸氧化；与 ERRα 及 NRF 共激活，从而促进线粒体生物合成，增强线粒体氧化能力；与 MEF2C 共激活从而促进骨骼肌葡萄糖摄取，增强肌糖原合成，抑制肌糖原分解。PGC-1α 通过与各种转录因子共激活并发挥不同的作用，从而促进胰岛素敏化基因表达，改善骨骼肌胰岛素敏感性。

## 四、以 PGC-1α 为靶点改善骨骼肌胰岛素抵抗的方法

（一）运动疗法

常规有氧运动、抗阻运动、高强度间歇训练、综合性运动等均有助于改善 IR 和血糖控制。

运动是骨骼肌 PGC-1α 的有力刺激因素。大鼠的 *PGC-1α* mRNA 和蛋白水平在运动后显著增加。研究表明，运动时钙离子浓度上升，活化钙/CaMK，随后 MEF2C/D 的磷酸化状态改变，活化 PGC-1α 启动子并促进 PGC-1α 转录。此外，PGC-1α 具有抑制自身转录活性的抑制结构域，能够结合 p160/MBP 等阻遏蛋白。而调控 PGC-1α 转录活性的其他因子，如 p38-MAPK 可磷酸化 PGC-1α 启动子，抑制阻遏蛋白 p160/MBP 与启动子的结合，增加 *PGC-1α* 转录活性，p38-MAPK 还能磷酸化 ATF2，从而促进骨骼肌 *PGC-1α* 转录。而运动可促进 p38-MAPK 表达，从而增强 *PGC-1α* 转录。因此，运动可通过促进 CaMK 及 p38-MAPK 而促进 *PGC-1α* 转录，使其发挥胰岛素敏化作用，从而改善骨骼肌 IR。

（二）药物疗法

**1. 白藜芦醇**　是一种天然多酚，主要存在于植物中。白藜芦醇具有抗炎、抗氧化等多种效应。同时，白藜芦醇对于 IR 具有一定的改善作用。研究表明，使用白藜芦醇处理小鼠后，骨骼肌线粒体体积增加，氧化磷酸化相关酶活性增强。此外，使用白藜芦醇处理易肥胖小鼠 10 周后，小鼠葡萄糖耐量得到改善。

白藜芦醇虽然对骨骼肌 IR 具有一定的改善作用，但其具体机制尚未阐明。目前研究表明，白藜芦醇对骨骼肌 PGC-1α 具有一定的促进作用。PGC-1α 与核受体共激活发挥作用过程中需要组蛋白乙酰转移酶（histone acetyltransferase，HAT）乙酰化染色质，促进转录因子与启动子结合，但同时 PGC-1α 也被乙酰化，从而使其活性受到抑制。相反，SIRT-1 可使 PGC-1α 去乙酰化而恢复其活性。白藜芦醇可激活 AMPK，随后 AMPK 激活 SIRT-1，并促进 PGC-1α 蛋白的去乙酰化，提高 PGC-1α 蛋白活性。此外，白藜芦醇还可促进 *PGC-1α* 转录，增强其表达水平。

**2. 小檗碱**  是一种异喹啉生物碱，从中药黄连提取物中分离出来。小檗碱有多种药理作用，可缓解阿尔茨海默病、糖尿病和高脂血症，其中以治疗糖尿病最为有效。但其具体作用机制目前尚未阐明。研究表明，PGC-1α 可能是小檗碱治疗糖尿病的一个重要靶点。小檗碱可激活 AMPK，再通过诱导 SIRT-1 活化 PGC-1α，促进骨骼肌线粒体生物合成。因此，小檗碱可通过 AMPK/ SIRT-1 途径促进 PGC-1α 发挥胰岛素敏化作用，增强骨骼肌线粒体功能及葡萄糖摄取等效应，改善骨骼肌 IR。

**3. 黄芩苷**  黄芩是一种传统的中草药，具有抗氧化、抗炎和抗血脂异常的作用。黄芩苷（5, 6-二羟基-2-苯基-4H-1-苯并吡喃-4-酮-7-O-D-b-葡萄糖醛酸）是黄芩中最有效和最丰富的多酚提取物之一。黄芩苷可改善高脂饮食喂养小鼠的高血糖、高血脂及 IR。研究表明，对肥胖小鼠使用黄芩苷处理 3 周后，小鼠禁食状态下血糖水平显著下降，表明黄芩苷可改善高脂饮食引起的葡萄糖和胰岛素不耐受，降低 IR。

对其机制的研究表明，对 L6 肌管细胞实施黄芩苷干预后，细胞 p38-MAPK、PGC-1α 和 GLUT-4 表达水平上升，进一步研究发现黄芩苷通过上调 p38-MAPK 而增强 PGC-1α 表达水平，并促进 GLUT-4 表达，增强 L6 肌管细胞的葡萄糖摄取。此外，经过黄芩苷处理的 L6 肌管细胞质膜中的 GLUT-4 含量显著增加，这表明黄芩苷不仅增强 GLUT-4 的表达，还可促进 GLUT-4 从细胞质到细胞膜的转移。因此，黄芩苷可通过 p38-MAPK/PGC-1α/GLUT-4 途径促进骨骼肌葡萄糖摄取，改善骨骼肌 IR。

## 五、小结

胰岛素抵抗是 T2DM 发生的病理机制，而骨骼肌是 IR 发生最早和最重要的部位。PGC-1α 是治疗骨骼肌 IR 的重要靶点，其活化可提高骨骼肌线粒体合成与氧化能力，促进骨骼肌葡萄糖摄取，调节骨骼肌脂质代谢，从而改善骨骼肌 IR。从机制上看，PGC-1α 主要通过与胰岛素敏化基因的转录因子（*PPAR*、*ERRα*、*NRF*、*MEF2C* 等）共激活，从而促进胰岛素敏化基因表达，改善骨骼肌胰岛素敏感性。当前以骨骼肌 PGC-1α 为靶点的治疗方法较少，其中运动疗法（有氧运动）和药物疗法（白藜芦醇、小檗碱、黄芩苷）均可提高 PGC-1α 表达及生物活性，是改善骨骼肌 IR 的有效方法，其他治疗方法尚需进一步发掘。

# 第五节  miRNA 与骨骼肌胰岛素抵抗

真核生物细胞中存在多种 miRNA，它们可在基因转录后水平调节基因表达和翻译，参与各种生命过程，如细胞增殖分化、肿瘤及肌肉疾病。研究表明，miRNA 在 IR、T2DM 及其并发症中起关键调节作用。为探索 miRNA 表达与骨骼肌 IR 之间的关系，我们对国内外大量文献进行了系统梳理，从骨骼肌葡萄糖摄取、胰岛素信号通路、线粒体生物合成等方面阐述 miRNA 对骨骼肌 IR 的调控作用，这将有助于加深我们对 miRNA 调控骨骼肌 IR 机制的认知，为抑制或治疗 IR 提供新的方向。

## 一、miRNA 的产生及其生物学作用

1993 年，Lee RC 等在秀丽新小杆线虫中发现了 miRNA-lin4，随着分子生物学的发展，其他学者相继在果蝇、线虫等多种真核生物细胞中发现了其他 miRNA。miRNA 的长度为 19～22 个核苷酸，与细胞中其他类别的 RNA 相比较小，因此统称为 miRNA。miRNA 的生成最初发生在核内，在 RNA 聚合酶 Ⅱ 的作用下形成具有发夹结构的初级转录物 pri-miRNA，再通过 Drosba 的作用形成含有 60～70 个核苷酸的茎环结构 pre-miRNA；随后，exportin-5 酶将 pre-miRNA 从细胞核运输到细胞质，再经过核酸内切酶 Ⅲ Dicer 的切割作用，pre-miRNA 产生 22 个核苷酸的双链 RNA 分子，其中一条单链形成成熟的 miRNA，另一条单链降解。

成熟的 miRNA 与靶基因 mRNA 的 3′非翻译区（untranslated region，UTR）结合抑制蛋白质合成，一个 miRNA 可调控多个基因的功能，多个 miRNA 也可调控单个靶基因。miRNA 具有多重功能，可调控 70% 的人类编码基因的表达，在机体的生长发育、细胞增殖分化、免疫系统调控、肿瘤发生等方面具有广泛的生物学效应。近期研究显示，miRNA 还参与调控脂肪细胞的分化、糖脂代谢及胰岛素的产生和分泌，提示 miRNA 可能与肥胖、IR 等代谢性疾病的发生发展相关。

## 二、miRNA 的新功能对骨骼肌胰岛素抵抗的调控

胰岛素信号通路是骨骼肌摄取葡萄糖的主要途径，其功能障碍可引起骨骼肌葡萄糖摄取受损，此外，线粒体是机体产能的细胞器，骨骼肌线粒体含量降低是 T2DM 的重要致病因素。近期研究表明，多种 miRNA 可调控骨骼肌葡萄糖摄取、胰岛素信号通路及线粒体生物合成，从而参与骨骼肌 IR 的调控（图 23-2，图 23-3）。

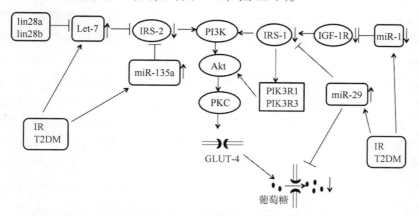

图 23-2　miRNA 对胰岛素信号通路和葡萄糖摄取的调节

↑，上调；↓，下调；IRS-2，胰岛素受体底物 2；PI3K，磷脂酰肌醇 3-激酶；Akt，蛋白激酶 B；PKC，蛋白激酶 C；IRS-1，胰岛素受体底物 1；PIK3R1 和 PIK3R3，磷酸肌醇-3-激酶调节亚基 1 和 3；IGF-1R，胰岛素样生长因子-1 受体；IR 或 T2DM 可导致 Let-7 和 miR-135a 表达上调，从而抑制其靶基因 IRS-2 的表达；IR 或 T2DM 还可导致 miR-29 表达上调，抑制其靶基因 IRS-1 的表达，miR-29a 还可直接抑制葡萄糖摄取；IR 或 T2DM 可导致 miR-1 表达下调，从而抑制其靶基因 IGF-1R 的表达

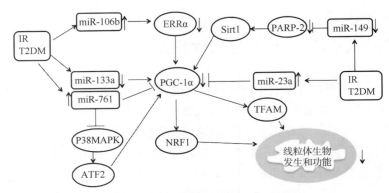

图 23-3    miRNA 对线粒体生物合成的调节

↑，上调；↓，下调；ERRα，雌激素受体相关受体 α；PGC-1α，过氧化物酶体增殖因子激活受体共激活因子-1α；p38-MAPK，p38-丝裂原活化蛋白激酶；PARP-2，聚 ADP-核糖聚合酶-2；IR 或 T2DM 可导致 miR-761、miR-23a 表达上调，miR-133a 表达下调，从而引起其靶基因 PGC-1α 表达下调；IR 或 T2DM 还可导致 miR-106b 表达上调，miR-149 表达下调，从而抑制其靶基因 ERRα、PARP-2 的表达

### （一）miRNA 对骨骼肌葡萄糖摄取的调控

**1. 骨骼肌葡萄糖摄取能力下降是骨骼肌胰岛素抵抗的表现形式**    骨骼肌是胰岛素刺激葡萄糖摄取的主要部位，也是外周 IR 的多发部位。骨骼肌中葡萄糖主要通过扩散进行转运，该扩散过程需要 GLUT-4 的参与，无胰岛素刺激时，大量的 GLUT-4 储存在囊泡（GLUT-4 storage vesicle，GSV）的小管结构中，有胰岛素刺激时，GSV 异位至细胞表面，迅速释放 GLUT-4，增加葡萄糖摄取。当发生 IR 时，骨骼肌中 GLUT-4 异位受损，其 mRNA 和蛋白表达水平降低，血浆葡萄糖摄取减少 55%，骨骼肌葡萄糖摄取减少 92%。相反，若使糖尿病小鼠骨骼肌特异性过表达 GLUT-4，则可提高肌肉葡萄糖摄取，改善血糖水平。这表明骨骼肌 IR 可引起 GLUT-4 异位受损，导致骨骼肌葡萄糖摄取能力下降。

**2. miR-29 与骨骼肌葡萄糖摄取**    Slc2a4/GLUT-4 是调节葡萄糖摄取的关键途径，研究表明，多种 miRNA 参与此途径的调控。miR-29 家族包括 miR-29a、miR-29b 和 miR-29c，它们均可调节 GLUT-4 的表达。研究表明，IR 或肥胖糖尿病啮齿类动物骨骼肌中 miR-29 家族的表达均显著上调，若用电穿孔使小鼠胫骨前肌过表达 miR-29a 和 miR-29c，则可导致骨骼肌葡萄糖摄取和糖原含量减少，并伴随着 GLUT-4 含量的降低。此外，在过表达 miR-29a-3p 的 C2C12 成肌细胞中也可观察到 *Slc2a4* mRNA 和 GLUT-4 蛋白表达水平降低。以上研究表明，miR-29 家族可能通过调节 Slc2a4/GLUT-4 通路参与骨骼肌血糖的调节，推测 IR 骨骼肌葡萄糖摄取受损可能部分是由 miR-29 家族的异常表达所导致的。

**3. 其他 miRNA 与骨骼肌葡萄糖摄取**    除 miR-29 家族外，其他 miRNA 也参与骨骼肌葡萄糖摄取的调节。研究发现，miR-106b、miR-27a 和 miR-30d 过表达的 L6 细胞，葡萄糖消耗和葡萄糖摄取均降低，并伴随着 GLUT-4、MAPK14 和 PI3K 蛋白表达的下调。相反，若分别抑制 IR 的 L6 细胞中 miR-106b、miR-27a 和 miR-30d 的表达，GLUT-4、MAPK14 和 PI3K 的蛋白表达水平增加，且 L6 细胞葡萄糖摄取能力也增加。提示 miR-106b、miR-27a 和 miR-30d 在骨骼肌细胞葡萄糖摄取及其代谢途径中具有重要作用，它们可能参与了骨骼肌 IR 的发生和发展。

但并不是所有 miRNA 的异常表达均会对骨骼肌葡萄糖摄取产生抑制作用，研究表明，GK 大鼠骨骼肌中 miR-24 表达下调，其靶向的 p38-MAPK 表达上调，GLUT-4 的转运增加，这有助于肌肉适应更高水平的葡萄糖摄取。与 miR-24 相似，IR 骨骼肌中 miR-126 表达下调，其靶标 p85β、PI3K 活性增加，促进 GLUT-4 向骨骼肌细胞膜的易位，增加骨骼肌细胞对葡萄糖的摄取。因此，miR-24 和 miR-126 可能并不参与骨骼肌 IR 的发病机制，但其可能参与骨骼肌细胞对葡萄糖水平升高的适应。

### （二）miRNA 对胰岛素信号通路的调控

**1. 胰岛素信号通路受损是骨骼肌胰岛素抵抗的本质特征** 胰岛素与其受体结合，激活内在激酶活性，引起 IRS-1、IRS-2 和 PI3K 磷酸化，IRS-2 是胰岛素信号转导的关键因子，在胰岛素刺激下，可与含有 SH2 结构域的 PI3K 相互作用，促进信号传递。研究表明，IRS-2 缺失小鼠表现出葡萄糖耐受不良和 IR，并出现高血糖症状。另外，有学者发现，T2DM 患者骨骼肌中胰岛素信号转导通路（IRS-1/PI3K）激活减少，且其下游信号分子 Akt、PKC-zeta 及 TBCID4 激活受损，从而损害胰岛素刺激的 GSV 易位，引起骨骼肌 IR。以上研究表明，骨骼肌胰岛素信号通路受损可引起 IR。

**2. miR-135a 与胰岛素信号通路** miR-135a 是肌生成的关键调节因子，可靶向 IRS-2 mRNA 的 3′UTR。研究表明，糖尿病患者骨骼肌中 miR-135a 表达水平升高，较高水平的 miR-135a 可引起 *IRS-2* mRNA 和蛋白表达水平降低，PI3K、p85α 和 Akt 磷酸化水平降低，葡萄糖摄取减少。若抑制 C2C12 成肌细胞 miR-135a 的表达，则可增加 C2C12 成肌细胞中 IRS-2 和 Akt 的表达水平，改善葡萄糖耐量，减轻高血糖症状。提示 miR-135a 在骨骼肌胰岛素信号传递过程中发挥了关键作用，其异常表达可能是骨骼肌胰岛素传导信号受损的机制。

**3. miR-1 与胰岛素信号通路** miR-1 是骨骼肌富含的一种 miRNA，参与调控骨骼肌细胞的增殖、分化，在骨骼肌生理及病理过程中起重要作用。正常情况下，miR-1 通过调控 IGF-1R、IRS-1 的表达参与胰岛素信号转导途径。Frias 等研究发现，高脂饮食诱导的肥胖小鼠比目鱼肌中 miR-1 表达显著降低，并伴随着 IGF-1、IRS-1、Rheb 和卵泡抑素表达的显著减少，血糖水平升高，这表明 miR-1 在调节胰岛素信号转导中起重要作用，其表达异常可能是骨骼肌 IR 发展的早期标志。

**4. Let-7 与胰岛素信号通路** Let-7 是最早在秀丽隐杆线虫中发现的 miRNA 之一，可在多个组织中发挥作用，在骨骼肌中可通过靶向 IGF-1R 和 IRS-2 调控胰岛素信号通路，还可作用于 PI3K 和 mTOR 途径调节全身的胰岛素敏感性和葡萄糖代谢。研究表明，*Let-7* 过表达的转基因小鼠表现出葡萄糖不耐受和外周 IR，若将小鼠全身 *Let-7* 敲除，则可逆转饮食诱导的肥胖小鼠葡萄糖耐受性的受损。另外，Let-7 受 lin28a 和 lin28b 的调控，用转基因的方式使小鼠骨骼肌过表达 lin28，可改善葡萄糖代谢，这可能与 Let-7 表达的降低和 IRS-2/PI3K/mTOR 信号通路的增强有关，提示 Let-7 在胰岛素信号通路中具有重要作用。

**5. miR-29 与胰岛素信号通路** 研究表明，miR-29 可靶向 *IRS-1* mRNA 的 3′UTR，调节磷酸肌醇-3-激酶调节亚基 1 和 3（PIK3R1、PIK3R3）及 Akt2 等胰岛素信号通路。miR-29

过表达可导致 *IRS-1*、*PIK3R3* 及 *Akt2* mRNA 表达水平降低，并伴随着 IRS-1、Akt 和 GSK3α/β 蛋白磷酸化水平的降低，表明 miR-29 在调节胰岛素信号转导通路中起重要作用。另外，IR 骨骼肌或肥胖糖尿病啮齿类动物骨骼肌中 miR-29 的表达显著上调，提示 IR 骨骼肌胰岛素传导通路受损可能部分是由 miR-29 的异常表达引起。

### （三）miRNA 对骨骼肌线粒体生物合成的调控

**1. 线粒体生物合成受阻可致骨骼肌胰岛素抵抗**　线粒体是真核生物必不可少的细胞器，主要功能是以 ATP 的形式提供细胞化学能，任何线粒体功能障碍都可能导致严重代谢问题。我们之前的研究表明，骨骼肌线粒体氧化磷酸化、脂肪酸 β 氧化能力下降、氧化应激增强、融合裂变失衡均与骨骼肌 IR 相关。另外，骨骼肌线粒体含量的降低是 T2DM 的致病因素，而其含量与线粒体生物合成密切相关。研究发现，IR、肥胖和 T2DM 动物骨骼肌线粒体数量下降，体积缩小，呼吸能力减弱，线粒体生物合成相关蛋白表达减少，如线粒体转录因子 A（mitochondrial transcription factor A，Tfam）、细胞色素 c 氧化酶 IV（cytochrome c oxidase IV，COX IV）、细胞色素 c（cytochrome c，Cyt-c）。这提示线粒体生物合成障碍与代谢紊乱及骨骼肌 IR 密切相关。

**2. miRNA-133a 与线粒体生物合成**　miR-133a 是肌肉富含的一种 miRNA，具有多种生物功能，可通过靶向血清应答因子增强成肌细胞增殖，还可通过抑制 PR 结构域家族的第 16 个成员（PR domain containing 16，PRDM16）防止肌细胞中棕色脂肪沉积。另外，miR-133a 与线粒体生物合成密切相关，miR-133a 缺失小鼠的骨骼肌线粒体生物合成标志物 PGC-1α、NRF-1 和 Tfam 转录水平降低，若让小鼠进行 6 周的耐力运动，则可引起 miR-133a 表达水平增加，骨骼肌线粒体生物合成标志物表达显著升高，这表明 miR-133a 在骨骼肌线粒体生物合成中起重要作用。与上述动物研究相似，IR 或 T2DM 患者的骨骼肌中 miR-133a 表达下调，同时伴随着骨骼肌线粒体生物合成标志物转录水平的降低。这些研究提示 miR-133a 可能通过抑制 PGC-1α、NRF-1 和 Tfam 等因子的转录，导致骨骼肌线粒体生物合成受阻及 IR 的发生。

**3. miRNA-149 与线粒体生物合成**　线粒体生物合成受多种因子的调控，研究表明，III 类组蛋白去乙酰化酶 SIRT-1 可直接与 PGC-1α 相互作用，调控线粒体生物合成。但 SIRT-1 对 PGC-1α 的激活完全依赖于游离核 NAD$^+$ 的水平，而游离核 NAD$^+$ 的水平受聚 ADP-核糖聚合酶-2（poly ADP-ribose polymerase-2，PARP-2）的调节，体外研究表明，PARP-2 缺失的肌细胞 NAD$^+$ 水平增加，SIRT-1 的活性、线粒体生物合成加强。正常骨骼肌内 miR-149 可抑制 PARP-2 的表达，增加游离核 NAD$^+$ 水平和 SIRT-1 活性，导致 PGC-1α 的激活，线粒体生物发生增加。而高脂饮食诱导的 IR 小鼠骨骼肌内 miR-149 表达水平降低，SIRT-1/PGC-1α 途径的活化减少，线粒体生物合成标志物 COX-1、Cyt-c、ERRα、TFAM、NRF-1、NRF-2 和 UCP1 等表达均下降，表明 miR-149 在骨骼肌线粒体生物合成中发挥了重要功能。高脂饮食引起的骨骼肌线粒体生物合成障碍可能部分是由 miR-149 表达异常导致的，miR-149 可作为治疗高脂饮食诱导的骨骼肌 IR 的靶点。

**4. miRNA-106b 与线粒体生物合成**　miR-106b 是与肿瘤相关的 miRNA，研究表明，miR-106b 在肝癌、乳腺癌和慢性粒细胞性白血病中异常表达。最近有学者发现，miR-106b

与骨骼肌 IR 和 T2DM 密切相关，其在 T2DM 患者和 12 周高脂饮食诱导 IR 小鼠骨骼肌中表达水平升高。另外，miR-106b 还参与线粒体生物合成的调控，用棕榈酸诱导 C2C12 成肌细胞 IR，发现 C2C12 成肌细胞中 miR-106b 表达增加，ATP 产量和 mtDNA 水平降低，若抑制 miR-106b 的活性，则细胞内 ROS 水平降低，ERRα/PGC-1α/ Mfn2 轴的表达水平上调，线粒体生物合成增加；在 TNF-α 诱导的 C2C12 成肌细胞 IR 模型中也发现了类似的现象。这些研究表明，miR-106b 可负向调节骨骼肌线粒体生物合成，抑制 miR-106b 的表达可改善线粒体生物合成和 IR，因此 miR-106b 可能成为治疗 IR 骨骼肌线粒体功能障碍的潜在靶点。

**5. 其他 miRNA 与线粒体生物合成**　在人与小鼠肌肉中，miR-23a 可靶向 PGC-1α mRNA 的 3'UTR，调节 PGC-1α 的蛋白表达水平，这提示，miR-23a 可能参与线粒体生物合成的调控。研究表明，IR 小鼠骨骼肌 miR-23a 表达水平升高，PGC-1α 的蛋白表达水平降低，若使小鼠骨骼肌特异性过表达 miR-23a，可引起小鼠肌肉中 PGC-1α、细胞色素 b 及 COXⅣ蛋白表达水平降低，表明 miR-23a 可负向调节线粒体生物合成，IR 或 T2DM 个体骨骼肌线粒体生物合成受阻可能与 miR-23a 水平的升高有关。另外，miR-761 也可靶向 PGC-1α mRNA 的 3'UTR，若通过转染使 C2C12 成肌细胞过表达 miR-761，则可抑制 p38-MAPK/ATF2 信号通路，导致 PGC-1α 蛋白水平降低，这表明 miR-761 也可负向调控肌细胞中线粒体生物合成。

综上所述，在糖尿病或 IR 个体骨骼肌中 miR-133a、miR-149、miR-106b、miR-23a 及 miR-761 的表达均出现显著变化，这些 miRNA 均可调控骨骼肌线粒体生物合成，提示它们可能在骨骼肌 IR 发生和发展中发挥了重要作用。

## 三、小结

胰岛素抵抗是肥胖和 T2DM 发生的共同病理生理机制。研究表明，骨骼肌葡萄糖摄取障碍、胰岛素信号通路受损、线粒体生物合成受阻与骨骼肌 IR 密切相关。当骨骼肌发生 IR 时，多种 miRNA 表达上调（miR-106b、miR-23a、miR-761、miR-135a、Let-7、miR-29a）或下调（miR-133a、miR-149、miR-1），它们参与对骨骼肌葡萄糖摄取、胰岛素信号通路及线粒体生物合成的调控，在骨骼肌 IR 的发生与发展中发挥了重要作用，这些 miRNA 可作为治疗骨骼肌 IR 或糖尿病的潜在靶点。

虽然多种 miRNA 可能参与了骨骼肌 IR 的发生和发展，但其具体机制尚不明确，仍需进一步研究。此外，运动干预、热量限制和补充抗氧化剂等是预防和治疗 IR 的重要手段，未来的研究可以 miRNA 为靶点，深入研究上述干预手段对骨骼肌 IR 的改善效应及其机制，并积极探索新的干预方法，这将为预防或治疗 IR 和糖尿病提供新的方向与思路。

# 第六节　增龄与骨骼肌胰岛素抵抗

老年人是 T2DM 高危人群，但相关机制不明。骨骼肌作为参与机体糖代谢的重要组织，对全身胰岛素敏感性有重要影响，骨骼肌功能紊乱参与了 T2DM 的发生发展。随着年龄的增长，骨骼肌可发生多种变化并出现功能紊乱，老年人 T2DM 发病率升高可能与骨骼肌老化密切相关。

## 一、老年骨骼肌胰岛素抵抗风险上升

T2DM 患病风险随着年龄的增长而升高。此外，随着年龄的增长，胰岛素敏感性逐渐降低，机体葡萄糖调节能力下降并表现出肌萎缩。老年骨骼肌葡萄糖代谢能力减弱，IR 风险上升。其机制与老年骨骼肌发生的一系列变化有关。

## 二、老年骨骼肌的病理生理变化

骨骼肌衰老指的是随着年龄的增长，骨骼肌细胞结构和生物功能发生不可避免的恶化，将出现线粒体功能下降、肌细胞内脂质沉积、炎症水平增加、氧化应激和内质网应激加剧、多种酶活性减弱、自噬能力下降、肌肉质量减少等主要特征，这些因素都可导致 IR 风险增加。酶活性的减弱可引起自噬能力及线粒体氧化能力的下降，而线粒体氧化能力的下降又可引起肌细胞内脂质沉积和线粒体 ROS 产生增多，高水平的 ROS 及减弱的自噬能力又可直接加剧氧化应激和内质网应激，从而导致炎症水平升高。而炎症水平的升高和氧化应激的加剧又可反过来损害线粒体功能，从而进一步加剧上述过程，增加 IR 的风险。

## 三、线粒体结构与功能紊乱

### （一）老年骨骼肌线粒体结构与功能紊乱

骨骼肌线粒体结构与功能的改变是骨骼肌老化的重要特征。形态上，老年骨骼肌线粒体融合与裂变失衡，线粒体数量减少，出现基质空泡化和更短的嵴。功能上，老年骨骼肌线粒体合成能力减弱，氧化能力显著降低，线粒体 ROS 产生增多，抗氧化能力下降，自噬能力也相应减弱。研究表明，骨骼肌最大摄氧量及安静状态下的氧摄取都会随着年龄的增长而下降。同时，老年骨骼肌最大 ATP 产生率及安静状态下的 ATP 生成率也会降低，并且其在慢肌纤维中下降更明显。此外，老年骨骼肌线粒体蛋白质合成率也下降了 40%，线粒体蛋白质稳态受损。这些数据表明，骨骼肌老化过程中发生的一系列变化使线粒体功能紊乱。

### （二）线粒体功能紊乱可增加老年骨骼肌胰岛素抵抗风险

线粒体在骨骼肌胰岛素信号转导过程中起重要作用，线粒体结构与功能是否正常也与骨骼肌胰岛素敏感性有着密切关系。研究表明，老年个体骨骼肌线粒体数量与胰岛素敏感性之间呈正相关。线粒体是 ROS 的主要产生部位，线粒体功能紊乱将引起 ROS 产生增多，而高水平 ROS 会损害胰岛素信号转导途径并诱导骨骼肌 IR。并且，由于老年骨骼肌线粒体氧化磷酸化能力及 β 氧化能力的下降，肌内脂质沉积增多，也将增加骨骼肌 IR 风险。此外，胰岛素对维持正常的线粒体功能也至关重要。胰岛素可抑制 FoxO1 活性，从而维持线粒体 ETC 的完整性及 $NAD^+$/NADH 的比例，保护线粒体功能。因此，胰岛素和线粒体之间相互依赖，线粒体保持正常功能需要胰岛素，维持胰岛素信号转导也需要线粒体，而老年骨骼肌线粒体结构与功能的紊乱将增加 IR 风险。

## 四、肌细胞内脂质沉积

### （一）老年骨骼肌肌内脂质沉积增多

随着年龄的增长，IMCL 含量也逐渐增加。研究表明，与年轻个体相比，老年男性具有较高的 IMCL 含量。并且，老年小鼠骨骼肌也具有更高的 CER 和 DAG 含量。与年轻小鼠相比，老年小鼠骨骼肌 CER 含量增加了 2 倍，DAG 含量也显著上升。这些数据说明，老年骨骼肌中 IMCL 堆积增多。引起 IMCL 堆积的机制有多种，老年骨骼肌线粒体氧化磷酸化能力及 β 氧化能力下降，从而导致骨骼肌对脂质氧化分解的减少具有重要作用。

### （二）肌内脂肪沉积可增加老年骨骼肌胰岛素抵抗风险

IMCL 的堆积可损害骨骼肌胰岛素信号转导，促进骨骼肌 IR。研究表明，脂质输注可导致健康人类胰岛素诱导的骨骼肌蛋白质合成减少，胰岛素敏感性降低，而降低 IMCL 含量则可改善肥胖小鼠骨骼肌胰岛素敏感性。但单纯三酰甘油的积累并不导致 IR，而是由于其分解代谢中间产物 CER 与 DAG 增多，进而损害胰岛素信号转导途径，从而促进 IR。研究表明，老年个体骨骼肌 CER 含量增多可促进 IR，而减少 CER 与 DAG 合成则可改善骨骼肌胰岛素敏感性。

此外，IMCL 的堆积还可促进炎症途径，从而促进骨骼肌 IR。研究表明，骨骼肌 IMCL 堆积可提高 TNF-α、TLR2 及 IL-1β 等炎症因子水平，促进炎症途径。并且，老年小鼠 TLR2、TNF-α 及 IL-1p 表达也增加，抑制 Akt 和 mTOR 活性，促进 IR。因此，IMCL 积累通过损害胰岛素信号转导途径或促进炎症途径，提高老年骨骼肌 IR 风险。

## 五、炎症

### （一）老年骨骼肌炎症水平上升

骨骼肌老化过程中炎症水平逐渐增加。研究表明，相比年轻小鼠，老年小鼠骨骼肌炎症标志物 TLR2、TNF-α 及 IL-1β 表达增加，炎症水平上升。老年骨骼肌炎症水平增加的机制有多种，如前所述，由骨骼肌老化引起的线粒体功能紊乱、ROS 产生增多、IMCL 积累及 ERs 都可促进骨骼肌炎症水平。

### （二）炎症可增加老年骨骼肌胰岛素抵抗风险

炎症与骨骼肌 IR 关系密切，其水平增加可促进骨骼肌 IR。研究表明，TNF-α、MCP-1、

CRP 和 IL 等炎症因子都可促进骨骼肌 IR。而将动物 TNF-α 受体等炎症因子相关受体敲除后，骨骼肌 IR 得到改善。这些数据说明炎症可促进骨骼肌 IR。

炎症主要通过激活 IKKβ/NF-κB 及 JNK 途径来损害胰岛素信号转导，促进骨骼肌 IR。研究表明，IL-1 可激活骨骼肌 IKKβ/NF-κB 途径，降低 IRS-1 活性，促进骨骼肌 IR。而抑制 IKKβ/NF-κB 途径后，可改善骨骼肌 IR。并且，IL-6 还可促进 SOCS1 和 SOCS3 的表达，降解 IRS，促进 IR。JNK 途径及 TNF-α 则通过诱导 IRS-1 丝氨酸磷酸化，从而损害胰岛素信号转导。此外，炎症还可促进 NO 释放，抑制 PI3K/Akt 途径，促进 IR。

## 六、氧化应激

### （一）老年骨骼肌氧化应激水平增加

线粒体是骨骼肌 ROS 的主要来源，参与骨骼肌多种生理功能的调节。高水平的 ROS 可损害 mtDNA、蛋白质和脂质，刺激细胞凋亡，并诱导骨骼肌氧化应激及功能障碍。老年骨骼肌 ROS 产生增多可增强氧化应激反应，损害骨骼肌 mtDNA 并导致骨骼肌线粒体功能障碍。小鼠骨骼肌细胞经 $H_2O_2$ 处理后，骨骼肌线粒体碎裂增加，并且呼吸能力下降。此外，老年骨骼肌 ROS 产生增加还可直接影响 ETC 途径的 ATP 合成酶，从而抑制 ATP 生成，进一步降低骨骼肌线粒体功能。

抗氧化酶（SOD、CAT 和 GPX）活性降低是导致 ROS 产生增加的重要因素。研究表明，在骨骼肌老化过程中，抗氧化酶的活性逐渐降低，使老年小鼠骨骼肌 CAT 过表达，则可改善与年龄相关的线粒体氧化应激和功能障碍，提高线粒体能量代谢。

### （二）氧化应激可增加老年骨骼肌胰岛素抵抗风险

老年骨骼肌氧化应激可增加 IR 风险。骨骼肌氧化损伤的生物标志物如丙二醛（malondialdehyde，MDA）、蛋白质羰基、4-羟基-2-壬烯醛、氢过氧化物、蛋白质氧化产物、3-硝基酪氨酸、晚期糖基化终产物（advanced glycation end product，AGE）、碳水化合物代谢物及 8-羟基-2'-脱氧鸟苷（8-OH-dG）等，均会降低骨骼肌胰岛素敏感性并增加 IR 风险。研究表明，人为增加肌管 ROS 产生后，IRS-1 酪氨酸磷酸化、Akt 活化及 GLUT-4 向质膜的转移受损。而氯沙坦处理后，则可恢复胰岛素刺激的 IRS-1 磷酸化、Akt 活化及 GLUT-4 转运。此外，将比目鱼肌用 NO 处理后，胰岛素刺激的葡萄糖摄取和糖原合成减少，IRS-1 和 Akt 的磷酸化也减少。这些数据表明，老年骨骼肌 ROS 产生增多可降低胰岛素敏感性。

对其机制的研究表明，骨骼肌氧化应激可损害胰岛素信号转导，诱导 IR。骨骼肌氧化应激可激活 IKKβ/NF-κB 及 JNK 等几种丝氨酸-苏氨酸激酶途径，导致 IRS-1 降解，抑制胰岛素信号转导途径。同时，氧化应激还可抑制细胞膜 GLUT-4 定位，进一步降低胰岛素效果。此外，氧化应激还可通过损害线粒体功能而诱导 IR。如前所述，线粒体功能障碍可引起线粒体脂肪酸 β 氧化能力下降，导致骨骼肌细胞中游离脂肪酸和脂质代谢中间产物增多，抑制 PI3K、Akt 及 GLUT-4 的活性，干扰胰岛素信号通路转导，进而加剧骨骼肌 IR。而

ROS 又可损害骨骼肌线粒体功能,因此老年骨骼肌氧化应激水平的增加可激活 IKKβ/NF-κB 及 JNK 途径,同时损害线粒体功能,进而损害骨骼肌胰岛素信号通路和葡萄糖摄取,增加 IR 风险。

## 七、胰岛素敏感性调控酶活性改变

蛋白酪氨酸磷酸酶 1B(protein tyrosine phosphatase-1B,PTP-1B)是一种胰岛素敏感性调控酶。PTP-1B 可使 IRS-1 酪氨酸残基磷酸化,从而损害胰岛素信号转导,诱导骨骼肌 IR。研究表明,PTP-1B 敲除的动物模型骨骼肌胰岛素敏感性增加,可预防 IR,而 PTP-1B 过表达后可促进 IR。

老年骨骼肌中 PTP-1B 表达水平上升。研究表明,58 岁左右的男性骨骼肌 PTP-1B 水平高于 24 岁左右的年轻男性,而 IRS-1 的活性则降低。此外,与 10 周龄大鼠相比,28 周龄的大鼠骨骼肌 PTP-1B 水平更高,PTP-1B 与 IRS-1 的相互作用更多,IR 更严重。这些数据说明,老年骨骼肌 PTP-1B 表达增加。因此,PTP-1B 可增加老年骨骼肌 IR 风险。

## 八、内质网应激

### (一)老年骨骼肌内质网应激水平增加

内质网是真核细胞的重要细胞器,可参与蛋白质的合成、折叠、包装和转运。在骨骼肌老化过程中,ER 应激水平增加。研究表明,与 6 月龄大鼠相比,32 月龄大鼠比目鱼肌 ER 应激相关因子及标志物(GRP78 和 CHOP)显著上调。并且,与 6 月龄小鼠相比,24 月龄小鼠腓肠肌 ER 应激相关因子及标志物[GRP78、蛋白质二硫键异构酶(protein disulfide isomerase,PDI)和 CHOP]表达也显著增加。这些数据说明,老年骨骼肌 ERs 水平增加。对其机制的研究表明,骨骼肌老化过程中,内质网功能效率下降,导致未折叠或错误折叠的蛋白质积累,从而诱导 ER。此外,大量的线粒体 ROS 也可诱发 ER,骨骼肌老化过程可产生大量 ROS 而进一步促进 ER。

### (二)内质网应激可增加老年骨骼肌胰岛素抵抗风险

内质网应激可破坏蛋白质折叠,导致错误折叠的蛋白质积累,易诱发炎症及脂质堆积,从而损害胰岛素信号转导,诱发骨骼肌 IR。研究表明,ER 可降低 IRS-1 和 Akt 磷酸化水平,减少氧调节蛋白 150(ORP150)(可防止 ER)表达,从而诱导 IR。这些数据表明,ER 可降低骨骼肌胰岛素敏感性并诱导骨骼肌 IR。

ER 还可通过 JNK 途径促进骨骼肌 IR。研究表明,ER 可激活 JNK,磷酸化 IRS-1 丝氨酸 307,损害胰岛素信号转导,抑制 Akt 磷酸化,从而促进骨骼肌 IR。而使用 JNK 抑制剂后,逆转了 ER 对 Akt 磷酸化的抑制,改善骨骼肌胰岛素敏感性。因此,ER 可通过直接损害胰岛素信号转导或激活 JNK 途径而提高老年骨骼肌 IR 风险。

## 九、自噬

骨骼肌自噬能力随年龄增长逐渐下降，可增加老年骨骼肌 IR 风险。研究表明，IR 肌细胞自噬标志物 p62 水平和 LC3-Ⅱ/LC3-Ⅰ比值都显著升高，肌细胞自噬能力减弱。T2DM 患者骨骼肌自噬相关基因（*Atg14*、*RB1CC1/FIP200*、*GABARAPL1*、*SQSTM1/p62* 和 *WIPI1*）及蛋白（LC3BⅡ、SQSTM1/p62 和 Atg5）的表达也显著下降，骨骼肌自噬减弱。此外，使用溶酶体抑制剂氯喹（chloroquine，CLQ）阻断 C2C12 肌管自噬后，胰岛素刺激的 p-Akt$^{Ser473}$ 水平下降，胰岛素敏感性降低；而增加 C2C12 肌管及 L6 肌细胞自噬能力后，IR 得到改善。因此，自噬能力降低可增加老年骨骼肌 IR 风险。

## 十、肌少症

### （一）老年人肌少症

与衰老相关的骨骼肌变化主要是肌肉萎缩，常伴随着肌少症。老年人肌少症是在没有其他疾病的情况下，出现与年龄相关的进行性骨骼肌质量和功能下降。骨骼肌质量和力量的下降是骨骼肌老化过程中的一个主要特征。进行性肌肉质量下降从 40 岁左右开始，并每 10 年下降 8% 左右。到 70 岁以后，每 10 年则下降 15%。同时，到 70 岁左右，骨骼肌横截面积比 20 岁时小约 30%。并且，随着年龄的增长，骨骼肌纤维类型组成也将发生变化。Ⅱ型肌纤维所占比例将减小，说明Ⅱ型肌纤维肌肉质量下降比Ⅰ型肌纤维更快。此外，运动神经元也有所变化。老年骨骼肌运动单位数量及活力降低，神经肌肉支配能力也减弱，再加上老年骨骼肌肌肉质量下降，导致老年骨骼肌肌肉力量显著下降。70 岁之前，腿部力量每 10 年下降 10%～15%。70 岁以后，每 10 年下降 25%～40%。到 70 岁左右，骨骼肌肌肉力量比年轻人低 20%～40%。此外，对其机制的研究表明，肌生成抑制蛋白是骨骼肌大小和质量的主要调节因子，几乎只在骨骼肌中表达，其过度表达可导致肌萎缩，对老年人肌少症有重要影响。这些数据说明骨骼肌老化过程中肌肉质量及力量都呈进行性下降，与肌生成抑制蛋白有关。

### （二）肌少症可增加老年骨骼肌胰岛素抵抗风险

骨骼肌肌肉质量是葡萄糖和能量稳态的重要因素，与骨骼肌胰岛素敏感性呈正相关。研究表明，增加肌肉质量后，骨骼肌葡萄糖摄取增强，改善了胰岛素敏感性。老年人肌少症可引起骨骼肌肌肉质量及力量下降，从而降低骨骼肌胰岛素敏感性。肌生成抑制蛋白在此过程中起了重要作用。研究表明，老年小鼠使用肌生成抑制蛋白抑制剂治疗 4 周后，老年人肌少症得到改善，并且骨骼肌胰岛素敏感性提高。肌生成抑制蛋白敲除小鼠的骨骼肌葡萄糖利用率及胰岛素敏感性也增加。因此，肌少症引起的骨骼肌肌肉质量及力量的下降可提高老年骨骼肌 IR 风险。

## 十一、小结

老年骨骼肌 IR 风险上升与骨骼肌功能紊乱相关。骨骼肌老化过程中出现的线粒体功能紊乱、IMCL 积累、炎症加剧、氧化应激、胰岛素敏感性调控酶活性改变、ER、自噬能力下降及肌少症等都是诱发骨骼肌 IR 的重要因素，可增加老年骨骼肌 IR 和 T2DM 患病风险（图 23-4）。并且，诱发老年骨骼肌 IR 的这些因素之间有着复杂的内在联系。骨骼肌线粒体功能紊乱引起的氧化能力下降可促进 IMCL 积累并增加 ROS 产生，ROS 产生增多又可诱发氧化应激及 ER，同时氧化应激及 ER 又是炎症的重要诱发因素。此外，自噬能力的下降也可增加氧化损伤，促进氧化应激，而肌少症的发生则又加剧上述现象。因此，这些因素可相互协同增加老年骨骼肌 IR 风险。针对上述机制的药物治疗及运动都可预防和治疗老年骨骼肌 IR。但是，衰老和 IR 都是一种多组织系统、全身性的现象，因此可能涉及其他组织系统对骨骼肌衰老和 IR 风险的影响，需要进一步的探索。此外，这些机制出现的具体原因也尚未得到解答，需要将来进一步的研究验证。

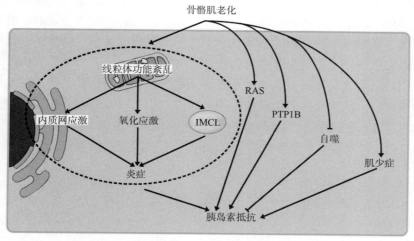

图 23-4　增龄增加骨骼肌胰岛素抵抗的可能机制

IMCL，肌细胞内脂质；PTP1B，蛋白酪氨酸磷酸酶 1B；RAS，肾素–血管紧张素系统

# 第二十四章　肌萎缩的治疗方法

如前面章节所述，有多种病症可导致肌肉萎缩，如运动神经元病、肌营养不良症、周围神经病变、重症肌无力、老年人肌少症、失用性肌萎缩、炎症性肌萎缩、心力衰竭性肌萎缩、慢性阻塞性肺疾病所致肌萎缩、慢性肾衰竭性肌萎缩、糖尿病性肌萎缩、肿瘤恶病质肌萎缩等。它们大体可被分为如下四类：①神经源性肌肉病变；②遗传性肌肉病变；③自身免疫性肌肉病变；④肌源性肌肉病变。其中，神经源性或遗传性肌病均属于疑难杂症，对其发生发展仍缺乏清晰认识，其进程往往不可逆，目前仍缺乏有效治愈手段，患者普遍预后不良，结局往往是灾难性的。

肌源性肌病又可划分为两类：原发性肌病和继发性肌病。失用性肌萎缩、老年人肌少症等因肌肉本身出现了各种病理问题，可归类于原发性肌病。而心力衰竭、慢性阻塞性肺疾病、糖尿病、肾病终末期、肿瘤恶病质、肥胖等都可造成骨骼肌的流失，这些因其他疾病导致的骨骼肌病变，可界定为继发性肌病。

随着人们对肌萎缩发生机制研究的不断深入和分子生物学、再生医学的发展，除运动疗法、电刺激疗法、药物疗法等传统的疗法外，许多治疗肌萎缩的新疗法相继被提出，例如，营养疗法、抗氧化剂疗法、基因疗法、干细胞移植治疗法等，这些为肌萎缩的治疗提供了新的方向。肌源性肌萎缩常是可逆的，本章讨论的主要是此种类型肌萎缩的治疗方法。

## 第一节　药　物　治　疗

药物治疗是临床治疗肌萎缩的重要手段，目前临床上用于治疗肌萎缩的主要药物有IGF-1、rhGH、抗氧化剂、维生素、促肾上腺激素释放因子2受体（corticotropin-releasing factor 2 receptor，CRF2R）激动剂、糖皮质激素抑制剂及血管紧张素Ⅱ等。

此外，有学者采用下肢悬吊 10d 构建大鼠失用模型后，以 50mg/kg 剂量给大鼠服用 IGF-1/结合蛋白 3（binding protein 3，BP3）进行治疗，为了减少 IGF-1 降低血糖的不良反应，将 IGF-1 与其内源性 BP3 结合进行干预治疗，与对照组相比治疗组大鼠肌肉蛋白降解明显减少，肌肉蛋白质含量明显升高，肌肉体积密度增大，肌纤维横截面积和肌纤维数量增加，即 IGF-1/BP3 配方在抑制肌肉蛋白质分解、保持肌肉的蛋白质含量和骨骼肌质量方面有明显作用。此外，外源性补充 *IGF-1* 也可抑制老龄小鼠肌萎缩，提高骨骼肌质量；外源性补充 *IGF-1* 的异构体——MGF 也可增加肌肉质量，提高运动表现；外源性补充 *FGF19* 可促进小鼠骨骼肌质量增长，在体外促进人肌管肥大。

国内也有学者尝试用中药治疗肌萎缩，常用活血药、补益药及祛湿药，如人参、丹参、黄芪、当归、川芎、熟地、桂枝、银杏叶、鹿茸、何首乌等。研究表明，银杏叶提取物能提高失用性骨骼肌的总蛋白含量、湿重、肌张力及 Ca-ATP 酶活性，对肌萎缩有治疗效应。而黄芪、当归、川芎均可抑制快肌向慢肌的转变，抑制梭内肌纤维的退行性改变，但这些药物的确切疗效及作用机制仍需进一步研究。

近年来，有学者尝试应用转基因技术促进骨骼肌质量增加。例如，MSTN 是肌肉生长的负向调控因子，敲除或抑制人、小鼠、山羊、犬和牛的 *MSTN* 基因均可显著促进骨骼肌肥大。此外，通过转基因手段上调钙调磷酸酶、卵泡抑素、雄性激素、生长激素等基因表达也可促进骨骼肌质量增长。上述转基因方法促进骨骼肌质量增长的机制通常与肌卫星细胞激活、蛋白质合成信号通路活化、上调生肌正向调控因子和下调负向调控因子有关。该法虽可显著提升骨骼肌质量，但其多基于动物实验，缺乏临床研究。其对机体带来的副作用尚不明确，有致癌致畸风险，应谨慎使用。

# 第二节 营养干预

肌萎缩的本质是蛋白质代谢失衡，蛋白质合成小于分解，从而引起蛋白质净降解。同时，多数肌萎缩疾病均存在骨骼肌的高氧化应激反应。因此，营养干预方面可从促进蛋白质合成和降低机体氧化应激等角度进行，营养干预应作为其他干预手段的有效补充。

## 一、蛋白质

蛋白质约占人体干重的 54%，是组成人体成分的第二大物质，特别是骨骼肌，含有丰富的蛋白。研究表明，肌肉长时间不用（>10d），虽然肌蛋白分解无明显变化，但肌肉蛋白质周转率和餐后合成率会下降。一段时间后，机体对能量的需求下降，可引起食物摄入量下降，膳食蛋白质摄入不足。而通过食物摄入充足蛋白质，有利于刺激肌肉蛋白质合成，维持正氮平衡和肌蛋白净增长。饭后从饮食中获得的蛋白质摄取量，能保持肌肉蛋白质合成率升高，维持 5h 左右，并在餐后 2～3h 达到高峰。餐后肌肉蛋白合成增强是维持肌肉质量的关键因素之一。但蛋白质补充的效果受蛋白质剂量、补充时间及蛋白质来源等多种因素的影响。

**1. 蛋白质剂量** 运动后蛋白质摄取量受多种因素影响，包括运动项目、训练者年龄、体重、训练量及蛋白质摄取量等。有研究指出，年轻男性抗阻训练后摄取 20～25g 蛋白质可最大限度地促进肌纤维蛋白质合成。对老年人来说，运动后蛋白质的摄入量应高于推荐量才能最大限度地促进骨骼肌蛋白质合成。其原因可能是老年人消化吸收能力下降，因此需多补充才能达到较好的效果。但过量补充易引起消化不良等症状，对机体产生不利影响。因此，在推荐量的基础上结合自身的身体状况及运动量适当进行调整，筛选最合适自身的蛋白质摄入量，以达到较佳效果。

**2. 蛋白质补充时间** 运动前或运动后补充蛋白质或必需氨基酸可抑制蛋白质降解，促进蛋白质合成。但为了取得较佳效果，是该运动前还是运动后补充，尚存较大争议。有研究表明，运动前补充蛋白质可使蛋白质较早运送到骨骼肌，骨骼肌合成代谢增强，但也有研究表明，运动前和运动后补充蛋白质的效果相似，均可促进骨骼肌蛋白质合成。

此外，抗阻训练后补充蛋白质的时间也会对骨骼肌蛋白质合成代谢产生影响。有学者将 13 名老年男性（74±1）岁随机分为抗阻训练后即刻补充蛋白质组和抗阻训练 2h 后再补充蛋白质组，两组都进行 12 周抗阻训练。结果发现，抗阻训练后即刻补充蛋白质组的受试者，其股四头肌力量和横截面积均显著高于抗阻训练之前，而抗阻训练 2h 后补充蛋白质组的受试者，其与运动前相比并无显著变化。而另有研究发现，15 名男性（21±1）岁进行低强度（30% 1RM）和高强度（90% 1RM）抗阻训练到力竭，1d 后补充蛋白质仍可显著促进骨骼肌蛋白质合成和肌肥大。也有学者采用睡前补充的方案，发现与睡前补充安慰剂相比，年轻男性（22±1）岁抗阻训练后睡前补充蛋白质能显著提高肌肉力量和促进骨骼肌肥大。上述试验结果出现差异的原因可能与训练者的年龄、训练强度、训练量及所补充的蛋白质成分有关。尽管抗阻训练对骨骼肌蛋白质合成代谢的影响至少持续 24h，但大多数研究者认为抗阻训练后即刻补充蛋白质为较佳的营养策略。

**3. 蛋白质品种**　蛋白质来源也是影响骨骼肌合成代谢的重要因素。抗阻训练后补充乳清蛋白较大豆蛋白更有利于蛋白质合成，促进骨骼肌质量增长。同乳清蛋白相似，抗阻训练后补充脱脂牛奶的效果也优于大豆蛋白。乳清蛋白和脱脂牛奶优于大豆蛋白的原因是其亮氨酸含量高，亮氨酸是人体必需氨基酸，相比其他氨基酸，补充亮氨酸更有利于促进 Akt/mTOR 蛋白质合成信号通路的激活，能更好地促进骨骼肌蛋白质合成。营养学家建议，抗阻训练后应补充高质量蛋白质（必需氨基酸含量高，比例恰当），而蛋白质含量高、质量又好（如牛肉、鱼虾、蛋类、奶类等）的营养餐则是较佳选择，而非蛋白粉类制剂。

## 二、氨基酸

有多个研究试图通过补充氨基酸来治疗肌萎缩。有学者让受试者卧床休息 6～28d，其间补充必需氨基酸（11～50g/d；相当于 22～100g/d 膳食蛋白质），结果显示与对照组相比，肌肉质量丢失和功能下降明显减轻，或肌萎缩完全消失。有研究表明，6d 或 14d 卧床休息期间，与补充相同剂量的非必需氨基酸相比，每日补充 11g 支链氨基酸能够明显改善氮储留。当卧床休息 28d 的健康受试者补充必需氨基酸的剂量达到 49.5g/d（16.5 克/次，含 3.1g 亮氨酸，每天 3 次），能防止肌肉质量下降，并且明显减缓肌力下降的幅度（补充组肌力下降 11%，对照组肌力下降 23%）。这些研究为氨基酸营养干预减轻肌萎缩提供了较充分的依据。

## 三、抗氧化剂

维生素 E 是自然界中分布最广的抗氧化剂之一，是细胞膜中发现的主要抗氧化剂。除了它的抗氧化活性，维生素 E 也能促进特定肌肉蛋白基因表达。近年来也有研究表明，维生素 E 可以完全或部分地防止后肢去负荷、固定、神经支配下的啮齿动物模型的肌萎缩。因此，维生素 E 及其类似物已被广泛地用于防治肌萎缩。然而，最近有研究指出，维生素 E

对肌萎缩的保护作用可能是由于其能调节肌肉与蛋白水解有关的基因，其抗氧化功能作用较小。例如，高剂量的维生素 E（60mg/kg 体重，每周 2 次）治疗后，可使 *HSP72* 表达增加，骨骼肌中钙蛋白酶和 caspase-3 活性下降，这些基因表达的改变可以防止肌萎缩的发生。因此，维生素 E 虽能防止肌萎缩，但这种保护机制是通过影响基因表达还是通过其抗氧化功能起作用还需要进一步的研究。

另外，*N*-乙酰半胱氨酸作为营养补充剂，也是活性氧的直接清除剂，并能提供半胱氨酸，有利于谷胱甘肽的合成（谷胱甘肽是一个重要的抗氧化剂）。研究表明，*N*-乙酰半胱氨酸对失用性肌萎缩也有一定的治疗作用。去负荷的动物静脉注射 *N*-乙酰半胱氨酸（150mg/kg）可以抑制机体氧化应激，避免钙蛋白酶和 caspase-3 活化，对失用诱导的隔膜纤维萎缩也有一定的阻断作用。但用 *N*-乙酰半胱氨酸治疗失用性肌萎缩还处在动物实验阶段，其作用途径还不清楚。已有研究表明，在肢体长时间失用期间，线粒体是骨骼肌 ROS 产生的主要部位。因此，可以利用线粒体靶向抗氧化剂来预防失用诱导的氧化应激并保护肌肉失用性肌萎缩。随着人们对失用性肌萎缩机制研究的不断深入，利用抗氧化剂预防和治疗失用性肌萎缩有非常不错的应用前景。

此外，虾青素、花青素、白藜芦醇、番茄红素等都具有很强的抗氧化效应，有研究表明，虾青素的补充对肌萎缩具有一定的改善效应；白藜芦醇可通过抑制 FoxO 的表达减少蛋白质分解，从而缓解因糖皮质激素及炎症因子 TNF-α 所导致的骨骼肌萎缩。但总体来说，抗氧化剂与肌萎缩的相关研究仍需进一步深入。在肌萎缩相关疾病防治过程中可以尝试使用抗氧化策略。

# 第三节　运 动 疗 法

运动疗法一直是临床预防和治疗肌萎缩的重要方法。许多临床和基础实验已证明，运动能有效防止肌肉萎缩，并促进萎缩肌肉的恢复。目前普遍认为规律合理运动不仅增强肌肉的抗氧化应激能力，抑制肌纤维细胞凋亡及蛋白分解，而且显著增加骨骼肌的体积，稳定肌纤维类型，增加骨骼肌的血液供应。对于运动疗法的使用，我们可以借鉴促进骨骼肌质量增加的相关研究。当前较常用的方法有抗阻训练、耐力训练、血流限制训练等。

## 一、抗阻运动

抗阻运动是一种众所周知的有效刺激肌肉蛋白合成、增加肌肉质量的方法，对于肌萎缩的防治，需重点考虑抗阻运动的强度、持续时间与运动量的关系。抗阻训练的效应受多种因素的影响，可以参考健康人群的训练模式。

**1. 抗阻训练强度**　不同强度的抗阻训练均可诱导骨骼肌肥大。美国运动医学会（American College of Sport Medicine，ACSM）曾提出，若想促进骨骼肌肥大和肌肉力量增长，建议抗阻训练强度应大于 60% 1RM。但近来有研究发现，不仅高强度抗阻训练可显著诱导骨骼肌肥大，低强度抗阻训练也有相似效应。研究表明，10 名健康男性以 40% 1RM

的强度进行哑铃弯举动作直至力竭，每周 3 次，持续 6 周后，肘屈肌较运动前显著肥大。另有学者将 18 名具有抗阻训练经验的健康男性随机分为低强度抗阻训练组（30%～50% 1RM）和高强度抗阻训练组（70%～80% 1RM），并进行每周 3 次共 8 周的抗阻练习。结果发现，高强度抗阻训练组和低强度抗阻训练组的肘部屈肌与伸肌及股四头肌均显著肥大，且两组之间在肌肥大上并无显著差异，但高强度抗阻训练组在力量表现上显著高于低强度抗阻训练组。这些结果提示，低强度或高强度抗阻训练均可有效促进骨骼肌肥大，但在增大力量方面高强度抗阻训练更有优势。此外，较高强度的抗阻训练易引起机体损伤，对老龄人群及肌萎缩患者来讲低强度抗阻训练是促进骨骼肌肥大较为安全、有效的方法。对抗阻训练诱导骨骼肌肥大的机制研究表明，抗阻训练可通过激活多种生长因子（如 IGF-1、MGF、HGF 等）释放、促进肌卫星细胞激活、上调蛋白质合成信号通路分子（如 Akt/mTOR/p70s6k）表达、抑制肌肉负向调控因子（如 MSTN）的表达等来促进骨骼肌肥大。

**2. 抗阻训练组间休息时间**　抗阻训练诱导骨骼肌肥大的效果受组间休息时间的影响。有学者将 12 名健康成年男性随机分为短时间组间休息组（1min）和长时间组间休息组（2.5min），并进行了持续 10 周的抗阻力量训练。结果发现，长时间组间休息组上肢肌肉横截面积（12.3%±7.2%）显著高于短时间休息组（5.1%±2.9%，$P<0.05$），但两组之间肌肉力量却无显著差异。有研究将 21 名举重运动员随机分为短时间休息组（1min）和长时间休息组（3min），每周 3 次抗阻训练，共 8 周。训练前和训练后检测骨骼肌力量（1RM 卧推和深蹲），骨骼肌耐力（50% 1RM 卧推到力竭），以及肘部屈肌、肱三头肌和股四头肌的厚度。结果发现，长时间休息组与短时间休息组相比，最大力量显著增加，肌肉厚度显著增加，两组之间的肌肉耐力无显著差异。据此提出，对年轻运动员来说，相比于短时间组间休息，长时间组间休息的抗阻训练方案更有助于促进骨骼肌肥大和肌肉力量增长。但也有研究表明，抗阻训练中长时间组间休息与短时间组间休息相比并无显著优势。例如，13 名无训练经验的健康男性，在进行 6 个月的抗阻力量训练后，短时间休息组（2min）和长时间休息组（5min）相比，两组之间肌肉横截面积和肌肉力量并未见显著差异。出现这种差异的原因可能与训练者有无训练经验、训练的强度及训练量有关。此外，对其机制的研究发现，长时间休息组和短时间休息组在运动后血清睾酮、生长激素、血乳酸的表达变化也未见明显的规律性，其原因可能是这些实验只研究了血清中各种激素的水平变化，未对肌肉中的细胞因子及蛋白质合成信号分子的表达变化进行深入探究有关。尽管如此，抗阻训练的组间休息时间也是影响骨骼肌肥大的一个重要因素，运动员和教练员应根据运动员的训练背景及运动项目特点等选择最合适的组间休息时间，从而最大限度地促进运动成绩的提高。

**3. 抗阻训练频率**　抗阻训练频率也是影响骨骼肌肥大的一个关键因素。研究发现，对于有良好训练经验的年轻男性，每周 3 次的抗阻训练频率较每周 1 次的抗阻训练能更大限度地增加肌肉力量和骨骼肌横截面积。而对月经期女性抗阻训练发现，不同抗阻训练频率（每周 3 次 vs 每周 1 次）对骨骼肌肥大的影响并不显著。出现这种不同结果的原因可能是不同训练者在抗阻训练后所需要的休息时间不同。此外，ACSM 推荐，每次抗阻训练之间的休息时间为 48h 较为适宜。

除上述因素外，抗阻训练诱导骨骼肌肥大还受多个因素影响，如年龄、性别、组数和训练方式等，在训练时要综合考虑不同参数组合对骨骼肌质量的影响，选择最佳组合才能最有效促进骨骼肌质量增长。

## 二、耐力训练

现有观点认为，有氧运动对促进骨骼肌质量增长的效果较小，但也有研究发现，有氧运动确实可促进骨骼肌质量增加，提高肌肉力量。研究表明，7 名老年女性（71±2）岁在进行 12 周有氧功率自行车运动后，有氧能力增加了 30%±6%，股四头肌体积增加了 12%±2%，膝伸肌力量增加了 55%±7%。有氧运动除可促进老年人骨骼肌质量增加外，也可促进年轻人骨骼肌质量增加。7 名 20 岁年轻人，6 名 74 岁老年人进行 12 周有氧功率自行车运动后，检测发现有氧耐力均提高，股四头肌体积显著增加。对有氧运动人群股外侧肌活检发现，Ⅰ型慢肌纤维横截面积显著增加，Ⅱ型快肌纤维的比例降低。提示有氧运动有效促进骨骼肌肥大，并使肌纤维表型变化。对有氧运动促进骨骼肌质量增加的机制研究认为，有氧运动促进骨骼肌质量增加可能与骨骼肌蛋白质合成增加、分解代谢相关因子表达降低及改变了线粒体的功能有关。有氧运动训练的持续时间较长、对增加肌肉力量的效果有限，但危险系数低，更适合老年人及慢性病人群。对其机制的研究表明，有氧运动可抑制氧化应激反应，增加抗氧化系统缓冲 ROS 能力，保护线粒体以免出现功能障碍，维持肌肉蛋白质的合成，增加 PGC-1α 和 HSP70 表达，有助于受损蛋白修复，防止蛋白降解途径活化等多种作用。因此，合理的耐力训练有助于促进萎缩肌肉的形态和功能恢复，是治疗骨骼肌萎缩的一种有效方法。

此外，最新的研究报道表明，有氧运动结合抗阻训练更有利于促进骨骼肌质量增加。研究表明，年轻男性（23.7±5.5）岁在进行力量训练或有氧运动结合抗阻训练 8 周后，与运动前相比，力量训练或有氧运动结合抗阻训练者股四头肌横截面积均显著增加，最大力量显著增加，且有氧运动结合抗阻训练组肌肉耐力显著高于单纯抗阻训练组。另有研究表明，10 名男性（25±4）岁进行 5 周单侧膝关节伸肌有氧训练+抗阻训练，对侧肢体只进行抗阻训练，发现有氧训练+抗阻训练组股四头肌增加体积显著高于单纯抗阻训练组，且肌纤维横截面积在有氧训练+抗阻训练组中显著增加了 17%，而在抗阻训练组只增加了 9%。这些结果提示，复合型训练（有氧训练+抗阻训练）比单纯抗阻训练或有氧训练可能更有效促进骨骼肌质量增加，可能是未来诱导骨骼肌质量增加的有效策略。同时，有氧运动结合抗阻训练促进骨骼肌质量增加的机制融合了抗阻训练和有氧训练的机制，激活了蛋白质合成信号通路，促进了代谢相关酶的活性上调。

## 三、血流限制训练

ACSM 曾提出，训练中运动强度要达到 60% 1RM 才能有效刺激骨骼肌肥大和力量增长，但中高强度的抗阻训练易产生运动性损伤，且对老年人及肌萎缩患者并不适宜。血流限制训练（blood flow restriction training，BFRT）则可以解决高强度抗阻训练的缺陷。BFRT 又称为 KAATSU 训练，是指通过使用一种弹性缠绕工具（如弹性绷带、止血带、袖带等）

对四肢近端进行捆绑加压，限制机体远端静脉回流，并结合较小的运动强度（20%～30%1RM），以刺激肌肉生长和运动适应的训练方法。

BFRT 目前已广泛应用于运动训练及肌萎缩患者的康复训练，并取得了显著成效。如有良好训练经历的篮网球运动员进行 5 周低强度 BFRT，可显著提高膝关节伸肌和屈肌群的横截面积、肌肉力量及耐力；健康男性大学生进行 4 周低强度 BFRT 后，肌横截面积、相对肌力和耐力均显著增加；短期 BFRT 可显著诱导心血管患者骨骼肌肥大、肌肉力量和耐力增长。

低强度 BFRT 与高强度抗阻训练效果的研究表明，二者具有相似效应。如将健康成年男性分为低强度 BFRT 组（20% 1RM）和高强度抗阻训练组（70% 1RM），进行 6 周卧推训练，发现两组肱三头肌和胸大肌横截面积均显著增加，肌肉力量增加，且二者之间无显著差异。低强度 BFRT 诱导骨骼肌肥大的机制可能与代谢应激及机械牵拉有关，二者相互协同，激活 mTOR 和 AMPK 等信号通路，并通过自分泌或旁分泌的方式上调多种生长因子（如 IGF-1 和 MGF 等）和激素（如睾酮）的表达，有效促进骨骼肌肥大。此外，尽管 BFRT 是一种有效的、促骨骼肌肥大的方法，但其也存在一些自身的局限性。例如，BFRT 易产生疲劳、肌肉酸痛、训练部位局限于四肢等，而这些因素也限制了 BFRT 的发展。

# 第四节　其他疗法

## 一、物理因子疗法

物理因子疗法中应用最多的是电刺激疗法。研究表明，电刺激疗法对萎缩肌肉有多重功能，低频电刺激不仅能够抑制肌纤维横截面积减少及肌肉质量的丢失，而且还能阻止肌肉功能的损失，维持其正常的肌张力和肌紧张。此外，低频电刺激还可使失用后萎缩肌肉内毛细血管密度增加，琥珀酸脱氢酶（succinate dehydrogenase，SDH）和三磷酸腺苷酶（adenosine triphosphatase，ATPase）等有氧代谢酶活性增强，促进快肌纤维向慢肌纤维转变，使神经肌肉组织产生兴奋，抑制氧自由基产生，从而预防肌萎缩。有研究表明，对失用萎缩的肌肉每日进行低频电刺激比隔日低频电刺激有更好的改善效果。先低频电流刺激后改为高频电流刺激可诱导萎缩肌肉产生非等长收缩，这比单独应用高频或低频刺激的效果更佳。此种刺激还可促进肌卫星细胞增殖，从而有效避免细胞凋亡。

此外，其他物理因子疗法对失用性肌萎缩也有一定的治疗效果。例如，临床上常见的有针灸、拔罐、振动刺激等，通过兴奋神经-肌肉促进细胞新陈代谢，抑制肌核凋亡，从而有效改善萎缩的骨骼肌的形态和功能。温热疗法可以通过提高机体的温度或局部骨骼肌的温度来诱导热休克蛋白表达，提高骨骼肌质量和蛋白含量，减轻肌肉萎缩的程度。

## 二、干细胞移植疗法

目前利用干细胞移植技术治疗骨骼肌萎缩和损伤是再生医学与临床医学研究的热点，

这也为失用性肌萎缩的治疗开辟了一条新的途径。特别是 BMSC 和 ADSC 对骨骼肌萎缩的治疗具有很高的应用价值。通过间充质干细胞移植治疗肌萎缩已取得了较满意的效果。有研究表明，BMSC 移植可提高失神经后骨骼肌湿重和肌纤维横截面积，减少肌细胞凋亡，延缓失神经支配骨骼肌萎缩。

ADSC 在体外能稳定扩增数倍，且表现为较低的老化水平；在体内，ADSC 则可以直接分化成肌细胞、肌卫星细胞。ADSC 具有分泌多种细胞因子（生长因子、生血管因子等）和抑制骨骼肌纤维化等多种功能，对促进骨骼肌再生有显著疗效。研究表明，移植 FLK-1[+] 脂肪来源干细胞到 mdx 小鼠骨骼肌，可促进抗肌萎缩蛋白表达，改善 mdx 小鼠肌肉萎缩状况。不仅如此，有学者移植 ADSC 到 mdx 小鼠腓肠肌，发现 ADSC 移植能显著促进萎缩骨骼肌再生。当然，这些研究多数处于动物实验阶段，如何将 BMSC 和 ADSC 用于治疗人体失用性肌萎缩仍需进行大量的研究。BMSC 和 ADSC 具有分化能力强、来源广泛、方便获取等多种优点，它们在治疗和预防失用性肌萎缩中将发挥重要作用，利用干细胞治疗失用性肌萎缩是将来研究的重点方向。

# 参 考 文 献

郭一帆, 肖卫华, 2020. 甲状腺激素对骨骼肌功能的调控及其机制. 中国运动医学杂志, 39（8）: 649-652.

李灵杰, 张靓, 2017. 心力衰竭时骨骼肌重塑. 生理科学进展, 48（6）: 435-440.

刘晓光, 肖卫华, 赵淋淋, 2015. 间充质干细胞移植治疗骨骼肌损伤研究进展. 中国康复医学杂志, 30（12）: 1313-1317.

刘晓光, 肖卫华, 赵淋淋, 2016. 脂肪来源干细胞移植治疗骨骼肌损伤和萎缩的研究进展. 中国康复医学杂志, 31（9）: 1040-1043.

刘晓光, 徐苗苗, 陈佩杰, 2016. IGF-1 在治疗骨骼肌损伤中的临床应用价值及其相关机制. 生命的化学, 36（4）: 496-502.

刘晓光, 赵淋淋, 曾志刚, 2016. 小鼠骨骼肌损伤修复过程中肌再生调节因子和血管再生因子的表达规律研究. 中国康复医学杂志, 31（12）: 1294-1300.

刘晓光, 赵淋淋, 陈佩杰, 2016. 白血病抑制因子在骨骼肌损伤与肥大中的作用及其机制. 生命的化学, 36（2）: 198-202.

刘晓光, 陈佩杰, 郑莉芳, 等, 2017. 离心跑台运动对小鼠骨骼肌炎性因子、肌再生因子及血管再生因子表达的影响. 中国康复医学杂志, 32（11）: 1220-1226.

刘晓光, 陈佩杰, 肖卫华, 2018. Wnt 信号通路在骨骼肌损伤修复过程中的作用及机研究. 生命的化学, 38（5）: 724-730.

刘晓光, 陈佩杰, 肖卫华, 2018. 骨骼肌肥大的生物学机制与诱导策略研究进展. 中国运动医学杂志, 37（10）: 869-878.

刘晓光, 陈佩杰, 赵淋淋, 等, 2018. 巨噬细胞剔除可通过调控损伤骨骼肌炎症和氧化应激水平影响骨骼肌再生. 生理学报, 70（1）: 23-32.

刘晓光, 肖卫华, 陈佩杰, 等, 2018. 剔除巨噬细胞可通过抑制肌再生因子和 AKT/mTOR 信号通路损害骨骼肌再生. 体育科学, 38（3）: 48-56.

刘晓光, 陈佩杰, 赵淋淋, 等, 2019. 骨骼肌挫伤修复过程中巨噬细胞的趋化机制. 上海体育学院学报, 43（4）: 92-98.

缪明永, 2015. 肿瘤状态下骨骼肌异常代谢. 肿瘤代谢与营养电子杂志, 2（2）: 1-7.

首健, 陈佩杰, 肖卫华, 2018. 不同运动方式对骨骼肌胰岛素抵抗的影响机制. 中国糖尿病杂志, 28（8）: 697-701.

首健, 陈佩杰, 肖卫华, 2019. 糖皮质激素对骨骼肌代谢的调控及其机制. 中国药理学通报, 30（5）: 602-606.

首健, 陈佩杰, 肖卫华, 2020. 运动对老年骨骼肌的改善效应及其机制. 中国康复医学杂志, 35（9）: 1140-1145.

王继, 周越, 2017. 2 型糖尿病与肌萎缩研究进展. 中国运动医学杂志, 36（7）: 645-650.

魏雅慧, 张国华, 2014. 恶性肿瘤恶病质骨骼肌萎缩分子机制研究进展. 中华肿瘤防治杂志, 21（16）: 1301-1304.

肖卫华，陆耀飞，2008. 骨骼肌损伤后修复过程中机械生长因子作用研究. 体育科学，28（6）：34-38.

肖卫华，陈佩杰，朱琳，2012. 过度训练对大鼠骨骼肌炎性因子和氧化应激相关基因表达的影响. 中国运动医学杂志，31（3）：41-45.

肖卫华，陈佩杰，2014. 巨噬细胞在骨骼肌急性损伤修复中的作用研究进展. 中国运动医学杂志，33（3）：74-79.

肖亚军，王宋平，2016. 慢性阻塞性肺疾病骨骼肌功能障碍的相关因素及机制的研究进展. 临床肺科杂志，21（2）：340-343.

叶斌，李福祥，2016. 慢性阻塞性肺疾病骨骼肌功能障碍研究进展. 中国临床研究，29（7）：995-998.

张静，陈佩杰，肖卫华，2019. 雄激素对骨骼肌蛋白质代谢的调控及其机制. 生命科学，31（8）：826-832.

张静，陈佩杰，肖卫华，2020. 肥胖导致骨骼肌胰岛素抵抗——炎症因子的介导作用及运动的改善效应. 中国运动医学杂志，39（3）：226-231.

张靓，刘小园，唐朝枢，2012. 肥胖与骨骼肌重塑. 生理科学进展，43（6）：405-410.

赵淋淋，刘晓光，陈佩杰，等，2018. 肌肉生长抑制素对骨骼肌的调控作用及其临床价值. 中国康复医学杂志，33（5）：616-621.

赵淋淋，刘晓光，陈佩杰，等，2019. 小鼠骨骼肌挫伤修复过程中肌再生因子与炎性因子变化特征. 中国康复医学杂志，34（11）：1297-1303.

郑莉芳，陈佩杰，肖卫华，2016. 肝细胞生长因子在骨骼肌再生中的作用研究进展. 生理科学进展，47（6）：407-412.

郑莉芳，陈佩杰，周永战，等，2017. 骨骼肌中脂肪沉积及其调节机制. 生理学报，69（3）：344-350.

郑莉芳，陈佩杰，周永战，等，2017. 老年骨骼肌再生能力受损的机制研究进展. 生理科学进展，48（5）：393-397.

郑莉芳，周永战，陈佩杰，等，2018. 骨骼肌线粒体运动适应的分子机制. 中国运动医学杂志，37（4）：347-352.

郑莉芳，周永战，陈佩杰，等，2018. 骨骼肌线粒体作为治疗胰岛素抵抗靶点的研究进展. 中国糖尿病杂志，26（1）：74-79.

郑莉芳，陈佩杰，肖卫华，2019. MicroRNAs 对骨骼肌胰岛素抵抗的调控及其机制. 生理学报，71（3）：497-504.

郑莉芳，陈佩杰，肖卫华，2019. 骨骼肌质量控制信号通路. 生理学报，71（4）：671-679.

郑莉芳，陈佩杰，肖卫华，2020. 活性氧对骨骼肌胰岛素抵抗的调控及其机制. 中国糖尿病杂志，28（2）：153-157.

周永战，陈佩杰，郑莉芳，等，2017. 废用性肌萎缩的发生机制及治疗策略. 中国康复医学杂志，32（11）：1307-1313.

周永战，陈佩杰，肖卫华，2018. 老年人肌少症发生机制. 生理学报，70（4）：445-454.

周永战，陈佩杰，肖卫华，2019. 规律性有氧运动对常见慢性疾病的抗炎效应及其机制. 中国康复医学杂志，34（8）：974-979.

庄曙昭，肖卫华，2020. 骨骼肌源性外泌体功能及其运动调控. 中国细胞生物学学报，09：1676-1683.

Barreiro E, Gea J, 2016. Molecular and biological pathways of skeletal muscle dysfunction in chronic obstructive pulmonary disease. Chron Respir Dis, 13（3）：297-311.

Bloise FF, Cordeiro A, Ortiga-Carvalho TM, 2018. Role of thyroid hormone in skeletal muscle physiology. J Endocrinol, 236（1）：R57-R68.

Cartee GD, Hepple RT, Bamman MM, et al, 2016. Exercise promotes healthy aging of skeletal muscle. Cell

Metab，23（6）：1034-1047.

Chaillou T，Lanner JT，2016. Regulation of myogenesis and skeletal muscle regeneration：effects of oxygen levels on satellite cell activity. FASEB J，30（12）：3929-3941.

Chikani V，Ho KK，2014. Action of GH on skeletal muscle function：molecular and metabolic mechanisms. J Mol Endocrinol，52（1）：R107-R123.

Di Meo S，Iossa S，Venditti P，2017. Skeletal muscle insulin resistance：role of mitochondria and other ROS sources. J Endocrinol，233（1）：R15-R42.

Ebert SM，Al-Zougbi A，Bodine SC，et al，2019. Skeletal muscle atrophy：discovery of mechanisms and potential therapies. Physiology（Bethesda），34（4）：232-239.

Egerman MA，Glass DJ，2014. Signaling pathways controlling skeletal muscle mass. Crit Rev Biochem Mol Biol，49（1）：59-68.

Genders AJ，Holloway GP，Bishop DJ，2020. Are alterations in skeletal muscle mitochondria a cause or consequence of insulin resistance? Int J Mol Sci，21（18）：6948.

Kinugawa S，Takada S，Matsushima S，et al，2015. Skeletal muscle abnormalities in heart failure. Int Heart J，56（5）：475-484.

Kitajima Y，Ono Y，2016. Estrogens maintain skeletal muscle and satellite cell functions. J Endocrinol，229（3）：267-275.

Lavine KJ，Sierra OL，2017. Skeletal Muscle inflammation and atrophy in heart failure. Heart Fail Rev，22（2）：179-189.

Liu XG，Liu Y，Zhao LL，et al，2017. Macrophage depletion impairs skeletal muscle regeneration：the roles of regulatory factors for muscle regeneration. Cell Biology International，41（3）：228-238.

Liu XG，Zeng ZG，Zhao LL，et al，2018. Changes of inflammatory factors，oxidative stress factors and protein synthesis pathway in injured skeletal muscle after contusion. Exp Ther Med，15：2196-2202.

Liu XG，Zeng ZG，Chen PJ，et al，2019. Impaired skeletal muscle regeneration induced by macrophage depletion could be partly ameliorated by MGF injection. Front Physiol，10：601.

Liu XG，Zheng LF，Zhou YZ，et al，2019. BMSC transplantation aggravates inflammation，oxidative stress，and fibrosis and impairs skeletal muscle regeneration. Front Physiol，10：87.

Londhe P，Guttridge DC，2015. Inflammation induced loss of skeletal muscle. Bone，80：131-142.

Martinez-Huenchullan S，McLennan SV，Verhoeven A，et al，2017. The emerging role of skeletal muscle extracellular matrix remodelling in obesity and exercise. Obes Rev，18（7）：776-790.

Michael Tieland，Inez Trouwborst，Brian C Clark，2018. Skeletal muscle performance and ageing. J Cachexia Sarcopenia Muscle，9（1）：3-19.

Passey SL，Hansen MJ，Bozinovski S，et al，2016. Emerging therapies for the treatment of skeletal muscle wasting in chronic obstructive pulmonary disease. Pharmacol Ther，166：56-70.

Rossetti ML，Steiner JL，Gordon BS，2017. Androgen-mediated regulation of skeletal muscle protein balance. Mol Cell Endocrinol，447：35-44.

Salvatore D，Simonides WS，Dentice M，et al，2014. Thyroid hormones and skeletal muscle — new insights and potential implications. Nat Rev Endocrinol，10（4）：206-214.

Schakman O，Kalista S，Barbé C，et al，2013. Glucocorticoid-induced skeletal muscle atrophy. Int J Biochem Cell Biol，45（10）：2163-2172.

Scott KP，Gordon SL，Kate TM，et al，2016. Disease-induced skeletal muscle atrophy and fatigue. Med Sci Sports

Exerc，48（11）：2307-2319.

Serrano AL，Munoz-Canoves P，2017. Fibrosis development in early-onset muscular dystrophies：mechanisms and translational implications. Semin Cell Dev Biol，64：181-190.

Shou J，Chen PJ，XiaoWH，2019. The effects of BCAAs on insulin resistance in athletes. J Nutr Sci Vitaminol，65（5）：383-389.

Shou J，Chen PJ，Xiao WH，2020. Mechanism of increased risk of insulin resistance in aging skeletal muscle. Diabetology & Metabolic Syndrome，12：14.

Stenvinkel P，Carrero JJ，von Walden F，et al，2016. Muscle wasting in end-stage renal disease promulgates premature death：established，emerging and potential novel treatment strategies. Nephrol Dial Transplant，31（7）：1070-1077.

Wu H，Ballantyne CM，2017. Skeletal muscle inflammation and insulin resistance in obesity. J Clin Invest，127（1）：43-54.

Xiao WH，Chen PJ，Dong JM，2012. Effects of overtraining on skeletal muscle growth and gene expression. Int J Sports Med，33（10）：846-853.

Xiao WH，Chen PJ，Wang R，et al，2013. Overload training inhibits phagocytosis and ROS generation of peritoneal macrophages：role of IGF-1 and MGF. Eur J Appl Physiol，113（1）：117-125.

Xiao WH，Chen PJ，Dong JM，et al，2015. Dietary glutamine supplementation partly reverses impaired macrophage function resulting from overload training in rats. Int J Sport Nutr Exerc Metab，25（2）：179-187.

Xiao WH，Chen PJ，Liu XG，et al，2015. The impaired function of macrophages induced by strenuous exercise could not be ameliorated by BCAA supplementation. Nutrients，7（10）：8645-8656.

Xiao WH，LiuY，LuoBB，et al，2016. Time-dependent gene expression analysis after mouse skeletal muscle contusion. J Sport Health Sci，5（1）：98-105.

Xiao WH，Liu Y，Chen PJ，2016. Macrophage depletion impairs skeletal muscle regeneration：the roles of pro-fibrotic factors，inflammation and oxidative stress. Inflammation，39（6）：2016-2028.

Yiu EM，Kornberg AJ，2015. Duchenne muscular dystrophy. J Paediatr Child Health，51：759-764.

Zhao LL，Liu XG，Zhang J，et al，2020. Hydrogen sulfide alleviates skeletal muscle fibrosis via attenuating inflammation and oxidative stress. Front Physiol，11：533690.

Zheng LF，Liu XG，Chen PJ，et al，2019. Expression and role of lncRNAs in the regeneration of skeletal muscle following contusion injury. Exp Ther Med，18：2617-2627.

Zheng LF，Rao ZJ，Guo YF，et al，2020. High-intensity interval training restores glycolipid metabolism and mitochondrial function in skeletal muscle of mice with type 2 diabetes. Front Endocrinol，11：561.

# 缩 略 词 表

| 缩写 | 英文全称 | 中文全称 |
|---|---|---|
| AAV | adeno-associated virus | 腺相关病毒 |
| ACC | acetyl CoA carboxylase | 乙酰辅酶 A 羧化酶 |
| ACE | angiotensin converting enzyme | 血管紧张素转换酶 |
| AChR | acetylcholine receptor | 乙酰胆碱受体 |
| AChR-Ab | acetylcholine receptor-Ab | 乙酰胆碱受体抗体 |
| ACSM | American College of Sport Medicine | 美国运动医学会 |
| Acta2 | actin α2 | 肌动蛋白 α2 |
| ActR II B | activin receptor type II B | 激活素受体 II B 型 |
| ADA | American Diabetes Association | 美国糖尿病学会 |
| ADAM12 | A disintegrin and metalloprotease 12 | 解整合素-金属蛋白酶 12 |
| ADP | adenosine diphosphate | 腺苷二磷酸 |
| ADSC | adipose-derived stem cell | 脂肪源性干细胞 |
| AG | aminoguanidine | 氨基胍 |
| AICAR | 5-aminoimidazole-4-carboxamide riboside | 5-氨基咪唑-4 酰胺核苷 |
| Akt | protein kinase B | 蛋白激酶 B |
| ALK | activin receptor-like kinase | 激活素样激酶受体 |
| ALP | autophagy-lysosome pathway | 自噬-溶酶体途径 |
| AMPK | AMP-activated protein kinase | AMP 活化蛋白激酶 |
| Ang | angiotensin | 血管紧张素 |
| AP1 | activator protein 1 | 激活蛋白 1 |
| aP2 | adiponectin 2 | 脂联素 2 |
| APC | antigen-presenting cell | 抗原提呈细胞 |
| Apc | adenomatosis polyposis coli protein | 腺瘤息肉蛋白 |
| APK | activated protein kinase | 活化蛋白激酶 |
| AR | androgen receptor | 雄激素受体 |
| ARE | androgen response element | 雄激素反应元件 |
| Areg | amphiregulin | 双调蛋白 |
| Arg1 | arginase 1 | 精氨酸酶 1 |
| AS2 | antisense strand 2 | 反义链 2 |
| AT1R | Ang II type 1 receptor | Ang II 受体 1 型 |
| ATF2 | activating transcription factor-2 | 激活转录因子 2 |

续表

| 缩写 | 英文全称 | 中文全称 |
| --- | --- | --- |
| Atg7 | autophagy-related protein 7 | 自噬相关蛋白 7 |
| ATP | adenosine triphosphate | 三磷酸腺苷 |
| ATPase | adenosine triphosphatase | 三磷酸腺苷酶 |
| ATRAP | AT1R receptor-associated protein | AT1R 受体相关蛋白 |
| BCAA | branched chain amino acid | 支链氨基酸 |
| BCL 2 | B-cell lymphoma 2 | B 淋巴细胞瘤 2 |
| BDNF | brain-derived neurotrophic factor | 脑源性神经营养因子 |
| BFRT | blood flow restriction training | 血流限制训练 |
| bHLH | basic helix-loop-helix | 碱性螺旋–环–螺旋 |
| BIA | bioelectrical impedance analysis | 生物电阻抗分析法 |
| BiP /GRP78 | binding protein /glucose-regulated protein 78 | 结合蛋白/葡萄糖调节蛋白 78 |
| BMP | bone morphogenetic protein | 骨形成蛋白 |
| BMMSC | bone marrow mesenchymal stem cell | 骨髓间充质干细胞 |
| BNIP3 | BCL-2/adenovirus E18 19kDa protein-interacting protein 3 | BCL-2/腺病毒 E18 19kDa 相互作用蛋白 3 |
| BMPR1 | bone morphogenetic protein receptor 1 | 骨形成蛋白受体 1 |
| BP3 | binding protein 3 | 结合蛋白 3 |
| CaMK | $Ca^{2+}$/calmodulin-dependent protein kinase | 钙调蛋白依赖性蛋白激酶 |
| CaMKK | calcium dependent protein kinase kinase | 钙调蛋白依赖性蛋白激酶激酶 |
| CARM1 | coactivator-associated arginine methyltransferase 1 | 共激活因子相关精氨酸甲基转移酶 1 |
| Cas | CRISPR associated | 规律间隔成簇短回文重复序列关联基因 |
| casp | caspase | 胱天蛋白酶 |
| CAT | catalase | 过氧化氢酶 |
| Cbfα1 | core-binding factor α1 | 成骨细胞核结合因子 α1 |
| CC | cancer cachexia | 肿瘤恶病质 |
| CCL | C-C motif chemokine ligand | CC 基序趋化因子配体 |
| CCR | C-C chemokine receptor | CC 趋化因子受体 |
| CDK | cyclin-dependent kinase | 周期蛋白依赖性激酶 |
| C/EBPβ | CCAAT-enhancer binding protein β | CCATT 区/增强子结合蛋白 β |
| CER | ceramide | 神经酰胺 |
| CHOP | CCAAT/enhancer binding protein（C/EBP）homologous protein | CCAAT/增强子结合蛋白同源蛋白 |
| CK | creatine kinase | 肌酸激酶 |
| CKD | chronic kidney disease | 慢性肾脏病 |
| CLC | cardiotrophin-like cytokine | 心肌营养因子样细胞因子 |
| CLQ | chloroquine | 氯喹 |

续表

| 缩写 | 英文全称 | 中文全称 |
|---|---|---|
| CNTF | ciliary neurotrophic factor | 睫状神经营养因子 |
| COL1α1 | collagen type Ⅰ α1 | Ⅰ型胶原蛋白 α1 链 |
| COL1α2 | collagen type Ⅰ α2 | Ⅰ型胶原蛋白 α2 链 |
| COL3α1 | collagen type Ⅲ α1 | Ⅲ型胶原蛋白 α1 链 |
| COPD | chronic obstructive pulmonary disease | 慢性阻塞性肺疾病 |
| COX | cyclooxygenase | 环氧合酶 |
| COXⅣ | cytochrome c oxidase Ⅳ | 细胞色素 c 氧化酶Ⅳ亚型 |
| CPT 1 | carnitine palmitoyl transferase 1 | 肉碱棕榈酰转移酶 1 |
| CR | coding region | 编码区 |
| CRF | chronic renal failure | 慢性肾衰竭 |
| CRF2R | corticotropin-releasing factor 2 receptor | 促肾上腺激素释放因子 2 受体 |
| CRISPR | clustered regularly interspaced short palindromic repeat | 规律间隔成簇短回文重复序列 |
| CRP | C-reactive protein | C-反应蛋白 |
| CSA | cross sectional area | 横截面积 |
| CSF | colony stimulating factor | 集落刺激因子 |
| CSIF | cytokine synthesis inhibitory factor | 细胞因子合成抑制因子 |
| CT1 | cardiotrophin 1 | 心肌营养因子 1 |
| CTGF | connective tissue growth factor | 结缔组织生长因子 |
| CTRP | complement-C1q/TNF-related protein | 补体 C1q/TNF 相关蛋白 |
| CTX | cardiotoxin | 心脏毒素 |
| CXCL10 | chemokine CXC motif ligand 10 | 趋化因子 CXC 基序配体 10 |
| CXCR | CXC subfamily receptor | 趋化因子 CXC 亚家族受体 |
| Cyt-c | cytochrome-c | 细胞色素 c |
| D Ⅰ | types Ⅰ iodothyronine deiodinase | Ⅰ型碘化甲腺原氨酸脱碘酶 |
| D Ⅱ | types Ⅱ iodothyronine deiodinase | Ⅱ型碘化甲腺原氨酸脱碘酶 |
| D Ⅲ | types Ⅲ iodothyronine deiodinase | Ⅲ型碘化甲腺原氨酸脱碘酶 |
| DAG | diacylglycerol | 二酰甘油 |
| DCN | decorin | 饰胶蛋白聚糖 |
| DC | dendritic cell | 树突状细胞 |
| Dex | dexamethasone | 地塞米松 |
| DHEA | dehydroepiandrosterone | 脱氢表雄酮 |
| DHR | downhill running | 下坡跑 |
| DHT | 5α-dihydrotestosterone | 5α-双氢睾酮 |
| dKO | double knockout | 双敲除 |
| DM | dermatomyositis | 皮肌炎 |
| DMD | Duchenne muscular dystrophy | 进行性假肥大性肌营养不良 |
| DNA | deoxyribonucleic acid | 脱氧核糖核酸 |
| Drp1 | dynamin-related protein 1 | 动力相关蛋白 1 |

续表

| 缩写 | 英文全称 | 中文全称 |
|---|---|---|
| dsRNA | double stranded RNA | 双链 RNA |
| DUB | deubiquitinating enzyme | 泛素解离酶 |
| DUOX | dual oxidase | 双氧化酶 |
| Dvl | dishevelled | 散乱蛋白 |
| DXA | dual energy X-ray absorbtiometry | 双能 X 射线吸收法 |
| EAMG | experimental autoimmune myasthenia gravis | 实验性自身免疫性重症肌无力 |
| ECM | extracellular matrix | 细胞外基质 |
| eEF | eukaryotic initiation factor | 真核起始因子 |
| EGFR | epidermal growth factor receptor | 表皮生长因子受体 |
| eIf | eukaryotic initiation factor | 真核启始因子 |
| eIF2B | eukaryotic initiation factor 2B | 真核起始因子 2B |
| eIF3F | eukaryotic initiation factor 3F | 真核起始因子 3F |
| ENA78 | recombinant human epithelial neutrophil-activating protein 78 | 重组人上皮粒细胞激活蛋白 78 |
| EPO | erythropoietin | 红细胞生成素 |
| erbB2 | tyrosine kinase receptor 2 | 酪氨酸激酶受体 2 |
| ERK | extracellular signal-regulated kinase | 胞外信号调节激酶 |
| ERRα | estrogen-related receptor α | 雌激素相关受体 α |
| ERs | ER stress | 内质网应激 |
| ETC | electron transport chain | 电子传递链 |
| EV | extracellular vesicle | 胞外囊泡 |
| EX | exosome | 外泌体 |
| FABP | fatty acid-binding protein | 脂肪酸结合蛋白 |
| FADD | Fas-associated death domain protein | Fas 相关死亡结构域蛋白 |
| FAP | fibro-adipogenic progenitor | 成纤维脂肪祖细胞 |
| FAS | fatty acid synthetase | 脂肪酸合成酶 |
| FAT | fatty acid translocase | 脂肪酸转运酶 |
| FFA | free fatty acid | 游离脂肪酸 |
| FGF | fibroblast growth factor | 成纤维细胞生长因子 |
| Fis1 | fission protein 1 | 裂变蛋白 1 |
| Fn14 | fibroblast growth factor-inducible 14 | 成纤维细胞生长因子诱导型 14 |
| FoxO | forkhead transcription factor protein O | 叉头蛋白转录因子 O |
| Foxp3 | forkhead/winged helix transcription factor p3 | 叉头/翼状螺旋转录因子 p3 |
| FST | follistatin | 卵泡抑制素 |
| FSTL1 | follistatin-like protein 1 | 卵泡抑制素样蛋白 1 |
| Fzd | frizzled | 卷曲受体 |
| GC | glucocorticoid | 糖皮质激素 |
| GdCl$_3$ | gadolinium trichloride | 氯化钆 |
| GDF | growth differentiation factor | 生长分化因子 |

| 缩写 | 英文全称 | 中文全称 |
| --- | --- | --- |
| GH | growth hormone | 生长激素 |
| GLP1 | glucagon-like peptide 1 | 胰高血糖素样肽 1 |
| GLUT | glucose transporter | 葡萄糖转运体 |
| GM-CSF | granulocyte macrophage colony-stimulating factor | 粒细胞-巨噬细胞集落刺激因子 |
| GOLD | Global Initiative for Chronic Obstructive Disease | 全球慢性阻塞性疾病倡议 |
| GPCR | G protein-coupled receptor | G 蛋白偶联受体 |
| GPX | glutathione peroxidase | 谷胱甘肽过氧化物酶 |
| GR | glucocorticoid receptor | 糖皮质激素受体 |
| GS | glycogen synthase | 糖原合成酶 |
| GSK3β | glycogen synthase kinase 3β | 糖原合酶激酶 3β |
| HASC | human adipose-derived stem cell | 人脂肪源性干细胞 |
| HBEGF | heparin-binding epidermal growth factor | 肝素结合表皮生长因子 |
| HDAC | histone deacetylase | 组蛋白脱乙酰酶 |
| HE 染色 | hematoxylin and eosin staining | 苏木精-伊红染色法 |
| HFD | high fat diet | 高脂饮食 |
| HFHSD | high-fat and high-sugar diet | 高脂高糖饮食 |
| HFpEF | heart failure with preserved ejection fraction of left ventricle | 左心室射血分数保留的心力衰竭 |
| HFrEF | heart failure with reduced ejection fraction of left ventricle | 左心室射血分数降低的心力衰竭 |
| HGF | hepatocyte growth factor | 肝细胞生长因子 |
| HIF | hypoxia-inducible factor | 缺氧诱导因子 |
| HIIT | high-intensity intermittent training | 高强度间歇训练 |
| HK | hexokinase | 己糖激酶 |
| hLPL | human lipoprotein lipase | 人脂蛋白脂酶 |
| HMGB1 | high-mobility group box protein 1 | 高速泳动族蛋白 1 |
| HRE | hypoxia- response element | 低氧反应元件 |
| HRT | hormone replacement therapy | 激素替代疗法 |
| HSC | hepatic stellate cell | 肝星形细胞 |
| HSkM | human skeletal muscle myoblast | 人骨骼肌成肌细胞 |
| HSPG | heparan sulfate proteoglycan | 硫酸肝素蛋白聚糖 |
| HSP | heat shock protein | 热休克蛋白 |
| HUVEC | human umbilical vein endothelial cell | 人脐静脉内皮细胞 |
| $H_2O_2$ | hydrogen peroxide | 过氧化氢 |
| IBM | inclusion body myositis | 包涵体肌炎 |
| ICAM | intercellular adhesion molecule | 细胞间黏附分子 |
| IDF | International Diabetes Federation | 国际糖尿病联盟 |
| IDO | indoleamine 2, 3-dioxygenase | 吲哚胺 2，3 双加氧酶 |
| IFM | interfibrillar mitochondria | 肌纤维间线粒体 |
| IFN-γ | interferon-γ | 干扰素-γ |

续表

| 缩写 | 英文全称 | 中文全称 |
|---|---|---|
| IGF1 | insulin-like growth factor 1 | 胰岛素样生长因子-1 |
| IGF1R | insulin-like growth factor 1 receptor | 胰岛素样生长因子-1 受体 |
| IGFBP | IGF binding protein | IGF 结合蛋白 |
| IGFR | insulin-like growth factor receptor | 胰岛素样生长因子受体 |
| IκB | inhibitor of NF-κB | NF-κB 的抑制剂 |
| IKK | IκB kinase | IκB 激酶 |
| IL | interleukin | 白细胞介素 |
| IL-6R | interleukin-6 receptor | 白细胞介素-6 受体 |
| IL1RL1 | interleukin-1 receptor-like 1 | 白细胞介素-1 受体样 1 |
| IMCL | intra-myocellular lipid | 肌细胞内脂质 |
| IMM | inner mitochondrial membrane | 线粒体内膜 |
| IMTG | intramyocellular triacylglycerol | 肌细胞内三酰甘油 |
| iNOS | inducible nitric oxide synthase | 诱导型一氧化氮合酶 |
| $IP_3$ | inositol 1, 4, 5-triphosphate | 三磷酸肌醇 |
| iPS cell | induced pluripotent stem cell | 诱导多能干细胞 |
| IR | insulin resistance | 胰岛素抵抗 |
| IRS | insulin receptor substrate | 胰岛素受体底物 |
| IRE1α | inositol-requiring enzyme 1α | 肌醇需求酶 1α |
| i-Treg | induced-Treg | 诱导性 Treg 细胞 |
| JAK | Janus kinase | Janus 激酶 |
| JNK | c-Jun N-terminal kinase | c-Jun N 端激酶 |
| KLF15 | Kruppel-like factor 15 | Kruppel 样因子 15 |
| LAD | left anterior descending coronary artery | 左冠状动脉前降支 |
| LAMC-1 | laminin subunit γ-1 | 层粘连蛋白 γ-1 |
| LAMP2 | lysosomal membrane protein 2 | 溶酶体膜蛋白 2 |
| LAP | latency associated peptide | 潜伏相关肽 |
| L-Arg | L-Arginine | 左旋精氨酸 |
| LBM | lean body mass | 瘦体重 |
| LC3 | light chain 3 | 轻链蛋白 3 |
| TCF | T cell factor | T 细胞因子 |
| LDH | lactate dehydrogenase | 乳酸脱氢酶 |
| LDHA | lactate dehydrogenase A | 乳酸脱氢酶 A |
| LEF | lymphoid enhancer factor | 淋巴细胞增强子 |
| LKB1 | liver kinase B 1 | 肝激酶 B-1 |
| lncRNA | long non-coding RNA | 长链非编码 RNA |
| LPA | lysophosphatidic acid | 溶血磷脂酸 |
| LPS | lipopolysaccharide | 脂多糖 |
| LRP | low-density lipoprotein receptor-related protein | 低密度脂蛋白受体相关蛋白 |

续表

| 缩写 | 英文全称 | 中文全称 |
| --- | --- | --- |
| LRP4-Ab | low-density lipoprotein receptor-related protein 4-Ab | 低密度脂蛋白受体相关蛋白4抗体 |
| LTB4 | leukotriene B4 | 白细胞三烯B4 |
| LTBP | latent TGF-β binding protein | 潜在的TGF-β结合蛋白 |
| LVEF | left ventricular ejection fraction | 左心室射血分数 |
| MAC | membrane attack complex | 攻膜复合物 |
| MAFbx | muscle atrophy F-box | 肌肉萎缩盒F基因 |
| MAMC | mid-arm muscle circumferce | 上臂肌围 |
| MAP1LC3 | microtubule-associated protein 1A/1B light chain 3 | 微管相关蛋白1A/1B-轻链3 |
| MAP | microtubule-associated protein | 微管相关蛋白 |
| MCP1 | monocyte chemoattractant protein 1 | 单核细胞趋化蛋白1 |
| MCT | monocarboxylate transporter | 单羧酸转运蛋白 |
| MDA | malondialdehyde | 丙二醛 |
| MDM2 | murine double minute 2 | 鼠双微体2 |
| MDSC | muscle-derived stem cell | 肌源性干细胞 |
| MEF2C | myocyte enhancer factor 2C | 肌细胞增强因子2C |
| Mfn1/2 | mitofusin1/2 | 线粒体融合蛋白1/2 |
| MFRTA | mitochondrial free radical theory of aging | 线粒体自由基衰老理论 |
| MG | myasthenia gravis | 重症肌无力 |
| MGF | mechano growth factor | 机械生长因子 |
| MHC | major histocompatibility complex | 主要组织相容性复合体 |
| miRNA | microRNA | 微RNA |
| MKP1 | MAP kinase phosphatase 1 | 丝裂原活化蛋白激酶磷酸酶1 |
| MMP | matrix metalloproteinase | 基质金属蛋白酶 |
| MPC | myogenic precursor cell | 肌前体细胞 |
| MPO | myeloperoxidase | 髓过氧化物酶 |
| MRF | myogenic regulatory factor | 生肌调节因子 |
| MRI | magnetic resonance imaging | 磁共振成像 |
| mRNA | messenger RNA | 信使核糖核酸 |
| MS | multiple sclerosis | 多发性硬化症 |
| MSC | mesenchymal stem cell | 间充质干细胞 |
| MSTN | myostatin | 肌生成抑制蛋白 |
| mtDNA | mitochondrial DNA | 线粒体DNA |
| mTOR | mammalian target of rapamycin | 哺乳动物雷帕霉素靶蛋白 |
| mtROS | mitochondrial reactive oxygen species | 线粒体活性氧 |
| MuRF1 | muscle ring finger protein 1 | 肌肉环指蛋白1 |
| MUSK-Ab | muscle specific receptor tyrosine kinase-Ab | 肌肉特异性受体酪氨酸激酶抗体 |
| MUSK | muscle specific receptor tyrosine kinase | 肌肉特异性受体酪氨酸激酶 |
| MVE | multivesicular endosome | 多泡内体 |

续表

| 缩写 | 英文全称 | 中文全称 |
| --- | --- | --- |
| MV | microvesicle | 微泡 |
| MYF | myogenic factor | 生肌因子 |
| MyHC | myosin heavy chain | 肌球蛋白重链 |
| MyoD | myogenic differentiation antigen | 成肌分化抗原 |
| Myog | myogenin | 肌细胞生成素 |
| NAD/NAD$^+$ | nicotinamide adenine dinucleotide | 烟酰胺腺嘌呤二核苷酸 |
| NADH | reduced nicotinamide adenine dinucleotide | 还原型烟酰胺腺嘌呤二核苷酸 |
| NADPH | reduced nicotinamide adenine dinucleotide phosphate | 还原型烟酰胺腺嘌呤二核苷酸磷酸 |
| NBD | NEMO binding domain | NEMO 结合结构域 |
| NFAT | nuclear factor of activated T cell | 活化 T 细胞核因子 |
| NF-κB | nuclear factor-κB | 核因子 κB |
| NICD | Notch intracellular domain | Notch 胞内结构域 |
| NIK | NF-κB-inducing kinase | NF-κB 诱导激酶 |
| nNOS | neuronal nitric oxide synthase | 神经元型一氧化氮合酶 |
| NO | nitric oxide | 一氧化氮 |
| NOS | nitric oxide synthase | 一氧化氮合酶 |
| NRF1 | nuclear respiratory factor 1 | 核呼吸因子 1 |
| NSAID | nonsteroidal anti-inflammatory drug | 非甾体抗炎药 |
| n-Treg | natural-Treg | 天然 Treg 细胞 |
| OMM | outer mitochondrial membrane | 线粒体外膜 |
| Opa1 | optic atrophy 1 | 视神经萎缩相关蛋白 1 |
| ORF | open reading frame | 可读框 |
| OSM | oncostatin-M | 抑瘤素 M |
| OX-LDL | oxidized LDL | 氧化型低密度脂蛋白 |
| PA | activator of plasminogen | 纤溶酶原激活物 |
| PAI1 | plasminogen activator inhibitor 1 | 纤溶酶原激活物抑制物 1 |
| p-AMPK | phosphorylation-AMPK | AMPK 磷酸化 |
| Pax | paired box gene | 配对盒转录因子 |
| PCNA | proliferating cell nuclear antigen | 增殖细胞核抗原 |
| PDGFRα | platelet derived growth factor receptor α | 血小板源性生长因子受体 α |
| PDI | protein disulfide isomerase | 蛋白质二硫键异构酶 |
| PDK1 | pyruvate dehydrogenase kinese 1 | 丙酮酸脱氢酶激酶 1 |
| PERK | protein kinase R-like ER protein kinase | 蛋白激酶 R 样内质网激酶 |
| PGC-1α | peroxisome proliferator-activated receptor γ coactivator-1α | 过氧化物酶体增殖物激活受体 γ 协同激活因子-1α |
| PI3K | phosphoinositide 3-kinase | 磷脂酰肌醇 3-激酶 |
| PIF | proteolysis-inducing factor | 蛋白水解诱导因子 |
| Pik3r1 | phosphoinositide 3-kinase regulatory subunit 1 | 磷酸肌醇 3-激酶调节亚基 1 |

续表

| 缩写 | 英文全称 | 中文全称 |
| --- | --- | --- |
| PIP2 | phosphatidylinositol 4, 5-bisphosphate | 磷脂酰肌醇 4，5-双磷酸 |
| PIP3 | phosphatidylinositol 3, 4, 5-triphosphate | 磷脂酰肌醇 3，4，5-三磷酸 |
| piRNA | Piwi-interacting RNA | Piwi 蛋白互作 RNA |
| PKC | protein kinase C | 蛋白激酶 C |
| PM | polymyositis | 多发性肌炎 |
| p-MAPK | phosphorylation-MAPK | MAPK 磷酸化 |
| PMJ | plyometric jump | 增强式跳跃 |
| PPAR | peroxisome proliferator activated receptor | 过氧化物酶体增殖物激活受体 |
| p-PERK | phosphorylated-protein kinase R-like ER kinase | 磷酸化蛋白激酶 R 样内质网激酶 |
| PRDM16 | positive regulatory domain containing 16 | PR 结构域蛋白 16 |
| pre-miRNA | precursor miRNA | 前体 miRNA |
| pri-miRNA | primary miRNA | 初级 miRNA |
| PTEN | phosphatase and tensin homology deleted on chromosome ten gene | 人第 10 号染色体缺失的磷酸酶及张力蛋白同源的基因 |
| PTP | protein tyrosine phosphatase | 蛋白酪氨酸磷酸酶 |
| P2X | purinoceptor 2X | 嘌呤受体 2X |
| P2Y | purinoceptor 2Y | 嘌呤受体 2Y |
| p38-MAPK | p38-mitogen-activated protein kinase | p38-丝裂原活化蛋白激酶 |
| RA | rheumatoid arthritis | 类风湿关节炎 |
| RAS | renin-angiotensin system | 肾素-血管紧张素系统 |
| REDD1 | regulated in development and DNA damage response 1 | DNA 损伤反应调节基因-1 |
| rhGH | recombinant human growth | 重组人生长激素 |
| RMR | resting metabolic rate | 静息代谢率 |
| RNA | ribonucleic acid | 核糖核酸 |
| RNAi | RNA interference | RNA 干扰 |
| RNOS | reactive nitrogen oxide species | 活性氮氧化物 |
| RNS | reactive nitrogen species | 活性氮 |
| ROS | reactive oxygen species | 活性氧 |
| rRNA | ribosomal RNA | 核糖体 RNA |
| $rT_3$ | reverse triiodothyronine | 反三碘甲状腺氨酸 |
| RT-PCR | reverse transcription-polymerase chain reaction | 反转录-聚合酶链反应 |
| RXR | retinoid X receptor | 类视黄醇 X 受体 |
| SC | satellite cell | 卫星细胞 |
| SCD1 | stearoyl-CoA desaturase 1 | 硬脂酰基-辅酶 A 脱氢酶 1 |
| SDH | succinate dehydrogenase | 琥珀酸脱氢酶 |
| SFA | sulfation factor activity | 硫酸化因子活性 |
| SHP2 | SH2 domain-containing protein-tyrosine phosphatase-2 | 含 SH2 结构域的蛋白酪氨酸磷酸 |

| 缩写 | 英文全称 | 中文全称 |
|---|---|---|
| | | 酶 2 |
| shRNA | short hairpin RNA | 短发夹 RNA |
| siRNA | small interfering RNA | 小干扰 RNA |
| SIRT | sirtuin | 沉默调节蛋白 |
| SMI | skeletal muscle index | 骨骼肌质量指数 |
| SOCS | suppressor of cytokine signaling | 细胞因子信号传送阻抑物 |
| SOD | superoxide dismutase | 超氧化物歧化酶 |
| SP | side population | 侧群 |
| SPD | surfactant associated protein D | 表面活性蛋白 D |
| SRF | serum response factor | 血清应答因子 |
| SSM | subsarcolemmal mitochondria | 肌膜下线粒体 |
| STAT | signal transduction and activators of transcription | 信号转导及转录激活因子 |
| STZ | streptozocin | 链脲佐菌素 |
| S6K1 | ribosomal protein S6 kinase β1 | 核糖体蛋白 S6 激酶 β1 |
| $T_3$ | triiodothyronine | 三碘甲状腺原氨酸 |
| $T_4$ | thyroxine | 甲状腺素 |
| T1DM | type 1 diabetes mellitus | 1 型糖尿病 |
| T2DM | type 2 diabetes mellitus | 2 型糖尿病 |
| TAA | thioacetamide | 硫代乙酰胺 |
| TCF | T cell factor | T 细胞因子 |
| TE | testosterone enanthate | 庚酸睾酮 |
| Tfam | mitochondria transcription factor A | 线粒体转录因子 A |
| TFB1M | mitochondrial transcription factor B1 | 线粒体转录因子 B1 |
| TFB2M | mitochondrial transcription factor B2 | 线粒体转录因子 B2 |
| Tfeb | transcription factor EB | 转录因子 EB |
| TGF-β | transforming growth factor-β | 转化生长因子-β |
| TGF-β R Ⅰ | TGF-β receptor type Ⅰ | TGF-β Ⅰ 型受体 |
| TGF-β R Ⅱ | TGF-β receptor type Ⅱ | TGF-β Ⅱ 型受体 |
| TH | thyroid hormone | 甲状腺激素 |
| Th 细胞 | helper T cell | 辅助性 T 细胞 |
| THRA | thyroid hormone receptor α | 甲状腺激素受体 α |
| TIMP | tissue inhibitor of matrix metalloproteinase | 组织金属蛋白酶抑制物 |
| TLR | Toll-like receptor | Toll 样受体 |
| Tn | troponin | 肌钙蛋白 |
| TNF | tumor necrosis factor | 肿瘤坏死因子 |
| TNFR | tumor necrosis factor receptor | 肿瘤坏死因子受体 |
| TORC1 | target of rapamycin complex 1 | 雷帕霉素受体复合物靶点 1 |
| tPA | tissue PA | 组织型纤溶酶原激活物 |

续表

| 缩写 | 英文全称 | 中文全称 |
|---|---|---|
| TR | thyroid hormone receptor | 甲状腺激素受体 |
| TRAF6 | TNF receptor associated factor 6 | 肿瘤坏死因子受体相关因子 6 |
| Treg 细胞 | regulatory Tcell | 调节性 T 细胞 |
| TRPV1 | transient receptor potential vanilloid 1 | 瞬时受体电位香草酸亚型 1 |
| TSC2 | tuberous sclerosis complex 2 | 结节性硬化复合症 2 |
| TWEAK | TNF-like weak inducer of apoptosis | 肿瘤坏死因子样凋亡弱诱导因子 |
| UBR2 | ubiquitin protein ligase E3 component n-recognin 2 | 泛素蛋白连接酶 E3 成分 n-识别蛋白 2 |
| UCP | uncoupling protein | 解偶联蛋白 |
| UHPLC-MS/MS | ultra high performance liquid chromatography-tandem mass spectrometry | 超高效液相色谱-串联质谱法 |
| ULK1 | uncoordinated-51-like kinase 1 | 不协调-51 样激酶 1 |
| uPA | urokinase-type plasminogen activator | 尿激酶型纤溶酶原激活物 |
| UPP | ubiquitin-proteasome pathway | 泛素-蛋白酶体途径 |
| UPR | unfolded protein response | 未折叠蛋白反应 |
| UPS | ubiquitin proteasome system | 泛素-蛋白酶体系统 |
| VASH1 | vasohibin l | 血管生成抑制蛋白 1 |
| VCAM1 | vascular cell adhesion molecule 1 | 血管细胞黏附分子 1 |
| VEGF | vascular endothelial growth factor | 血管内皮生长因子 |
| WT | wild type | 野生型 |
| YAP | Yes-associated protein | Yes 相关蛋白 |
| 4E-BP1 | eukaryotic initiation factor 4E-binding protein 1 | 真核起始因子 4E 结合蛋白 1 |
| 3-PDK | 3-phosphoinositide dependent protein kinase | 3-磷酸肌醇依赖性蛋白激酶 |
| 11β-HSD1 | 11β hydroxysteroid dehydrogenase type 1 | 11β 羟基类固醇脱氢酶 1 型 |
| α-SMA | α-smooth muscle actin | α-平滑肌肌动蛋白 |
| β-HAD | β-hydroxy acyl CoA dehydrogenase | β-羟脂酰辅酶 A 脱氢酶 |